U0252394

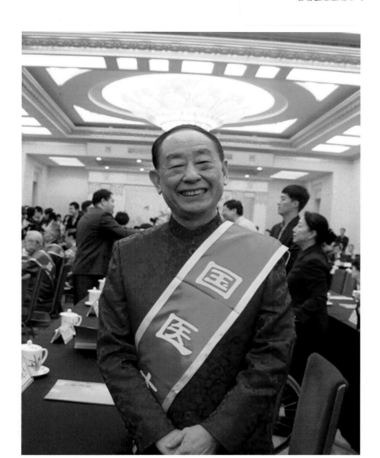

　　唐祖宣是我国第二届国医大师、著名中医专家、主任医师。历任全国第七届、九届、十届、十一届、十二届人大代表，河南省第八届人大代表。第一、二批全国老中医药专家学术经验继承工作指导老师，享受国务院政府特殊津贴。曾获河南省劳动模范称号，两次荣获全国卫生文明先进工作者称号，2010年被国务院授予全国先进工作者称号。2014年获中华中医药学会中医药学术发展终身成就奖。

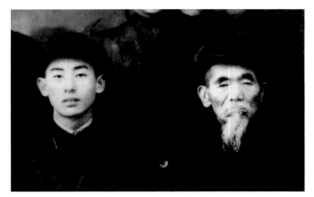

1963 年元宵节与老师周连三先生在一起

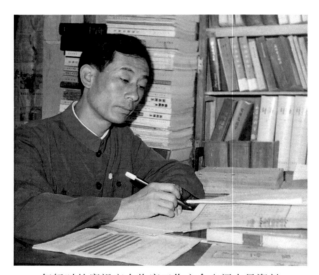

年轻时的唐祖宣在临床工作之余查阅大量资料

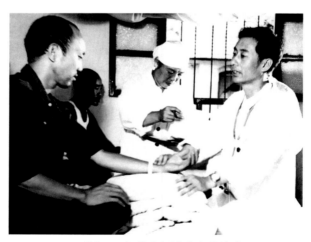

20 世纪 70 年代在门诊为患者诊病

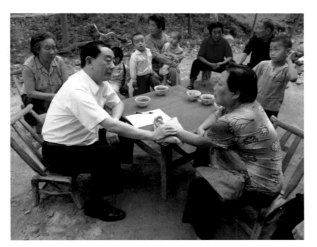

2009 年在农村为患者诊病

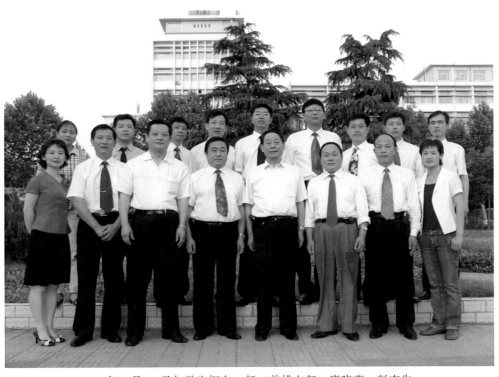

2006 年 5 月 30 日与学生们在一起（前排左起：唐晓燕、彭杰先、
唐文生、许保华、唐祖宣、李华安、桂明忠、唐丽；
后排左起：董云英、武圣奇、郑卫平、彭建华、崔松涛、
王振江、杨新建、王光涛、赵海波）

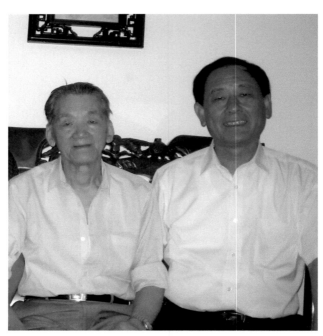

与国医大师路志正合影

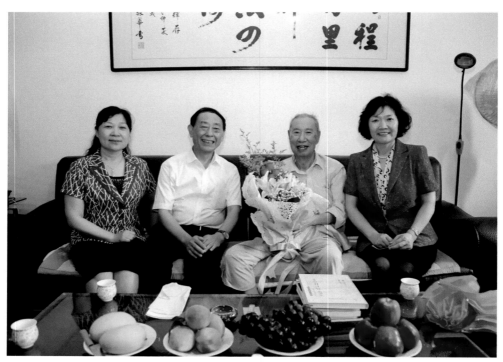

与国医大师李振华合影（左起依次为：河南中医学院第二附属医院院长韩丽华、唐祖宣、李振华、河南中医学院院长郑玉玲）

国家出版基金项目·"十二五"国家重点图书出版规划项目

国医大师临床研究·唐祖宣医学丛书

中华中医药学会组织编写

唐祖宣金匮要略解读

主　编　郑卫平　冀文鹏

科　学　出　版　社

北　京

内 容 简 介

　　本书是总结国医大师唐祖宣运用《金匮要略》的经验集成。《金匮要略》是一部理论与实践相结合的古典医籍，是张仲景对中医临床辨证论治之精华的总结，是临床各科的纲领，更是论治杂病的典范，对诊治疑难杂病有着重要作用。唐祖宣从事临床实践、教学和科研50余年，得益于仲景学说之精髓——整体观念、辨证论治之教导，积累了丰富的实践经验。全书对原著分篇、分条详细解读，部分方药的临床应用多为医案实录。

　　本书实用性较强，可供中医临床和教学工作者参考。

图书在版编目（CIP）数据

唐祖宣金匮要略解读／郑卫平，冀文鹏主编 . —北京：科学出版社，2015

（国医大师临床研究·唐祖宣医学丛书）

国家出版基金项目·"十二五"国家重点图书出版规划项目

ISBN 978-7-03-046570-2

Ⅰ. 唐… Ⅱ. ①郑… ②冀… Ⅲ. 《金匮要略方论》–研究 Ⅳ. R222.39

中国版本图书馆 CIP 数据核字（2015）第 288637 号

责任编辑：刘 亚 郭海燕／责任校对：张怡君
责任印制：李 彤／封面设计：黄华斌 陈 敬

科 学 出 版 社 出版
北京东黄城根北街 16 号
邮政编码：100717
http://www.sciencep.com
北京建宏印刷有限公司 印刷
科学出版社发行 各地新华书店经销

*

2016 年 1 月第 一 版　开本：787×1092　1/16
2023 年 4 月第三次印刷　印张：20 1/4　插页：2
字数：549 000

定价：108.00 元
（如有印装质量问题，我社负责调换）

《国医大师临床研究》丛书编辑委员会

《唐祖宣金匮要略解读》编委会

《国医大师临床研究》丛书序

2009年6月19日，人力资源和社会保障部、卫生部和国家中医药管理局在京联合举办了首届"国医大师"表彰暨座谈会。30位从事中医临床工作（包括民族医药）的老专家获得了"国医大师"荣誉称号。这是新中国成立以来，中国政府部门第一次在全国范围内评选国家级中医大师。国医大师是我国中医药事业发展宝贵的智力资源和知识财富，在中医药的继承创新中发挥着不可替代的重要作用。将他们的学术思想、临床经验、医德医风传承下来，并不断加以发展创新，发扬光大，是继承发展中医药学，培养造就高层次中医药人才，提升中医药软实力与核心竞争力的重要途径。

为了弘扬中华民族文化，广泛传播和充分利用中医药文化资源，满足中医药人才队伍建设的需要；进一步完善中医药传承制度，将国医大师的学术思想、经验、技能更好地发扬光大。科学出版社精心组织策划了"国医大师临床研究"丛书的选题项目，这个选题首先被新闻出版总署批准为"十二五"国家重点图书出版规划项目，后经科学出版社遴选后申报国家出版基金项目，并在2012年获得了基金的支持。这是国家重视中医药事业发展的重要体现，同时也为中医药学术传承提供良好契机。国家出版基金是国家重大常设基金，是继国家自然科学基金、国家社会科学基金之后的第三大基金，旨在资助"突出体现国家意志，着力打造传世精品"的重大出版工程，在"弘扬中华文化，建设中华民族共有精神家园"方面与中医药事业有着本质和天然的相通性。国家出版基金设立六年以来，对中医药事业给予了持续的关注和支持。

作为我国成立最早、规模最大的中医药学术团体，中华中医药学会长期以来为弘扬优秀民族医药文化、促进中医药科学技术的繁荣、发展、普及推广发挥了重要作用。本丛书编辑出版工作得到了中华中医药学会大力支持。国家卫生和计划生育委员会副主任、国家中医药管理局局长、中华中医药学会会长王国强亲自出任丛书主编。

作为中国最大的综合性科技出版机构，60年来科学出版社为中国科技优秀成果的传播发挥了重要作用。科学出版社为本丛书的策划立项、稿件组织、编辑出版倾注了大量心血，为丛书高水平出版起到重要保障作用。

本丛书同时还得到了各位国医大师及国医大师传承工作室和所在单位的大力支持，并得到各位中医药界院士的支持。在此，一并表示感谢！

本丛书从重要论著、临床经验等方面对国医大师临床经验发掘整理，涵盖了中医原创思维与个性诊疗经验两个方面。并专设《国医大师临床研究概览》分册，总括国医大师临床研究成果，从成才之路、治学方法、学术思想、技术经验、科研成果、学术传承等方面疏理国医大师临床经验和传承研究情况。这既是对国医大师临床研究成果的概览，又是研究国医大师临床经验的文献通鉴，具有永久的收藏和使用价值。

文以载道，以道育人。丛书将带您走进"国医大师"的学术殿堂，领略他们深邃的理论造诣，卓越的学术成就，精湛的临床经验；丛书愿带您开启中医药文化传承创新的智慧之门。

《国医大师临床研究》丛书编辑委员会
2013 年 5 月

总　前　言

唐祖宣是我国第二届国医大师、著名中医专家、主任医师。历任全国第七届、九届、十届、十一届、十二届人大代表，河南省第八届人大代表。第一、二批全国老中医药专家学术经验继承工作指导老师，享受国务院政府特殊津贴。曾获河南省劳动模范称号，两次荣获全国卫生文明先进工作者称号，2010年被国务院授予全国先进工作者称号。2014年获中华中医药学会中医药学术发展终身成就奖。

唐祖宣师从河南省名中医周连三先生，得其真传。他按照老师的教诲，刻苦学习，勤求古训，博采众长，以治疗四肢血管病闻名，在中医界享有盛誉。他对仲景学说情有独钟，有深入研究，颇有心得。将四肢血管病按照中医特点分型，并确立治则治法。治疗血栓闭塞性脉管炎、静脉血栓形成、动脉硬化闭塞症等疾病，疗效显著。他研制的治疗血栓病的国家三类新药"脉络疏通颗粒"在临床广泛应用。1965年至今，发表学术论文106篇，出版发行了《四肢血管病的研究与治疗》、《唐祖宣医学文集》、《唐祖宣医学六书》等学术著作14部。

学有师承，唐祖宣一直不忘师恩，重视中医人才培养和学术经验继承。20世纪70年代，他承担河南省西医离职学习中医班的教学任务，培训300多位西学中人才；90年代开始，筹办农村中医培训班，为基层培训中医人才。作为全国老中医药专家学术经验继承工作指导老师，他言传身教、启迪后学，先后带徒46人，均已成为学科骨干。在2015年全国人大十二届三次会议上，他还建议要挖掘、保护、传承国医大师宝贵的学术思想和经验。他身体力行，把自己的学术思想和经验毫无保留地传授给弟子，国家为他组建了"唐祖宣学术研究室"，开展人才培养项目及教育工作。

为了进一步传承发扬唐祖宣学术经验，积极促进仲景学说发展，我们在日常的医、教、研之余，对唐祖宣教授的学术思想和临床经验进行了系统搜集、整理，历时多年，几经修改，编著了《唐祖宣医学丛书》，包括《唐祖宣四肢血管病论治精选》、《唐祖宣论老年病与益寿》、《唐祖宣温病解读》、《唐祖宣伤寒论解读》、《唐祖宣金匮要略解读》、《唐祖宣医话医案集》、《唐祖宣经方发挥》，共7册，约350万字。本丛书体现了唐祖宣教授对中医理论和实践的独到见解，是唐教授多年经验之结晶，实践之升华，智慧之集成，体现了唐教授在学术上师古不泥古，博采众长，融会贯通，临证胆大心细，高屋建瓴的特点，仔细研究，必有收获。

同时，我们也期盼本丛书的出版，能够使国医大师唐祖宣的学术经验造福人民健康，能够为振兴中医、发扬祖国医学做出积极的贡献。疏漏之处敬请读者斧正。

《国医大师临床研究·唐祖宣医学丛书》编委会

2015 年 5 月

目　　录

绪　　论

一、《金匮要略》简介

（一）《金匮要略》书名简释

《金匮要略》是我国现存最早的一部研究杂病的著作，是《金匮要略方论》的简称。金匮原是古代用金做成的一种盛物器具，主要用以储存贵重的书册，表示珍重的意思。如《汉书·高帝记》云："与功臣剖符作用，丹书铁契，金匮石室，藏之宗庙。"古人将珍贵的文书藏放在"金匮"和"石室"中严加保护，后来人们就把极贵重的书册直接称为"金匮"。把"金匮"作为医学书名，是取其内容贵重而加以珍视。"要略"，寓有"概要"、"精略"、"典要"之意，即书中最精要之谓，"金匮要略"即说明该书为非常重要的典籍。

（二）《金匮要略》一书的成书过程

张仲景，东汉时南阳郡人，生卒约为公元150～219年，是后汉时期杰出的医学家，他总结了前人的医学成就，吸取众家之长并结合自己的实践经验，创立了理、法、方、药齐备的辨证论治理论体系，于公元3世纪初著成《伤寒杂病论》十六卷，其中十卷论伤寒、六卷论杂病。

《伤寒杂病论》成书后，因战乱而一度散失，后经晋朝王叔和搜集整理编次，但后来仅看到《伤寒论》部分，未见到杂病部分。北宋仁宗年间翰林学士王诛在翰林院馆阁中偶于蠹简中检到《金匮玉函要略方》，这是《伤寒杂病论》的节略本，共分三卷，上卷论伤寒，中卷论杂病，下卷载方剂及妇科理论。林亿等在校订此书时，鉴于《伤寒论》已有传本，便将上卷删去，而将中、下两卷重新加以整理编次，并将后世各家引仲景治杂病方附于后，编成《金匮要略方论》，简称《金匮要略》，共25篇，262方。

二、《金匮要略》的特点

（一）以脏腑经络、整体观念为指导思想

《金匮要略》认为疾病的产生是脏腑经络机能失调的结果，脏腑经络的疾病又是可相互传变的，在"脏腑经络先后病脉证"一篇中，论述了五脏病变的规律，并以肝病实脾为例，指出上工通晓脏腑之间的相互传变规律、体现未病先防的预防治疗原则。在"中风历节病脉证并治"篇中，将中风分为中络、中经、中腑、中脏四种类别，以辨别病情轻重，邪中浅深。在"血痹虚劳病脉证并治"篇中，着重补养脾胃以治虚劳，深合《难经》"损其肺者，益其气"的法则。如"肝著"病，治以辛通瘀络的旋覆花汤，每可获效，这又是先病脏腑，后及经络的例子。在"脏腑经络先后病脉证"篇中"人禀五常，因风气而生长，风气虽能生万物，亦能害万物"及"更能

1

无犯王法，禽兽灾伤，房室勿令竭乏，服食节其冷、热、苦、酸、辛、甘……"这是强调人与周围环境的统一性，即天人整体观。就人体生命而言，五脏六腑、四肢百骸与官窍及体表各部组织也是一个有机整体，在这个生命整体中，五脏居于核心地位，故《金匮要略》概括为"若五脏元真通畅，人即安和"。这是人体整体观。因此，脏腑经络、整体观念是指导全书辨证论治的重要思想。

（二）辨证论治的治疗法则

《金匮要略》中每篇都冠以某某病脉证治，实际指出了疾病的病名、脉象、证候和治疗；疾病的诊法、病机、治法、方药在每篇之中都有具体体现。

在治疗方法上对疾病分先后缓急，采取适宜之法。如"问曰：病有急当救里、救表者，何谓也？师曰：病，医下之，续得下利清谷不止，身体疼痛者，急当救里，后身体疼痛，清便自调者，急当救表也"。另如"夫病痼疾，加以卒病，当先治其卒病，后乃治其痼疾也"。另一个方法就是扶正祛邪，分清虚实，如"呕吐哕下利病脉证治"篇中"胃反呕吐者，大半夏汤主之"以方中人参、白蜜补虚安中，半夏降逆止呕；"血痹虚劳病脉证并治"篇中对血痹的治疗，虽以"加被微风"所致，但以黄芪桂枝五物汤补气为主，并不重在祛风，这是因为正气旺盛，即可起"血行风自灭"的效果。若以解表为主，势必伤阳扶正，病必难愈。又如"虚劳诸不足，风气百疾，薯蓣丸主之"，这是因为虚劳原为正气虚衰，祛邪必将伤正。故应着重补虚，虚得补，风气百疾随之而自愈。如治疗"疟母"的鳖甲煎丸，虽以祛邪为主，方中也加人参、阿胶等补气养血之品。另外"痉湿暍病脉证"篇中防己黄芪汤方治疗风湿表虚、桂枝附子汤方治疗风湿而见表阳虚、甘草附子汤方治疗风湿表里阳气俱虚，这些都是辨证论治的具体运用。

（三）《金匮要略》的方剂特点

《金匮要略》的治疗以汤方为主，其特点之一疗效高，二其方药物简练，既重视单位药物的独特功效，更注意药物配伍后所产生的协调作用。如"痉湿暍病脉证"篇的一物瓜蒂汤，"百合狐惑阴阳毒病证治"篇的苦参汤、雄黄熏方、百合诸方；"胸痹心痛短气病脉证治"篇的栝楼薤白白酒汤。又如越婢加半夏汤治热多水少之肺胀、小青龙汤加石膏治水多热少之肺胀。再如桂枝汤加黄芪便成桂枝加黄芪汤，用治黄汗；而桂枝汤去甘草加黄芪，便成黄芪桂枝五物汤，用治血痹。正如唐宗海所云"仲景用药之法，全凭乎证，添一证则添一药，易一证则易一药"，并且药物炮制、煎煮方法、服药剂量、药后调护都有严格要求，因此，林亿在《金匮要略方论序》中指出"尝以对方证对者，施之于人，其效如神"。

除了内服方剂以外，《金匮要略》中还有许多外用方剂，如"百合狐惑阴阳毒病证治"篇中"百合病一月不解，变成渴者，百合洗方主之"及"蚀于肛者，雄黄熏之"。"妇人杂病脉证并治"篇中"少阴脉滑而数者，阴中即生疮，阴中蚀疮烂者，狼牙汤洗之"。"痉湿暍病脉证"篇中"病在头中寒湿，故鼻塞，内药鼻中则愈"。"杂疗方"篇中"救卒死方，薤捣汁灌鼻中"。小儿疳虫蚀齿方中雄黄、葶苈末之，熔入热油脂中，以槐枝绵裹头四五枚，点药烙于患处。所用外治方，包含了洗法、烟熏法、纳药鼻中法及药烙法等。总之，《金匮要略》一书中诸多方剂，在临床中只要辨证确切，均可收到满意效果。

三、《金匮要略》的教学与临床

《金匮要略》是一部至博至大的医学经典著作，作为中医的必修临床基础课，虽然多年来的教育改革、教学改革、教材改革都取得了众多经验，但各家教学观点也不完全一致。如有的认为对《金匮要略》教学以条文为主，证候结合临床，证候把握特点，灵活遣用方药；有的认为应系统讲解，重点突出，重点条文突出讲授，类似条文集中讲解，一般条文分析串讲，理论结合实际，条文联系临床；也有人认为应按病种归纳讲授，重点突出，抓住病因病机，阐释临床证候，以辨证论治为核心，结合教学内容，介绍现代研究成果等。因此，必须紧密联系临床实际，把《金匮要略》对杂病的理性认识和辨证方法及相关方药与临床密切结合，从而产生显而易见的效果，这样才能使学习者对《金匮要略》有明确的认识，从而产生极大的学习兴趣和热情。

在教学手段上亦应不断进行改进，课堂教学要创造条件，运用现代化的电教手段，把抽象的理论直观化，使学生加深理解和记忆。在学习《金匮要略》的过程中要正确理解原文探微索隐，求其精髓，势必溯本求源，参考《内经》、《难经》等古代医籍理论，并且应与《伤寒论》互参。全面领会仲景的学术观点，虽《伤寒论》主要辨外感病，以六经辨证为纲，两者似有不同，但治疗外感以祛邪为主，邪去而正自安；治疗杂病则以扶正为本，乃扶正所以祛邪之理。然外感病久可成内伤，内伤为病又可招致外邪入侵，故两书不同之中又有相互联系，如"痉湿暍病脉证"篇、"血痹虚劳病脉证并治"篇和"妇人产后病脉证治"篇就多处论及外感；而《伤寒论》中的"太阳病"篇、"阳明病"篇等有不少条文与本书互见，其治疗方法与方药也可相互使用。陈修园曾说："《金匮要略》仲景治杂病之书也，与《伤寒论》相表里，然学者必先读《伤寒论》再读此书，方能理会……"因此，将两书结合起来研究学习，可以互相补充，还要博览历代有关医家的注释和内伤杂病的重要文献，以及有关应用《金匮要略》的理法方药医案，从中探讨，开阔视野，拓宽思路，便于更好地理解原文精神。此外，更应吸取现代科学研究成果，如近年来研究治疗"冠心病"用"胸痹心痛短气病脉证治"篇的温阳宣痹，豁痰散结方法，如用栝楼薤白白酒汤等类方剂加减治疗；治疗阑尾炎用"疮痈肠痈浸淫病脉证并治"篇的大黄牡丹汤、薏苡附子败酱散加减治疗等，都是运用《金匮要略》的理论和方药所获得的成果。今后应不断加以补充、继承和发展，从而在临床实践中发挥更大的作用。《金匮要略》作为临床的经典著作，为中医学的发展做出了卓越的贡献，我们一定要认真地学习和钻研，以便更好地用于医疗实践。

第一章　脏腑经络先后病脉证

【原文】

问曰：上工①治未病②，何也？师曰：夫治未病者，见肝之病，知肝传脾，当先实脾，四季脾王③不受邪，即勿补之。中工不晓相传，见肝之病，不解实脾，惟治肝也。

夫肝之病，补用酸，助用焦苦，益用甘味之药调之。酸入肝，焦苦入心，甘入脾，脾能伤肾④；肾气微弱⑤，则水不行；水不行，则心火气盛⑥则伤肺；肺被伤，则金气不行；金气不行，则肝气盛，则肝自愈，此治肝补脾之要妙也。肝虚则用此法，实则不再用之。经曰：虚虚实实⑦，补不足，损有余。是其义也。余脏准此。

【词解】

①上工：《难经·十三难》说："经言知一为下工，知二为中工，知三为上工。上工者十全九，中工者十全八，下工者十全六。"由此可知，古时医疗技术的高低分三等。上工即治疗效果最好的高明医生。

②治未病：古代所说"治未病"，是预防的意思，但也应用在治疗上面，这里指先治未病脏腑，以防止病邪传变，也即是早期治疗的意思。

③四季脾王：脾属土，土寄旺于四季，故云四季脾旺。《素问·太阴阳论》说："脾者土也，治中央，常以四时长四脏，各十八日寄治、不得独主于时也。"即三、六、九、十二各月之末十八日，为脾土当旺之时。这里可以理解为一年四季都很旺盛之意。

④脾能伤肾："伤"为制约的意思，即脾能制约肾，指五行相克。其余伤字与此同义。

⑤肾气微弱：指肾的阴寒水气不亢而为害。此处"肾气"与"水气病脉证并治"篇二十一条"肾气上冲"之"肾气"均指肾的邪气。

⑥水不行，则心火气盛：谓肾水被制不能上行以济心阴而制约心火，则使心火偏盛。盖心属火，水可克火。

⑦虚虚实实：据王冰引《灵枢》为"无实实、无虚虚"，这里是告诫治虚证不可用泻法，治实证不可用补法，以免犯虚其虚、实其实的错误。

【提要】　本条从整体观念论述脏腑疾病的传变和治疗原则，以及治未病的重要意义。

【原文分析】

本条分作三段解释。

（1）第一段指出上工通晓脏腑之间相互传变的规律，并举肝实脾不旺之病例，强调先治不旺之脾，防止肝病传脾，中工则不明疾病相传之理，只知见肝治肝，致使一脏之病，累及他脏。仲景治未病何以突出肝脾为例？这是因为四时之气始于春，人体五脏之气始于肝，而脾为后天之本、生化之源，在疾病过程中，如果脾脏受损，气血营卫的来源就会亏乏，从而导致病情趋向恶化。另外，临床上肝木克脾土，肝脾失调的病变又最为常见，因此，肝病传脾很具代表性。

（2）治病当分虚实，仍以肝病为例来说明。"补用酸，助用焦苦，益用甘味之药调之"是治肝虚的方法。酸入肝，肝虚当补之以本味，所以补用酸；焦苦入心，心为肝之子，子能令母实，所以助用焦苦；甘味药能够和中补脾，所以"益用甘味之药调之"。但肝实病证，以上方法就不适用了，而应当泻肝顾脾。"酸入肝……此治肝补脾之要妙也"一段文字，历代注家对文中"伤"字的理解各有不同。《说文解字段注》云："山海经谓木来为伤。"可见"伤"字不单作伤害、损伤解释，还有管束、制约等意义。陈无择《三因极一病证方论》中提出，"伤"字应作"制"。程林云："伤字当作制字看，制之，则五脏和平，而诸病不作矣"（《直解》）。程林此说颇有见地。《素问·六微旨大论》说："亢则害，承乃制，制则生化"。说明五行（五脏）相互制约，才能维持人体生理平衡状态，才能生化不息，如果五脏之间失去了相互制约的生理功能，就会出现病理变化。可见，五行生克制化规律是十分重要的。因而，仲景据此立论，重视调整脏腑失衡病变，使之归于平衡，以达到治愈疾病的目的，并以肝虚为例，提出味具酸甘焦苦，功兼调补助益的具体治法，以恢复脏腑相互制约的生理平衡。显然，这是根据五行相制理论以调整五脏失调的治法的范例，具有指导意义。

（3）本条最后引用经文对虚实异治做出结论：虚证不能泻，实证不能补，否则虚者愈虚，实者愈实。必须虚者补之，实者泻之，补其不足，损其有余，才是正确的治法。肝病如此，其他诸脏可以类推，故云"余脏准此"。

【原文】

夫人禀五常^①，因风气^②而生长，风气虽能生万物。亦能害万物。如水能浮舟，亦能覆舟。若五脏元真^③通畅，人即安和，客气邪风^④，中人多死。千般疢难^⑤，不越三条：一者，经络受邪，入脏腑为内所因也；二者，四肢九窍，血脉相传，壅塞不通，为外皮肤所中也；三者，房室金刃，虫兽所伤，以凡详之，病由都尽。

若人能养慎，不令邪风干忤^⑥经络，适中经络，未流传腑脏，即医治之，四肢才觉重滞，即导引^⑦吐纳^⑧，针灸膏摩^⑨，勿令九窍闭塞。更能无犯王法，禽兽灾伤，房室勿令竭之，服食节其冷、热、苦、酸、辛、甘，不遗^⑩形体有衰，病则无由入其腠理。腠者，是三焦通会元真之处，为气血所注；理者，是皮肤脏腑之文理也。

【词解】

①人禀五常：五常本指五行（金、木、水、火、土），这里是指人体五脏之气与之相适应，并受五行生化制约的影响。

②风气：指风、寒、暑、湿、燥、火自然界的气候。

③元真：指正气，是人体正常生命活动的机能。

④客气邪风：这里指不正常的气候产生的邪气。

⑤千般疢难："疢难"作病苦解，指各种疾病。

⑥干忤："干"作犯字解，"忤"作逆字解。干忤即触犯或侵犯的意思。

⑦导引：是古代一种活动筋骨，调节呼吸的养生方法。

⑧吐纳：口吐浊气曰吐故，鼻纳清气曰纳新。吐纳是通过调整呼吸而达到养生和保健目的的一种方法。

⑨膏摩：用药膏摩擦体表一定部位的外治法。

⑩不遗：即不使的意思。

【提要】　本条指出人体和自然界的关系、致病原因、受邪途径，并体现了预防疾病及早期治疗的重要性。

【原文分析】

本条分作四段解释。

（1）从"夫人禀五常……亦能覆舟"为第一段，说明人与自然的密切关系。《伤寒论原序》云："夫天布五行，以运万类，人禀五常，以有五脏"，而人之所以生长发育，与自然界的风、暑、湿、燥、寒"五气"及木、火、土、金、水"五行"相适应，人体才能正常生长发育，此"人禀五常"之义。"因风气而生长"，可理解为人体的脏腑功能活动与自然界正常的气候密切相关。"风气虽能生万物，亦能害万物"进一步指出了自然界正常的气候能生长万物。"如水能浮舟"，从一年四季的气候特点来看，春风、夏暑、秋燥、冬寒的规律，对生物的生长收藏是必须的条件，且不正常的气候又能伤害万物，"如水……亦能覆舟"。人在气交之中，若不能适应这样的异常气候，就会产生疾病，损害人体健康。

（2）从"若五脏元贞通畅"到"以凡详之，病由都尽"为第二段，论疾病的发生与否取决于内外二因，并论杂病形成的原因和途径。原文"若五脏元贞通畅，人即安和，客气邪风，中人多死"，涉及正气与病邪两个方面。若五脏元贞通畅，抗病力强，人即健康，虽有不正常的气候，亦不会伤人致病，此即《素问·刺法论》所说"正气存内，邪不可干"及《素问·上古天真论》所说"精神内守，病安从来"。反之，假若正气虚衰，适应能力减弱，就容易使外邪趁虚而入，因而发生疾病，《素问·评热病论》所谓"邪之所凑，其气必虚"是也。因此说"客气邪风，中人多死"。由此可见，疾病是否发生当取决于人体正气的强弱和邪气致病的作用这两个原因。"千般疢难，不越三条"，疾病的发生、发展虽然可以出现千变万化，但归纳起来，不外三条："一者，经络受邪，入脏腑为内所因也"。病邪已入脏腑之内，说明正气不足之人，外邪由经络内传，皆由五脏元贞之气不能内守，脏腑正气先虚，易招引外邪内入，故说"为内所因也"。"二者，四肢九窍，血脉相传，壅塞不通，为外皮肤所中也"。如中气未虚，仅有卫外阳气不足，虽有大风苛毒干忤，外邪不能内入脏腑，仅仅侵犯皮肤，出现四肢九窍血脉壅塞，气血不能通畅运行。故谓"为外皮肤所中也"。"三者，房室金刃，虫兽所伤，以凡详之，病由都尽"。疾病的产生，尚有人为形成的不慎调摄和难以避免的意外病痛。如因纵欲而房室过度，暗耗肾精，可导致未病先虚或未老先衰，或因金刃虫兽伤及肌肤经络和脏腑气血，因其既非内因，又非外至的客气邪风，故后世称为"不内外因"。

这里必须指出的是，本条所论与宋·陈无择的病因学说是有区别的：陈无择的三因学说是以六淫邪气所触为外因，五脏情志所感为内因，饮食、房室、跌仆、金刃所伤为不内外因。仲景是以客气邪风为主，以脏腑、经络为内因；陈无择是以病从外来者为外因，从内生者为内因，其不从情志邪气所生者为不内外因。

（3）从"若人能养慎……病则无由入其腠理"为第三段，论养慎的重要性及防病的措施。所谓"养慎"是指人要善于保养、调摄，外慎风寒。《素问·上古天真论》说："食饮有节，起居有常，不妄作劳。"又说："虚邪贼风，避之有时。"此即养慎之意也。只有如此，则客气邪风方不得干忤经络。

即使偶有不慎，病邪乘虚侵袭，必须早期治疗，以防病邪深入。病邪入中，多是由表及里，由浅到深，由经络而脏腑，故当用以下措施养慎。

一是当经络初受外邪，尚未深入脏腑的时候，即及早治疗，故言"适中经络，未流传腑脏，即医治之"。此即"经络受邪"的防治法。

二是假若四肢刚刚感觉重着时，这是经络受邪的征象，当自导引、吐纳、针灸、膏摩等综合治疗，目的是为了驱除邪气，不使九窍闭塞不通。这就是"为外皮肤所中"的防治法。

三是"无犯王法，禽兽灾伤，房室勿令竭之，服食节其冷、热、苦、酸、辛、甘……"是说应注意不受刑伤，避免虫兽伤害；要节制性欲，以免劳伤肾脏；饮食起居，善于调摄，不使形体有衰，则一切致病因素，无由入其腠理。这就是防治之法。

（4）最后第四段对腠理做出解释。腠理泛指皮肤、肌肉、脏腑的纹理，以及皮肤、肌肉相合的间隙，是三焦通会元贞之处，为血气所注，既是渗泄体液、流通气血的门户，又有抗御外邪内侵的功能。

【原文】

问曰：病人有气色①见于面部，愿闻其说。师曰：鼻头色青，腹中痛，苦冷者死一云：腹中冷苦痛者死。鼻头色微黑者，有水气②；色黄者，胸上有寒③；色白者，亡血④也。设微赤非时者死⑤。其目正圆⑥者病，不治。又色青为痛，色黑为劳⑦，色赤为风，色黄者便难，色鲜明者有留饮⑧。

【词解】

①气色：五脏六腑的精华藏于内为气，现于外为色。色有五，即青、赤、黄、白、黑。

②水气：病名，指腹内有蓄水。

③胸上有寒：指胸膈间有寒饮留滞。

④亡血：指失血过多。

⑤微赤非时者死：赤为火色，应见于夏季或春季（木生火），如出现于秋季（金旺）或冬季（水令）即为非其时，由于彼此相克，所以主死。

⑥目正圆：指两目圆睁直视，眼球不能转动之象。

⑦劳：指虚劳病。

⑧留饮：病名，属于痰饮中的一种，详见于本书"痰饮咳嗽病脉证并治"篇。

【提要】　本条论望面部之气色，诊察疾病的病位、病性，并推测其预后。

【原文分析】

所谓"气色"者，乃五脏六腑之精华，藏于内者为"气"，见于外者为"色"，故病生于脏腑之内，伤及真气，则气不内荣，色必外见，此所谓"有诸内必形诸外"之意。

"师曰：鼻头色青，腹中痛，苦冷者死"。因为运用望诊辨别一切疾病的例子很多，不能一一列举，故举望鼻之气色为例。如观其病人鼻头色青，多系腹中冷痛，若鼻头苦冷者主病危。因鼻居面中，属脾土所主，又称面王，且鼻为肺窍，可呼吸而能吐故纳新，故肺脾无病时鼻色明润微黄，若病人鼻头色青，必系脾肺阳气不足，下焦阴寒上犯而为气郁血滞之象，气血不通必痛；又，青为肝之色，腹为脾之部位，肝木乘脾土，故曰"腹中痛"。原文"苦冷"可有下列不同理解：或全身发冷怕冷；或周身肤冷不温；或四肢厥冷；或极度怕冷；或专指鼻头极冷。至于"苦冷者死"，结合临床实践，有下列三种情况：①鼻头色青，腹中苦于冷痛，扪及鼻准亦冷，乃中土败绝，阳气不行，故主死。②久病，四肢逆冷，腹中痛，鼻头苦冷，腹中虽不苦冷，亦系内脏真气已绝，亦主死。临床中不少亡阳病例，于临终前，除见神志淡漠、肢冷脉绝，而外多可见到鼻头冰冷、鼻孔空大等症，有的临床医家常以之作为死亡先兆的诊断依据，屡试屡验。③暴卒急证，鼻头色青，腹中苦冷，但鼻头不冷者，若抢救及时，可望回生，不必尽死。

鼻属土，其色微黄为无病，若"鼻头色微黑"，黑为水之色，今肾虚不能主水，脾肾不能制水，则水气上乏中土，故曰"鼻头色微黑者，有水气"。"色黄者，胸上有寒"，"寒"者指寒饮，"色黄"指面部和鼻呈黯黄色，此因中焦阳虚，水聚为饮，寒饮内停中焦，上干胸阳，故见胸上有寒饮，但临床若见久病而出现面、鼻及目皆隐隐微黄者，为病气日退，中气逐渐恢复，乃欲愈征兆。

"色白者，亡血也。设微赤非时者死"，色白有正常与异常之分，正常者，如《素问·脉要精微论》云："白欲如鹅羽，不欲如盐"，即面色白似猪膏之白润光泽者，为无病之象；如面色枯白，是血虚不能上荣于面，乃失血亡血后的病象。若失血之后，面色不枯白，微赤之色出现于两颧，此为血去阴伤，心阴亏损，阴不涵阳，虚阳上浮之象，而且这种微赤之色，又不在气候炎热之时的夏季，是在其他季节出现，犹如《灵枢·五色》篇曰："赤色出两颧，大如拇指者，病虽小愈，必卒死（如二尖瓣狭窄病人）"。反之，"设微赤"在夏季炎热之时出现，虽为血虚阴伤之象，但不必主死；若新产妇失血过多，虚热随阳明经上泛于面，虽见面色微赤，亦不主死。

亦有学者认为本条以"鼻头色青"至"微赤非时者死"一整段皆言鼻诊，亦可供参考。

"其目正圆者病，不治"，目为五脏六腑精气上注所聚之处，"目正圆"是两眼直视不能转动，眼小目瞪之象，说明五脏精气亡绝，不能上荣于目，属肝风内动的危证，可发展至目盲，临床上当以大定风珠之类养阴息风定痉，可望有救。

"又色青为痛"，若面色微青如翠羽，出现在春三月，色与时合，为无病之象；反之，若面色青黯或青黑，为血脉凝涩之色。气滞血瘀，不通则痛，常见腹痛等症，临床如中恶、发痧之腹痛，面色多见青黑。

"色黑为劳"，若在严寒冬令之月，面色黑如乌羽而光润者无病，如面色黯黑如煤炭，为劳伤肾气，肾之精气不足，气血不能上荣于面，故肾色外露，但临床中尚有面色黧黑，多为停痰伏饮者，如《医学纲目》认为目下黯为停饮，额上黑而身黄者为女劳疸，目青面黑为黑疸。

"色赤为风"，面目之色缘缘正赤者为热极生风之征兆。若外感初起，风热怫郁在表，不能得小汗出，亦可见面色缘缘正赤。新产妇其面正赤，为血虚阳气上浮，不得作风治；但若"产后中风，发热，面正赤，喘而头痛"者则为产后中风兼阳虚证。

前言"设微赤非时者死"与"色赤为风"因其前提不同，故诊断各异。

"色黄者便难"，可有三种情况：①小便难，多因湿热蕴结，脾不运化水津上归于肺，肺不通调水道，面色多见黯黄；②大便难，陆渊雷认为多见于黄疸病，黄为脾色，若其色鲜明，是湿热蕴结，脾气郁滞，多有大便难症，临床如茵陈蒿汤证；③二便俱难，若湿热蕴结日久，胃肠津液日耗，不仅大便难，小便亦黄赤短少。

本条"色黄者，胸上有寒"，其黄色秽黯；而"色黄者便难"，其黄色鲜明，因于病性之寒热各异。

"色鲜明者有留饮"，若目鼻色红黄明润鲜泽者，为无病之象，此处盖指目胞下浮肿如卧蚕，光亮鲜明，是脾胃气虚，水饮泛溢之象，故判断为有留饮或有水气。

【原文】

师曰：病人语声寂然①，喜惊呼者，骨节间病，语声喑喑然②不彻者，心膈间病；语声啾啾然③细而长者，头中病。

【词解】

①寂然：是安静无声的意思。

②喑喑然：形容声音低微而不清澈。

③啾啾然：啾，形容声音细小而长。

【提要】 本条论述闻诊在临床上的应用。

【原文分析】

声音虽发于喉咙，实有关于五脏。正常人语声虽有高低急徐之不同，但发音自然，声音均匀和畅，一有反常，便是病因，不同病因可反映不同病变，对诊断脏腑气血津液的盛衰、不同性质疾病的病变部位及病人情志变化等，都有一定的参考价值。

"病人语声寂然，喜惊呼者，骨节间病"，盖《素问·宣明五气》篇谓"五气所病……肝为语（多言）"，今病人由"缄默无声"而变为"喜惊呼"者，是病在肝与肾也，肝主筋，在声为呼，肾主骨，在声为呻，且易发惊恐，病人突然惊呼叫号，或呻吟不止，必有筋骨关节阵发性剧烈疼痛，说明肝肾筋骨俱病。

"语声喑喑然不彻者，心膈间病"，因心主言，肺主声，由于痰涎、水饮、热邪壅滞心肺，胸中大气不转，气道不畅和，气之出入升降受阻，影响声音外达，声出不扬，故见"语声喑喑然不彻"也。此病在心膈间，指结胸、心痞、懊憹一类病证。

"语声啾啾然细而长者，头中病"，啾啾细长，赵以德说："啾啾者，声小啾唧也，细而长者，其气起自下焦，从阴则细，道远则长。"语声细而长，"其音在羽"，"羽为肾之音"，肾合督脉交巅与厥阴经汇合以入脑，属头中脑髓的疾患。病在头中，大声则更震动加剧，所以语声不得不细，但胸膈气道正常，虽声音细小而表现清长，如偏头痛、巅顶痛之类的疾病。

【原文】

师曰：息①摇肩②者，心中坚③；息引胸中上气者咳；息张口短气者，肺痿④唾沫。

【词解】

①息：一呼一吸为一息。

②摇肩：即抬肩。

③心中坚：心中，指胸中。心中坚，即胸中坚满，多由实邪阻滞所致。

④肺痿：病名，详本书"肺痿肺痈咳嗽上气病脉证治"篇。

【提要】　本条指出察呼吸、望形态，以诊知疾病的方法。

【原文分析】

本条通过望形态与闻呼吸相结合以确定病位，辨别病性之虚实。

何谓"息摇肩者，心中坚"？"息"指呼吸，人之一呼一吸为气机升降出入的具体表现。《难经·四难》曰："呼出心与肺，吸入肾与肝，呼吸之间，脾也。"呼，则气由下至上，升于心肺；吸，则气由上达下，降于肝肾。"息摇肩"，即以肩代呼吸之"肩随息动"，是呼吸困难，两肩上耸的状态，在病情上有虚实之分。"心中坚"即胸中坚满的实证，多因实邪壅塞在胸，水饮积结，痰热内蕴，肺气不宣所致，肺气的升降出入受阻，常伴有鼻翼煽动、胸闷咳喘痰涎等症。"痰饮咳嗽病脉证并治"篇木防己汤证之"心下痞坚"、甘遂半夏汤证之"心下续坚满"等，因均系实证，故应从利气祛痰、逐饮降逆等法治之；它如肾不纳气，元气耗散于上所致的喘息摇肩，多伴肤冷汗出，治当以肾气丸之类，则属虚证的"息摇肩"，另当别论。

"息引胸中上气者咳"为胸中有邪气，阻塞气道，以致肺气不利，呼吸时气上逆而为咳，这种情况多见于感冒咳嗽的病例。"息张口短气者，肺痿唾沫"是肺脏萎弱，不能司正常呼吸，不得不张口呼吸。尽管如此，但吸气仍感不足所以形成张口短气状态。由于长期咳喘，肺气萎弱不振，不能敷布津液，体内津液化为痰涎，随肺气而上逆，所以病人吐出大量痰沫。

【原文】

师曰：吸而微数，其病在中焦，实也，当下之即愈，虚者不治。在上焦者，其吸促①；在下焦者，其吸远②，此皆难治。呼吸动摇振振③者，不治。

【词解】

①吸促：指吸气浅短。

②吸远：形容吸气时引动下腹部的困难情形。

③振振：形容因呼吸迫促而引起全身振动。

【提要】　本条指出诊察呼吸以辨别病位之上下，分别疾病之虚实并判断其预后吉凶。

【原文分析】

"吸而微数"，是吸气次数增加，如病由中焦邪气盛实所致，则当下其实邪，实去则气机自能通畅，呼吸即可恢复常态，但如不是邪实而属正虚者，则为无根失守之气，难于接续，反映病情危笃，故云"不治"。故即使中焦虽实而正气虚弱的，因不能忍受攻下，下之则伤正气，不下又邪无出路，同样亦属不治之证。在上焦主要指病在胸肺，气入而随即外出，故吸气短促，是肺气大虚，吸气乏力所致；在下焦主要指病在肾，病在下焦，气欲下达而不能骤至，故吸气深长困难，是元气衰竭，肾不纳气，吸气无权所致。如呼吸时全身不断振振动摇，是虚弱已极，形气不能相保的严重现象，多见于慢性病后期，阳已脱而气已散失，无论病位在中、在下，都属"不治"。

【原文】

师曰：寸口①脉动者，因其王时而动，假令肝王色青，四时各随其色②。肝色青而反色白，非其时色脉，皆当病。

【词解】

①寸口：一名气口，又名脉口。本书脉法，一种是独取寸口法，分寸口、关上、尺中；一种是三部分诊法，分寸口（手太阴动脉）、跌阳（足阳明冲阳穴）、少阴（足少阴太溪穴）。凡条文中寸口与关上、尺中并举的，则此寸口仅指两手寸脉；如单举寸口，或寸口与跌阳、少阴对举的，则此寸口包括两手的寸、关、尺三部（或仅指两寸，应视内容而定）。本节段的寸口，则包括两手的六部脉。

②四时各随其色：指春青、夏赤、秋白、冬黑、长夏色黄。

【提要】　　本条说明色脉与时令气候相参合在诊法中的意义。

【原文分析】

本条论述色脉与时令气候相参的诊法。何以"寸口脉动者，因其旺时而动"？两手六脉之搏动，随五脏当旺的季节而略有变动，此为正常现象，因为人与自然环境、四时气候的变化是息息相关的，如春弦、夏洪、秋毛、冬石，其脉随四时之旺气而动，也是人体适应四时，反映在脉诊上的生理动态。

"假令肝王色青，四时各随其色"，"肝王色青"，是举例而言，文中之意，是说时、色、脉要相应，如肝气旺于春，脉弦，色青；心气旺于夏，脉洪，色赤；脾气旺于长夏，脉缓，色黄；肺气旺于秋，脉毛，色白；肾气旺于冬，脉石（沉），色黑等，说明季节的变更，人的脉象和色泽当相应出现，方谓正常无病。

"肝色青而反色白"，其意也是指时、色、脉说的，肝气旺于春时，色应青而反白，脉应弦而反浮涩；心气旺于夏时，色应赤而反黑，脉应洪而反沉；脾气旺于长夏时，色应黄而反青，脉应缓而反弦；肺气旺于秋时，色应白而反赤，脉应毛而反洪；肾气旺于冬时，色应黑而反黄，脉应沉而反缓等，都属于时、色、脉不相应，有病之征，所以说"非其时色脉，皆当病"。此与第三条"……亡血……微赤非时者死"之理相同。

【原文】

问曰：有未至而至①，有至而不至，有至而不去，有至而太过，何谓也？师曰：冬至②之后，甲子③夜半少阳④起，少阳之时阳始生，天得温和。以未得甲子，天因温和，此为未至而至也；以得甲子而天未温和，为至而不至也；以得甲子而天大寒不解，此为至而不去也；以得甲子而天温如盛夏五六月时，此为至而太过也。

【词解】

①未至而至：前面的"至"是指时令到，后面的"至"字是指那个时令的气候到。

②冬至：是二十四个节气之一，在古农历十一月间。

③甲子：是古代用天干地支配合起来计算年、月、日的方法。天干十个（甲、乙、丙、丁、戊、己、庚、辛、壬、癸），地支十二个（子、丑、寅、卯、辰、巳、午、未、申、酉、戌、亥）互相配合，共六十个，排列时天干在上，地支在下，甲子是其中的第一个，这里是指冬至后的六十日，第一个甲子夜半，此时正当雨水节，非指甲子日。

④少阳：古人将一年分三阴、三阳六个阶段，每个阶段为六十日，从少阳开始顺次为：阳明、太阳、太阴、少阴、厥阴。

【提要】　本条指出时令气候的太过、不及，能影响人体从而导致疾病。

【原文分析】

一年之中，时令的交替是有一定顺序的，就以古代的时令而论，始自少阳，继则阳明、太阳、太阴、少阴，终则厥阴，但气候的来临却是参差不齐的，因此，时令与气候的变化情况是复杂的，有时时令与气候两者相应，如"少阳之时阳始生，天得温和"；有时气候的变化与时令是不相应的，如"未至而至"、"至而不至"、"至而不去"、"至而太过"等。人与自然界是统一的，人生活在自然界，无时无刻不受外界气候变化的影响。如果气候的变化与时令相应，万物可"因风气而生长"，人则"五脏元贞通畅"，安和无病；若气候的变化与时令不相应，出现太过（未至而至、至而太过）、不及（至而不至、至而不去），不但能够伤害万物，人体也可因"客气邪风"的影响而生病。仲景阐述本条的目的，不外乎告诫人们要注意养慎，适应气候的变化，"不令邪风干忤经络"，防止疾病发生，诚如《素问·六微旨大论》所说"至而不至，未至而至如何？岐伯曰：应则顺，否则逆，逆则变生，变生则病"。

【原文】

师曰：病人脉浮者在前①，其病在表；浮者在后②，其病在里。腰痛背强不能行，必短气而极③也。

【词解】

①前：指关前寸脉。

②后：关后的尺脉。

③极：此处做形容词，说明短气之甚。一说认为"极"就应作"疲劳"解。

【提要】　本条说明同一脉象，因出现部位不同，主病也就不同。

【原文分析】

关前寸脉，属阳主表，故寸脉浮，是病邪在表的反映；关后尺部，属阴主里，浮脉见于尺部，是病在里，一般是肾阴不足，虚阳外浮的现象。尺部属肾，肾藏精主骨，腰为肾之外府，其脉贯脊，肾虚精髓不充，腰脊失养，故腰痛背强，骨痿不能行走，甚则不能纳气归源，呼吸短促，濒于危笃。

【原文】

问曰：经云①：厥阳独行何谓也？师曰：此为有阳无阴，故称厥阳②。

【词解】

①经云：古代的医经，何书失考。

②厥阳："厥"作气逆可凌上解。厥阳是阳气偏盛，阳无阴涵，而为孤阳，有升无降，独行于上。

【提要】　本条说明厥阳的病机。

【原文分析】

《素问·生气通天论》云："阴平阳秘，精神乃治，阴阳离决，精气乃绝。"人体阴阳相互资生消长，处于相对的平衡协调状态，这是正常的生理现象。人体阴阳升降保持平衡协调，也是阴阳运动的机制之一。

"厥阳独行"是因阳气偏盛，阴液枯竭，以致阳无所系，独自逆行于上所致，阳逆于上，因而称为厥阳。

为什么阳气偏盛，阴液枯竭会导致厥阳独行呢？因为在正常情况下，人体的阴阳是互相协调和维系的，如阳升于上，有阴相吸，则升极而降；阴降于下，有阳相煦，则降极而升，如此上下交通，"五脏元贞通畅"，则身体健康，如果阳盛阴竭，即本条文所说的"有阳无阴"，则阳无所系，而独自逆行于上，形成了"厥阳"独行的病理局面，从而引起了一系列临床症状，如头晕目眩、突然仆倒，甚则昏不知人等，严重者，阴阳离决就会导致死亡，可见本条文的基本精神在于说明阴阳平衡失调是疾病发生的重要原因。

【原文】

问曰：寸脉沉大而滑，沉则为实，滑则为气。实气相搏，血气入脏即死，入腑即愈，此为卒厥①。何谓也？师曰：唇口青，身冷，为入脏即死；如身和②，汗自出，为入腑即愈。

【词解】

①卒厥：卒同猝。厥，晕倒、气闭之状，此衍为病名。

②身和：身体平和，无不适症状。

【提要】　此条论述卒厥的病机及预后。

【原文分析】

"寸脉沉大而滑，沉则为实，滑则为气。实气相搏"四句，是从脉象解释卒厥的病理，但句中有省文，应该说"沉大则为血实，滑则为气实"，血实与气实相并，意方完整。左寸候心主血，右寸候肺主气，本证血气相并，故脉应于寸部，此与《素问·调经论》所谓"血之与气，并走于上，则为大厥"之理相同，血气既相并而成实，已为病邪而非正常的血气，故云"入脏即死，入腑即愈"。但入脏入腑是假设之词，犹言在外在里。即死即愈也是相对而言的，因为前人认为脏是藏而不泻的，腑是泻而不藏的，病邪入腑尚有出路，故云"即愈"；入脏则病邪无从排泄，故云"即死"。判断卒厥入脏、入腑，主要是结合证候来决定的。当病人猝然昏倒之后，如伴有唇口青、身冷，是血液郁滞不流，阳气涣散之内闭外脱的证候，此即为入脏；病情严重，如伴有身和、汗自出，是血气恢复正常运行的征兆，此即为入腑，病情转愈。

【原文】

问曰：脉脱①入脏即死，入腑即愈，何谓也？师曰：非为一病，百病皆然。譬如浸淫疮②，从口起流向四肢者，可治，从四肢流来入口者，不可治；病在外者，可治，入里者，即死。

【词解】

①脉脱：指脉乍伏不见，是邪气阻遏正气，血脉一时不通的现象，这里不是指气血虚遏的真脱。

②浸淫疮：是皮肤病的一种，能从局部遍及全身。

【提要】　本条举脉略症，是承上条"卒厥"一病而言的，并以浸淫疮为例，推断疾病的预后。

【原文分析】

卒厥，其脉有见沉大而滑者，亦有脉乍伏而不见者，但入脏即死、入腑即愈的病机则相同。举浸淫疮的病理变化为例，如从口向四肢蔓延，是毒气由内向外，病位由深转浅，故云"可治"；如从四肢逐渐蔓延到口，是毒气由外渐归于内，病位由浅入深，故云"不可治"。借以说明病在腑者轻，在脏者重；由内向外者可治，由外向内者难治，这是疾病传变的一般规律，所以说"非为一病，百病皆然"。

本条及上条提出的病邪"入脏即死，入腑即愈"规律，与《素问·阳明脉解》篇"厥逆连脏则死，连经则生"及《难经·五十四难》"脏病难治，腑病易治"的精神是一致的，是指导临床判断转归和预后的基本原则，其中的"脏"与"腑"，只是表明疾病位置的浅深，并非指某一脏腑的实质病变。

【原文】

问曰：阳病①十八何谓也？师曰：头痛，项、腰、脊、臂、脚掣痛。阴病②十八何谓也？师曰：咳，上气，喘，哕，咽，肠鸣，胀满，心痛，拘急。五脏病各有十八，合为九十病，人又有六微③，微有十八病，合为一百八病，五劳④、七伤⑤、六极⑥、妇人三十六病⑦，不在其中。

清邪居上，浊邪居下，大邪中表，小邪中里。䅽饪⑧之邪，从口入者，宿食也。五邪⑨中人，各有法度，风中于前⑩，寒中于暮，湿伤于下，雾伤于上，风令脉浮，寒令脉急，雾伤皮腠，湿流关节，食伤脾胃，极寒伤经，热极伤络。

【词解】

①阳病：指属表在经络的一些病症。

②阴病：指属里在脏腑的一些病症。

③六微：六淫之邪侵入六腑为病，较五脏为轻，故名六微。

④五劳：《素问·宣明五气》及《灵枢·九针》均以久视伤血、久卧伤气、久坐伤肉、久立伤骨、久行伤筋谓"五劳所伤"；《诸病源候论》及《备急千金要方》以志劳、思劳、忧劳、心劳、疲劳为五劳；《诸病源候论》又有肺劳、心劳、肝劳、脾劳、肾劳五种虚劳病证之分。

⑤七伤：其意有三。其一、《诸病源候论》即大饱伤脾；大怒气逆伤肝；强力举重、坐湿地伤肾；形寒饮冷伤肺；忧愁思虑伤心；风雨寒暑伤形；大怒、恐惧不节伤志。其二、本书"血痹虚劳病脉证并治"篇大黄䗪虫丸条，有食伤、忧伤、饮伤、房室伤、饥伤、劳伤、经络营卫气伤共七伤。其三、《备急千金要方·脏腑虚劳证脉》载有五脏、骨脉所伤的常见症状及七情失调的七种损伤：七伤者，一曰肝伤善梦；二曰心伤善忘；三曰脾伤善饮；四曰肺伤善痿；五曰肾伤善睡；六曰骨伤喜饥；七曰脉伤善嗽。凡远思强虑伤人、忧患悲哀伤人、喜乐过度伤人、忿怒不解伤人、汲汲所愿伤人、戚戚所患伤人、寒喧失节伤人。

⑥六极：指极度虚损的病症。有两说：其一、《诸病源候论·卷三·虚劳候》指气极、血极、筋极、骨极、肌极、精极谓六极者。一曰气极，令人内虚，五脏不足，邪气多，正气少，不欲言；二曰血极，令人无颜色，眉发堕落，忽忽喜忘；三曰筋极，令人数转筋，十指爪甲皆痛，若倦还能久立；四曰骨极，令人瘦削，齿苦痛，手足烦疼，不可以立，不欲行动；五曰肌极，令人羸瘦无润泽，饮食不生肌肤；六曰精极，令人少气，噏噏（义与"吸"相同）然内虚，五脏气不足，发毛落，悲伤喜忘。其二、《备急千金要方》则以气极、脉极、筋极、肉极、骨极、精极为六极。

⑦妇人三十六病：《诸病源候论》及《备急千金要方》均作十二癥、九痛、七害、五伤、三痼，共三十六种。

⑧䅽饪：䅽同穀（谷），明·赵开美校刻《金匮要略方论》谓䅽，音穀，即穀也，参阅明·方以智《通雅》及《辞海》引盼遂《论衡集解·偶会》篇注，一说：穀（心）清·吴任臣《字汇补》"读与馨同"。饪（任），熟食也。䅽饪，此指饮食或谓为馨香可口，过食之而停滞也（《金匮要略浅注》）。

⑨五邪：指风、寒、湿、雾、饮食之邪。

⑩前：指午前。

【提要】　　本条论述了病症的分类方法及五邪中人的变化。

【原文分析】

本条可分作两段解析。

第一段论古代对疾病的分类和计数。阳病是指头痛，项、腰、脊、臂、脚掣痛六种在肌表经络的病症。因阳病有营病、卫病、营卫合病三者的不同，三六合为十八病。阴病是咳、上气、喘、哕、咽、肠鸣、胀满、心痛、拘急九种在脏腑的病证，因阴病有虚实的不同，故二九合为十八病。五脏病各有十八，是说五脏受风、寒、暑、湿、燥、火六淫之邪而为病，有在气分、血分、气血兼病三者之别，三六合为十八，五个十八，合为九十病。六微谓六淫之邪中于六腑，腑病较脏病为轻，故称为六微。六微亦有气分、血分、气血兼病三者之别，三六合为十八，六个十八，合为一百零八病。至于五劳、七伤、六极及妇女三十六病，由于致病因素不属六淫外感，所以说"不在其中"。

第二段论述五种病邪的特征及伤人的规律，清邪为雾露之邪，故居于上；浊邪为水湿之邪，故居于下；大邪指风邪，其邪散漫，多中肌表；小邪指寒邪，其性紧束，常中经络之里。饮食之邪即宿食，从口而入，损伤脾胃，由于五邪的性质各有不同，故其中人各有一定的规律可循。如风为阳邪，多中于午前，病在肤表，脉多浮缓；寒为阴邪，多中于日暮，病位偏里，脉多紧急；湿为重浊之邪，易伤于下而流入关节，故有腿酸、脚软、麻痹不仁等症；雾为轻清之邪，故伤于上而连及皮腠；脾主运化，饮食不节，则伤脾胃；经脉在里为阴，络脉在外为阳，寒气归阴，所以说"极寒伤经"，热气归阳，所以说"极热伤络"。本条是古人对病邪变化的认识，其中所谓大、小、表、里、上、下、前、暮等，都是相对而言的，并非绝对之词。

【临床运用】

以脏腑经络与病变特点为分类原则，对古代二百多种疾病进行概略的归类计数，虽然其具体病名今无可考，但说明了病邪有清浊、大小之分，人体有上下、表里之别，病因多端，各有规律，后人提出病邪侵袭人体有"同气相求，以类相从"，"六气伤人，因人而异"的传变规律，即是在本条的基础上提出来的。

【原文】

问曰：病有急当救①里、救表者，何谓也？师曰：病，医下之，续得下利清谷②不止，身体疼痛者，急当救里，后身体疼痛，清便自调③者，急当救表也。

【词解】

①救：急先救治之意。

②下利清谷：指大便清稀，完谷不化。

③清便自调：指大小便恢复正常。

【提要】　本条论述表里同病时的先后缓急治则。

【原文分析】

一般说来，表里同病，当先解表，表解之后，方可治里，否则易导致外邪内陷而加重里证。临证时须知常达变。本条的主要精神，就在于说明表里同病时，要辨虚实，分缓急，急者先治，不可拘泥先表后里之说。如病邪在表，汗之可也，医者反误用下法，以致脾胃阳气受损，形成里虚寒证，下利清谷不止，此时虽有营卫不和、身体疼痛的表证存在，仍当以救治里虚寒证为急，因邪实尚可再攻，正脱则不可复挽，等里证解除，大便恢复正常，身疼痛的表证仍在者，则当从速治其表证。

【原文】

夫病痼疾①，加以卒病②，当先治其卒病，后乃治其痼疾也。

【词解】

①痼疾：指陈疾旧病、久病。

②卒病：卒通猝，意突然、意外。此指急病、新病。

【提要】　本条论述旧病加新病的先后缓急治则。

【原文分析】

痼疾，指原有的旧病；卒病，指新病、新旧病同时存在，应根据两者孰缓孰急来确定治则。一般而言，当以旧病为本、为缓；以新病为标、为急，急则治标，缓则治本，先治新病，后治旧病。况且旧病日久势缓，不客急治，必须缓图，欲速反而不达；而新病势急，不容缓图，必须急治，恐迟则生变。另外，旧有痼疾日久根深难拔，而新病邪浅易除，先治新病后治旧病，还能避免新邪深入与旧疾纠合，"勿使新邪得助旧疾"。

【原文】

师曰：五脏病^①各有所得^②者愈；五脏病各有所恶^③，各随其所不喜者为病。病者素不应食，而反暴思之^④，必发热也。

【词解】

①五脏病：此处包括六腑病在内的一切疾病而言。

②所得：康复的有利因素。

③所恶：健康的不利因素。

④暴思之：楼英《医学纲目》作"暴食之"，实际上包括"思"和"食"两种含义。

【提要】　本条论述临床根据五脏喜恶进行治疗和护理。

【原文分析】

所得、所恶，这里均指饮食居处的宜忌。尚应包括时令、气候、精神情志和药物性味等方面，所有这些都与五脏的生理特性和病理特点有关。因此，在疾病治疗和护理中应予重视。得者，相合之意。《素问·五藏生成》篇云："心欲苦，肺欲辛，肝欲酸，脾欲甘，肾欲咸"，这就是五味各有所合于五脏，五脏疾病各有所得，足以安脏气而却病邪，故曰"五脏病各有所得者愈"，"五脏病各有所恶，各随其所不喜者为病"。如心恶热、肺恶寒、脾恶湿、肝恶风、肾恶燥，由于五脏有以上不同的特性，因而各有其适宜的治法。如肝体阴用阳，肝病阴虚喜酸收，肝病气郁则欲辛散。再如脾恶湿，脾为湿困则恶肥甘而喜辛开。在安排病人饮食居处等护理方面，也应注意到这些特点，如心主血，心病血热，禁热衣热食；肺主气，肺病气虚，禁寒饮食寒。五脏病如此，推之六腑病，乃至肢体经络病，也应如此。如湿痹病人当安排在干燥居所；寒痹病人应该有保暖措施，只有进行恰当的护理，才能使疾病获得痊愈。"病者素不应食，而反暴思之"，是说未病之前从来不喜欢的食物，病后反而突然思食，这是脏气为邪气所改变，食后可能助长病气而引起发热。总的来说，对于任何疾病，不论是治疗或护理，都应根据"五脏病各有所得者愈"的理论，按照"远其所恶，近其所喜"的原则处理。

【临床运用】

本条说明治病用药固然要适应病情需要，而病人的食服居处等护理工作也是十分重要的，如果不注意饮食、居处、衣着，不根据疾病的特点进行护理，纵然用药适宜，也难以收到好的疗效，甚至会使病情反复加重。因此，在临床用药治疗的同时，更应重视护理工作。

【原文】

夫诸病在脏^①欲攻^②之，当随其所得^③而攻之，如渴者与猪苓汤，余皆仿此。

【词解】

①在脏：这里泛指在里的疾病。

②攻：作治字解。

③所得：指病邪与有形之邪（如痰、血、水、食等）相结合。

【提要】　本条举例说明治疗杂病应掌握"随其所得"的治法。

【原文分析】

本条强调审因论治。诸病在脏，泛指一切在里的疾病。外感六淫、内伤七情，多属无形之邪，居于体内，常依附于水、血、痰、食等有形之邪而胶结不解。人体中之水、血、痰、食即结邪之渊薮，医者当随着里病所依据的病因（病机），审因论治。例如，渴而小便不利，审其因若为热与水结而伤阴者，当予猪苓汤育阴利水，水去而热除，渴亦随之而解。它证亦可依此类推，见蓄血、结胸、食积可出现发热症状，可分别用桃仁承气汤下其瘀，小陷胸汤化其痰，大、小承气汤攻其积食，故曰"余皆仿此"。另有一种看法认为，本条是"脏病治腑"，凡各种疾病在脏者，当随其所合之腑而施治，如肾为水脏，主五液而与心火相交，其有水湿之邪，阻隔君火下行，使上焦津液必灼，下焦水腑不通，以致口中干燥、小便不利，用猪苓汤通利其腑膀胱，使湿热从小便去。肾病治膀胱如此，它如心病治小肠的导赤散、肺病治大肠的厚朴大黄汤、肝病治胆的茵陈蒿汤、脾病治胃的麻子仁丸亦然，所以说"余皆仿此"。

前者认为邪结在里，以水、血、痰、食为依据，是审因论治；后者认为病变在脏，以相合之腑为着眼点，是脏病治腑法，两者所论不同，其理则一，因无形之邪在脏，有形之水、血、痰、食必在腑，口渴而用猪苓汤，既是审因论治，又是脏病治腑。

【临床运用】

临床证候是审因论治的依据，欲祛其邪，必先求其因，本条通过口渴一症的辨证分析，为杂病立审因论治之楷模，有重要的指导意义。

第二章 痉湿暍病脉证

【原文】

太阳病，发热无汗，反①恶寒者，名曰刚痉②。

【词解】

①反：《针灸甲乙经·卷七》无"反"，古本"反"作"及"，有的注家认为当是"而无寒"，因为表证发热而恶寒为应有现象。

②刚痉：病名，具有痉病的项背强急、口噤不开等症及太阳伤寒表实发热无汗、恶寒的表现。

【提要】   本条论述刚痉的临床证候。

【原文分析】

痉、湿、暍三种本属杂病范畴，因其初证与伤寒太阳病证相似，故仲景特于伤寒文中论之。太阳病误治、失治皆可导致该病，但其发病原因与此有本质之不同。盖《伤寒论》所言痉、湿、暍者，邪属外感之寒；杂病所言痉、湿、暍者，因湿、因风、因热、因暑，其脉沉细也。且后期病证复杂，治法也不尽相同，病既称为痉，必有项背强急、口噤不开等现象，此处不言，是省文，以"痉"字即已概括主症。

【体会与总结】

刚痉，有项背强急、口噤不开等症，发病原因为外感风寒，又有津液损伤的内在因素，具有风寒表实证存在。

【原文】

太阳病，发热汗出，而不恶寒，名曰柔痉①。

【词解】

①柔痉：病名，一般症状和刚痉相似，但以发热、表虚汗出、不恶寒为特点。

【提要】   本条指出柔痉的临床证候。

【原文分析】

痉病初起以外感风邪为诱因，会出现"项背强直"的太阳病主症，风邪袭于肌表，正气与之抗争则发热；风伤卫，其性疏泄，卫外失固，毛窍疏松所以汗出；风为阳邪，邪不外闭，阴能外达，所以不恶寒。因汗出而邪有所发泄，则闭郁不甚，所以强直比较缓和而叫做柔痉。

【体会与总结】

柔痉由外感风邪所致，由于风中于表，则发热恶寒；风性开泄，肌腠疏松故汗出，风燥津伤，筋脉失养当有痉病的项背强急、口噤不开等现象。因此，痉病的发生除误治津伤所致外，风寒外感亦可引起痉病，而且外感致痉又有感寒表实和中风表虚的不同。感寒表实发热，反恶寒无汗为刚痉；中风表虚发热，不恶寒有汗为柔痉，刚、柔二痉的区别主要在此。

【原文】

太阳病，发热脉沉而细者，名曰痉，为难治。

【提要】 本条从脉象论述痉病的预后。

【原文分析】

太阳病发热，无论中风或伤寒，脉象应浮。既为痉病，则脉应出现沉迟或紧而弦之类有力的脉象。沉细脉象，沉主在里，细主血少，痉病本已津液不足，现脉见沉细，则不仅津亏而且血亏，津血两亏则阴虚而生内热，内外皆热，加上津血两虚，在治疗上若发汗以解表邪，则津血更伤；补津血以治虚，则助邪为虚，且阳病见阴脉，脉证不符，属于逆证，故而难治。

【体会与总结】

太阳病发热，本证由外感所致，邪在太阳，邪气在表，其脉应浮，即使成为痉病由于筋脉挛急，其脉应"紧如弦，直上下行"，现脉反而沉细，这是气血不足，无力抗邪的表现，因散邪则伤正，而补正则留邪，非同于一般外感疾病之发痉，因此治疗比较困难。其他不独痉病如此，其他疾病亦无不如此，在临床治疗时都应加以注意。

【原文】

太阳病，发汗太多，因致痉。

【提要】 本条指出太阳病过多发汗可导致痉病。

【原文分析】

太阳属一身之表，治疗应当发汗解表。但根据禁汗的治则，血少和津亏就不宜发汗。而仲景用桂枝汤治中风以"微似有汗者佳，不可令如水流漓"；用麻黄汤治伤寒宜"覆取微似汗"，说明太阳表证宜汗，但不宜大汗。"发汗太多"可有两种含义，一是用大量辛温发散药使大汗出不止；二是已有汗，又复再汗。因汗为津液所化，汗出过多则耗伤津液，筋脉失于濡养而形成拘急或强直的痉病。

【体会与总结】

太阳表证法当汗出而解，但只需微汗似有汗，且不可大汗淋漓。因汗为津液所化生，各种原因的施治或误治使汗出过多，都会耗伤津液，使筋脉失于濡养，变柔和为强直拘挛就可以发生痉病。

【原文】

夫风病①下之则痉，复发汗必拘急②。

【词解】

①风病：这里指具有发热、汗出和怕风的"太阳中风"证。

②拘急：指四肢筋脉拘挛强急的意思。

【提要】 本条论述风病误治成痉。

【原文分析】

本条文为太阳中风证，病因由外感引发，治当疏散解表，如果误用攻下，使阴液下夺而发生痉病。如果见风邪未解，再行发汗则阴液外泄，津液重伤，筋脉失养而引起四肢拘挛拘急的风邪症状。

【体会与总结】

太阳中风容易汗出伤津，津伤肠道失调可以引起大便干燥，如果误认为是里实，错用攻下，必损伤津液，使筋脉失养而成痉，如果误认为是邪在肌表，壅阻经脉之证，复发其汗，则津气两伤，筋脉失于濡煦，因而拘急挛缩。

【原文】

疮家①虽身疼痛，不可发汗，汗出则痉。

【词解】

①疮家：指患有疮疡或金刃创伤、流脓失血的人。

【提要】　本条指出久患疮疡或被金刃创伤者如果误汗可致痉病。

【原文分析】

久患疮疡者，由于脓血常流，或金刃所伤失血过多，导致体内津血消耗严重，虽然出现全身疼痛的表证，也不能单独使用汗法。因为津血同源，若发汗不当则重伤津血，筋脉失养而成痉病。

【体会与总结】

久患疮疡或被金刃创伤者，失血或流脓，津血已经耗损，即使有表证也不可用汗解，以免重伤津液，以至伤津致痉。临床上凡津血不足之人，在发汗时都应加以注意。此外，疮家不经误汗而成痉者，则是疮口感受风邪深入经络所致，即现代医学的破伤风，病情十分险恶，应早期预防。

【原文】

病者，身热足寒，颈项强急①，恶寒，时头热，面赤目赤，独头动摇，卒口噤②，背反张者，痉病也。若发其汗者，寒湿相得，其表益虚，即恶寒甚，发其汗已，其脉如蛇③–云：其脉浛浛。

【词解】

①颈项强急：颈项不能轻舒转动。

②卒口噤：卒（cu），同猝，突然之意。卒口噤，突然牙关紧闭，不能言语。

③脉如蛇：指脉来坚劲，脉象起伏屈曲如蛇状。一说"其脉如蛇"，属肝之真脏脉。

【提要】　本条论述外感痉病趋于热化的证候及误汗后的脉症。

【原文分析】

由于风寒外袭，侵犯太阳之表，卫阳闭束，营卫失和，所以身热恶寒；表邪未解，邪郁化热，阳热上升则时头热、面赤目红；热盛动风，见独头动摇；阳气闭郁不能下达，故足寒。太阳经脉，起于目内眦，上额，交巅，络脑，下项，挟背，抵腰，至足。邪伤太阳经脉，则沿太阳经脉循行之处出现"颈项强急"、"卒口噤"、"背反张"等症状，此属太阳经脉病。本条说明了痉病的发病过程，风寒之邪侵犯颈项筋脉则发生颈项强直拘急，此症发生在痉病前期，程度较轻，进一步发痉，则突然牙关紧闭，不能说话，背部筋脉由强直变为反张，此时，痉病已经形成。

如果此时误用辛温发汗治疗，则风寒之邪与汗余湿气相互结合，留着肌表，加上汗后表更虚，导致恶寒加重。由于汗出之后，正气虚而邪未去，所以脉来屈曲如蛇行，沉伏不利。

【体会与总结】

本条所述，为外感痉病的典型证候，外感风寒，邪阻太阳、阳明，邪郁化热，筋脉强急。身热恶寒为风寒邪气外犯太阳经，营卫不和；时头热、面赤目赤乃邪郁化热，阳热上壅，邪犯阳明；足寒是阳热上盛而不得下达；独头动摇是风阳煽动于上；卒口噤乃阳明之脉循于面，挟于口，邪壅阳明，筋脉拘急，当有此症。颈项强急、背反张乃是风寒邪气侵入，经气不疏，邪阻筋脉而导致。

【原文】

暴①腹胀大者，为欲解②，脉如故；反伏弦者痉。

【词解】

①暴：突然之意。

②欲解：是说病将愈。

【提要】　本条从脉症判断痉病的转归。

【原文分析】

痉病病人，项背强直，角弓反张，其腹部往往绷急板平，突腹胀大，是由于腹部筋脉挛急缓解，所以出现这些证候，是说明痉病有了好转。若其脉弦如故，反而变得沉伏，说明邪气不减，而阳气更伤，所以痉病并未解除，仍将发痉。

【体会与总结】

此条的腹"胀大"只是与痉病角弓反张的腹部绷急板平相对而言，不应理解为肿胀膨大，对于疾病的预后应结合脉症，方可做出正确的判断。一般而言，脉症均有改观者，是属病情欲愈之象；若症状变化不大，但脉有好转者，亦属病有转机之征；如果症虽减轻，但脉无改善，甚至反而恶化者，多是病情恶化之象。

【原文】

夫痉脉，按之紧如①弦，直上下②行一作：筑筑而弦。《脉经》云：痉家其脉伏坚，直上下。

【词解】

①如：音义通"而"，二字古人往往互用。

②上下：上指脉的寸部；下指脉的尺部。

【提要】 本条论述痉病的主脉。

【原文分析】

痉病由于筋脉失养，所以筋脉强急，故其脉亦见强直弦劲之象，直上下行则是自寸至尺，上下三部皆见强直而弦之脉。

【体会与总结】

痉病筋脉强直不柔，紧是强劲有力，"弦"是端直之象，"直上直下"是自寸至尺皆弦紧有力，这是痉病的主要脉象，但同时也应注意紧弦之脉并不能只见于痉病，临床上许多疾病都可出现紧脉和弦脉，应该结合症状，详加鉴别。

【原文】

痉病有灸疮①，难治。

【词解】

①灸疮：因火灸后而发生之疮。

【提要】 本条论述痉病有灸疮的预后。

【原文分析】

痉病本是津伤液燥之证，病虽在表，治疗也应微发其汗，兼保津液，切不可以火攻邪。但从文中"痉病有灸疮"，说明已误用灸法发汗，强发其汗则津液耗伤，同时灸疮又流脓失血，津血更伤，血枯津竭，风燥日盛，因而病情较重，治疗则难。

【体会与总结】

痉病本是阴亏，津血不足，本不应火灸，误用而形成灸疮，脓血长流，津血重伤，故而难治，并且灸疮脓血久溃，腧穴不闭，易受外邪入侵，若清热养血则闭留其邪；攻邪又恐气血已损而邪不能去，故也难治。

【原文】

太阳病，其证备，身体强，几几然①，脉反沉迟②，此为痉。栝楼桂枝汤主之。

[栝楼桂枝汤] 方

栝楼根二两　桂枝三两　芍药三两　甘草二两　生姜三两　大枣十二枚

上六味，以水九升，煮取三升，分温三服，取微汗。汗不出，食顷③啜热粥发。

【词解】

①几几然：几（shu）几，本指短羽小鸟伸颈欲飞而不能飞，借以形容病人项背强急，俯仰转侧不能自如的样子。

②脉反沉迟：脉迟不是内有寒，而是津液不足的脉象。

③食顷：即服药后不久。顷，短时间。

【原文分析】

所谓"太阳病，其证备"是感受久邪，太阳受病，即具备了太阳中风表虚证的症状，如头项强痛、发热、恶风、汗出等。"身体强，几几然"，则说明还有全身强急、转侧俯仰不能自如等证候。太阳中风其脉当浮缓，但此处却反见沉迟之脉，沉属阴，表明病邪已由太阳之表进而痹阻筋脉；迟为营血不足，营卫运行不畅之象。沉为痉之本脉，迟不是内寒，而是沉迟之中，必带弦紧，按之有力，这与里虚寒证之沉迟无力者不同，为柔痉初起的脉症。证属外邪痹阻太阳筋脉，兼津伤不足，筋脉失养所致，故用栝楼桂枝汤主治，以滋养津液，解肌祛邪。

【治法】 滋养津液，解肌祛邪。

【方解】

本方用栝楼根加桂枝汤而成。方中栝楼根苦寒清热生津，滋养筋脉。桂枝辛温，温通卫阳而解肌祛风；芍药苦酸微寒，酸能收敛，寒走营阴，敛阴和营。桂枝、芍药合用相辅相成以调和营卫。生姜辛温，佐桂枝辛甘化阳，且能降逆止呕。因脾胃为营卫生化之源，故用大枣味甘，益脾和胃，助芍药益阳和营。甘草味甘性平，补益中气，缓急止痛，调和诸药。全方共奏滋养津液、解肌祛邪之功效。更以啜粥而助胃气，使阴阳和，正气得复。

栝楼桂枝汤与桂枝加葛根汤皆治太阳中风与项背强急并见之证，其比较如下（表2-1）。

表2-1 栝楼桂枝汤与桂枝加葛根汤的比较

方名	栝楼桂枝汤	桂枝加葛根汤
脉症	发热，汗出，恶风，头项强痛，身体强，几几然，脉沉迟中带弦紧	发热，汗出，恶风，项背强几几，脉浮缓
病机	外邪痹阻太阳经筋，津伤不足，筋脉失养	外邪痹阻太阳经筋，筋脉不舒
治法	解肌祛邪，生津滋液	解肌发表，生津舒经

【原文】

太阳病，无汗，而小便反少①，气上冲胸②，口噤不得语③，欲作刚痉④，葛根汤主之。

［葛根汤］方

葛根四两 麻黄三两，去节 桂枝二两，去皮 芍药二两 甘草二两，炙 生姜三两 大枣十二枚

上七味，咀㕮⑤，以水一斗，先煮麻黄、葛根，减二升，去沫⑥，内诸药⑦，煮取三升，去滓，温服一升，复取微似汗⑧。不须啜粥。余如桂枝汤法将息及禁忌。

【词解】

①小便反少：在一般情况下，有汗小便应少，无汗小便应多，今无汗而小便少，所以说"反少"。

②气上冲胸：谓病人自觉有气向上冲逆到胸中，且感到胸满。

③口噤不得语：指牙关紧闭不能说话。

④欲作刚痉：病势进一步发展可成刚痉。

⑤咀㕮（ju fu）：将药物咬碎的意思，引申为将药物切碎或切片。

⑥去沫：去掉上面的浮沫。

⑦内诸药：内，通纳，置入、放入之意。内诸药，指放入其他药物。

⑧复取微似汗：指加衣盖被保暖，使身体微微出汗。

【提要】 本条论述欲作刚痉的证治。

【原文分析】

从"太阳病，无汗"可知本条应为太阳表实证，可有发热、头项强痛、恶寒无汗等症状，是由寒束肌表，卫气闭塞所致。一般而论，有汗则小便应少；无汗则小便应多。今无汗而小便反少，是在里之津液已伤，水津缺乏故小便反少；因邪阻表实，无汗则邪不能外达，势必逆而上冲，故气上冲胸；筋脉痉挛，牙关强急，则口噤不得语。以上症状虽没有发展到背反张的程度，但口噤不得语就是痉病将要发作的预兆，所以说"欲作刚痉"。治宜发汗祛邪，滋养津液，舒缓筋脉。方用葛根汤。

【治法】 发表升津，滋濡筋脉。

【方解】

葛根汤即桂枝汤加麻黄、葛根而成。方中桂枝、麻黄、生姜，辛温发汗，开泄腠理以祛邪；葛根升津液，舒筋脉，缓挛急，并助麻、桂等解散表邪；芍药、甘草、大枣酸甘化阴，既可益阴缓挛，又可制约麻、桂过汗伤阴之弊。诸药相配，共奏发表散邪、滋濡筋脉之效。

【医案选录】

1. 项背强直案

林某，男，60岁，1981年4月3日诊治。

现病史 半年前因脑血栓形成致右半侧偏瘫，经服化痰祛湿、活血化瘀、通络化瘀之品病情好转。3日前，因气候变化，病情加重，二次中风，右半侧偏瘫，麻木不仁，口眼歪斜，继服上药无效。

症见 右半侧偏瘫，口眼歪斜，舌质红，苔薄白，口流涎沫，项背强直，难以转侧，面赤发热，无汗心烦，舌謇语浊，脉弦细数。血压170/100mmHg（1mmHg＝0.133kPa）。

辨证 此筋脉失养，邪气内郁，脉络不舒。

治则 敛阴生津，舒筋通脉。

处方 葛根30g，桂枝15g，白芍15g，丹参15g，麻黄10g，甘草10g，生姜10g，红花12g，大枣3枚。

服药1剂，微汗出，项强头痛减轻，服10剂，能扶杖前来就诊，并自述病情。血压降为150/95mmHg，上方加减继服24剂，能弃杖而行。

2. 身痛案

张某，男，70岁，1981年8月18日诊治。

现病史 右脚外伤后半年不愈，紫黑肿胀，服药百剂无效，半个月前又感周身疼痛，尤以右肩关节为甚，上级医院诊断为肩关节周围炎合并右脚外伤，服消炎抗风湿药效亦不显。

症见 周身疼痛，右肩关节为甚，右臂不能活动，项颈强直，难以转侧，舌淡，苔白，四肢麻木，恶寒发热，无汗身重，右侧伤口3cm×10cm，紫黑肿胀，不能行走，脉弦细。

检查 血红蛋白120g/L，红细胞计数5.2×10¹²/L，白细胞计数14×10⁹/L，中性粒细胞0.76，淋巴细胞0.24，血小板计数106×10⁹/L，红细胞沉降率36mm/h，血压170/90mmHg。

辨证 脾胃阳虚，阴津不足，邪不外解。

治则 温胃健脾，敛阴生津，解表祛邪。

处方 白芍15g，白术15g，炮附片15g，桂枝15g，葛根30g，生姜12g，甘草10g，麻黄6g，大枣7枚。

服药 4 剂，伤口肿胀消失，紫黑渐退，肩关节疼痛减轻，继服 4 剂，伤口愈合，周身疼痛、四肢麻木减轻，又服 4 剂后，诸症基本消失，红细胞沉降率降为 16mm/h，余均正常，继服 6 剂而愈。

3. 痛疽案

刘某，男，68 岁，1974 年 10 月 21 日诊治。

现病史　左足疼痛 1 年余，初诊为血栓闭塞性脉管炎，服药无效，近半年疼痛加剧，左足发热肿胀，色呈暗紫，经上级医院确诊为骨髓炎，中西医结合治疗，疗效不佳，病人畏于截肢，前来求诊。

症见　形体消瘦，表情痛苦，左足发热紫黑肿胀，剧烈疼痛，夜间加重，恶寒无汗，舌苔薄白，舌边尖红，脉细数。

检查　血红蛋白 110g/L，红细胞计数 $4.8×10^{12}$/L，白细胞计数 $13×10^9$/L，中性粒细胞 0.72，淋巴细胞 0.28，血小板计数 $98×10^9$/L，红细胞沉降率 24mm/h。摄片报告：左足骨髓炎。

辨证　脾胃阳虚，津液不布，邪气内蕴。

治则　温肾健脾，敛阴生津，解表祛邪。

处方　葛根 30g，桂枝 15g，白芍 15g，炮附片 15g，鹿角胶 15g，麻黄 12g，干姜 12g，生姜 12g，大枣 10 枚。

服药 4 剂，疼痛减轻，继服 16 剂，疼痛、肿胀基本消失，色泽改变，又服 30 剂后，诸症消失，能参加体力劳动。摄片报告基本正常。

4. 下利案

彭某，男，15 岁，1980 年 8 月 12 日诊治。

现病史　5 日前因食不洁之物遂致恶寒发热，泻利不止，用抗生素治疗效果不佳，服中药 2 剂亦无效。

症见　发热恶寒，无汗身重，泻利日 10 余次，赤白加杂，头痛项强，舌苔薄白，舌边尖红，脉浮紧。

辨证　表证不解，郁热下迫。

治则　解表祛邪，清热止利。

处方　葛根 30g，桂枝 12g，白芍 12g，黄柏 15g，川黄连 10g，麻黄 10g，甘草 10g，生姜 10g，大枣 7 枚。

服药 2 剂，下利减轻，恶寒发热消除，继服 2 剂而愈。

【体会与总结】

葛根汤治表实无汗之欲作刚痉，其治重在解表散邪，舒缓筋脉，并且应注意既要解表又不伤津，这是治痉的重要原则。

【原文】

痉为病一本痉字上有刚字，胸满口噤，卧不着席①，脚挛急②，必齘齿③，可与大承气汤。

[大承气汤] 方

大黄四两，酒洗　厚朴半斤，炙去皮　枳实五枚，炙　芒硝二合

上四味，以水一斗，先煮二物取五升，去滓；内大黄煮取二升，去滓；内芒硝，更上火微一二沸，分温再服④，得下止服⑤。

【词解】

①卧不着席：卧床，背部不能与床接触，言背反张状。

②脚挛急：指下肢拘挛。脚，古时指小腿。

③龂齿：乃牙切磋有声，即磨牙，俗称咬牙。

④分温再服：分两次温服的意思。

⑤得下止服：即大便一通，即停止服药。

【提要】　本条论述里热成痉的证治。

【原文分析】

表邪失于疏泄，邪气内传，郁于阳明，热盛灼筋而形成痉病，里热壅盛，邪热上干气机阻滞则胸满；热盛消耗津液，筋脉失于滋养，拘急挛缩，则口噤不开、卧不着席、脚挛急；手足阳明经入上下齿，阳明热盛，化燥动风，经脉拘急，则龂齿。里热炽盛，则灼津病痉，因此治疗可与大承气汤泻热、急下存阴，以解其痉。

【治法】　清泄热邪，急下存阴。

【方解】

方中大黄为君，泻热荡实；芒硝为臣，润燥软坚，更助大黄泻热通便；枳实、厚朴为佐，行气宽中，消痞除满，诸药相伍共奏通腑泻热、急下存阴之效。用以治疗阳明热实痉病，若病人口噤不开难以服药，可采用鼻饲给药法或高位灌肠法。

【原文】

太阳病，关节疼痛而烦①，脉沉而细—作缓者，此名湿痹②《玉函》云：中湿。湿痹之候，小便不利，大便反快③，但当利其小便。

【词解】

①关节疼痛而烦：谓关节疼痛剧烈而烦扰不宁。

②湿痹：病名，为风、寒、湿三痹之一，又称"着痹"。痹，即闭塞不通，指湿流关节，阳气不利而疼痛的一种病证。

③大便反快：谓大便反爽利，此指大便稀溏泄泻。

【提要】　本条论述湿痹的证候及治则。

【原文分析】

外湿侵袭人体时，与风寒之邪侵袭人体时一样，太阳首当其冲，出现一系列太阳表证，故曰"太阳病"。湿为阴邪，多伤人肌腠，其特点是易流于关节。湿邪阻滞于关节筋骨部分，使气血运行不畅，阳气不得舒展，故关节剧痛而烦扰不宁。湿性重浊凝滞，阳气不足，因而脉沉细。这是外湿痹着在表，故曰"湿痹"。又内外湿相合，脾阳被困，健运失职，则清浊不分，下走大肠，所以小便不利，大便利而溏泄。由于内外合邪，水湿下走大肠，故当利其小便，使内湿从小便而出，里湿一去，阳气运行，外湿也得以蠲化，湿痹可随之而解。

【原文】

湿家①之为病，一身尽疼—云：疼烦，发热身色如熏黄②也。

【词解】

①湿家：指素有内湿病的人或内湿过盛者。

②熏黄：指黄色晦暗如烟熏状。

【提要】　本条论述湿郁发黄的证候。

【原文分析】

由于感受湿邪，全身之肌腠受伤，气机被湿邪阻滞，故一身尽疼。湿郁化热则发热，湿热熏蒸则发黄，但因湿盛于热，故黄色晦暗如烟熏状。

【原文】

湿家，其人但头汗出，背强欲得被复向火①，若下之早则哕②，或胸满小便不利，一云利。舌上如胎③者，以丹田④有热，胸上⑤有寒，渴欲得饮而不能饮，则口燥烦也。

【词解】

①被复向火：用病者想盖被、近火取暖等欲望，来形容恶寒很重。

②哕（yue）：有声无物为哕，即打呃。

③胎：同苔，指病人舌上所起垢腻。

④丹田：穴名，在脐下三寸。这里泛指下焦，与胸上对举。

⑤胸上：指胸间心肺部位。

【提要】　本条论述湿病误下后的变证。

【原文分析】

素患湿病的人，因寒湿郁遏肌表，寒湿相搏，阳气为寒湿所郁遏，不能外达，有上抵之势，故"其人但头汗出"。太阳之经脉，挟脊抵腰。寒湿客表，太阳之经气不利，所以背部强急。而感到怕冷，想得衣被和向火取暖，说明寒湿在表，郁遏阳气。治疗宜用温散解表，祛寒逐湿而通畅阳气。若过早用攻下法治疗，则必然更加损伤中焦阳气，以致胃气上逆而为呃逆；中焦为湿所困，上焦之阳为寒湿所阻遏，因而胸满；下焦之气化不利，则为小便不利。"舌上如胎"是指舌苔白滑湿润，似苔非苔，是寒湿之象。由于上焦有寒，水津失布，而非津液不足，所以病人虽觉口渴欲饮水却又饮不下去，故感觉口燥很厉害。

【原文】

湿家，下之，额上汗出，微喘①，小便利②一云不利者死；若下利不止者亦死。

【词解】

①额上汗出，微喘：是阳气上越的证候。

②小便利：这里应作小便清长而频数解。

【提要】　本条论述湿家误下后的死证。

【原文分析】

湿为阴邪，易伤阳气，久患湿病，阳气必伤，湿胜阳微，若妄用下法，则出现坏证。若虚阳上越，则额上汗出，微喘；阴寒内盛，则小便清长，如此有阴无阳，病必危殆，故条文说"死"。阴液下脱，利下不止，则为脾阳衰败，下元更虚，浮阳无根，也是危候。上条为误下变证，本条是误下危候，可知湿病非至蕴结成实之时，切不可遽用下法。

【原文】

风湿相搏（搏，为抟之讹字），一身尽疼痛，法当汗出而解，值天阴雨不止，医云：此可发汗。汗之病不愈者，何也？盖发其汗，汗大出者，但风气去，湿气在，是故不愈也。若治风湿者，发其汗，但微微似欲出汗者，风湿俱去也。

【提要】　本条论述风湿在表使用汗法的要点。

【原文分析】

风湿之邪相互搏结，侵袭肌表，痹着于全身筋骨关节皮肉之间，阻遏阳气，则周身疼痛，此为风湿在表，应当使用汗法，使风湿之邪从汗出而解，此治风湿在表之大法也，如果正逢阴雨连绵的天气，用汗法后病未愈者，这是由于发汗不当之故。因为风为阳邪，其性轻扬，容易从汗而解；湿为阴邪，其性黏滞，难以速去，故发汗太过，则风邪虽去，湿邪仍存，加之阴雨气候，湿气过胜，往往容易使湿病加剧，体内湿邪难除；汗出肌腠空疏，外湿又易乘虚而入，所以病不能愈。因此，风湿在表，使用汗法，必须得其要法，即通其阳气，调其营卫，和其经络，使其从微汗而解，这样才能使阳气内蒸而不骤泄，在肌肉关节之间周流，而湿邪自然无可容之地，即可与风邪俱去。

【原文】

湿家病，身疼发热，面黄而喘，头痛鼻塞而烦，其脉大，自能饮食，腹中和无病，病在头中寒湿，故鼻塞，内药鼻中则愈《脉经》云：病人喘。而无"湿家病"以下至"而喘十三字"。

【提要】　本条论述寒湿伤于头部的证候及治法。

【原文分析】

素有寒湿，卫阳虚弱，一旦感受外湿，则肌表受病，阳气被阻，所以全身疼痛而发热。湿郁于上，故面现黄色。肺合皮毛而主表，肺与卫气相通，感受寒湿，表阳被郁，肺气失宣，其气上逆，故症见气喘；鼻为肺窍，寒湿在上，清阳被郁，所以头痛鼻塞而烦；因病邪在表，邪气实，所以其脉大；寒湿之邪并未传里，病不在胃肠，中焦无病，故"自能饮食，腹中和无病"。统观各症，身疼发热、面黄，是湿家症状，其主症在于头痛、鼻塞而烦、喘促三症，以鼻塞为要。因鼻塞可引起头痛，还可引起气喘。其原因是肺之气道感受寒湿之邪，病位主要在鼻。故治疗上只要用药纳入鼻孔的外治法，以宣泄上焦寒湿，使肺气通利，则诸症自解。

【原文】

湿家，身烦疼，可与麻黄加术汤发其汗为宜，慎不可以火攻①之。

[麻黄加术汤]　方

麻黄三两,去节　桂枝二两，去皮　甘草一两，炙　杏仁七十个，去皮尖　白术四两

上五味，以水九升先煮麻黄，减二升，去上沫，内诸药煮取二升半，去滓，温服八合，复取微似汗。

【词解】

①火攻：指用火法外治，迫使发汗。古代火法约有熏蒸、热熨、艾灸、温针等。

【提要】　本条论述寒湿在表的证治和治疗禁忌。

【原文分析】

素有湿病，寒郁肌腠，湿滞筋骨，卫阳被郁，营卫运行不利，故出现身体疼痛剧烈、烦忧不安之象。本条详于方，略于症，依据从药测症和发其汗，当有发热、恶寒、无汗等表证。正因为有寒湿夹杂，伴有伤寒表实之脉症，才可予麻黄加术汤。文中"可与"二字应为斟酌之意。文中不曰发汗则愈或汗出乃解，而曰"发其汗为宜"，言中之意，是用汗法要适宜，不可过汗。并谆谆告诫"慎不可以火攻之"，因用火攻强迫出汗，恐风寒去而湿气在，病必不除，同时，火热之邪内攻，与湿相合可能出现发黄、衄血等病变。正如《伤寒论》119条所言"火气虽微，内攻有力，焦骨伤筋，血难复也"。

【治法】　发汗解表，散寒除湿。

【方解】

麻黄加术汤即麻黄汤原方加白术四两而成。方以麻黄汤发汗解表，散寒除湿；加白术苦温质燥，健脾燥湿，且防麻黄峻汗之弊，共奏发表散寒除湿之功。仲景于麻黄汤中加白术以治寒湿在表证尤有深意，盖麻黄、桂枝与白术相配，虽发汗而不致过汗；白术得麻、桂，能并行表里之湿邪，不仅适合寒湿在表的病机，而且也是对湿病发汗须微汗法的具体应用。

【原文】

病者一身尽疼，发热，日晡所①剧者，名风湿。此病伤于汗出当风，或久伤取冷②所致也。可与麻黄杏仁薏苡甘草汤。

[麻黄杏仁薏苡甘草汤] 方

麻黄去节，半两，汤泡　甘草一两，炙　薏苡仁半两　杏仁十个，去皮尖，炒

上锉麻豆大，每服四钱③，水一盏半，煮八分，去滓温服，有微汗避风。

【词解】

①日晡所：晡（bū），申时，即下午3~5点；所，不定之词，表约数。日晡所，指大约傍晚的时候。

②久伤取冷：谓劳累过度而贪凉饮冷。

③钱：用汉代五铢钱抄取散剂药物，抄满一钱，以不落下为度，即为一钱。

【提要】　本条指出风湿在表的成因和证治。

【原文分析】

本证既名曰"风湿"，表明其病是由风湿为患。风湿侵袭，郁于肌表，阳气被遏，则全身疼痛、发热；对于风湿之邪而言，风邪盛于阳，湿邪旺于阴，故在阴阳交替的傍晚时分，两邪相争，发热则加剧。本病成因，多由汗出，肌腠开疏，不注意养慎，被风所吹，风与汗湿乘虚侵袭肌腠，或过分贪凉感受风湿，均可引起本病。本病是风湿在表，当以汗解，故用麻黄杏仁薏苡甘草汤，解表祛湿。

【治法】　轻清宣化，解表祛湿。

【方解】

麻黄杏仁薏苡甘草汤即麻黄汤去桂枝加薏苡仁而成。方中麻黄发汗祛风，散寒除湿；杏仁宣肺理气，助麻黄开腠理，散风湿邪气；薏苡仁甘淡微寒，健脾除湿，并"主筋急拘挛不可屈伸，风湿痹"症；炙甘草甘缓，扶中健脾，且缓和麻黄峻烈之性，共奏辛凉宣化、散风祛湿之效。

麻黄加术汤与麻黄杏仁薏苡甘草汤均治湿邪在表之表实证，其比较如下（表2-2）。

表2-2　麻黄加术汤与麻黄杏仁薏苡甘草汤的比较

方名	麻黄加术汤	麻黄杏仁薏苡甘草汤
脉症	属寒湿表实，发热轻，且无时间性，恶寒重，身体疼痛重而不移，无汗，脉浮紧	属风湿表实，微恶风寒，发热较重，且日晡加剧，周身疼痛，脉浮紧
病机	寒湿束表，营卫不利	风湿相搏，滞留肌表，并有欲将化热之势
治法	发汗解表，散寒祛湿	发汗解表，祛风利湿

【原文】

风湿脉浮，身重汗出恶风者，防己黄芪汤主之。

[防己黄芪汤] 方

防己一两　甘草半两，炒　白术七钱半　黄芪一两一分，去芦

上锉麻豆大，每抄五钱匕，生姜四片，大枣一枚，水盏半，煎八分，去滓温服，良久再服①。喘者加麻黄半两，胃中不和者加芍药三分，气上冲者加桂枝三分，下有陈寒者加细辛三分。服后当如虫行皮中，从腰下如冰，后坐被上，又以一被绕腰下，温令微汗，差②。

【词解】

①良久再服：谓两次服药的间隔时间较长。

②差（chai）：同瘥，病愈之意。

【提要】　本条论述风湿表虚的证治。

【原文分析】

风湿病人出现浮脉，脉浮为风，主表。身重为湿盛之征。脉浮、身重并见，是风湿在表之候。"汗出恶风"，为表虚卫气不固，腠理疏松所致。风湿在表，理当使用汗法，使风湿之邪从汗而解。今汗出恶风，是不待发汗而汗已自出，这是风湿在表，表气已虚之候，非辛温发汗之剂所宜，故用防己黄芪汤固表而逐湿。

【治法】　祛风除湿，益气固表。

【方解】

本方以黄芪甘温而益气固表，兼利尿除湿消肿为主药；防己辛苦，祛风除湿，利水消肿，行气止痛；白术益气健脾，燥湿为辅；生姜、大枣和胃散寒；炙甘草既助黄芪、白术，益气健脾固表，并调和诸药共为佐使。六药合用，共奏益气健脾固表、祛风除湿散邪之效。

【原文】

伤寒①八九日，风湿相搏，身体疼烦②，不能自转侧，不呕不渴，脉浮虚而涩者，桂枝附子汤主之；若大便坚③，小便自利者，去桂加白术汤主之。

［桂枝附子汤］方

桂枝四两，去皮　生姜三两，切　附子三枚，炮去皮，破八片　甘草二两，炙　大枣十二枚，擘

上五味，以水六升，煮取二升，去滓，分温三服。

［白术附子汤］方

白术二两　附子一枚半，炮去皮　甘草一两，炙　生姜一两半，切　大枣六枚

上五味，以水三升，煮取一升，去滓，分温三服。一服觉身痹④，半日许再服，三服都尽，其人如冒状⑤，勿怪，即是术附并走皮中（中，《伤寒论》作下），逐水气未得除故耳。

【词解】

①伤寒：此为广义，泛指外感而言。

②身体疼烦：指身体疼痛剧烈而心烦不宁。

③大便坚：指大便干硬成形。

④身痹：指自觉身体麻木。

⑤如冒状：指病人服药后，自觉头部昏闷、眼花。这是药物的反应。冒，眩冒。

【提要】　本条论述风湿而兼表阳虚的证治。

【原文分析】

伤寒八九日，是说伤寒表证八九日不解，其原因是由于风、寒、湿三气合邪，互相传聚，痹着肌表，经脉不利，故见身体痛烦、不能自转侧等症；不呕不渴，表明湿邪并未传里犯胃，亦未郁而化热。"脉浮虚而涩"，风令脉浮，浮为病在表，虚为气血不足。"涩"为湿滞之象，说明表阳虚而风、寒、湿邪仍然逗留于肌表之象。故治以桂枝附子汤，温经散寒，祛风除湿。

"若大便坚，小便自利者"，"若"，承上文而言，指在桂枝附子汤证的"身体疼烦，不能自转侧"的基础上，又兼有"大便坚，小便自利"之证候。"大便坚，小便自利"则湿不在里，说明里气调和，湿邪仍留于肌表，只是服桂枝附子汤后，风邪已去，寒湿未尽，身体尚疼，转侧不利，故用白术附子汤祛湿温经。

桂枝附子汤

【治法】 温经散寒，祛风胜湿。

【方解】

桂枝附子汤即桂枝汤去芍药加附子而成。该方重用桂枝祛风散寒；佐以大量附子温经散寒，除湿止痛；生姜助桂、附祛风散寒；大枣、炙甘草助桂、附益气温阳，诸药合用，共奏温阳散寒、祛风、除湿止痛之效。

白术附子汤

【治法】 温经散寒，健脾利湿。

【方解】

白术附子汤即桂枝附子汤之半量去桂枝加白术而成。方中白术、附子相伍，温经复阳，逐皮间寒湿；生姜辛温，助术附之用；大枣、炙甘草益气调中，诸药相合，则温经散寒，健脾利湿。方后语"一服觉身痹，半日许再服，三服都尽，其人如冒状，勿怪，即是术附并走皮中，逐水气未得除故耳"，说明服此方后病人的反应状况，病人和医者都不必惊怪疑惧。

【原文】

风湿相搏，骨节疼烦，掣痛①不得屈伸，近之则痛剧②，汗出短气，小便不利，恶风不欲去衣，或身微肿者，甘草附子汤主之。

[甘草附子汤] 方

甘草二两，炙　附子一枚，炮去皮　白术二两　桂枝四两，去皮

上四味，以水六升，煮取三升，去滓，温服一升，日三服，初服③得微汗则解。能食汗出复烦者，服五合④。恐一升多者，服六七合为妙。

【词解】

①掣痛：掣（che），牵扯之意。掣痛，即牵引作痛。

②近之则痛剧：指用手触及则疼痛加剧。

③初服：指服第一次药。

④合（ge）：容量单位，一升的十分之一。《汉书·律历志》曰："十合为升，十升为斗。"

【提要】 本条论述风湿表里阳气皆虚的证治。

【原文分析】

"骨节疼烦，掣痛不得屈伸，近之则痛剧"，由于风湿夹寒，已由肌肉侵入关节筋脉，病情较上条尤为加剧，表阳不足，卫外不固，则汗出、恶风不欲去衣；里阳亏虚，气化不利，则短气、小便不利；表里阳气皆虚，湿邪不化，浸淫肌表，则身微肿。由上述诸症可见，本证是风湿俱盛，表里阳气皆虚，所以治疗应温阳益气，祛风散寒，除湿止痛，用甘草附子汤。

【治法】 温阳益气，祛风散寒，除湿止痛。

【方解】

方用炙甘草益气补中，缓急止痛；桂枝温经助阳，祛风散寒；附子、白术温补脾肾阳气，散寒除湿而止痛；由于病邪已深入关节，意在缓而行之，故以甘草为主。本证内外阳气皆虚，故桂枝、白术、附子并用，兼走表里，助阳化湿。方后"初服得微汗则解"一语，说明本方亦为微汗之剂。

防己黄芪汤、桂枝附子汤、白术附子汤、甘草附子汤均治风湿在表而兼正虚之证，其比较如下（表2-3）。

表 2-3　防己黄芪汤、桂枝附子汤、白术附子汤、甘草附子汤的比较

方名	防己黄芪汤	桂枝附子汤	白术附子汤	甘草附子汤
脉症	脉浮，身重汗出，恶风	恶寒发热，身体疼痛，不能自转侧，不呕不渴，脉浮虚而涩	身体疼痛，转侧不利，大便坚，小便自利	骨节疼烦掣痛，不得屈伸，近之则痛剧，汗出恶风，短气，小便不利，或身微肿
病机	风湿在表，卫虚不固	风湿在表而风盛，表阳已虚	风湿在表而湿偏盛，表阳已虚，脾气不足	风湿在表而俱盛，表里阳气皆虚
治法	益气，固表，除湿	温助表阳，祛风除湿	温助表阳，健脾胜湿	温表里之阳，祛风湿

【原文】

太阳中暍①，发热恶寒，身重而疼痛，其脉弦细芤迟，小便已，洒洒然毛耸②，手足逆冷，小有劳③，身即热，口开④前板齿燥⑤，若发其汗，则其恶寒甚；加温针则发热甚；数下之则淋⑥甚。

【词解】

①中暍：暍（ye），《说文解字》"伤暑也"；《玉篇》"中热也"。

②洒洒然毛耸：洒洒，寒栗貌；耸，高也、直立。全句形容有寒栗感，好像被风吹或冷水洒在身上一样，而毫毛竖起。

③小有劳：小，即稍的意思。小有劳，即稍微疲劳的意思。

④口开：这里指张口喘气的意思，乃因暑热内扰，气逆作喘。

⑤前板齿燥：谓门齿干燥乏津。前板齿，即门齿。

⑥淋：小便滴沥涩痛的病证。

【提要】　　本条论述中暍的脉症和误治的变证。

【原文分析】

中暍是夏季伤暑病，暑为主淫之一，对人体的伤害，先犯体表，太阳主一身之表，首当其冲，故名"太阳中暍"。因湿热交蒸，湿盛则痹着肌腠，妨碍气血流通，故身体沉重而疼痛，暑为夏季炎热之气，其性开泄，易致汗出，汗多则耗气伤阴，气伤则卫外不固，所以小便后因阳气下泄出现寒栗而毫毛竖起；由于阳气虚，不能外达四肢，所以手足寒冷；津气两伤，体力已弱，《内经》谓"阳气者，烦劳则张"，故小有劳；伤阴生阳，气浮于外，身体即觉发热；气热上迫，则张口气喘以泄热；热伤津液，不能上润口舌，则门齿干燥；脉弦细为气耗阳虚之象，芤迟为津伤阴虚之征，根据病情的偏重，可有相应的表现，并非此四脉同出现于一人一时。总之，暍病属于暑热内盛，气阴两虚之证，治当解暑清热，益气养阴。若见恶寒发热，以为邪在肌表，误用汗法，使阳气外散，则恶寒加重；若因寒栗毛耸，以为寒邪较重，误用温针，则因火热伤阴，使发热更甚；若见发热，口开齿燥，以为里热炽盛，误用攻下之法，津液枯竭，则使小便淋漓不畅，故决不可妄施汗、下、温针，否则将变证迭出。

【原文】

太阳中热者，暍是也，汗出恶寒，身热而渴，白虎加人参汤主之。

[白虎加人参汤] 方

知母六两　石膏一斤，碎　甘草二两　粳米六合　人参三两

上五味，以水一斗，煮米熟汤成，去滓，温服一升，日三服。

【提要】　　本条论述暍病热盛，气阴两伤的证治。

【原文分析】

"暍"是伤暑病，所谓"中暍"、"中热"、"伤暑"，只是名称不同，其意一也。"太阳中暍"

是感受暑热之邪，首犯太阳经而引起的病证，故称之。《素问·生气通天论》曰："因于暑、汗、烦而喘喝。"感受暑热之后，由于暑为阳邪，暑热伤人，肌腠开泄则汗出；汗出表卫空疏则恶寒；暑热内炽则身热；津液耗伤则口渴。总之，本证是感受暑热，耗伤津气，表现汗出、热、渴等伤暑的主要证候。此外，尚可有心烦、溺赤、倦怠少气、口舌干燥、脉虚或大而乏力等脉症，故用白虎加人参汤主之。

【治法】　清热解暑，益气养阴。

【方解】

白虎加人参汤即白虎汤加人参而成。方中石膏辛甘大寒，清热祛暑，止渴除烦为君药；知母苦寒质润，清热除烦，生津止渴为臣，两味相合，可清炽盛之暑热，人参、粳米、炙甘草益气养阴生津，且防寒凉伤胃之弊，为佐使药。诸药相配，共奏清热祛暑、益气养阴之效。

【原文】

太阳中暍，身热疼重，而脉微弱，此以夏月伤冷水，水行皮中所致也。一物瓜蒂汤主之。

［一物瓜蒂汤］方

瓜蒂二七个

上剉，以水一升，煮取五合，去滓顿服。

【提要】　本条论述暑湿在表的证治。

【原文分析】

夏季炎热，饮冷、冷浴以解其暑热，假如失度，即会抑制汗液的排泄，则汗湿滞留肌表，暑邪在表，故全身发热；水湿之邪停留于肌腠，中阳不运，使水行皮中，故身体感到酸疼而沉重；暑伤气津故脉微弱。治疗宜一物瓜蒂汤去湿散水，使暑无所依则自解，且瓜蒂苦寒，亦可胜热。

【治法】　清热解暑，行水散湿。

第三章　百合狐惑阴阳毒病证治

【原文】

论曰：百合病①者，百脉一宗②，悉致其病也。意欲食复不能食，常默然③，欲卧不能卧，欲行不能行，饮食或有美④时，或有不用闻食臭⑤时，如寒无寒，如热无热，口苦小便赤，诸药不能治，得药则剧吐利，如有神灵⑥者，身形如和⑦，其脉微数，每溺⑧时头痛者，六十日乃愈；若溺时头不痛，淅然⑨者，四十日愈；若溺快然⑩，但头眩者二十日愈。其证或未病而预见，或病四五日而出，或病二十日或一月微见者，各随证治之。

【词解】

①百合病：病名。魏念庭说："因百合一味而瘳此疾，因得名也。"

②百脉一宗：全身所有的经脉同出一源的意思。

③默然：沉默不语的样子，指病人精神不振。

④美：俚语，身体正常无恙之意。

⑤食臭：臭音秀，指气味。食臭即食物的气味。

⑥如有神灵：好像有神灵作祟似的，这里形容证候变幻不定。

⑦身形如和：从外表看身体好像安和没有病。

⑧溺：音、义通尿字，此处作动词用，即解小便。

⑨淅然：战栗，口向里吸气，形容怕风的样子。

⑩快然：畅快通利，这里形容舒服的样子。

【提要】　　本条主要论述百合病形成的病因、症状、预后和治则。

【原文分析】

百合病形成的主要原因：①热病之后，余热未尽，体弱不复，阴虚内热；②情志不遂，日久郁而化热伤阴，阴虚则生内热，其病位主要在心肺。由于心主一身之血脉，肺主治节而朝百脉，故心肺正常则气血调和而百脉皆得其养，人即安和。如心肺阴虚内热，则百脉俱受其累，证候百出，人身之脉有十二经脉、奇经八脉、三百六十五络，所谓"分而言之曰百，合而言之曰一"。故称"百脉一宗，悉致其病"。因百合病是心肺阴虚为主的病变，其证候可表现为两方面：①阴血不足而影响神明，时而出现神志恍惚不定，语言、行动、饮食和感觉等失调现象，如常默默不言、欲卧不能卧、欲行不能行、想进饮食但不能食，有时胃纳甚佳，有时又厌恶饮食，如寒无寒，如热无热；②由于阴虚生内热，出现口苦、小便赤、脉微数，这些症状用各种药物治疗，效果都不显著，甚至服药后常见呕吐或下利，但从形体上看像正常人一样，并未发现明显的病态。根据上述的临床表现和特征，即可诊断为百合病。百合病属阴虚内热，病变在心与肺，肺有通调水道，下输膀胱的作用，膀胱为水腑，外应皮毛，其脉上行至头，入络脑，故小便时有头痛或恶风或头眩的症状产生，是因小便时经气乍虚，热气乘虚上行所致。在临诊时可作为判断疾病轻重或痊愈时间的参考，其所谓六十、四十、二十等日数，可作为诊断病情的轻重浅深，乃约略之意，不可拘泥。

本病多发于热病之后，余热未尽所致。但"其证或未病而预见"说明情志不遂、多思善虑，日久可郁结化火，消烁阴液也可导致本病。治疗应根据具体情况，随证施治。

【原文】

百合病发汗后者，百合知母汤主之。

［百合知母汤］方

百合七枚，擘　知母三两，切

上先以水洗百合，渍^①一宿，当白沫出去其水，更以泉水二升，煎取一升，去滓；别以泉水二升煎知母，取一升去滓；后合和煎取一升五合，分温再服。

【词解】

①渍：将药浸于适量水中。

【提要】　本条论述百合病误汗后的治法。

【原文分析】

百合病的病机乃心肺阴虚内热，其治不能使用汗法，若医者将"如寒无寒、如热无热"等表面现象误认为表实证而用汗法，则阴液更伤，肺阴更为不足，燥热更甚，必然会出现心烦、口燥等症，宜补虚清热，养阴润燥，用百合知母汤。

【治法】　养阴清热，补虚润燥。

【方解】

方中百合润肺清心，益气安神；以知母养阴清热，除烦润燥；以泉水煮药清其内热，三者共起补虚、清热、养阴、润燥的作用。

【原文】

百合病下之后者，滑石代赭汤主之。

［滑石代赭汤］方

百合七枚，擘　滑石三两，碎绵裹　代赭石如弹丸一枚，碎绵裹

上先以水洗百合，浸一宿，当白沫出，去其水，更以泉水二升煎取一升，去滓；别以泉水二升煎滑石、代赭，取一升去滓，后合和重煎取一升五合，分温服。

【提要】　本条论述百合病误下后的治法。

【原文分析】

百合病属心肺阴虚有热，本不应攻下，若误施攻下，必更伤阴津，内热加重，且邪热下陷，病人小便赤症状加重且小便短赤涩痛不利。同时，苦寒攻下，必损伤胃气，胃气受损则和降失常，而见呕吐、呃逆诸症。治当养阴清热，和胃降逆，用滑石代赭汤。

【治法】　养阴清热，和胃降逆。

【方解】

本方由百合、滑石、代赭石、泉水组成。百合润养心肺，安神魄；滑石、泉水，清下陷之邪热而利小便；代赭石重镇降逆和胃，使心肺得以清养，胃气得以和降，则小便清大便调、呕逆除。

【原文】

百合病吐之后者，用后方^①主之。

［百合鸡子汤］方

百合七枚，擘　鸡子黄一枚

上先以水洗百合，渍一宿，当白沫出，去其水，更以泉水二升煮取一升，去滓，内鸡子黄，搅匀煎五分，温服。

【词解】

①后方：指百合鸡子汤。

【提要】　本条论述百合病误吐后的治法。

【原文分析】

百合病根据病机，不能使用吐法，所谓"吐之后者"，是误把"不用闻食臭"、"得药则剧吐利"等症状视为痰涎壅滞而用吐法，虚作实治，故不仅损伤脾胃之阴，而且扰乱肺胃和降之气，阴愈损，则燥热愈增，必然会引起烦躁不安、胃中不和、嘈杂、干呕等表现。治宜滋养肺胃之阴，润燥降逆，用百合鸡子汤。

百合病误治后的变证：百合知母汤证、滑石代赭汤证、百合鸡子汤证比较如下（表3-1）。

表3-1　百合病误治后的变证比较

证名	百合知母汤证	滑石代赭汤证	百合鸡子汤证
脉症	心烦少寐，口干或渴，小便短少，午后潮热，手足心热	小便短赤不利，呕吐，呃逆	心悸，虚烦难寐，胃脘嘈杂，干呕
病机	误汗后，阴虚燥热加重	误下后，阴液益虚，胃失和降	误吐之后，心阴愈亏，胃气失和
治法	补虚清热，养阴润燥	养阴清热，利尿降逆	养阴清热，除烦安中

【治法】　滋养肺胃，润燥降逆。

【方解】

方中百合清养心肺，益气润燥；鸡子黄滋阴养血，和胃安神；泉水清热利小便，共奏养阴除烦、和胃润燥之功。

【原文】

百合病不经吐下发汗，病形如初①者，百合地黄汤主之。

[百合地黄汤] 方

百合七枚，擘　生地黄汁一升

上以水洗百合渍一宿，当白沫出，去其水，更以泉水二升煎取一升，去滓，内地黄汁煎取，升五合，分温再服中病②勿更服③，大便常如漆④。

【词解】

①病形如初：谓病人的临床症状没有发生任何变化，仍见如第一条所述。

②中病：谓药已见效。

③勿更服：不必再服。

④大便常如漆：漆，黑色。谓大便呈漆黑色。

【提要】　本条论述百合病的正治法。

【原文分析】

百合病未经涌吐、泻下、发汗等错误治法，临床表现就像发病之初一样，没有发生任何变化，如精神、神志恍惚，饮食、行为、感觉失调，口苦，小便赤，脉微数等症状仍在。可知心肺阴虚内热的病机未变，故用百合地黄汤治疗。

【治法】　润养心肺，凉血清热。

【方解】

百合地黄汤由百合、泉水、生地黄汁三味组成。百合味甘微苦寒，润肺清心，益气安神；生地黄汁甘寒，补益心营而清血热；泉水甘寒，下热气，利小便。三药相配可使阴复热退百脉调和，神魄安定，其病自愈。服药后"大便常如漆"，即大便呈漆黑色，为地黄汁本色。

【原文】

百合病一月不解，变成渴者，百合洗方主之。

[百合洗方]

上以百合一升，以水一斗渍之一宿，以洗身，洗已，食煮饼①，勿以盐豉②也。

【词解】

①食煮饼：饼，古代面食的通称。煮饼，《活人书》云"即淡熟面条也"。食煮饼，谓给病人吃汤面条。

②勿以盐豉：谓不要给吃咸味食品如咸豆豉等。

【提要】　本条论述百合病经久变成渴的治法。

【原文分析】

百合病原本无口渴之症，但经一月之久而不愈，而出现口渴者，说明阴虚内热较甚，肺津不布，胃津已伤，故口渴不已。"一月不解"是约略之词，说明百合病历时较长，缠绵不愈；"变成渴者"是指在原有见症外，又出现明显口渴。在这种情况下，仅单纯内服百合地黄汤则药力不够，难以收到满意的效果，应当内服、外洗并用。以百合洗方，渍水洗身。因肺合皮毛，其气相通，用百合渍水外洗皮肤，"洗其外，亦可通其内"，故收到清热养阴润燥的效果。煮饼由小麦粉制成，益气养阴，说明调其饮食，亦可除热止渴，勿以"盐豉"，因咸味能耗津增渴，故禁用。

【治法】　清热养阴，润燥止渴。

【原文】

百合病渴不差者，用后方①主之。

[栝楼牡蛎散] 方

栝楼根　牡蛎熬②，等分

上为细末，饮服方寸匕③，日三服。

【词解】

①后方：指栝楼牡蛎熬散。《医统正脉》本作"栝蒌牡蛎散主之"。

②熬：烤干、煎干，作为炮制方法，有"炒"、"焙"之意。

③方寸匕：以钱匕抄药末，不落为度。

【提要】　本条承上条续论百合病渴不差的治法。

【原文分析】

百合病虽经内服百合地黄汤，外用百合洗方而口渴仍不愈，是因为热盛津伤，药不胜病，故用栝楼牡蛎散治之，以增清热生津之力。

【治法】　清泄肺胃，生津止渴。

【方解】

方中栝楼根苦寒，清解肺胃之热，生津止渴；牡蛎咸寒引热下行，使热不致上炎而消烁津液，两药共用，则津液得生，虚热得清，口渴自解。

【原文】

百合病变发热者一作发寒热，百合滑石散主之。

[百合滑石散] 方

百合一两，炙　滑石三两

上为散，饮服方寸匕，日三服，当微利者止服，热则除。

【提要】　本条论述百合病变发热的治法。

【原文分析】

百合病可有"如寒无寒，如热无热"之象，但并无真发热。如今"变发热者"乃因本病经久不解，内热久郁，外达于肌表所致。故用百合滑石散，来清润心肺，泄热利尿。

【治法】 养阴清热，利尿导热。

【方解】

百合滑石散由百合、滑石两味组成，百合润肺清热，使上源不燥；滑石滑窍利小便，导热下行，共奏养阴清热之效。然百合病的本质是阴液内亏，百合滑石散有利尿伤阴之弊，恐过利伤阴，所以方后语特别强调"当微利者止服"。

【原文】

百合病见于阴①者，以阳法救之②；见于阳③者，以阴法救之④。见阳攻阴，复发其汗，此为逆⑤；见阴攻阳乃复下之，此亦为逆。

【词解】

①见于阴：指出现阴寒证候。

②阳法救之：指用温阳散寒的方法治疗。

③见于阳：指出现阳热证候。

④阴法救之：指用滋阴清热的方法治疗。

⑤此为逆：这里指治法与病情相违背。

【提要】 本条论述百合病的治疗原则。

【原文分析】

注家对条文中"阴"、"阳"含义的理解存有分歧，大致归纳如下。

（1）阴、阳指证候，如徐忠可《金匮要略论注》云："病在下后，及变渴，所谓见于阴也……病在汗后及吐后，及病形如初，及变发热，皆所谓见于阳也。"所谓"阳法"，如百合滑石散、栝楼牡蛎散；所谓"阴法"如百合知母汤、百合鸡子汤。

（2）阴、阳分别指证候的里与表。"阴法"、"阳法"指从表治与从里治。如唐宗海《金匮要略浅注补正》说："所谓阴阳，多指表里而言……"见于阴，如上文变成渴而在里也，以阳法救之，如洗方从表治之；见于阳，如上文变成发热在表也，以阴法救之，如滑石散从里治之。

（3）阴、阳分指阳虚阴盛与阴虚阳亢。魏念庭《金匮要略方论本义》云："百合病见于阴者，阳不足则阴有余也……见于阳者，阴不足而阳有余也。""阳法"是"使阳之不足，与阴相济"之法。"阴法"是使阴之不足与阳相济之法。文中"救"字可作正治理解，"攻"字可作误治理解。百合病的病机主要是阴虚内热，故治疗总不离养阴清热，是为阴法。然阴阳互根互用，阴虚亦可损阳，故养阳之法亦不可偏废，是为阳法。原文前两句殆是言此。若阴虚而现阳热之证，误以为实热而攻里，则阴更伤，其证不愈，复发汗，伤阴耗阳，"此为逆"；如果阴损及阳而见阳虚之证，误以发汗散寒，则阳气受攻而见阳虚之证，更伤，乃复下之，阳气阴液并受其害，"此亦为逆"。临证施治，但求病机，协调阴阳，则病自愈。

【原文】

狐惑之为病，状如伤寒，默默欲眠，目不得闭，卧起不安。蚀①于喉为惑，蚀于阴②为狐，不欲饮食，恶闻食臭③，其面目乍④赤、乍黑、乍白，蚀于上部⑤则声喝⑥一作：嘎，甘草泻心汤主之。

[甘草泻心汤] 方

甘草四两 黄芩 人参 干姜各三两 黄连一两 大枣十二枚 半夏半升

上七味，水一斗，煮取六升，去滓，再煎温服一升，日三服。

【词解】

①蚀：腐蚀，侵蚀。

②阴：指前后二阴。

③恶闻食臭：不愿闻见食物的气味。恶（wu，音误），讨厌、憎恶；臭（xiu，音嗅），泛指气味。

④乍：《广雅·释言》释"暂也"。

⑤上部：指喉部。

⑥声喝：喝（ye，音叶），指说话声音噎塞或嘶哑。

【提要】　　本条论述狐惑病的证治。

【原文分析】

狐惑病的成因，历代医家看法颇多。《诸病源候论·伤寒狐惑候》提出三点：①因伤寒而变成斯病；②"虫食"所伤；③"由湿热毒气所为也"。孙思邈《备急千金要方》则认为由湿（温）毒气所为。赵以德《金匮玉函经二注》曰："狐惑病，谓虫蚀上下也……盖因湿热久停，蒸腐气血而成瘀浊，于是风化所腐为虫矣。"徐忠可《金匮要略论注》指出，狐惑"大抵皆湿热毒所为之病"。丹波元简《金匮玉函要略辑义》说："至言虫不得安，上下求食，岂有此理。蚀是蚀烂之意，湿热郁蒸所致，非虫食喉及肛门之谓也。"综上所述，各家看法虽不相同，但一致认为该病与湿热相关，近人亦多持这一观点，与临床辨治亦较相符。

本病是因湿热蕴蒸，邪正相争，故在病变过程中，可以出现发热恶寒症状，形如伤寒，但实非伤寒。湿热内郁，所以沉默欲眠、食欲不振，甚至恶闻饮食气味；湿热循经上蒸，则咽喉溃烂，声音嘶哑或噎塞，湿热循经下注，则二阴腐蚀。喉及二阴是本病的主要病变部位。卧起不安，目不得闭，面色变幻无常，或红、或黑、或白皆为湿热虫毒内扰所致。对于狐惑病以咽喉溃烂以致声音嘶哑为主要表现者，可用甘草泻心汤治疗。

【治法】　　清热利湿，安中解毒。

【方解】

方中重用甘草，解毒和中；配以黄芩、黄连，燥湿解毒，苦寒清热；半夏、干姜辛温质燥，宣化内湿而和中；人参、大枣扶正安中，诸药相伍，共奏清热化湿、安中解毒之功。

【原文】

蚀于下部①则咽干，苦参汤洗之②。

【词解】

①下部：指前阴。

②"苦参汤洗之"后，《医统正脉》本作"苦参汤方：苦参一升，以水一斗，煎取七升，去滓，熏洗，日三"。

【提要】　　本条论述狐惑病蚀于前阴的治法。

【原文分析】

狐惑病湿热蕴郁下焦，气血腐坏，则前阴溃烂，而足厥阴肝经绕阴器，抵少腹，上循咽喉，湿热之邪循经上冲咽喉，阻遏津液上承，故兼见咽喉干燥。故在内服清热燥湿解毒方的同时，再以苦参汤外洗前阴患处，使湿热邪毒得清，溃烂腐蚀之处得敛，咽干之症亦除。

【治法】　　清热燥湿，祛风杀虫。

【方解】

苦参苦寒，有清热解毒、祛湿杀虫之功。

【原文】

蚀于肛者，雄黄熏之。

雄黄

上一味为末，筒瓦二枚合之，烧向肛熏之。

《脉经》云：病人或从呼吸上蚀其咽，或从下焦蚀其肛阴。蚀上为惑，蚀下为狐，狐惑病者，猪苓散主之。

【提要】 本条论述狐惑病蚀于后阴的治法。

【原文分析】

肛门是狐惑病的主要病变部位之一，与前阴一样，是潮湿之处，易受湿热邪毒侵害。在病变过程中，常可见后阴溃腐。对此，在内服对证方药的同时，再用雄黄外熏肛门，以解毒燥湿。

【治法】 燥湿解毒杀虫。

【方解】

《神农本草经》谓雄黄"味苦平寒，主寒热鼠瘘恶疮……杀百虫毒"。雄黄有较强的杀虫解毒燥湿作用。

【原文】

病者脉数，无热[①]微烦，默默但欲卧，汗出。初得之三四日，目赤如鸠眼[②]，七八日目四眦[③]一本此有黄字黑；若能食者，脓已成也。赤小豆当归散主之。

[赤小豆当归散] 方

赤小豆三升，浸 令芽出，曝干[④] 当归[⑤]

上二味，杵为散，浆水[⑥]服方寸匕，日三服。

【词解】

①无热：谓无寒热，是无表证的互词。

②目赤如鸠眼：形容病人目睛鲜红如斑鸠眼一样。鸠，鸟名，《说文解字》曰："鸠，鹘鸠也！"俗称"斑鸠"，其目睛红赤。

③目四眦黑：眦（zì），眼角，指两眼内外眦呈紫黑色。

④曝干：太阳晒干。曝（pù），晒之意。

⑤当归：根据《备急千金要方·卷十》所载"当归三两"补之，《金匮要略今释》据宋本及俞桥本，"当归作十两"。

⑥浆水：浆，酢也。《本草纲目》称，浆水又名酸浆。嘉谟云："炊粟米熟，投冷水中，浸五、六日，味酸，生白花，色类浆，故名。"此法现已少用。

【提要】 本条论述狐惑病成脓的证治。

【原文分析】

狐惑病本有恶寒发热之症，故前文云"状如伤寒"。但本证湿热已蕴结成毒，侵及血分，故曰"无热"，表现肌表无发热恶寒之象。热毒入里，内扰心神，故见"脉数"、"微烦"、"默默但欲卧"。而肝主藏血，开窍于目，热毒入血分，随肝经上注于目，则目赤，状如"鸠眼"。如血分热毒壅遏日久，则血瘀热腐而脓成，所以至七八日时，可见面目两眦发黑，热毒壅结于血分，对脾胃气机的影响相对较轻，所以病人此时"能食"。故用渗湿清热、化瘀排脓的赤小豆当归散治疗。

【治法】 清热利湿，活血排脓。

【方解】

方中赤小豆味甘、酸，性平，渗湿清热，解毒排脓；当归养血活血，去瘀生新；浆水酸寒，清凉解毒，调中和胃。诸药合用，共奏渗湿清热、养血活血、解毒排脓之功。

【原文】

阳毒①之为病，面赤斑斑如锦文②，咽喉痛，唾脓血。五日可治，七日不可治，升麻鳖甲汤主之。

阴毒③之为病，面目青，身痛如被杖④，咽喉痛。五日可治，七日不可治，升麻鳖甲汤去雄黄蜀椒主之。

［升麻鳖甲汤］方

升麻二两　当归一两　蜀椒炒去汗⑤，一两　甘草二两　鳖甲手指大一片，炙　雄黄半两，研

上六味，以水四升煮取一升，顿服之，老小再服⑥。取汗。

《肘后》、《千金方》：阳毒用升麻汤，无鳖甲有桂；阴毒用甘草汤；无雄黄。

【词解】

①阳毒：邪气侵犯阳分显而在表者。

②锦文：织品的花纹。此处形容面部的色斑。

③阴毒：邪气侵犯阴分隐而在里者。

④身痛如被杖：杖，棍棒。形容身体如受棍棒击打一样疼痛。

⑤去汗：指去油、去水，蜀椒的炮制方法是火炒至油质渗出。

⑥老小再服：谓老人、小孩分两次服。

【提要】　本条论述阴阳毒的证治及预后。

【原文分析】

阴阳毒的发生，是因为感受疫疠之邪，正如赵献可所说"此阴阳二毒，是感天地疫疠非常之气"。亦有感受疫毒的说法，所谓"毒者"，邪气蕴蓄不解之意也。本病因证情不同而分阳毒与阴毒。如素体强盛，或里有积热，受邪后邪正相争较剧，多发阳毒。因疫毒邪热侵袭，血分热盛而壅于上，故面红有斑似锦纹，毒热结于咽喉，气血腐败成脓，故咽喉痛，唾脓血。若素体虚弱，或里有虚寒，受邪后邪正相争较缓，则多发而成阴毒。疫毒致人，邪阻经络，内陷血脉，气血凝滞不通，故面目青（斑色晦暗）、周身疼痛犹如遭棍棒拷打；疫毒结于咽喉故咽喉痛。因此，感受邪毒，侵入阳分，显而在表者，谓阳毒；伤人阴分，隐而在里者，谓阴毒。

对于阳毒、阴毒的预后，仲景指出"五日可治，七日不可治"，主要示人疫疠之邪来势凶猛、变化迅速，应早期治疗。虽然病势发展快，但在早期邪毒未盛，正气未衰时若及时治疗，疫毒之邪尚可透发，则可转危为安。若迁延失治，邪深病重，正虚邪实，则比较难治，甚至会演变成不可救药之势，所以说"七日不可治"。至于"五日"、"七日"之数不必拘泥，总之以早治为要。阳毒和阴毒的阴、阳二字，既不是指寒热，也不是指表里，它是指疫疠之邪在面部的表现。区别是：阳毒面赤症状较明显，阴毒面青症状较阴晦。因而阴、阳当以证情来划分，比较明了，易于掌握。

两者病因相同，病变在血脉，所以只需一方。因症有出入，故方有加减，皆寓因势利导之意。

【治法】　清热解毒，活血利咽。

【方解】

升麻辛凉，发表透疹，清热解毒，《神农本草经》谓"主解百毒，辟温疫瘴邪"；甘草清热解毒，助升麻之用；鳖甲咸寒，入阴分，与当归相配，滋阴养血，活血化瘀；雄黄辛温，功专解毒杀虫；蜀椒辛热，与雄黄相配，以阳从阳，取其辛散温行之性，开腠理，行血脉，使既结之毒热得以速散。全方共奏清热解毒、活血利咽之效，是治疗阳毒的主方。阴毒因其毒壅血脉瘀滞，疫毒较深，且有伤阴之势，故去辛温燥烈之雄黄、蜀椒，恐其助邪耗阴。

第四章 疟病脉证并治

【原文】

师曰：疟①脉自弦，弦数者多热，弦迟者多寒，弦小紧者下之差，弦迟者可温之，弦紧者可发汗、针灸也。浮大者可吐之，弦数者风发②也。以饮食消息止之③。

【词解】

①疟：病名，通称疟疾。

②风发：风，泛指邪气。风发，即感风邪而引起的发热。

③以饮食消息止之：即酌用适当的饮食调理。

【提要】 本条从脉象论述疟病的病机和治则。

【原文分析】

本病名"疟"，是因其发作之时，寒、热、身痛、头痛等症，令人十分痛苦，病势酷疟，故有"疟病"之称。疟病是感受疟邪引起的病，病位在少阳半表半里，弦为少阳主脉，因此，疟脉自弦；由于疟邪伤人，往往兼夹不同病邪，人的体质亦有差异，故症状表现有寒多热少、热多寒少或但热不寒的区别。脉象也不纯为弦脉，而有兼脉出现。数脉主热，故弦数之脉为热盛之象。迟脉主寒，脉弦迟为里寒盛之征，故治疗可用温法，温阳散寒。紧脉主寒，亦有主宿食者，若弦小中带紧之脉，为病偏里，是兼宿食积滞的表现，故治疗可用泻下积滞之法；若脉紧弦（或兼有表寒证），乃风寒束表，故可用发汗（解表）法，结合针灸方法，使邪从表解。浮脉主病在上焦，大而有力之脉为热盛之象，故脉浮大者，为邪热在上，"其高者，因而越之"，故可用催吐法。又脉弦数为里热盛炽盛，热为阳邪，风为阳邪，故曰"风发"也。治疗当用清热法，因邪热伤津，故又可结合甘寒饮食，如梨汁、蔗汁、荸荠汁等生津清热之品调其饮食以制其炽热以辅助治疗。

【原文】

病疟，以月一日发，当以十五日愈①；设不差，当月尽解②；如其不差，当云何？师曰：此结为癥瘕③，名曰疟母④，急治之，宜鳖甲煎圆。

[鳖甲煎圆] 方

鳖甲十一分，炙 乌扇⑤三分，烧 黄芩三分 柴胡六分 鼠妇⑥三分，熬 干姜三分 大黄三分 芍药五分 桂枝三分 葶苈一分，熬 石韦三分，去毛 厚朴三分 牡丹五分，去心 瞿麦二分 紫葳⑦三分 半夏一分 人参一分 䗪虫五分，熬 阿胶三分，炙 蜂窠四分，炙 赤消十二分 蜣螂六分，熬 桃仁二分

上二十三味，为末，取煅灶下灰⑧一斗，清酒⑨一斛五斗，浸灰，候酒尽一半，着鳖甲于中，煮令泛烂如胶漆⑩，绞取汁，内诸药，煎为丸如梧子大，空心服七丸，日三服。

《千金方》用鳖甲十三片，又有海藻三分，大戟一分，䗪虫五分，无鼠妇、赤消二味，以鳖甲煎和诸药为丸。

【词解】

①十五日愈：古历以五日为一候，三候为一气，即人体气化与节气相应，天气更移，则人身之气亦更移，更气胜，则正邪却自愈。

②当月尽解：尽，完全，没有了之；解，解除。当月尽解，指十五日不愈，要再过十五日

（下一个旺气），共三十日完全解除。

③癥瘕：概指腹中的痞块。癥指腹中积块，坚硬不移；瘕指腹中痞块，时聚时散。此处实着眼于癥。

④疟母：指日久不愈的疟疾，因顽痰夹瘀，结于胁下形成痞块，相当于现今的脾脏肿大。

⑤乌扇：即射干。

⑥鼠妇：即地虱，又名鼠负，又名地猪。

⑦紫葳：即凌霄花。

⑧煅灶下灰：煅铁灶下的灰。

⑨清酒：无灰酒，用米制成，味甘辛，色美丽如琥珀。

⑩胶膝：形容药煮成黏稠的程度。

【提要】 本条论述疟病的预后及疟母的形成和治疗。

【原文分析】

本条从三个方面讨论：①关于疟病的预后，认为主要与人体正气的强弱有关。通过列举时气的变更影响人体正气的盛衰来判断疟病的预后。患疟病的人，以一日发作一次为多见，间日疟次之，三日疟更次之。如以月而论，节气的变更，人身之气亦随之变更。五日为一候，三候为一气，天气每十五日一更。而人与自然息息相应，气候的变更则气旺，人之气亦随之一更，气更则邪当解，故云"当以十五日愈"；假使疟病不愈，则再过十五日天人之气再更时，气旺则病除，所以说"当月尽解"。②疟母的形成，与病人正衰、疟邪不解有关。由于误治或失治，疟病经久不愈，反复发作，导致正气渐虚；疟邪不去，影响气血运行，日久可形成痰瘀，疟邪与痰瘀互结，聚于胁下，便形成癥块，称为疟母。③疟母的治疗，从其形成过程可以看出，疟母是正虚邪实之证，若不及时治疗，则疟邪与痰瘀痼结难解，正气日损，恐有他变，所以应当"急治之"。根据《素问·至真要大论》"坚者削之"及首篇"随其所得而攻之"之宗旨，予鳖甲煎丸扶正祛邪，软坚化痰，活血化瘀。

【治法】 破瘀消癥，杀虫止疟。

【方解】

方中鳖甲，既入肝络而搜血，善软坚散结，又能咸寒滋阴而养正；结得热则生，故用灶灰之温，清酒之热以制鳖甲，且两药尚有活血化积之功，三者混为一体，共奏活血化瘀、软坚消癥之效，是为君药。赤消破瘀血坚癥实痰；大黄功积祛瘀；䗪虫、蜣螂、鼠妇、蜂窠、桃仁、紫葳（即凌霄花）破血逐瘀；半夏、乌扇（即射干）燥湿化痰，使痰湿从内而化；瞿麦、石韦、葶苈子利水渗湿，导痰湿从小便而去；厚朴、柴胡疏肝理气，调畅气机，合用则能调畅郁滞之气机，消除凝滞之瘀血，流通壅滞之痰湿，从而加强君药消癥之力，俱为臣药。鉴于津液血液得热则行，得寒则凝的特点，用药宜温通，故用干姜、桂枝温经通脉，使痰瘀得温而行。少阳主相火，疟邪踞于少阳，其气必郁，郁则相火内聚而为热，故于柴胡疏达少阳之气的同时，伍黄芩以清泄胆热。此外，瘀血久羁，亦易化热，故以丹皮清热凉血，活血化瘀。疟疾日久不愈，可致正气日衰，且方中诸多攻坚消癥之品又易损伤正气，故以人参、阿胶、白芍补气养血，一则兼顾久病正虚，二则使全方攻邪而不伤正，以上均为佐药。诸药合用能除痰消癥，行气化瘀，寒热并用，攻补兼施，以攻为主。

【原文】

师曰：阴气孤绝①，阳气独发②，则热少而气烦冤③，手足热而欲呕，名曰瘅疟④。若但热不寒者，邪气内藏于心⑤，外舍分肉之间⑥，令人消铄脱肉⑦。

【词解】

①阴气孤绝：阴气指阴液；孤是单独、唯独的意思；绝是断绝，形容极虚。全句意思是唯独

阴液极虚。

②阳气独发：独与狐相对，即单独的意思；发是发达、亢盛、向外。全句的意思是阳气单独亢盛外发。

③烦冤：心中烦闷不快。

④瘅疟：瘅（dan，音旦），热也。瘅疟是但热不寒的一种疟病。

⑤内藏于心：在内伏藏于心胸。

⑥外舍分肉之间：在外停留于肌肉之间。

⑦消铄脱肉：由于消耗燔灼，使肌肉消瘦。

【提要】　本条论述瘅疟的病机和症状。

【原文分析】

瘅疟的病机为阴液亏损，阳热亢盛，疟邪并于阳，阳胜则热，热邪充斥内外，故但热不寒；壮火食气，故少气；邪热侵扰内脏，心神不安故烦冤；热扰于胃，胃气上逆则欲呕；四肢为诸阳之本，邪热侵扰肌表，故手足发热。"邪气内藏于心，外舍分肉之间"，心，指内脏，分肉指肌表，意为邪热侵扰内外。

【原文】

温疟者，其脉如平①，身无寒但热②，骨节疼烦，时呕，白虎加桂枝汤主之。

［白虎加桂枝汤］方

知母六两　甘草二两，炙　石膏一斤　粳米二合　桂枝去皮，三两

上剉，每五钱，水一盏半，煎至八分，去滓，温服，汗出愈。

【词解】

①其脉如平：谓脉象如一般温疟所见之弦数脉。平，指常规所见之象，非平人正常之脉。

②身无寒但热：《素问·疟论》曰："先热而后寒也，亦以时作，名曰温疟。"可知温疟并非身无寒但热，而是先热后寒，热多寒少罢了。

【提要】　本条论述温疟的脉证及治疗。

【原文分析】

对温疟病人"其脉如平"，后世有几种不同看法：一种认为脉不弦，但亦非常人之平脉，如《金匮要略指难》；一种认为如平常疟病病人的脉象——即弦脉，如《金匮要略本义》；一种认为和平常人一样，如《金匮要略心典》等。根据临床上温疟发作时脉多见弦数，而未发及发病之后，脉多和缓如平人，故对"其脉如平"宜活看。原文"无寒"实指无明显里寒，从"骨节疼烦"一症及用本方"温服"、"汗出愈"的方后注可以证明，本证是表证兼微寒。本证以白虎加桂枝汤为主治方剂，可见温疟是里热炽盛，表兼寒邪之证。故其寒热的特点是发热重而微恶寒。寒束肌表，故骨节疼痛剧烈；邪热犯胃，则时时呕吐，当用清热解表治之，方选白虎加桂枝汤。

【治法】　清热生津，解肌散邪。

【方解】

方中石膏辛甘大寒，辛能透热，寒能胜热，故能外解肌肤之热，内清肺胃之火，甘寒相合，又能生津止渴；知母苦寒质润，苦寒泻火，润以滋燥；粳米、甘草和胃护津，缓石膏、知母苦寒重降之性，以防寒凉伤中之弊；桂枝辛温，疏风散寒，解肌而导邪外出。诸药和用，共奏清热生津、解肌散邪之功。

【原文】

疟多寒者，名曰牝疟①，蜀漆散主之。

[蜀漆散] 方

蜀漆洗去腥 云母烧二日夜 龙骨等分

上三味，杵为散，未发前以浆水服半钱[2]。温疟加蜀漆半分，临发时服一钱匕[3]。一方云母作云实

【词解】

①牝疟：原文作牡疟。"牡"字误，今据《外台秘要》引《伤寒论》原文，作"牝疟"改正。《医方考》云："牝，阴也。无阳之名，故多寒名牝疟。"又，牝指雌性的鸟兽，此处指阴证言。

②半钱：根据后文"一钱匕"，此半钱当是半钱匕。

③一钱匕：汉代用五铢钱抄药，以抄满不落为一钱匕；如抄一半叫半钱匕。

【提要】 本条论述牝疟的证候和治疗。

【原文分析】

牝疟，实即寒疟，多由素体阳虚，痰饮内留，阻遏阳气，疟邪留于阴分多而阳分少，阴盛则寒，阳气难于外达肌表，故发冷较多；原文未言无热，从"疟多寒"三字看可知应有发热，而时间短暂罢了。至于本病的病因病机，有谓因夏天感受暑湿之邪，藏于肌腠，至秋复感风邪引发，如黄坤载曰："夏伤于暑，腠理开发，因遇夏气，凄怆之水寒，藏于腠理皮肤之中，秋伤于风则病成矣。"有谓素体阳虚，或痰饮形成，复感疟邪，邪并于阴而成，如张璐曰："积聚津液成痰是以多寒。"应以后说为是，疟邪是一种特殊之邪，感之始成疟病，否则不能称其疟病，至于伤暑、伤湿等说，只是疟邪兼夹不同病邪耳。古代对疟邪未有足够认识，故有是说（表4-1）。

表4-1 疟病的证治

疟名	疟母	瘅疟	温疟	牝疟
脉症	疟病久不愈，结成胁下痞块，脉弦	但热不寒，少气烦冤，手足热，欲呕，肌肉消瘦，脉弦细数	身无寒但热，骨节疼烦，时呕，脉弦数	寒多热少，脉多弦数
治法	活血祛瘀，理气化痰，扶正消癥	清热养阴，益气生津	清热养阴，祛邪外出	涌吐痰涎，助阳扶正
方药	鳖甲煎丸	白虎加人参汤或竹叶石膏汤	白虎加桂枝汤	蜀漆散

【治法】 祛痰截疟，助阳安神。

【方解】

蜀漆，是常山的幼苗，性味苦、辛、温，功专祛痰截疟；云母甘、温，利水渗湿，与龙骨相配，重镇降逆，宁心安神，温助阳气；浆水安中和胃，以其调服药散，且可预防呕吐。全方相合，共奏除湿祛痰、截疟镇逆之效。

【原文】

附《外台秘要》方：

[牡蛎汤] 治牝疟。

牡蛎四两，熬 麻黄去节，四两 甘草二两 蜀漆三两

上四味，以水八升先煮蜀漆、麻黄，去上沫，得六升，内诸药煮取二升，温服一升。若吐，则勿更服。

【原文分析】

本方主治寒偏盛的牝疟，故用蜀漆祛痰截疟；牡蛎消痰散结；麻黄发越阳气，宣散外寒；甘

草调和诸药。全方共奏化痰截疟、宣阳散寒之功，适宜于寒痰内结，兼夹外寒之疟病。

【方解】

此方即蜀漆散去龙骨加牡蛎。蜀漆得云母专升阳邪陷阴，所以配纯阳之龙骨为佐，蜀漆祛痰截疟，牡蛎能软坚散结，除血滞，蜀漆配麻黄专开阴邪之固闭，所以配以牡蛎为辅，甘草甘缓调和诸药之阴阳，阴阳调和则寒邪自去，疟发自止。

【原文】

[柴胡去半夏加栝楼汤] 治疟病发渴者，亦治劳疟①。

柴胡八两　人参　黄芩　甘草各三两　栝楼根四两　生姜二两　大枣十二枚

上七味，以水一斗二升，煮取六升，去滓，再煎取三升，温服一升，日二服。

【词解】

①劳疟：久疟不愈，反复发作，以致气血虚弱，故称为劳疟。

【原文分析】

伤寒，邪在少阳半表半里，症见寒热往来；疟疾，邪亦在半表半里，症亦见往来寒热，故皆可用小柴胡汤治疗。疟疾出现口渴，是里热较盛，津液受伤所致，故去半夏之燥温，加栝楼根之甘寒生津、清热止渴。劳疟，是疟发日久，正虚邪实之证，系气阴两虚的疟病，故亦可用本方治疗，因方中人参、栝楼根益气生津止渴，攻补兼施。

【治法】　截疟生津，和解少阳。

【方解】

《伤寒论》寒热往来为邪在少阳半表半里。疟疾亦往来寒热，邪在半表半里，故皆可用小柴胡汤治疗，以和解少阳表里之邪。疟疾出现口渴，是里热较盛，津液受伤所致，故去半夏之辛温加栝楼根之甘寒清热生津解渴。劳疟，是疟发日外，正虚邪实之证，系气阴两虚的疟病，故亦可用本方治疗，因方中人参、栝楼根益气生津止渴，攻补兼施。

【原文】

[柴胡桂姜汤] 治疟寒多微有热，或但寒不热。服一剂如神

柴胡半斤　桂枝三两，去皮　干姜二两　栝楼根四两　黄芩三两　牡蛎三两，熬　甘草二两，炙

上七味，以水一斗二升，煮取六升，去滓，再煎取三升，温服一升，日三服。初服微烦，复服汗出便愈。

【原文分析】

此为疟发少阳兼寒湿之证。此寒多或但寒不热，是阳虚多寒之象。本证虽与牝疟多寒不尽相同，而"无阳"则是相同的。微热则是寒热往来之意，因阳虚而寒多，故小柴胡汤不可予之，而改用此方温阳散寒，和解表里。

【治法】　和解截疟，化饮散结。

【方解】

本方虽为治疗寒多微有热，或但寒不热的疟病，但从方中药物的配伍来说，实为寒热平调的方剂。方中柴胡、黄芩和解少阳；桂枝、干姜温阳散寒；牡蛎散少阳之结；栝楼根止渴清热；甘草调和诸药，合为和解少阳、平调阴阳寒热之剂。初服微烦是邪正相争汗未出之象，复服汗出是正气胜邪之征，故曰"便愈"。

第五章　中风历节病脉证并治

【原文】

夫风之为病，当半身不遂①，或但臂不遂者，此为痹②。脉微而数，中风使然。

【词解】

①半身不遂：一侧肢体不能随意运动，可伴口眼歪斜、语言謇涩。亦作"半身不随"、"偏枯"。

②痹：指痹证。风寒湿邪侵袭肢体经络，经脉阻滞、气血闭阻所致，以肢体关节疼痛、麻木、屈伸不利为主症。

【提要】　本条论述中风的脉证及与痹证的区别。

【原文分析】

猝然出现左侧或右侧上下肢不能随意运动，是中风病的主要症状，这是由于气血亏虚，瘀血阻络所致。它与痹证仅表现为某一侧上臂（或下肢）不能随意运动有区别。后者是由于风寒湿痹阻经脉而发病。微而数的脉象揭示了中风的成因，脉微表示气血不足，为正气虚的反映；脉数表示病邪有余，是邪实之征。可见，中风病的根由是正虚邪实。对条文中"但臂不遂者，此为痹"一句，后世医家有看法：认为"但臂不遂"是指中风的症状有轻重不同的表现，"此为痹"体现了中风病总的病机是营为瘀阻。但根据《灵枢·寿夭刚柔》篇有关"风"与"痹"的论述"病在阳者名曰风，病在阴者名曰痹……病有形而不痛者，阳之类也；无形而痛者，阴之类也"，表明风病属阳，痹证属阴，前者有形征而不痛，后者无形征而痛。此处"风"与"痹"对举，亦当符合《内经》的精神。结合临床实际，中风半身不遂且麻木不仁，但不痛；而痹证肢体局部疼痛明显，伴局部运动功能受限，也与《内经》的认识一致，故此处似以前说更为符合仲景原意。

【体会与总结】

中风的发生原因不外乎有以下原因：一是机体正气不足，气血亏虚；二是外在风邪入中。外风侵袭，是引起中风病的外在条件；正气虚弱，经络阻滞是形成中风病的内在因素。外因必须通过内因而起作用。若仅一侧上肢不能随意运动，有疼痛特点，此为"风寒湿三气杂至合而为痹"之痹证，要与中风相鉴别。

【原文】

寸口脉浮而紧，紧则为寒，浮则为虚，寒虚相搏，邪在皮肤。浮者血虚，络脉空虚，贼邪不泻①，或左或右，邪气反缓②，正气即急③，正气引邪④，喎僻不遂⑤。

邪在于络，肌肤不仁；邪在于经，即重不胜⑥；邪入于腑，即不识人；邪入于脏，舌即难言，口吐涎。

【词解】

①贼邪不泻：贼邪，即虚邪贼风之意，代指外邪。泻，外出。此句意为外邪侵入人体后不能外出。

②邪气反缓：受邪一侧筋脉肌肉反而轻弛。

③正气即急：无病一侧筋脉肌肉就显得紧张。

④正气引邪：无病一侧牵引有病一侧。

⑤喝僻不遂：指口眼歪斜，不能随意运动。

⑥重不胜：肢体重滞不易举动。

【提要】　本条论述中风的病机和脉症。

【原文分析】

寸口脉浮在外感伤寒多主表，在内伤杂病则为气血虚；脉紧为外寒，所以这里揭示浮紧之脉，既言脉象，又寓病因病机于其中。由于气血虚，风寒外袭，邪留肌表即条文所说"虚寒相搏，邪在皮肤"，就形成中风病机的第一步。

由于血气不足（浮则血虚），脉络空虚，风寒内入，随虚处停留（贼邪不泻）于身体或左或右，受邪一侧由于邪气留着，气血不运，肌肉筋脉虽舒缩正常，但与病侧相比，则显得紧急有力（正气即急），因而将病侧牵向健侧（正气引邪），发生口眼歪斜，不能随意运动。由此可知，中风之口眼歪斜，向左歪者病反在右，向右歪者病反在左，临证时应当注意。

由于病邪常有轻重，如病变较轻，邪中于络脉，则营气不能运行于肌表，故肌肤麻痹不仁；如病变较重，邪中于经脉，则血气不能运行于肢体，故肢体沉重；如病邪更重，则邪气深入脏腑，影响脏腑功能，故出现不识人、不能言语、口吐涎等严重症状。

【体会与总结】

中风的病因是外为风寒侵袭，内为气血亏虚，其病机为经脉痹阻，另一方面如肝肾不足，风阳内动所引起的中风，虽不一定由外邪诱发，但往往又与外界刺激分不开，在病变过程中，病邪在络、在经、入腑、入脏，反映了中风由浅入深，由表入里，由轻到重，由经络到脏腑的演变过程，在临床上对中风的诊断价值极大，但并非所有中风都如此。

【原文】

［侯氏黑散］治大风①，四肢烦重②，心中恶寒不足者。《外台》治风癫

菊花四十分　白术十分　细辛三分　茯苓三分　牡蛎三分　桔梗八分　防风十分　人参三分　矾石三分　黄芩五分　当归三分　干姜三分　芎䓖三分　桂枝三分

上十四味，杵为散，酒服方寸匕，日一服。初服二十日，温酒调服，禁一切鱼肉大蒜，常宜冷食，六十日止，即药积在腹中不下也，热食即下矣，冷食自能助药力。

【词解】

①大风：古代证候名称。

②烦重：烦，甚也，《周礼·秋官·司隶》"邦有祭祀宾客丧纪之事，则役其烦辱之事"，郑玄注"烦，犹剧也"。烦重，形容四肢极其沉重。

【提要】　本条指出侯氏黑散的主治证候。

【原文分析】

此条文法与仲景惯用体例有别，《金匮要略》通常文法多是先言某证，后言某方主之，而本方及后文风引汤、防己地黄汤、头风摩散则是先言方后言证，故后世注家认为这些方剂不是仲景方，属于林亿等校订时附入的，所以主张删掉这些内容。但就本方而论，《巢氏病源》"寒食散候"云："仲景有侯氏黑散。"又《外台秘要》卷十五"风癫门"载本方引《古今录验》侯氏黑散疗风癫方，方有钟乳石、矾石，无桔梗，方后细注云："张仲景有此方，更有桔梗八分，无钟乳、矾石。"可见本方出自仲景以前，并非宋人所附。尽管该方的原始出处尚有争议，但根据前面条文对中风病因病机的阐解，所以还是有必要对其进行讨论的。

对于"大风"，有的认为指风邪直中脏腑，如沈明宗；有的认为是风邪侵入四肢，渐欲波于心，如徐忠可。结合上条对邪在经络、入脏腑的辨证，以及本方的药物组成和功效，似以徐氏

之说较妥。正气亏虚，气血不足，风寒外邪则易于乘虚侵袭。邪阻经络，气血循行受阻，筋骨、肌肉失于温养，所以感觉四肢特别重滞；脾胃阳虚，所以胸脘部感觉畏冷。故用侯氏黑散治疗。

【治法】　清肝化痰，养血祛风。

【方解】

方中菊花重用以清热平肝，清利头目；黄芩、牡蛎清肝潜阳；桔梗宣肺行气；桂枝、防风、细辛祛风散邪；人参、白术、茯苓、干姜、当归、川芎补脾益气，养血；矾石涤痰祛垢，诸药合用能填补气血、祛风散邪、清热化痰。

【原文】

寸口脉迟而缓，迟则为寒，缓则为虚。荣缓则为亡血①，卫缓则为中风②。邪气中经，则身痒而瘾疹③，心气不足④，邪气入中⑤，则胸满而短气。

【词解】

①荣缓则为亡血：营气虚是因为阴血外亡所致。荣，同"营"，荣缓，承前文"缓"作"虚"解。亡血，在此作血虚理解。

②卫缓则为中风：谓卫气亏虚肌表不固，风等外邪就易于乘虚入侵。卫缓，同上即卫虚；中风，泛指风邪入中，也包括患中风病。

③瘾疹：又名"隐疹"、"风疹"，常突然发病，皮肤出现大小不等的风团，小如麻粒，大如豆瓣，甚则成块成片，时隐时现，剧痒。

④心气不足：指胸中心肺正气不足。

⑤入中：谓邪不外泄而内传。

【提要】　本条论述中风与瘾疹的发病机制。

【原文分析】

寸口主表，亦主营卫。假如寸口见到"迟而缓"的脉象，则迟脉属寒，缓为荣卫气血不足，表气不固，故易为风邪所中，产生中风。风寒之邪，乘荣卫气血之虚而侵入，病重的可发为中风，其病机与上条相同；病轻的可发生瘾疹，身体奇痒，是风邪外泄的现象；如正气不足，无力抗邪，则邪不外泄，反向内传，此时就会出现胸闷、短气等症。因为"诸痛痒疮，皆属于心"（《素问·至真要大论》），胸中为表之里，为心肺所居，邪气内传，影响心肺，故胸闷烦躁，呼吸短气。本条大意是说营卫气血不足的人，易为风寒侵袭，重则中风，轻则发为瘾疹。

【原文】

［风引①汤］除热瘫痫②。

大黄　干姜　龙骨各四两　桂枝三两　甘草　牡蛎各二两　寒水石　滑石　赤石脂　白石脂　紫石英　石膏各六两

上十二味，杵，粗筛，以韦囊③盛之。取三指撮④，井花水⑤三升，煮三沸，温服一升。治大人风引，少小惊痫瘛疭⑥，日数十发，医所不疗除热方。巢氏云：脚气宜风引汤

【词解】

①风引：即风邪掣引之候，俗称抽搐。

②瘫痫：瘫，俗称风瘫，指半身不遂。痫，指癫痫。

③韦囊：古代用皮革制成的药袋。

④三指撮：用拇指、食指、中指捏合所取的药量。

⑤井花水：早晨最先汲取的井水。

⑥惊痫瘛疭：瘛（chi，音斥），指筋脉拘急；疭（zong，音纵），指筋脉弛缓。瘛疭，即痉

挛抽搐的意思。惊痫是小儿痫证的一种，瘛疭是其症状。

【提要】 本条指出风引汤的主治病证。

【原文分析】

本方名为风引汤，而方后注明治大人风引、少小惊痫瘛疭。再从用药来看，所谓风引及热瘫痪，应系因热盛生风、肝风内动所致之四肢抽搐、角弓反张的病证，其证包括小儿惊风，成人之半身不遂、瘫痪等。故风引者，因风动而产生的抽搐也；和即因热盛风动，风阳经络所致之瘫痪、半身不遂也。

【治法】 清热息风，重镇潜阳。

【方解】

方中石膏、寒水石、滑石、赤石脂、白石脂、牡蛎、龙骨等清热镇静，息风宁神，潜阳平肝；大黄泻下通腑，引火下行，釜底抽薪；配干姜、桂枝之温，以制诸石之寒。全方具有清热息风，平肝潜阳，定惊安神之效。

【原文】

[防己地黄] 汤　治病如狂状①妄行②，独语不休③，无寒热，其脉浮。

防己一分　桂枝三分　防风三分　甘草一分

上四味，以酒一杯，浸之一宿，绞取汁；生地黄二斤㕮咀④，蒸之如斗米饭久；以铜器盛其汁，更绞地黄汁，和分再服。

【词解】

①狂状：中风病好像狂病一样。

②妄行：指行为反常，不能自主，胡乱走动。

③独语不休：无人对答，不断自言自语。

④㕮咀：此处作把药物切碎。

【提要】 本条指出防己地黄汤的主治病证。

【原文分析】

素有阴血不足之人，感受风邪之后，因风为阳邪，易于化热入里，则火热内盛，热邪内扰，神识躁乱不宁，故狂躁妄行；心主语，风火炽盛于心，神不自主，故独语不休；血虚风盛则脉浮，风淫于内则无寒热。

【治法】 滋阴降火，养血息风。

【方解】

方中生地黄滋阴养血，清营泄热；辅以防风、桂枝祛风散邪；防己利水除湿，通痹止痛；甘草调和诸药。全方具有养血滋阴，祛风清热之效。

【原文】

[头风①摩②散] 方

大附子一枚，炮　盐等分

上二味为散，沐了③，以方寸匕，已摩疢上，令药力行。

【词解】

①头风：是发作性头眩、头痛之类的疾患。

②摩：将药末外敷涂擦于局部，并用手抚揉按摩。

③沐了：指洗完头以后。

【提要】 本条指出头风的外治法。

【原文分析】

头风是一种风寒侵入头部而引起的局部病变，轻者头痛，休止无常，重者口眼㖞斜。将头洗完，用本方摩擦发病部位。

【治法】　散风寒，止疼痛。

【方解】

方中附子大辛大热，散经络风寒；盐味咸、微辛，去血分风毒，引邪外出，两药相合，共奏散风寒、止疼痛之功。

【原文】

寸口①脉沉而弱，沉即主骨，弱即主筋，沉即为肾，弱即为肝，汗出入水中。如水伤心②，历节黄汗出③，故曰历节。

【词解】

①寸口：指寸、关、尺三部。

②如水伤心：谓水湿内侵伤及血脉。心，指血脉而言，盖因心主血脉。

③历节黄汗出：指历节病的关节疼痛处可渗出黄水。此与黄汗病的汗出色黄遍及全身者不同。

【提要】　本条论述肝肾不足，寒湿内侵的历节病病机。

【原文分析】

寸口脉沉而弱，沉为病在里，主肾气虚弱，肾主骨，故曰"沉即主骨"、"沉即为肾"。弱脉是肝血不足之征，肝主筋，故曰"弱即主筋"、"弱即为肝"。肝肾气血不足，筋骨虚弱是发病的内因。汗出则腠理开，肌表疏松。若此时入水中，寒湿之邪乘虚内侵，郁而生热成为湿热，伤及血脉，浸淫筋骨，流入关节，影响气血运行，故周身关节疼痛，痛处肿大，溢出黄汗，这就是历节病。

本条文在于指出肝肾虚弱为病之内因，感受寒湿为外因。治疗时当分清标本缓急。

【原文】

趺阳①脉浮而滑，滑则谷气实②，浮则汗自出。

【词解】

①趺阳：为胃脉，在足背上五寸骨间动脉处，即足阳明经的冲阳穴。

②谷气实：谓胃热炽盛。

【提要】　本条论述胃有蕴热，外感风湿的历节病病机。

【原文分析】

趺阳脉主候胃之常与变，滑脉乃饮食积滞，湿热内蕴之征，故滑脉现于趺阳，是胃有湿热食滞的征象。故曰"滑则谷气实"。脉浮多为风象，风性善行主疏泄腠理开，再加上实热内蕴而熏蒸，亦可出汗，故曰"浮则汗自出"。假如汗出当风，或入水中浴，则风湿热邪阻于关节，即可成为历节病。

【原文】

少阴脉①浮而弱，弱则血不足，浮则为风，风血相搏②，即疼痛如掣③。

【词解】

①少阴脉：指手少阴神门脉，在掌后锐骨端陷中；足少阴太溪脉，在足内踝后五分陷中。

②风血相搏：谓少阴精血亏虚，风邪乘虚而入，侵及血脉。

③掣（che，音彻）：牵拉、抽掣。

【提要】　本条论述阴血不足，风邪外袭之历节病病机。

【原文分析】

少阴为心肾之脉，少阴脉弱为阴血不足，脉浮为风邪外袭的反映。由于阴血不足，风邪乘虚侵袭，导致经脉痹阻，筋骨失养，所以关节掣痛，不能屈伸。

【原文】

盛人①脉涩小，短气自汗出，历节疼，不可屈伸，此皆饮酒汗出当风所致。

【词解】

①盛人：指身体肥胖的人。

【提要】　本条论述阳虚风湿历节的病机证候。

【原文分析】

肥胖的人，若气血旺盛，脉滑大，今见脉涩、短气、自汗出，此为阳气不足，卫表虚弱，血行不畅的见症；汗出逾多，腠理逾空虚，这是内因不足的一方面；肥胖的人阳虚湿本有余，又因饮酒湿邪更盛，汗出当风，风邪乘虚而入，风与湿邪相搏，滞于关节经络，这是外邪为患的又一方面，阳气通行痹阻，故历节痛，不可屈伸。

【原文】

诸肢节疼痛，身体尪羸①，脚肿如脱②，头眩短气，温温③欲吐，桂枝芍药知母汤主之。

［桂枝芍药知母汤］方

桂枝四两　芍药三两　甘草二两　麻黄二两　生姜五两　白术五两　知母四两　防风四两　附子二枚，炮

上九味，以水七升，煮取二升，温服七合，日三服。

【词解】

①尪羸：形容关节肿大。沈氏、尤氏、《金匮要略》本俱作尪羸，是指身体瘦弱。

②脚肿如脱：形容两脚肿胀，且又麻木不仁，似乎和身体要脱离一样。

③温温：作蕴蕴解，谓心中郁郁不舒。

【提要】　本条论述风湿历节的证治。

【原文分析】

风寒湿邪侵入机体，流注于筋脉关节，气血流行不畅，故诸肢体关节疼痛肿大，病久不解，正气日衰，故身体逐渐消瘦；湿邪中阻，则短气呕恶；风邪上犯，则头昏目黑；湿无出路，流于下焦则脚肿如脱。本病证乃由感受风湿之邪引起，日久则化热伤阴而成，故除上症外，应有发热。故治疗宜祛风清热除湿，温经散寒养阴，用桂枝芍药知母汤。

【治法】　祛风除湿，温经散寒，滋阴清热。

【方解】

方中桂枝、麻黄、防风辛温祛风散寒；附子、白术温脾肾之阳而除湿，温经止痛；知母、芍药清热，且养阴血，以防温燥太过而耗阴；生姜和胃降逆，兼助散寒化湿；甘草调和诸药。全方共奏祛风除湿，温经散寒，清热养阴之效。

【医案选录】

1. 历节（类风湿性关节炎）案

刘某，男，38岁，1974年10月18日诊治。

现病史　两手关节对称性肿胀、强直、疼痛4年余。多处求治，均确诊为"类风湿性关节炎"，久治无效，疼痛日渐加重，屈伸不利，不能工作。初投燥湿祛风之剂无效，后改用清热化湿

之品合并西药激素类药物，病情时轻时重。停用激素病情如故。历数前服之剂，处方几经变化，病情仍无转机。

症见 （10 月 18 日查房）面色黑青，痛苦病容，舌质淡，苔白腻，四肢关节强直，肿胀疼痛，两手尤甚，得热痛减，遇寒加重，天阴疼痛更剧，脉沉细。

辨证 风寒湿之邪流注经络。

治则 温阳散寒，祛风除湿。

方用 阅仲景《金匮要略·中风历节病脉证并治》篇中说：“诸肢节疼痛，身体尪羸，脚肿如脱，头眩短气，温温欲吐，桂枝芍药知母汤主之”，试投此方，以观动静。

处方 桂枝 18g，白芍 18g，知母 18g，防风 15g，苍术 15g，黄柏 15g，炮附子 15g，麻黄 9g，甘草 9g，白术 12g，生姜 12g，薏苡仁 30g，黄芪 30g。

上方服 4 剂后，疼痛减轻，病有转机，守前方继服 48 剂，疼痛消失，关节屈伸自如，肿胀消除，临床治愈出院。

5 年来随访未复发。

体会 湿邪侵袭，流注关节经络，气血运行不畅，故关节拘急疼痛。本方温阳散寒，祛风除湿。加苍术、黄柏、薏苡仁以加强除湿之力；黄芪尤有妙用，既能助桂枝通阳化气，又能配附子温阳固表；寒重于湿，应加大桂枝、附子用量，共奏温阳散寒、祛风除湿之功。

2. 下肢水肿（深静脉血栓形成）案

董某，男，27 岁，1997 年 1 月 25 日入院治疗。

现病史 腹部手术，合并大量输液，引起左下肢肿胀热痛，不能行走，经上级医院确诊为“髋股静脉血栓形成”，服抗生素和中药活血化瘀及清热解毒药无效。

症见 形体较胖，面色微黄，舌质淡，苔黄腻，左下肢全腿肿胀，色呈潮红，抬高患肢减轻，下垂严重，不能行走，凉痛，气候变化遇冷加重，身常觉恶寒，四肢无力，脉象滑数。

辨证 此乃寒、湿、热内郁。

治则 温阳化湿，清热祛风。

处方 白芍 30g，知母 30g，防风 30g，白术 15g，桂枝 15g，防己 15g，炮附子 15g，黄柏 15g，麻黄 9g，生姜 9g，甘草 9g。

上方服 10 剂后疼痛减轻，温度好转，下肢肿胀减轻，但舌仍黄腻，脉滑数，此寒湿好转，热仍内郁，于上方加苍术 15g，薏苡仁 60g，银花 30g，服 10 剂后舌苔退，脉变缓涩，腿肿全消，已能行走。寒热俱减，改用活血化瘀法，上方先后加桃仁、红花、苏木、刘寄奴、乳香、没药等药调治而愈。

现已参加工作，追访 3 年未复发。

3. 痹证（风湿性关节炎）案

滕某，男，47 岁，1980 年 5 月 2 日诊治。

现病史 野外工作，常卧湿地，渐感四肢关节沉重，发凉疼痛，下肢尤甚，经某医院确诊为“风湿性关节炎”，用西药激素合并中药治疗近半年，病情时轻时重，渐至不能行走。

症见 精神疲惫，面色青黑，舌质红，苔黄腻，自觉四肢关节发凉疼痛，关节重着，手足沉重，屈伸不利，得暖稍缓，气候变化其痛更甚，膝以下不汗出，脉滑数。红细胞沉降率 60mm/h。

辨证 寒湿之邪流注经络，郁久化热。

治则 祛风散寒，清热化湿。

处方 桂枝 15g，白芍 15g，白术 15g，炮附子 15g，防己 15g，知母 30g，防风 30g，石膏 30g，黄芪 30g，麻黄 6g，甘草 10g，生姜 10g。

服上方 4 剂后，关节疼痛减轻，能骑自行车来就诊，继服上方 30 剂，红细胞沉降率 6mm/h。

临床治愈。

体会 桂枝芍药知母汤有温阳散寒、祛风除湿、清利湿热之作用，根据仲景之训，窥窃前贤经验，临床中尚需掌握：面黄少华或色微黄及青黑，苔白腻或黄腻，脉浮数、浮滑或弦滑，四肢畏冷怕热，或沉重转侧不利，或灼热肿胀，或在气候变化时症状加重。临床上只要辨其为风寒湿杂至为病的病机，投之可收异病同治之效。若湿寒重者，可重用麻黄、桂枝、附子以温阳发散；若热重于寒者，重用芍药、知母，加石膏、黄柏等以清热利湿；若湿邪盛者，可加薏苡仁、苍术以化湿邪；正虚者加黄芪以益气固正。

方中麻黄为发汗峻品，过剂则有许多亡阳亡阴之患，此方用此药，实能发汗解表，去营中之寒邪、卫中之风热，使内湿可散，外邪可除，临床运用量少则不能起发散风寒湿邪之作用，唐祖宣临床运用过10g，仅溅然汗出，而其痹痛之症多能应手取效，况方中有白术、芍药、附子等药物配伍。大剂麻黄配大量白术则不致汗出，白术有止汗之功。附子有大毒，功能温经散寒，痹痛之症用之屡收卓效，临床运用少则15g，多则60g，但以宽水先煎以去其毒，无忧中毒之弊矣。

【原文】

味酸则伤筋，筋伤则缓①，名曰泄②。咸则伤骨，骨伤则痿③，名曰枯④。枯泄相搏⑤，名曰断泄⑥。荣气不通，卫不独行，荣卫俱微，三焦无所御⑦，四属断绝⑧，身体羸瘦⑨，独足肿大，黄汗出，胫冷，假令发热，便为历节也。

【词解】

①缓：指弛缓不能收持。

②泄：指筋伤而弛缓不收的病证。

③痿：指痿弱不能直立行走。

④枯：指骨伤而痿弱不能行走的病证。

⑤枯泄相搏：谓筋伤弛缓不收与骨伤痿弱不能行走相兼为病。

⑥断泄：指肝血不足而筋伤弛缓，肾精不足而骨伤痿弱，精血断绝的病机。

⑦御：作统驭解。

⑧四属断绝：四肢得不到气血营养。四属，即四肢，也有注家解为皮、肉、脂、髓者。

⑨羸瘦：指身体瘦弱。羸（léi，音雷），瘦弱。

【提要】 本条论述久病历节，肝肾不足，筋骨痿废的病因病证。

【原文分析】

酸味入肝，肝藏血而主筋。过度嗜食酸味就会损伤肝血，筋失于肝血的濡养就弛缓不收，把这种病证叫做"泄"。咸味入肾，肾藏精而生髓主骨。过度嗜食咸味就会损伤肾精，骨失于肾精的充养就痿弱不能行走，把这种病证叫做"枯"。如果把筋伤弛缓不收与骨伤痿弱不能行走综合起来，就叫做"断泄"。营血在脉道内不能正常流通，那么卫气在脉外也就不能独自运行；营血和卫气都亏虚，则三焦失去统驭，四肢的营养断绝，身体自然就虚弱消瘦，湿浊下注，则独见双足肿大，局部渗出黄水。假如伴见下肢或全身发热，关节疼痛，这就是历节病；如果见下肢发冷，全身出汗色黄，不发热，那就是黄汗病。

【原文】

病历节不可屈伸，疼痛，乌头汤主之。

［乌头汤］方治脚气①疼痛，不可屈伸。

麻黄　芍药　黄芪各三两　甘草炙　川乌五枚，㕮咀②，以蜜二升，煎取一升，即出乌头上五味，㕮咀四味，以水三升，煮取一升，去滓，内蜜煎中，更煎之，服七合③，不知④，尽服之。

【词解】

①脚气：中医病名，又称"脚弱"。因外感湿邪风毒，或饮食厚味所伤，积湿生热注于脚所致。临床以腿脚麻木、疼痛、软弱无力，或肿胀，或枯瘘，进而上冲入腹攻心，以少腹不仁、呕吐不食、心悸胸闷、气喘等为主要表现。类似于西医学维生素 B1 缺乏症、营养不良、多发性神经炎等。

②㕮咀：药物炮制法，指把药切碎或捣碎。

③合（ge，音各）：容量单位，一升的十分之一。

④不知：谓服药后诸肢节疼痛状未缓解，也无明显的乌头中毒反应。本书第十篇乌头桂枝汤方后云："其知者，如醉状"，可参。

【提要】　本条论述寒湿历节的证治。

【原文分析】

由于寒湿流注筋骨关节，导致阳气痹阻，气血凝滞，则关节疼痛剧烈，屈伸不便。治当温经散寒，除湿宣痹，方用乌头汤。乌头为峻猛有毒之品，运用时应掌握适当的剂量与煎服法。如服乌头汤后，唇舌、肢体麻木，甚至昏眩吐泻，此时应加注意，若脉搏、呼吸、神志等方面无大的变化，则为"瞑眩"反应，是有效之征。如服后见呼吸急促、心跳加快、脉搏有间歇等现象，甚至神志昏迷，则为中毒反应，应当采取措施，立即抢救。

乌头汤证与桂枝芍药知母汤证的比较如下（表5-1）。

表5-1　乌头汤证与桂枝芍药知母汤证的比较

证名	乌头汤证	桂枝芍药知母汤证
脉症	关节剧痛，不可屈伸，畏寒喜热，脉沉弦	诸肢节疼痛，脚肿如脱，身体瘦弱，头眩短气，欲呕或发热，脉沉细
病机	寒湿外侵，经脉痹阻	风湿外侵，久郁化热，筋脉痹阻
治法	温经祛湿，散寒止痛宣痹	祛风除湿，温经宣痹，养阴清热

【治法】　温经散寒，除湿止痛。

【方解】

方中麻黄散寒宣痹；乌头温通阳气止痛；芍药养阴血，行血痹，且防温燥伤阴，与甘草相合，又能缓急止痛；黄芪益气固卫，既可助麻黄、乌头温经止痛，又可制约麻黄发散太过；白蜜甘缓，可解乌头之毒。六药相配，共奏温经散寒、除湿止痛之效。

【原文】

［矾石①汤］治脚气冲心②。

矾石二两

上一味，以浆水一斗五升，煎三五沸，浸脚良。

【词解】

①矾石：即白矾，又名明矾，味酸涩，性燥，可去湿消肿，收敛逆气。

②脚气冲心：根据脚气病之病理特点，分为湿脚气、干脚气、寒湿脚气、脚气冲心等多种类型。在各种脚气病中，出现心悸气促、呕吐不食等症者，为湿浊毒气上逆，称脚气冲心。

【提要】　本条论述脚气冲心的外治法。

【原文分析】

脚气病以脚腿肿胀疼重，或软弱无力，麻木不仁为特点，严重时可发展为脚气冲心，出现心悸、气急、胸中胀闷、呕吐等症。乃由心阳不振，脾肾两虚所致，脾虚水湿不运，肾虚气化失常，以致湿浊内盛，并乘心阳之虚上冲于心，故见上述诸症，用矾石汤外洗。

【治法】 收湿解毒。

【原文】

附方：

《古今录验》① ［续命汤］ 治中风痱②，身体不能自收，口不能言，冒昧不知痛处，或拘急不得转侧。姚云：与大续命同。兼治妇人产后去血者，及老人小儿。

麻黄 桂枝 当归 人参 石膏 干姜 甘草各三两 芎䓖 杏仁四十枚

上九味，以水一斗，煮取四升，温服一升。当小汗，薄复脊③，凭几坐，汗出则愈，不汗更服，无所禁，勿当风。并治但伏不得卧，咳逆上气，面目浮肿。

【词解】

①《古今录验》：书名，佚。

②痱（fei，音肥）：病名，又称风痱、中风痱。以身体活动不能自如及不知痛痒为主。

③薄复脊：以薄衣、被覆盖脊背。

【提要】 本条论述痱病的证治。

【原文分析】

风，阳邪也，痱，闭也，风入闭塞其毛窍，阻滞营卫不行也。盖风多夹寒，初中时由皮肤而入，以渐而深入于内，郁久则化热，热则伤阴，阴伤内无以养其脏腑，外不能充于形骸，此即身体不能自收持、口不能言冒昧、不知痛处。主以《古今录案》续命汤治之。

【治法】 发表祛风，养血清热。

【方解】

本方主治中风痱。因为营血素虚，风寒侵入，痹阻营卫，营卫不能行于外，所以身体不能自收持，或拘急不得转侧；营卫不能行于内，故冒昧不知痛处、口不能言。风寒外闭，阳气郁而化热，故面红。本方用麻黄、桂枝散风寒，行营卫；石膏、杏仁清肃肺气，使营卫畅行内外；人参、甘草、当归、川芎补气血，通营卫，营卫之气从内达外，环流全身，驱邪除痱又可治瘖；干姜温胃温经以助药势。

【原文】

《千金》［三黄汤］ 治中风手足拘急，百节疼痛，烦热心乱，恶寒，经日不欲饮食。

麻黄五分 独活四分 细辛二分 黄芪二分 黄芩三分

上五味，以水六升，煮取二升，分温三服。一服小汗，二服大汗。心热①加大黄二分，腹满加枳实一枚，气逆加人参三分，悸加牡蛎三分，渴加栝楼根三分，先有寒加附子一枚。

【词解】

①心热：指胃肠实热积滞。

【提要】 本条指出《备急千金要方》三黄汤的主治病证。

【原文分析】

卫气不足，风邪外中，经脉痹阻，营卫不利，故手足拘急、百节疼痛、恶寒；风邪化热内扰，心神不宁，故烦热心乱、不欲饮食。治宜疏散外邪，解表清热，用三黄汤。

【治法】　益气固卫，解表清热。

【方解】

本方主治中风偏枯，风寒深入，郁而化热之证。病人营卫素虚，外感风寒邪气，故恶寒。风寒痹阻，营卫不能正常行于内外，故身体关节疼痛、冒昧不知痛处、口不能言，或手足拘急，或不能收持；风寒外闭，阳气郁而化热，湿热内蒸，故烦热心乱、不欲饮食。三黄汤散寒清热补卫气。方中麻黄、独活、细辛搜散风寒湿邪，温经络行营卫；黄芩清热燥湿；黄芪补卫气以息风。若肠胃内有实热积滞，加大黄泻实热，加枳实行气散满。湿热郁于胃，胃气上逆，加人参补脾胃之气，运化湿浊而降逆气。郁而化热，心热则悸，加牡蛎安神。肺胃有热阴气伤，加栝楼根养阴清热，清肃肺经。素有阳虚不温，不御风寒者，加附子温肾阳。

【原文】

《近效方》[术附汤] 治风虚头重眩，苦极，不知食味，暖肌补中，益精气。

白术二两　附子一枚半，炮去皮　甘草一两，炙

上三味，剉，每五钱匕，姜五片，枣一枚，水盏半，煎七分，去滓温服。

【提要】　本条指出《近效方》术附汤的适应证。

【原文分析】

脾肾阳虚，水湿不化，清阳不升，浊阴不降，故头重、眩晕；寒湿内盛，脾阳被困，故饮食乏味。治宜温肾健脾化湿，方选《近效方》术附汤。

【治法】　温肾补脾，燥湿行水。

【方解】

附子温肾，术、草补脾，加姜、枣内和脾胃，外调营卫。本方适用于阳虚夹风寒的头重、头晕，用温补脾肾为主，以达到祛邪的目的。故与一般外感风寒，或外感风湿引起的头重、头晕的治法大不相同。

【原文】

[崔氏八味丸] 治脚气上入，少腹不仁①。

干地黄八两　山茱萸　薯蓣各四两　泽泻　茯苓　牡丹皮各三两　桂枝　附子炮，各一两

上八味，末之，炼蜜和丸梧子大，酒下十五丸，日再服。

【词解】

①少腹不仁：下腹部拘急不舒，麻木不仁。

【提要】　本条指出脚气病肾虚的治疗。

【原文分析】

脚气为风毒湿气自脚侵袭人体所致，肾脉起于足，入腹而主水，如肾气不足，寒湿之气随经而上，聚于少腹，则少腹不仁。可用崔氏八味丸温阳化湿治疗。

【原文】

《千金》[越婢加术汤] 治肉极①，热则身体津脱，腠理开，汗大泄，厉风气②，下焦脚弱。

麻黄六两　石膏半斤　生姜三两　甘草二两　白术四两　大枣十五枚

上六味，以水六升，先煮麻黄，去上沫，内诸药，煮取三升，分温三服。恶风加附子一枚，炮。

【词解】

①肉极：指肌肉极度消瘦而言。

②厉风气：古代病名，可能为近代的麻风病。

【提要】　本条论述肉极的证治。

【原文分析】

脾虚不运，水谷不能化为精微，反致湿由内生，外湿也易侵之。湿郁化热，迫津外出，津伤液脱，故肌肉消瘦，身体疲乏，下肢软弱，汗出不止，腠理开泄，又易招致风邪。用《备急千金要方》越婢加术汤治疗。

第六章　血痹虚劳病脉证并治

【原文】

问曰：血痹①病从何得之？师曰：夫尊荣人②骨弱肌肤盛③，重困④疲劳汗出⑤，卧不时动摇，加被微风⑥遂得之。但以脉自微涩⑦在寸口，关上小紧⑧，宜针引阳气⑨，令脉和、紧去则愈。

【词解】

①血痹：病名。《素问·五藏生成》云："卧出而风吹之，血凝于肤者为痹"即指此而言。

②尊荣人：指封建时代好逸恶劳，养尊处优的人。

③骨弱肌肤盛：谓在里的筋骨虚弱，在外的形体肥胖。

④重困：经常被困扰的意思，有作重因的。

⑤疲劳汗出：劳倦汗出。

⑥加被微风：加盖被子的微风。

⑦脉自微涩：自，本来的意思；微，指卫阳不足；涩，血行涩滞。

⑧小紧：指脉象稍紧。小，通"稍"。

⑨针引阳气：谓用针刺法以导引阳气。

【提要】　　本条论述血痹的病因、脉象和治法。

【原文分析】

平时养尊处优、缺乏劳动或锻炼的人，虽然外表上肌肉丰盛，其实筋骨脆弱，营卫不足，腠理不固，因而抵抗病邪的能力薄弱。这种人稍事劳动则容易汗出，汗出则腠理更加松弛，再加上平时无事多思，睡眠不好，辗转反侧，造成身体抵抗能力更加低下，即使感受轻微风邪，亦足以引起血行闭阻，而得血痹之病。"脉自微涩"，微为卫阳虚弱，是指此类人素体卫阳不足；涩为血行涩滞。紧脉主风寒，"寸口，关上小紧"，是指感受风寒之邪，由于邪轻病浅，因此脉小紧而且仅表现在寸口、关上。因血的运行全赖于气，因此，这种较轻的血痹病只需用针刺的方法以引动阳气，令阳气通行，则血行可以通畅，风邪得以外解。正所谓"血行风自灭"之意，故"针引阳气，令脉和、紧去则愈"。

【原文】

血痹，阴阳俱微①，寸口关上微，尺中小紧，外证②身体不仁③，如风痹④状，黄芪桂枝五物汤主之。

[黄芪桂枝五物汤] 方

黄芪三两　芍药三两　桂枝三两　　生姜六两　大枣十二枚

上五味，以水六升，煮取二升，温服七合，日三服。一方有人参

【词解】

①阴阳俱微：指阴阳气血皆不足。微，虚弱之意。

②外证：表现于外的症状，即临床表现。

③身体不仁：指身体局部肌肤麻木、不知痛痒。

④风痹：痹证之一，指顽麻，疼痛皆有，以疼痛为主的病证。

【提要】　本条论述血痹重证的证治。

【原文分析】

血痹重证病人，阴阳气血皆不足，故表现出寸口与关上之脉皆微。小紧脉，主寒，因感邪较重较深，故小紧脉现于尺中。血痹的主症为肌肤麻木不仁，是风寒入侵血分，血行阻滞的反映，"如风痹状"者谓如风痹证那样疼痛，是因血行闭阻较甚，不通则痛所致。此证因其阴阳俱微，邪深病重，不宜单用针刺，应补气行血，温阳行痹，用黄芪桂枝五物汤治疗。

【治法】　补气通阳，和营除痹。

【方解】

方中黄芪甘温，益气助阳固表为主药，使气旺则血行；桂枝伍生姜，辛温祛风散邪，宣通阳气而行滞；芍药和营养血，兼通络除痹；大枣甘平，气阴两补，与生姜相伍，以调营和卫。

【医案选录】

1. 脱疽（血栓闭塞性脉管炎）案

本方证所治之症乃气血不足，外邪侵袭，血行不畅所致。临床辨证中常见肢体发凉、麻木、疼痛、跛行，得暖则舒，遇寒加重，唐祖宣常在方中加入炮附片、红花、赤芍、桃仁、苏木等，其效更佳。现举临床治验。

宁某，男，41岁，1982年3月2日诊治。

现病史　双下肢发凉、麻木半年，疼痛1个月。身体素虚，因感寒而发病，初感恶寒身冷，半年前渐感双下肢发凉、麻木，渐至跛行、疼痛，多家医院均以"风湿性关节炎、末梢神经炎、气血不和"等治疗，效果不显，延及半年。

症见　形体消瘦，精神困意，面色㿠白，自觉恶寒身冷，双下肢发凉、麻木、跛行、疼痛，行走500m即感小腿肚痉挛不舒，趾甲生长缓慢，双足苍白，又胫后动脉消失，足背动脉搏动微弱，舌质淡，苔薄白，脉沉细。甲皱微循环检查示：管襻总数11根，其中异型管襻7根，管襻襻顶有瘀血，血流缓慢，动脉管襻长度140μm，静脉管襻长度170μm，动脉口径16μm，静脉口径20μm，血色暗红。

诊断　脱疽（血栓闭塞性脉管炎）。

辨证　此属卫外不固，寒湿内侵，脉络瘀阻。

治则　益气温阳，化瘀通络。

处方　黄芪60g，炮附片10g，桂枝10g，云苓15g，甘草10g，生姜10g，桃仁10g，红花10g，赤芍10g，川牛膝10g。

服6剂后，双下肢温度回升，疼痛减轻，上方加减共服65剂，肢体转温，跛行、疼痛消失，行走1500m已无不适，趾甲生长，恶寒身冷之症亦消失。甲皱微循环检查：管襻总数11根，其中正常管襻8根，血流较前明显好转，血色仍为暗红，临床治愈。

2. 历节（风湿性关节炎）案

此方证所治之历节（风湿性关节炎）乃感受寒湿，气血不足，血脉痹阻之故。临床辨证中常见肢体发凉、麻木、疼痛，关节尤甚，遇寒受凉则症状加剧，舌质淡，苔薄白，脉沉细数。若于方中加入麻黄、潞参、川牛膝、炮附片等，其效更佳。现举临床治验。

刘某，男，59岁，1981年12月2日诊治。

现病史　四肢关节疼痛1年。身体素虚，但无大疾，1年前因外出淋雨后感寒发热，经服发汗解表药症状缓解，但遗留下肢关节疼痛，遇寒受凉后疼痛加重，双下肢发凉、麻木、沉困，经检查诊断为"风湿性关节炎"，服激素药可免一时之苦，服祛风胜湿中药效亦不显，多方治疗无效。

症见　形体消瘦，面色青黄，肢体发凉、麻木、疼痛，关节尤甚，遇寒则疼痛加重，舌质淡，苔白腻，脉沉细数。化验：红细胞沉降率 260mm/h，白细胞计数 $11.0×10^9/L$，中性粒细胞 0.74，淋巴细胞 0.26。

辨证 素常气血不足，感受寒湿，脉络痹阻。

治则 益气温阳，祛风除湿。

处方 黄芪 45g，桂枝 15g，防风 15g，潞参 15g，炮附片 15g，薏苡仁 30g，麻黄 10g，甘草 10g，生姜 10g，大枣 7 枚。

服药 2 剂，关节疼痛减轻，继服上方 24 剂，肢体疼痛、麻木、发凉均消失，化验：红细胞沉降率 4mm/h，临床治愈。

3. 腰痛（坐骨神经痛）案

本方证所治之症乃寒湿痹阻，气血不通所致。临床辨证中常见坐骨疼痛，连及腰背，腰背凉痛，肌肤不仁，舌质淡，苔薄白，脉细数。方中加入炮附片、细辛、防风、麻黄、川芎，其效更著。现举临床治验。

王某，男，53 岁，1980 年 11 月 28 日诊治。

现病史 坐骨神经疼痛，不能行走半个月。久有坐骨神经疼痛病史，常感恶寒身冷，腰背冷痛，向下肢延伸，肌肤不仁，有虫行皮中之感，多方治疗效果不显。

症见 形体消瘦，畏寒怕冷，腰背冷痛，向下肢延伸，觉肌肤麻木不仁，有虫行皮中之感，舌质淡，薄白腻，脉沉细。化验：红细胞沉降率 8mm/h。

辨证 肾阳不足。

方用 金匮肾气丸合桂枝芍药知母汤。

水煎服，4 剂后，腰背疼痛减轻，但仍畏寒怕冷，思仲景"血痹，阴阳俱微，寸口关上微，尺中小紧，外证身体不仁，如风痹状，黄芪桂枝五物汤主之"。遂处：黄芪 45g，桂枝、炮附片、川芎各 15g，细辛、生姜各 10g，大枣 7 枚。

服药 1 剂，微微汗出，自觉浑身轻松，畏寒怕冷、腰背疼痛均减，5 剂后诸症消失，临床治愈，继以金匮肾气丸以善后。

体会 黄芪桂枝五物汤证乃仲景为血痹证而设。观血痹之症，多为现在辨证之肝肾虚损，风邪入络，血虚夹瘀之疾，多因气血不足，劳汗当风，感受风邪，使血气痹阻不通所致之身体不仁，如风痹状，黄芪桂枝五物汤益气通阳，和营解肌，以使正复邪祛，血行通畅。黄芪以大剂运用，每用 30～60g，方能起益气之功，若加炮附片，益气温阳之力更著，临床可收事半功倍之效。

【原文】

夫男子①平人②，脉大为劳，极虚亦为劳。

【词解】

①男子：指男人，因为男人以肾为事，精气易伤，虚劳病较女子多见，故条文首揭男子，以下条文"男子"与此同义。

②平人：一般指健康无病的人，这里是指从外形上看好像无病，其实内脏已经亏损，并从脉象上显露出来的人，即《内经》所说"脉病人不病者"。

【提要】 本条指出虚劳病的主要脉象。

【原文分析】

此虽言"男子"，但并非指虚劳唯男子独有，因阴精阳气亏损是虚劳常见的病理变化，而房劳过度又为其始因之一，此标明"男子"即寓房劳过度，伤精耗气之意。大脉有虚实之分，脉形阔大而有力属实，无力则属虚，此既因劳而见大脉，必大而无力，乃由阴精亏损，不能潜阳，阳气外浮所致。极虚脉是轻取觉软，重按无力，且脉来迟缓，此为阴精亏损，阳气耗伤的征象。大脉与虚脉虽形态有别，但皆是阴精阳气虚衰的反映，故都属虚劳的脉象。

本条指出外形虽看似无病，但脉呈现极虚而大之象，已属虚劳，提示医者通过脉象的改变，可做出早期诊断。

【原文】

男子面色薄①者，主渴及亡血，卒喘悸，脉浮者里虚也。

【词解】

①面色薄：指面色淡白而无华。

【提要】 本条指出气血两虚的虚劳脉症。

【原文分析】

心主血，其华在面，阴血虚少，不能上荣于面，故面色淡白无华；阴血不足，则津液亦少，失于濡润，所以口渴；气虚不能摄血，故见失血现象；肾气虚不能纳气，心血少不能养心，所以稍一活动便觉气喘心悸；由于血虚气浮，故脉浮而无力，所以说"脉浮者里虚也"。

【原文】

男子脉虚沉弦，无寒热，短气，里急①，小便不利，面色白，时目瞑②兼衄③，少腹满，此为劳使之然。

【词解】

①里急：指腹中拘急而痛。

②时目瞑：瞑，《集韵》释"目不明也"。时目瞑，指时而视物不清。

③衄：指鼻孔出血。

【提要】 本条论述气血两虚的虚劳脉症。

【原文分析】

对本脉症，有认为属于气血两虚者，亦有认为属于阴阳两虚者，但从"无寒热"一句看，不仅指无恶寒发热的表证，而且主要是指无阴虚内热、阳虚内寒之征，因为本条脉症与表证相似之处少，却与阴阳两虚相似者多。故本条脉症偏于气血两虚。脉虚沉弦，即脉沉弦无力，乃气血两虚之象，由于肾气虚不能纳气深入，所以短气；肾气虚膀胱气化不行，水湿蓄结于膀胱，故小便不利，少腹胀满、拘急不适；血虚不荣，故面色苍白；肝血不足，目失濡养，所以时目瞑；气虚不摄血，故兼衄。上述脉症皆因劳损所致，故原文总结"此为劳使之然"。

【原文】

劳之为病，其脉浮大，手足烦，春夏剧，秋冬瘥，阴寒①精自出，酸削②不能行。

【词解】

①阴寒：阴，指前阴。阴寒即前阴觉冷。

②酸削：指两腿酸痛。《周礼·天官疾医》"春时有痟首疾"，汉·郑玄注："痟，酸削也；首疾，头痛也。"唐·贾公彦疏："言痟者，谓头痛之外，别有酸削之痛。"

【提要】 本条论述阴虚损及阳的脉症及与季节气候变化的关系。

【原文分析】

虚劳而见脉浮大，必重按无力，乃真阴不足，阳浮于外之象，阴虚生内热，故手足烦热；病属阴虚阳亢，春夏木火旺盛，阳气外浮则阴愈虚，故病增剧；秋冬金水相生，阴得时令之助，故病减轻；阴虚损及阳，以致肾阳虚弱，不能温煦，且精关不固，所以前阴寒冷而滑精；精失则肾精更虚，不能充养骨髓，故双下肢酸痛、无力，行走艰难。

【原文】

男子脉浮弱而涩，为无子，精气清冷①。

【词解】

①精气清冷：指精液稀薄而冷。

【提要】 本条论述真阳不足，虚劳无子的脉症。

【原文分析】

本条论述精气衰少的虚劳无子证。脉浮弱乃浮而无力之意；涩，为脉象不流利，即脉象浮而无力中兼见不流利。浮为阴精不足；脉弱，为真阳不足；涩为精血衰少，阳气虚，无力鼓动血脉的表现。精亏血寒，阳气不足故精气清冷。男精女血，盛而成胎，今精稀而冷，故不能育胎，为无子。此即《巢氏病源·虚劳无子候》云："丈夫无子者，其精清如水，冷如冰铁，皆无子之候。"至于治疗，原未出方，后世医家曹颖甫认为可用当归生姜羊肉汤，可作参考。

【原文】

夫失精家①，少腹弦急②，阴头寒③，目眩一作目眶痛发落，脉极虚芤迟，为清谷④亡血失精；脉得诸芤动微紧，男子失精，女子梦交⑤，桂枝龙骨牡蛎汤主之⑥。

[桂枝加龙骨牡蛎汤] 方《小品》云：虚弱浮热汗出者，除桂加白薇附子各三分，故曰二加龙骨汤

桂枝　芍药　生姜各三两　甘草二两　大枣十二枚　龙骨　牡蛎⑦各三两

上七味，以水七升，煮取三升，分温三服。

【词解】

①失精家：指经常梦遗、滑精之人。

②少腹弦急：少腹部有拘急不舒感。

③阴头寒：指前阴寒冷。

④清谷：即下利清谷，指泻下清冷，完谷不化。

⑤梦交：梦中性交。

⑥桂枝龙骨牡蛎汤主之：《脉经·卷八》作"桂枝加龙骨牡蛎汤主之"。

⑦龙骨、牡蛎：原文缺分量，《医统正脉》本作"各三两"。

【提要】 本条指出阴虚及阳，阴阳两虚的失精证治。

【原文分析】

本条可分为两段解释。

第一段从开头至"清谷亡血失精"，论述失精家的症状脉象。遗精的病人，起初多数由梦引起。所谓梦遗，乃由相火妄动所致，若日久未愈，逐渐会出现无梦亦遗精，此为滑精。所谓"失精家"是指久患遗精，精液耗损太过，阴损及阳的人，因下焦阳虚，不能温煦内脏及经脉，故少腹弦急，阴头有寒冷感；目为肝之窍，五脏六腑之精气皆上注于目；肾之华在发，发乃血之余，肝肾亏损，精衰血少，以致目眩发落。

脉极虚，即轻取软弱，重按极度无力，乃精气内损之候；芤乃浮大中空，主亡血失精；迟为阳不胜阴，气血虚寒之征，三者均属虚象，既可见于失精家，又可见于下利清谷、亡血之辈。

这里必须指出，清谷、亡血、失精导致阴阳虚者，才可见极虚芤迟之脉。

第二段从"脉得诸芤动微紧"至结尾。芤动属阳，微紧属阴。芤主亡血、失精，动为阴阳搏结，芤动并见，虚劳之征。微主气虚，紧为内寒，微紧并见，气血亏损之候。至于或见芤动，或见微紧，莫非阴阳俱乖之象，失精家不仅阴虚，而且阳亦随久泄而损。现在阳失阴的涵养，浮而不敛，阴失阳的固摄，走而不守，演成心肾不交之势，以致出现失精、梦交的现象，治以桂枝加龙骨牡蛎汤。

【治法】　调和阴阳，交通心肾。

【方解】

方中桂枝、生姜、甘草、大枣辛甘化阳而助阳气；芍药配草、枣，酸甘化阴而益阴血；龙骨、牡蛎重镇安神，敛摄浮越，涩精止遗。全方共奏益气血，调阴阳，潜浮越，固遗泄之功。

【原文】

[天雄散] 方

天雄三两，炮　白术八两　桂枝六两　龙骨三两

上四味，杵为散，酒服半钱匕，日三服，不知，稍增之。

【提要】　本条指出阳虚失精的证治。

【原文分析】

此为阳虚失精的治方，原书无主治证，疑非仲景之方，据《方药考》"此为补阳摄阴之方，治男子失精，腰膝冷痛"；《备急千金要方》以本方治五劳七伤；《外台秘要》以本方治男子失精，其意甚合。

【原文】

人年五六十，其病脉大者，痹侠背行①，若肠鸣，马刀侠瘿②者，皆为劳得之。

【词解】

①痹侠背行：痹，即麻木不仁。侠同夹。即感觉脊柱两旁麻木不适。

②马刀侠瘿：结核生于腋下名马刀，生于颈旁名侠瘿，两者常相联系，或称瘰疬。

【提要】　本条论述虚劳脉大有虚寒、虚热的区别。

【原文分析】

年届五六十岁，精气渐衰，故脉虚大无力；气虚不能温煦，血少失于濡养，经脉痹阻，故脊柱两旁感觉麻木不适。如果脉浮大无力而见肠鸣者，多由脾气虚寒，运化失职所致；如果脉虚大无力出现马刀侠瘿者，多为阴虚阳浮，内热灼津成痰，痰火相搏所致。上述病证虽表现不同，或寒或热或夹痰，但皆始于虚，故都可见浮大无力之脉，所以原文指出"皆为劳得之"。

【原文】

脉沉小迟，名脱气①，其人疾行则喘喝②，手足逆寒，腹满，甚则溏泄③，食不消化也。

【词解】

①脱气：在这里指病机，即阳气虚衰之意。

②喘喝：即气喘有声。

③溏泄：溏谓稀薄。溏泄指大便泄泻。

【提要】　本条论述虚劳病脾肾虚衰的脉证。

【原文分析】

脉沉小迟指脉沉取细小而迟，沉为病在里，小则主虚，迟则为寒，三者并见，揭示脾肾阳虚的病机。肾阳虚惫，元气不足，摄纳无权，所以稍一动作或行路略快便气喘吁吁、张口呼吸；肾阳虚衰，外不能温煦四肢，故手足逆冷；上不能温养脾土，则脾阳亦弱；脾虚水谷不运，所以腹中胀满、大便溏薄、食物难以消化。

【原文】

脉弦而大，弦则为减①，大则为芤，减则为寒②，芤则为虚，虚寒相搏，此名为革。妇人则半

产③漏下④，男子则亡血失精。

【词解】

①减：减弱，此处指阳气衰减。

②寒：虚寒，指病机。

③半产：俗称小产。

④漏下：指非月经期间前阴下血，淋漓不断。

【提要】　本条论述虚劳革脉形成的机理及其形态特点与主病。

【原文分析】

本条通过描述革脉的特点，揭示了革脉形成的机理。脉弦而大，好像邪实有余，实则不然，其虽弦但重按无力，即为虚弦，乃阳气衰减之征，故称"减则为寒"。其虽大却按之中空如芤，为阴血亏虚之象，所以说"芤则为虚"。这种浮大、下无、外急、中空，如按鼓皮的脉象，即称为革脉，是由于阴血亏耗，阴损及阳，阴不敛阳，虚阳外浮所致。所以妇女出现革脉，多得之于半产、漏下等病；男子出现革脉，多得之于失血或失精。

【原文】

虚劳里急①，悸，衄，腹中痛，梦失精，四肢酸疼，手足烦热，咽干口燥，小建中汤主之。

[小建中汤] 方

桂枝三两，去皮　甘草二两，炙　大枣十二枚　芍药六两　生姜三两　胶饴一升

上六味，以水七升，煮取三升，去滓，内胶饴，更上微火消解，温服一升，日三服。呕家不可用建中汤，以甜故也

【词解】

①里急：指腹部有牵急不适感，但按之不硬。

【提要】　本条指出阴阳两虚的证治。

【原文分析】

人体的阴阳是互根的，在生理上相互依存，病理上必相互影响。所以虚劳部多见阴虚及阳，或阳虚及阴，乃至阴阳两虚的病理过程，阴虚生内热，阳虚生内寒，阴阳两虚则可出现寒热错杂之象。本证即属阴阳两虚证，所以既有阴虚内热之象，如手足烦热、咽干口燥等，又有阳虚内寒之证，如里急、腹中痛等。四肢失于阳气、阴血的充养，故酸疼不适；阴虚火扰，心神不宁，故心悸、梦遗。对此阴阳两虚、寒热错杂之证，只温阳则阴愈亏，纯滋阴则阳无助，正如《灵枢·终始》篇指出的"阴阳俱不足，补阳则阴竭，泻阴则阳脱，如是者可将以甘药"。故用小建中汤甘温建中，调补脾胃。因为脾胃乃营卫气血生化之源，如果脾胃虚弱，势必造成气血不足，进而可发展为阴阳两虚。根据本条举出"里急"一症，以及方中重用芍药缓急、胶饴补中，可知本证偏重中阳不足，是由阳虚累及阴的阴阳两虚，所以用小建中汤建运中气，使脾胃之阳气恢复，则气血生化有源，阴阳两虚亦能得以补充和协调，寒热错杂之象自可消除。

【治法】　建立中气，调和阴阳。

【方解】

方中以胶饴温中补虚，和里缓急；桂枝温补阳气；芍药滋养阴血；生姜、炙甘草、大枣温中补虚。该方桂枝合甘草辛甘化阳，芍药合甘草酸甘化阴，如是则中气运，阴阳协调。

【原文】

虚劳里急，诸不足①，黄芪建中汤主之。于小建中汤内加黄芪一两半，余依上法。气短胸满者，加生姜，腹满者，去枣加茯苓一两半，及疗肺虚损不足，补气加半夏三两

【词解】

①诸不足：论述病机，指阴阳气血皆不足。

【提要】 本条承上条论述阴阳两虚偏于气虚的证治。

【原文分析】

本条承上条论阴阳两虚的证治，原文叙证简单，实是古代的省文法，因上一条已经言明阴阳两虚的症状，故此处以"虚劳里急，诸不足"来概括上条所述之症，即悸、衄、腹中痛、梦失精、四肢酸疼、手足烦热、咽干口燥诸症，但从方名黄芪建中汤来看，是小建中汤加黄芪，而黄芪是补益中气之品，可知本条症状除上条症状外，应有少气、自汗或盗汗、恶风，或不仁等气虚症状。

【治法】 补气建中。

【方解】

方中黄芪补虚益气，小建中汤建立中气。生姜能散逆满，故气短胸满者加生姜；大枣能令中满，茯苓能渗湿气，故腹满者去大枣加茯苓。

【原文】

虚劳腰痛，少腹拘急，小便不利者，八味肾气丸主之。方见脚气中①

[肾气丸] 方

干地黄八两　　山药　　山茱萸各四两　　泽泻　　牡丹皮　　茯苓各三两　　桂枝　　附子炮，各一两

上八味末之，炼蜜和丸梧子大，酒下十五丸，加至二十五丸，日再服。

【词解】

①方见脚气中：《医统》本为"方见妇人杂病中"，今移载于此。

【提要】 本条论述肾阳虚的虚劳证治。

【原文分析】

肾为水火之脏，为真阴真阳寄托之处，故能行阴阳而司开阖。本证腰痛、少腹拘急、小便不利，乃肾之阴阳俱虚所致。

"腰痛"，腰为肾之外府，痛为肾之外候，肾气虚，故腰痛。

"少腹拘急"，因肾阳虚，下焦失其温煦所致。

这里应当指出，本条"拘急"一症与小建中汤证、黄芪建中汤证的"里急"虽颇相近似，但病变部位不同，小建中汤证、黄芪建中汤证的"里急"在大腹，本证的"拘急"在少腹；前者重点在脾，本证主要在肾。

本条言"少腹拘急"，第五条言"少腹满"，第八条言"少腹弦急"，虽有拘急、满、弦急之异，但均属虚劳，涉及肝肾。

"小便不利"，肾气虚，膀胱不能化气行水。

本证虽属肾之阴阳俱虚，但偏重于阳虚，故方用八味肾气丸、八味地黄丸（即六味地黄丸加桂枝，附子而成）。

【治法】 温补肾阳。

【方解】

方中重用干地黄，辅以山药、山茱萸补阴之虚，而固肾气；泽泻、茯苓淡渗湿浊，利水道；牡丹皮清泄虚火，与滋补、温补药相伍，补中有泻，补而不腻。于诸补阴之品中加入少量桂枝、附子，温而不燥，直补肾阳，以助气化，如是肾气振奋，诸症自除。

【医案选录】

1. 腰痛案

此方证所治之腰痛乃肾阳不足所致。临床辨证中常见腰部疼痛，牵引少腹，遇寒加重，得暖稍减，舌质淡，苔薄白，脉沉细。若气虚者加黄芪、人参；有瘀者加乳香、没药、桃仁、红花；湿重者加苍术、薏苡仁。现举临床治验。

周某，男，29岁，1975年11月25日诊治。

现病史　素体虚弱，正值冬季，跌伤腰部，疼痛如刺，曾用针灸、吗啡、跌打丸、当归注射液等治疗，疼痛稍减，但心烦欲呕，纳差，少腹结痛，5日未大便，并感腰痛缠绵不愈。

症见　面色㿠白，舌质紫黯，手足凉，腰部刺痛，牵引少腹，胀痛拘急，遇寒加剧，脉沉涩。

辨证　此属肾阳不足，瘀血内停。

治则　温补肾阳，活血化瘀。

处方　熟地24g，大黄24g，山萸肉12g，山药12g，桂枝12g，炮附子12g，丹皮9g，茯苓9g，泽泻9g，乳香9g，没药9g，桃仁15g，红花15g。

服上方2剂，大便通利，便色黑暗，腰痛减轻，少腹痛已除，继服上方，去大黄加黄芪60g，5剂而愈。

2. 遗精案

此方证之遗精乃肾阴肾阳俱虚所致。临床辨证中常见四肢厥冷，夜眠多梦，身疲遗精，腰膝酸软，腹部冷痛，舌淡苔白，脉沉细。若于方中加入龙骨、牡蛎其效更佳。现举临床治验。

兰某，男，36岁，1978年8月15日诊治。

现病史　病人素体亏虚，夜眠多梦，遗精，以往多服滋阴降火之剂，初服病情稍轻，继服则病情如故，更添身疲无力、腰膝酸软、腹凉、夜眠多梦、遗精、四肢厥冷等症。

症见　面黄少华，舌淡苔白，脉沉细。

辨证　此属阴阳俱虚。

治则　温肾壮阳，涩精益肾。

处方　熟地24g，山萸肉12g，山药12g，丹皮9g，茯苓9g，泽泻9g，甘草9g，桂枝6g，炮附子6g，龙骨15g，牡蛎15g。

上方服4剂后，诸症减轻，继服5剂，遗精亦愈。

随访2年未见复发。

3. 自汗案

此方证所治之自汗乃肾阴虚衰、肾阳不固所致。临床辨证中常见汗出淋漓，身倦无力，腰膝酸软，形寒肢冷，小便清长，舌质淡，苔白，脉沉弱无力。若加龙骨、牡蛎、人参、黄芪，其止汗效力更著。现举临床治验。

海某，男，35岁，1976年8月15日诊治。

现病史　因房室不节，常觉头晕，心悸，腰膝酸软，身倦，汗出淋漓，浸湿衣被，形寒肢冷，小便清长，气短。4个月前，曾出现手足厥冷，大汗淋漓，神志昏迷之症，经抢救好转。继服温补气血之品无效，并常汗出淋漓，服用调节植物神经功能药物效果亦不佳。

症见　面色㿠白，舌淡，苔薄白，脉沉弱无力。

辨证　此为肾阳虚衰，卫阳不固。

治则　温补肾阳，固表止汗。

处方　熟地15g，山萸肉15g，山药15g，茯苓15g，肉桂4.5g，炮附子（先煎）9g，五味子9g，龙骨30g，牡蛎30g，红参6g。

服3剂后汗止，精神好转，症状减轻，上方继服5剂而愈。

4. 气喘案

此方证所治之气喘乃肾阳不足，肾不纳气所致。临床辨证中常见气喘自汗，形寒肢冷，食少便溏，形体消瘦，小便不利，舌质淡，苔薄白，脉细无力。若加人参、黄芪、五味子等其纳气平喘之力更佳。现举临床治验。

丁某，男，58岁，1977年11月21日诊治。

现病史 患支气管炎合并肺气肿8年，遇寒则气喘发作。近日由于天气渐寒，气喘发作严重，动则喘甚，不能平卧，服发散风寒之中药和止喘西药，均无明显好转。

症见 面色青黑，形体消瘦，身疲乏力，气喘自汗不得卧，喘极牵引少腹，形寒肢冷，食少便溏，小便不利，舌质淡，苔薄白，脉细无力。

辨证 此为阳气不足，肾不纳气。

治则 温补肾阳，纳气平喘。

处方 熟地24g，山药12g，山萸肉12g，丹皮9g，茯苓9g，泽泻9g，红参9g，五味子15g，补骨脂15g，黄芪60g，肉桂6g，炮附子6g。

上方服3剂后气喘减轻，继以上方增山药为30g，加杏仁、厚朴各12g，连服10剂而愈。2年后追访复发。

5. 消渴案

此方证所治之消渴乃肾阴肾阳俱虚所致。临床辨证中常见小便频数量多，形寒肢冷，形体消瘦，多饮多食，腹部冷痛，舌淡，苔白，脉细无力。若在方中加入补骨脂，其效更佳。现举临床治验。

李某，女，26岁，1976年8月21日诊治。

现病史 素体虚弱，常感腰膝酸软，身倦无力，后脑疼痛，口渴多饮，腹部冷痛，小便频数量多，尿有甜味，月经错后，近日体重日渐减轻。

症见 形体消瘦，面色黧黑，舌淡，苔白，脉细无力。

辨证 此为肾阳不足。

治则 益肾温阳。

处方 熟地24g，山萸肉12g，山药12g，丹皮9g，茯苓9g，桂枝15g，附子15g，补骨脂15g。

服2剂后阳虚之证减轻，继而头晕腰酸之阴虚证出现，仍以上方减桂枝、附子各为3g，服6剂后诸症减轻，能上班工作。

体会 肾气丸是温补肾阳的代表方剂，适用于肾阳不足或肾阴阳两亏的虚寒证，凡属命门火衰，阴虚内生，水气不化，脐腹疼痛，腰膝酸软，形寒尿多之症，可用此方加减治疗。

仲景云："虚劳腰痛，少腹拘急，八味肾气丸主之"，充分证明了运用本方须具备肾阳虚和阴阳俱虚之症。唐祖宣在临床中常改丸为汤剂，疗效更佳；临床运用本方加减治疗小便频数量多，身倦无力，多梦遗精的阳虚证，以及咽喉肿痛，口舌生疮的虚火上炎之证，疗效亦满意。但临床必须掌握形寒肢冷，脉象沉细，舌淡，苔白等为此方证的辨证要点。

注意此方的随症加减，是提高疗效的关键。临床对于水气不化，以此方加五苓之辈以温阳行气化水；对于虚火上炎以本方酌加清上之品以标本兼治，收效甚速。则观其脉症，随症治之，用时还须注意本方剂量的变化，尤其君药附子，其用量更应随症而异。我们曾治一虚火上炎病人，前医投用肾气汤，服后烦躁妄动，病情加剧，后邀诊治，视其脉症，肾气丸证无疑，但病反加剧，其因由于桂、附用至12g，剂量过大，温下寒而反助上热所致，复以此方，改桂、附为3g，服后即愈。对于实热之证，本方则在禁忌之列。

【原文】

虚劳诸不足，风气①百疾，薯蓣丸主之。

[薯预丸] 方

薯蓣三十分　当归　桂枝　曲　干地黄　豆黄卷各十分　甘草二十八分　人参七分　芎劳　芍
药　白术　麦门冬　杏仁各六分　柴胡　桔梗　茯苓各五分　阿胶七分　干姜三分　白敛二分　防
风六分　大枣百枚,为膏

上二十一味,末之,炼蜜和丸如弹子大,空腹酒服一丸,一百丸为剂。

【词解】

①风气:风为百病之长,风能夹冷、夹湿、夹温、夹燥等六淫侵入人体,从而能引起多种
疾病。

【提要】　本条指出虚劳病兼有风气的治法。

【原文分析】

本条论述气血两虚兼患风气的治法。

本条虚劳诸不足,系指阴阳气血皆不足,属全身性虚劳病,与黄芪建中汤证的诸不足,是重
在脾的虚劳略有差别,从用方来看,本条似重在气血虚。"风气百疾",是指感受外邪(含六淫之
邪)所引起的多种疾病,因风为百病之长,故名。这些外感病包括头痛,头眩,肢痛,麻木等。
此即《内经》所谓"邪之所凑,其气必虚"的正虚感邪之体。

治疗上,若祛邪则伤正,补益气血则恋邪,故必须扶正祛邪,以扶正为主,寓祛邪于扶正之
中,使正复邪除。

这是虚劳病的一种特殊情况,故治疗不能守补气益血,或滋阴扶阳之法,而须用扶正驱邪法,
临床必须细心辨证,衡量邪正两方面的情况,正虚为主者,治疗重在扶正,兼驱邪。本条证治属
于这种情况。

【治法】　健脾调中,滋阴养血,祛风散邪,理气开郁。

【方解】

方中用薯蓣健脾;人参、白术、茯苓、干姜、豆黄卷、大枣、甘草、曲益气调中;当归、芎
劳、芍药、地黄、麦冬、阿胶滋阴养血;柴胡、桂枝、防风祛风散邪;杏仁、桔梗、白蔹理气开
郁,诸药相合,共奏扶正祛邪之功。

【原文】

虚劳虚烦①不得眠,酸枣汤主之。

[酸枣汤] 方

酸枣仁二升　甘草一两　知母二两　茯苓二两　芎劳二两深师有生姜二两

上五味,以水八升,煮酸枣仁得六升,内诸药煮取三升,分温三服。

【词解】

①虚烦:指阴血亏虚,虚热内扰而引起心中烦乱不安。

【提要】　本条指出虚劳阴虚失眠的证治。

【原文分析】

既属虚劳,又表现为"虚烦",显然为阴虚内热,"阴虚则目不瞑",所以不得眠。"虚烦不得
眠"的特点是心中郁郁而烦扰不宁,虽卧却不能安然入睡。究其所成,乃因肝阴不足,虚热内扰
心神所致。因肝阴充足,则魂藏于肝而能寐,若肝阳虚则不能藏魂,故失眠;阴虚则生热,虚热
内扰于心神,故心中郁郁而烦扰不宁,心神被扰,神不守舍,也不能寐,所以本证失眠的主因在
肝,亦涉及心,皆由阴虚所致。故治当养阴补虚,清热除烦,方用酸枣仁汤。

【治法】　养阴清热,安神宁心。

【方解】

方中重用酸枣仁养肝阴，安心神；茯苓、甘草宁心安神；知母清虚热除烦；川芎理血疏肝。

酸枣仁汤与《伤寒论》中栀子豉汤、黄连阿胶汤均可治疗虚烦不得眠，其比较如下（表6-1）。

表6-1　酸枣仁汤与栀子豉汤、黄连阿胶汤的比较

方名	酸枣仁汤	栀子豉汤	黄连阿胶汤
脉症	心中郁郁而烦，躁扰不宁，虽卧却不能安寐，心悸，头目眩晕，脉细弦	虚烦不得眠，心中懊憹，反复颠倒，脉弦细	心中烦热，失眠，口干咽燥，脉细数
病机	虚劳病肝阴不足，虚热内扰心神	外感伤寒，余热内扰胸膈	少阴病，阴虚阳亢，心肾不交
治法	养血安神，清热除烦	宣郁清热	滋阴降火，除烦安神

【原文】

五劳①虚极②，羸③瘦腹满④，不能饮食，食伤、忧伤、饮伤、房室伤、饥伤、劳伤、经络荣卫气伤；内有干血，肌肤甲错⑤，两目黯黑⑥，缓中补虚⑦，大黄䗪虫丸主之。

［大黄䗪虫丸］方

大黄十分，蒸　黄芩二两　甘草三两　桃仁一升　杏仁一升　芍药四两　干地黄十两　干漆一两　虻虫一升　水蛭百枚　蛴螬一升　䗪虫半升

上十二味，末之，炼蜜和丸小豆大，酒饮服五丸，日三服。

【词解】

①五劳：《素问·宣明五气》篇曰："久视伤血，久卧伤气，久坐伤肉，久立伤骨，久行伤筋，是谓五劳所伤。"也有作心劳、肺劳、脾劳、肝劳、肾劳者，此处泛指多种过极所致的致病因素伤人。

②虚极：因五劳七伤、久病导致人体虚损，发展到严重程度，故称为虚极。

③羸：弱也。

④腹满：自觉症，因腹中有瘀血留着，重则结聚成块，从外形看，虽腹不胀，而病人自觉腹中胀满。

⑤肌肤甲错：皮肤枯燥如鳞甲。

⑥两目黯黑：谓白眼球呈青暗色，或谓自觉视物暗黑不清，两者皆为瘀血内停的症状之一。

⑦缓中补虚：指虚劳兼瘀血证的治法，攻补兼施，且峻剂丸服，意在缓攻渐消，以达到扶正补虚不留瘀，破血祛瘀不伤正的目的。

【提要】　本条指出虚劳有瘀血的证治。

【原文分析】

"五劳"，即《素问·宣明五气》篇"久视伤血，久卧伤气，久坐伤肉，久立伤骨，久行伤筋"，最终可导致五脏气血亏损。"七伤"，其中食伤、忧伤、饮伤、房室伤、饥伤、劳伤属因，而经络营卫气伤属果，即由于五劳过度、饮食失节、七情失度、房室不节、劳倦太过、饥饱不匀等诸因，使脏腑亏损，久虚未复，便发展到严重程度，表现为形体消瘦，所以原文指出"虚极羸瘦"。脏腑虚损，功能必然失调，以致营卫气血，运行障碍，气机不畅，血行瘀滞，渐则形成瘀血。气机不畅，脾胃运化失常，所以病人自觉腹满，不能饮食，瘀停日久，则新血不生；瘀久又可化热伤阴，因其瘀血内阻，阴血亏乏，所以称为"干血"。瘀阻血虚，皮肤失濡，两目失养，故肌肤甲错、两目黯黑。此为虚劳兼有瘀血之征，治宜缓中补虚，方用大黄䗪虫丸治疗。

【治法】　缓中补虚。

【方解】

方中大黄、䗪虫、水蛭、虻虫、蛴螬、干漆、桃仁活血化瘀以攻邪；芍药、干地黄养阴益血；白蜜、甘草健脾益气；黄芩清热；杏仁理气，共奏扶正之功。本方为久病血瘀的缓方。

本方虽有大队攻逐瘀血之品，但以蜜为丸，意在缓攻。且方中配伍益气滋阴血之品，兼有补虚之功，服用本方能达到祛瘀不伤正，扶正不留瘀的作用，所以称为"缓中补虚"。

方中破血祛瘀药虽多但用量少，破瘀而不伤正；补虚之药虽少而用量大，能扶正而不留瘀，诸药共奏缓消瘀血之功，达到扶正不留瘀，祛瘀不伤正，瘀去而新血生的目的。

【原文】

附方：

《千金翼》［炙甘草汤］一云：复脉汤　治虚劳不足，汗出而闷，脉结悸，行动如常，不出百日，危急者十一日死。

甘草四两，炙　桂枝　生姜各三两　麦门冬半升　麻仁半升　人参　阿胶各二两　大枣三十枚
生地黄一斤

上九味，以酒七升、水八升，先煎八味，取三升，去滓，内胶消尽，温服一升，日三服。

【原文分析】

虚劳诸不足，是指久病气血阴阳亏虚，阳气虚，卫外不固。心气不畅，故汗出而胸闷。心虚，阴血不足，血流不畅故脉象结代，心动悸。行动如常人，但因久病正气衰败，随时都可能发生危险的现象，当引起注意。治宜补心气，养心血，用炙甘草汤。

【方解】

方中重用甘草配人参、大枣补益心气；阿胶、地黄、麦冬、麻仁养心血；生姜、桂枝、酒温阳行血。由于本方重在补益心血，如心血旺盛，脉行畅通，则脉结代，心动悸自然消失，故一云复脉汤。

【原文】

《肘后》[1]［獭肝散］治冷劳[2]，又主鬼疰[3]一门相染。

獭肝一具，炙干末之，水服方寸匕，日三服。

【词解】

①《肘后》：即《肘后备急方》的简称。

②冷劳：属寒性虚劳证。

③鬼疰：疰同注，一人死，另一人复得，交相移易，交相灌注，应属传染病范畴。因其病邪隐僻难见，似有鬼邪作祟，故名鬼注。

【原文分析】

此方出自《肘后备急方》卷一治尸注鬼注方。然主治中无"冷劳"。獭肝养阴清热，宁嗽止血，治虚劳骨蒸潮热、盗汗咳嗽、咯血等，故可用于劳瘵。

第七章 肺痿肺痈咳嗽上气病脉证治

【原文】

问曰：热在上焦者，因咳为肺痿，肺痿之病，从何得之？师曰：或从汗出，或从呕吐，或从消渴，小便利数，或从便难，又被快药①下利，重亡津液，故得之。

曰：寸口脉数，其人咳，口中反有浊唾涎沫②者何？师曰：为肺痿之病。若口中辟辟燥③，咳即胸中隐隐痛，脉反滑数，此为肺痈。

咳唾脓血，脉数虚者为肺痿，数实者为肺痈。

【词解】

①快药：指峻猛攻下药。

②浊唾涎沫：浊唾指稠痰；涎沫指稀痰。

③辟辟燥：辟辟，形容干燥。辟辟燥，指口中干燥较甚。

【提要】 本条论述肺痿的成因，肺痿、肺痈的脉证，以及两者的鉴别诊断。

【原文分析】

本条分作三段论述。

从条文开始至"故得之"为第一段，叙述了虚热肺痿的病因，从条文所述可知，导致"热在上焦"的原因很多，归纳起来，大致有四种情况：①过多的汗出，津液从皮毛而泄；②过分的呕吐，津液从上而伤，致化源告竭；③患消渴小便频多，津液从下而出；④大便燥结，使用峻剂攻下太过，津液从下而夺，伤津液虽有汗、吐、利下等途径的不同，但所引起的病理变化是一致的，即津伤则阴虚，阴虚则生内热，内热灼肺，导致"热在上焦"的病理结果。

肺为娇脏，喜润恶燥，主宣发肃降，虚热熏灼于肺，使其宣降失常，肺气逆而为咳。日久不愈，肺之气阴两伤，气伤致肺气痿弱不振，不能敷布津液，反煎熬成痰，阴伤肺失于濡养，加之虚热熏灼，致肺叶枯萎不用。因此，热在上焦与气阴两伤是形成虚热肺痿的基本病理。

第二段从"寸口脉数"至"咳唾脓血"，指出了肺痿、肺痈的主症。肺痿的主症是咳吐浊唾涎沫，寸口脉数。寸口主候上焦，脉数主有热，寸口脉数，反映了"上焦有热"的病理变化。为什么说"口中反有浊唾涎沫"呢？"反"字的用意何在？因为"上焦有热"来源于"重亡津液"，津液重亡本当无痰，此处有痰，故曰"反"，用以强调肺痿的病机特点：由于久咳伤肺，肺气虚，津液不得敷布，反停蓄在肺，受热熏灼变成稠痰白沫，随肺气上逆而咳出。肺痈的主症是口中干燥，咳嗽时胸中隐痛，咳唾脓血，脉滑数。邪热入肺，灼伤营血津液，口中失濡而见辟辟干燥，高学山谓"辟辟，闭塞坚实之声"（《高注金匮要略》）；热邪壅滞，气道不利，故咳时胸中隐隐作痛；血肉腐败，痈脓已溃，则症见咳吐脓血；热盛气壅，邪正交争，脉见滑数。用一"反"字意在强调与肺痈初起"寸口脉微而数"（参第二条）相鉴别。

最后一段为第三段。从脉象上阐述肺痿与肺痈的区别。肺痿之脉虚数无力，因其病机为重亡津液，热在上焦，气阴两伤，病变以"虚"为特点；肺痈之脉滑数有力，因其病机为邪热聚肺，气血壅盛，邪气实而正气不虚，病变以"实"为特点（表7-1）。

表 7-1　虚热肺痿与肺痈的比较

病名	虚热肺痿	肺痈
病机	气阴两虚，痿弱不振	邪热聚肺，血肉腐败
脉症	咳，多唾浊沫，脉数虚	咳，胸中隐痛，口中干燥，咳唾脓血，脉数实
治法	益气养阴，清热	清热解毒排脓

【原文】

问曰：病咳逆，脉之①，何以知此为肺痈？当有脓血，吐之则死？其脉何类②？师曰：寸口脉微③而数，微则为风，数则为热；微则汗出，数则恶寒。风中于卫，呼气不入；热过④于荣，吸而不出；风伤皮毛，热伤血脉；风舍⑤于肺，其人则咳，口干喘满，咽燥不渴，多唾浊沫⑥，时时振寒。热之所过，血为之凝滞，蓄结痈脓，吐如米粥。始萌⑦可救，脓成则死。

【词解】

①脉之：脉，此作动词，为诊断之意；之，代词，指病人。

②其脉何类：脉，此代表证候；类，类别，分析。全句意为：肺痈证候产生的机理何在？

③微：作浮字理解。《金鉴》曰：脉微之三"微"字，当是三"浮"字。

④过：作至或入字解，下"过"字同。

⑤舍：作留字解。

⑥浊沫：即前条的浊唾涎沫。

⑦始萌：病的开始阶段。

【提要】　本条论述肺痈的病因、病机、脉证和预后。

【原文分析】

肺痈以咳吐脓血为特征，此处提出"吐之则死"，意在强调痈脓已溃，气阴大伤，虽有吐脓血症状，也不可用催吐之法，再伤正气，否则将导致不良后果。肺痈的病因从其"寸口脉浮而数"，可知是由于感受了风热病邪，与一般风热外感不同的是，肺痈病一开始就有"风伤皮毛，热伤血脉"的病理变化，这是肺痈的病机特点所在，而且"热伤血脉"贯穿于肺痈的全过程，从初期的"热过于荣"，"热伤血脉"至酿脓期的"热之所过，血为之凝滞"，到溃脓期的咳吐脓血，都说明了这一点，鉴于此，应把肺痈表证期与一般风热外感区别开来，以免延误治疗。

根据本条所述，肺痈的病变过程，大致可分为表证期、酿脓期和溃脓期三个阶段。

（1）表证期：条文"寸口脉浮而数……热伤血脉"，这一段论述了风热病邪初犯人体所引起的一些病理变化；风热二邪虽合而致病，但各自侵犯的部位有所侧重，风伤皮毛中于卫出现发热、汗出、咳嗽、脉浮数等症；热伤血脉入于营，卫阳与之相争于里，表阳不固，症见恶寒，此乃"数则恶寒"之机理，肺痈初期"风伤皮毛，热伤血脉"的病机变化，可导致两种转归：①"风中于卫，呼气不入"。呼气向外，与不入同意，风邪中于卫，病位较浅，易于驱出。②"热过于荣，吸而不出"。吸气向内，与不出同意，热邪入于营，病位较深，不易驱出。肺痈表证期的恶寒发热与一般风热外感的恶寒发热症状相似但病机殊异，因此，在治疗上，单纯的解表剂不能取效，必须是解表与清热解毒同用，而且清热解毒这一法则应自始至终贯穿于肺痈的治疗过程中。

（2）酿脓期：即条文"风舍于肺……时时振寒"这一段。由于热邪壅滞，肺气不利，症见喘满；津液不布，痰涎内结，则多唾浊沫；热入营血，营阴受损，则口干咽燥不渴，此即尤怡所说"热在血中，故咽燥而不渴"《金匮要略心典》。"时时振寒"一症，是酿脓期特有的症状，可由表证期的恶寒发展而来，因此，该症可出现于肺痈的各个阶段，只是程度不同而已。其产生机理，尤怡认为"热盛于里，而外反无气，为时时振寒"《金匮要略心典》，即热毒盛于里，正气与之相争于里，卫外失司；或因热邪壅滞，肺气郁遏不得外出，卫外失职所致。酿脓期邪正相争剧烈，是病变的转折期。

（3）溃脓期：即"热之所过……脓成则死"这一段。此期概括了痈脓形成的全过程；热邪壅盛所犯之处，血液凝滞，继而腐溃，此期主要症状有：咳吐米粥样的腥臭脓痰、胸痛、振寒脉数。肺痈病至溃脓期，邪气渐衰，正气渐虚，病势趋于平缓，条文中"脓成则死"与"始萌可救"相对而言，意在说明肺痈应早期治疗，待到脓成再治，则比较困难，而且预后也较差。

【原文】
上气①，面浮肿，肩息②，其脉浮大，不治；又加利，尤甚。

【词解】
①上气：指气逆而喘。
②肩息：息，指呼吸。肩息，呼吸时两肩上耸，是呼吸极端困难的表现，又称"息摇肩"。

【提要】　本条论述上气证的虚实两种病情。

【原文分析】
上气有虚、实之异，判断此上气属正虚欲脱的根据是症见"上气，面浮肿，肩息，其脉浮大"，却曰"不治"，因前述脉症无论虚实俱可出现。若实者，多由邪实壅肺，肺失宣肃，气逆于上，只要祛邪宣肺，降气平喘，则诸症便解；唯正虚见之，常因肾气虚衰，不能摄纳，正衰难复，则治非易事。显然，本条属于后者。由于肾气虚衰，不能纳气归元，故呼多吸少，气逆而喘，甚则出现息肩；阳虚不化，水气上溢，则面浮肿；阳虚气衰，欲脱于上，所以脉浮大必无力，而且按之无根，此又是辨别虚实的关键。上气若见此脉，表示肾气衰竭，阳将上脱，病属危笃，预后往往不好，故曰"不治"，此际若再见下利，必然有阴竭于下之患，阴阳既欲离，病势更属险恶，所以较"不治"证"尤甚"。当然，原文提到的"不治"是强调正虚欲脱上气证病情危重，预后不良，如果救治得法，亦可转危为安，并非绝对"不治"。

【原文】
上气，喘而躁者，属肺胀①，欲作风水，发汗则愈。

【词解】
①肺胀：证名，指咳嗽上气病中，内外合邪，邪实气闭，肺气胀满的一种实证。

【提要】　本条论述邪实气壅上逆证的特点及预后。

【原文分析】
肺胀，即肺气胀满不得宣降，病得之非一日，宿患咳嗽、气喘，气机宣降不畅致痰饮内停，今偶感风寒，外束肌表，内动痰饮，痰涎壅滞，气机闭郁，则胸闷烦躁；肺气壅闭，不能通调水道，下输膀胱，水气泛溢肌表，有欲作风水之势，因本证非一般喘咳所比，所以说"属肺胀"。治疗当用发汗的方法，发汗使外寒内饮从汗而解，又可使肺气得以宣降，逆者下降，水道通调，饮有去路，则肿可消，烦躁喘逆得除。

【原文】
肺痿吐涎沫①而不咳者，其人不渴，必遗尿、小便数。所以然者，以上虚不能制下故也。此为肺中冷，必眩、多涎唾②，甘草干姜汤以温之。若服汤已渴者，属消渴。
　　［甘草干姜汤］方
　　甘草四两，炙　干姜二两，炮
　　上㕮咀，以水三升，煮取一升五合，去滓，分温再服。

【词解】

①吐涎沫：指吐出白色轻浮的稀涎。

②多涎唾：指口中唾液连绵不断。

【提要】　　本条论述虚寒肺痿的证治。

【原文分析】

第一条将虚热肺痿"重亡津液"、"热在上焦"的病因，"因咳为肺痿"的机理，"浊唾涎沫"的主症等，均已详述。本条所论肺痿仅吐涎沫，并不咳嗽，口亦不渴，却见遗尿、小便数等症，何故？

肺痿临床以虚热为多见，如因误治，或久延不愈，阴损及阳，则虚热可以转化为虚寒，故虚寒肺痿，一因素体阳虚，肺中寒冷；一因虚热肺痿转化所致，而虚寒肺痿亦有转化为虚热肺痿的可能。

肺居胸中，上焦阳虚，则不能化气，气虚则不能化津，故吐涎沫；病属上焦虚寒，无气上逆，故不咳不渴。

肺主治节，因肺中寒冷，津液不能敷布，治理调节功能失职，所以出现小便频数甚至不禁的现象，故文中指出"上虚不能制下故也"。因冷则气沮（沮，阻止之意），肺金不用，气化无权。

眩因上焦阳虚，清阳不升，所谓"上虚则眩"是也；肺中虚寒，气不摄津，故"多涎唾"。

既然肺痿属于虚寒，因此用甘草干姜汤温其虚寒，复其阳气。

【治法】　　温肺复气。

【方解】

方中用甘草、干姜辛甘化阳，以温肺寒而复阳气；甘草甘平，干姜辛温，辛甘合用，重在温中焦之脾阳。脾属土，肺属金，土为金之母，故培土以生金，肺喜温而恶寒，所以通过温脾阳的手段，达到复肺气的目的。肺中冷而温脾阳，亦乃"虚则补其母"之法也。

【医案选录】

1. 咳嗽、遗尿案

此方证所治之咳嗽、遗尿的病机为肺中虚冷，阳气不振，失去通调水道之功所致。临床辨证中常兼见咳嗽吐痰，痰多稀白，形体消瘦，面色萎黄，舌淡苔白，咳即遗尿，脉沉细或虚数等症。

此方治疗脾胃虚寒，肺中虚冷伴发的肺结核、气管炎、肺源性心脏病（简称肺心病）而见遗尿者，多能获效，尤对老年性哮喘伴发咳即遗尿投之多效。甘草用量必大于干姜一倍。现举临床治验。

宁某，女，58岁，1968年11月25日诊治。

现病史　久有肺结核、气管炎病史，经常低热、盗汗、咳嗽。近3年来，气喘加重，入冬尤甚，经检查确诊为肺心病，久病缠绵，时轻时重，由于咳即遗尿而诊治。

症见　形体消瘦，咳吐白痰，自觉身凉，咳即遗尿，浸湿棉裤，胸闷气喘，不能平卧，四肢欠温，舌质淡，苔白腻，脉沉细。

辨证　此为肾阳虚衰，气虚下陷。

治则　温补肾阳，益气固正。

处方　熟地24g，山萸12g，山药12g，陈皮12g，半夏12g，丹皮9g，茯苓9g，黄芪30g，白术15g，桂枝4.5g，附子4.5g。3剂，水煎服。

服药后，咳喘稍减，但饮食欠佳，余症同前，乃求治于周先生（著名老中医周连三）。周师观其脉症，谓："此乃中阳虚衰，运化无权，土不生金则肺痿，肺痿失去肃降之力，不能通调水道，故咳而遗尿，病机为肺中虚冷，阳气不振，上虚不能制下也，乃甘草干姜汤证无疑。"遂处：甘草30g，干姜30g。

服煎 3 剂，遗尿、咳嗽均减轻。二诊时原方增甘草为 60g，3 剂，症状基本控制，继用肾气丸加减调治而愈。

2. 吐血案

吐血之症属热者常有，而属寒者亦非少见。此方证之吐血乃脾胃虚寒，脾失统血所致。

热证之吐血常见面色微赤，神气充实，舌边尖微红，表情烦躁，呼吸粗壮，口干便秘，脉弦数有力等症；而此方证之吐血常见精神委靡，呼吸均匀，口润，便调，面色苍白，吐血暗红，痰涎清稀，舌淡，苔白，脉沉细或微弱无力等症。

周连三常以此方治疗脾胃虚寒之吐血症，疗效甚捷。唐祖宣常以此方加青柏叶、半夏治衄血亦有较好的疗效，易干姜为君，用量以 15～30g 为宜。现举临床治验。

孙某，男，46 岁，1981 年 1 月 23 日诊治。

现病史　1975 年胃病发作，吐血近 1000ml，就诊于唐祖宣，以甘草干姜汤治愈。昨日因食生冷突发胃疼，旋即吐血近 500ml，色呈暗红，急诊于唐祖宣。

症见　形体消瘦，面色苍白，腹胀，胃中觉冷，短气懒言，咳嗽吐涎沫，晨起至今又吐血 3 次，每次 20～30ml，饮食不下，四肢欠温，舌淡，苔白多津，脉沉细无力。

观其病状，以止血为急务，急处仙鹤草针，高渗葡萄糖静脉滴注，三七参 5g 冲服。

用药一日，症状未见明显改善，仍时时吐血，气短声微，病人述上次吐血多方治疗无效，后以处方 5 剂服 3 剂而愈，今又吐血，是否以原方一试，追问乃甘草干姜汤，脉证合参。

辨证　亦属胃阳虚寒。

处方　干姜 30g，青柏叶 30g，甘草 15g，半夏 15g。

服药 1 剂，血止阳回，四肢转温，食纳增加，精神好转，继以上方加减调治而愈。

3. 胃痛、便血案

此方证所治之胃痛乃胃阳不足，阴寒凝结所致。临床辨证中常见不思饮食，遇寒加重，口吐涎沫，大便溏薄，色呈暗紫，舌淡，苔白多津，脉沉迟。

唐祖宣常以本方加灶心土治疗胃痛、便血亦取得满意效果。现举临床治验。

许某，男，23 岁，1974 年 10 月 21 日诊治。

现病史　患胃痛 10 年，经钡餐透视确诊为"十二指肠溃疡"。化验血：白细胞计数 14.8×10⁹/L，中性粒细胞 0.82，淋巴细胞 0.18，血红蛋白 90g/L。先后服药近千剂，多处求治无效。近日来胃疼加重，大便下血，色呈暗紫，化验大便潜血（阳性），以清热解毒合并服西药氢氧化铝（胃舒平）等药，病情仍无转机。

症见　面色黧黑，形体消瘦，胃中冷痛，遇寒加重，口吐酸水，食纳欠佳，二便清利，大便下血，手足厥冷，便色紫暗，舌苔白，脉沉迟无力。

辨证　此属脾胃虚弱，中阳不足。

治则　温中健脾，益气摄血。

处方　黄芪 30g，白术 15g，潞参 15g，当归 15g，元肉 15g，茯苓 15g，甘草 12g，枣仁 12g，远志 6g，木香 6g。4 剂，水煎服。

服药后少效，详审脉症，患病日久，中阳虚衰。遂处：甘草 30g，干姜 30g，灶心土 60g。

服药 3 剂，胃疼减轻，大便下血减少，上方加半夏、陈皮各 15g，服 30 余剂而愈。

体会　《伤寒论》中此方为阳虚阴盛，阴阳格拒而设，《金匮要略》则为治肺痿而用，仲景既辨病又辨证，症状虽异，病机则同，辨证属阳虚阴盛，津不上承之四肢厥冷、烦躁吐逆、肺痿、遗尿之症，均可以此方加减施治。

干姜味辛性燥，温中燥湿，为去寒助阳之佳品。凡脾胃虚寒，中气下陷可医；肺虚咳嗽，胃寒呕血可治。温中须生，止血须炮。仲景方中干姜每用 1～2 两，亦用至 4 两。虽燥烈而属无毒之品，有干姜之燥，方能祛湿健脾，中阳得补也。对阳虚阴盛者，每用 15g，亦可用至 30g，未见任何不适。

甘草味辛性平，周先生总结几十年临床经验用甘草时说："考仲景《伤寒论》、《金匮》250余方中用甘草有 120 方之多，很多方剂以甘草为君，焉只起调和诸药之功能；可知此药只要用之得当建功非浅，仲景方中此药为君，用至 4 两，为我们大剂运用开创了先河。"在临床中大量运用，个别病人见到服后面目虚浮、尿少者，停药即消。

掌握药物的加减，乃是提高疗效的关键。临床中肺虚咳嗽加五味子；吐血、呕血加青柏叶、半夏；大便下血加灶心土；肺痿重用甘草；脾虚重用干姜。但尚须掌握：脉数、舌红绛、苔黄燥、发热等热证，在禁忌之列。

【原文】

咳而上气，喉中水鸡声①，射干麻黄汤主之。

[射干麻黄汤] 方

射干十三枚　一法三两　麻黄四两　生姜四两　细辛　紫菀　款冬花各三两　五味子半升　大枣七枚　半夏大者洗，八枚　一法半升

上九味，以水一斗二升，先煮麻黄两沸，去上沫，内诸药煮取三升，分温三服。

【词解】

①水鸡声：水鸡，蛙也。水鸡声，形容喉间痰鸣声连连不绝，犹如水鸡之鸣。

【提要】　本条论述寒饮郁肺的咳喘证治。

【原文分析】

咳嗽，喘急，伴喉中痰鸣声，即是临床所见的哮喘。本证由于寒饮射肺，致肺气逆而不降发为喘咳，寒痰水饮随逆气上壅喉间，呼吸出入之气与之相搏，由于痰阻其气，气触其痰，痰气相击，故喉间痰鸣如水鸡声。

病属寒饮射肺，治以射干麻黄汤散寒宣肺，降逆化痰，方中射干、麻黄用作主药，并冠为方名，因麻黄散寒宣肺力强，又是平喘的要药，射干祛痰利咽，尤其善开痰结，而且以射干之苦寒配麻黄之辛温，共收辛开苦降、宣降肺气之功；细辛散寒饮助气机升发；半夏、紫菀、款冬花降逆气止咳化痰湿；五味子兼制麻、姜、辛之散，有祛邪不伤正之功，用以为辅；生姜既助麻黄散寒，又助细辛化饮，与大枣相伍，尚可和胃安中。全方宣肺散寒，祛痰平喘，为治寒痰哮喘常用有效之方。

【治法】　散寒宣肺，降逆化痰。

【方解】

方中麻黄、细辛温经散寒，开肺化饮；款冬花、紫菀温肺止咳；半夏、生姜涤痰降逆；射干开利咽喉气道；五味子酸收肺气，以监制麻黄、细辛之散；大枣安中扶虚，调和诸药，使邪去而不伤正，为寒饮咳喘常用的有效方剂。

【原文】

咳逆上气，时时唾浊①，但坐不得眠，皂荚丸主之。

[皂荚丸] 方

皂荚八两，刮去皮，用酥炙②

上一味，末之，蜜丸梧子大，以枣膏和汤服三丸，日三、夜一服。

【词解】

①唾浊：吐出胶稠的浊痰。

②酥炙：酥，为牛或羊奶所制的油。酥炙，即将酥涂于皂荚上，然后用火烘制。

【提要】　本条论述浊痰壅肺的咳喘证治。

【原文分析】

时时乃频频之意；浊为稠痰之称；痰浊壅塞，肺失清肃，气机不利，故咳喘气逆。

稠黏之痰，不断随上气而出，故曰"时时唾浊"。

咳喘，时时吐出浊痰，喘逆之候理应随之缓解，而本证虽频频吐出浊痰，却只能坐而不能卧，此乃肃降无权。胸中壅塞之气过盛，膈上胶固之痰难拔，虽能吐出部分浊痰，亦微不足道，卧则气逆更甚，所以但坐不得眠。视此痰壅气闭之重证，故用涤痰去垢之皂荚与扶正顾脾之大枣合用，使壅塞之痰浊扫而去之。

方中皂荚味辛，除痰之力最猛；酥炙蜜丸，以润其燥烈；佐以枣膏和服，使痰除而不伤正耳。

既然痰浊壅盛，有痰壅气闭之危，不用汤剂之荡涤而用"丸"者，正如魏念庭所说"皂荚丸主之……用丸俾徐徐润化，自上而下，而上部方清，若用汤直泻无余，不能治上部之胶凝矣"。

【治法】　峻涤顽痰。

【方解】

本证之痰浊有胶固不拔之势，若不迅速扫除，则可能有痰壅气闭的危险，故用除痰最猛的皂荚丸治疗，以峻涤顽痰，畅通气道。皂荚涤痰去垢，扫除痰浊；饮用枣膏，以缓其峻烈之性，并能兼顾脾胃，以安胃补脾；用蜜为丸，以制其悍，又有生津润肺之效，使痰除而正不伤。

【原文】

咳而脉浮者，厚朴麻黄汤主之。

[厚朴麻黄汤] 方

厚朴五两　麻黄四两　石膏如鸡子大　杏仁半升　半夏半升　干姜二两　细辛二两　小麦一升

五味子半升

上九味，以水一斗二升，先煮小麦熟，去滓，内诸药煮取三升，温服一升，日三服。

【提要】　本条从脉象上分论咳喘的病位和治法。

【原文分析】

本条经文甚简，仅言"咳而脉浮"的证候，更主以厚朴麻黄汤，故当从脉症与方药中求其病机，对经文所指的"咳"，有作"但咳"解者，亦有认为"当是咳嗽上气无疑"。观篇名冠以"咳嗽上气"，本条文又紧接"咳逆上气"的皂荚丸证之后，更有《备急千金要方·卷十八》"咳而大逆上气，胸满，喉中不利，如水鸡声，其脉浮者，厚朴麻黄汤方"为佐证，故原文之"咳"实寓咳嗽上气之意，至于文中的"脉浮"，多数注家认为是邪在表所致，如喻昌云："若咳而其脉亦浮，则外邪居多"，吴谦也谓："脉浮者，风寒病外也"。但亦有提出"此非在经之表，为邪在肺家气分之表"，如徐彬、丹波元坚更明确指出"水饮上迫，脉必带浮，不必拘表证有无"。要较准确地理解脉浮揭示的病机，不妨先从《金匮要略》浮脉的主病来看，观《金匮要略》论浮脉，既有主表者，亦有主里虚者，还有主病势趋于上者。再从方药来分析，厚朴麻黄汤中麻黄未与桂枝相配，而与厚朴同用，可见其意不重在散寒解表，而是泄满降逆、宣肺平喘，且方中未选偏于辛散的生姜，而用善于温化寒饮的干姜。此外，方中还有细辛、半夏温化寒饮，石膏清热，显然，本证属于饮邪夹热，上迫于肺，肺气上逆导致的咳嗽上气病。《备急千金要方》中有关厚朴麻黄汤的证候，实可补本条之未备。

【治法】　散饮降逆，止咳平喘。

【方解】

方中麻黄、厚朴、杏仁宣肺泄满而降喘逆；细辛、半夏配干姜散饮而止咳逆；五味子摄纳上冲之气；石膏清热除烦止汗；小麦养心胃，以扶正气。本方即小青龙汤加石膏汤去桂、芍、草三味，加厚朴、杏仁、小麦而成，去桂枝者，因无外邪，不须其协同麻黄以发汗祛邪；去芍药、甘草者，以其酸甘不利于胸满；重用厚朴者，可知本条胸满肺胀较为突出。

【原文】

脉沉者，泽漆汤主之。

［泽漆汤］方

半夏半升　紫参五两　一作紫菀　泽漆三斤，以东流水五斗 煮取一斗五升　生姜五两　白前五两
甘草　黄芩　人参　桂枝各三两

上九味，㕮咀，内泽漆汁中煮取五升，温服五合，至夜尽。

【提要】　本条从脉象上分论咳喘的病位和治法。

【原文分析】

"脉沉者"论述了水饮犯肺，饮邪偏于里的咳嗽证治。本条是承上条而来的。因此，当具上条的咳嗽、喘逆等症，本条"脉沉"，结合《金匮要略·水气病脉证并治》篇"脉得诸沉，当责有水，身体肿重"的论述，可知本条的病机是水饮内停，外溢肌肤犯肺，症状以咳、喘、身肿为特点。本条叙证较上条更略，以下两说可补本条之缺佚：《脉经·卷二》"寸口脉沉，胸中引胁痛，胸中有水气，宜服泽漆汤"；《备急千金要方·卷十八》"夫上气，其脉沉者，泽膝汤主之"。

泽漆汤方功在逐水通阳，止咳平喘，方中泽漆，《神农本草经》谓"味苦微寒，主皮肤热，大腹水气，四肢面目浮肿，夫阳气不足，利大小便"，《本草纲目》谓"即猫眼睛草"，其功能主治与《神农本草经》同，方用泽漆逐水消肿；紫参，《本草纲目》谓"入足厥阴之经，肝藏血分药也，故治诸血病"，有活血止血通利的作用，两药为伍有活血逐水消肿之功。桂枝、生姜通阳化水，半夏、白前降逆化饮止咳，四药合用，温化饮邪，降逆止咳。人参补益扶正；黄芩清泄饮中之郁热，甘草调和诸药并缓泽漆之峻，合为逐水饮、止咳喘之方。

泽漆汤与厚朴麻黄汤的证治比较如下（表7-2）。

表7-2　泽漆汤与厚朴麻黄汤的证治比较

方名	泽漆汤	厚朴麻黄汤
脉症	咳喘，身肿，小便不利，脉沉	咳喘胸满，烦躁，喉中水鸡声，脉浮
病机	水饮犯肺，病势偏于里	饮邪夹热上迫，病势偏于表
治法	逐水通阳，止咳平喘	宣肺利气，降逆平喘

【治法】　逐水通阳，止咳平喘。

【方解】

方中泽漆消痰逐水；紫参利大便，据《神农本草经》以逐水；生姜、半夏、桂枝散水降逆；白前平喘止咳；人参、甘草扶正培脾，标本兼治；黄芩以泄水饮久留之郁热，诸药相配，阳通饮化，诸病即愈。

【原文】

大逆上气，咽喉不利，止逆下气者，麦门冬汤主之。

［麦门冬汤］方

麦门冬七升　半夏一升　人参二两　甘草二两　粳米三合　大枣十二枚

上六味，以水一斗二升，煮取六升，温服一升，日三、夜一服。

【提要】 本条论述虚火咳喘的证治。

【原文分析】

本证由津液枯燥，虚火上炎所致。津枯则阴虚，阴虚则火旺，火旺必上炎，虚火灼肺，肺失清肃则喘咳；虚火灼津，咽喉失润故见咽喉干燥不利、痰液黏稠吐之不爽。根据本证的病机和麦门冬汤的方药，本条当有口干欲得凉润、舌红少苔、脉象虚数等症。本病虽症见于肺，而其源实本于胃，胃液不足则肺津不继，故治以麦门冬汤，清养肺胃，止逆下气。

【治法】 清养肺胃，止逆下气。

【方解】

方中重用麦冬，滋养肺胃之阴液，清降肺胃之虚火；半夏用量极少，仅为麦门冬的七分之一，以降逆开结，而疏通津液流行之道；用人参、粳米、甘草、大枣益气养胃，生津润燥，诸药相配，脾胃健运，津液充足，上承于肺，虚火自敛，咳逆上气等症亦可随之消解。

【原文】

肺痈喘不得卧，葶苈大枣泻肺汤主之。

[葶苈大枣泻肺汤] 方

葶苈熬①令黄色，捣丸如弹子大 大枣十二枚

上先以水三升，煮枣取二升，去枣内葶苈，煮取一升，顿服。

【词解】

①熬：《说文解字》释"干煎也"，即指文火煎炒。

【提要】 本条论述肺痈实证喘甚的证治。

【原文分析】

原文冠以"肺痈"，并以"喘不得卧"为特点，又用泻下逐痰之方主治，表明本证属于邪实气闭，由于邪热在肺，灼津成痰，痰热交阻，壅遏肺气，以致肺失宣肃，故喘息而不能平卧。既曰"肺痈"，则当还有咳即胸中隐隐痛、咯唾浊痰、脉数实等证候，所以用葶苈大枣泻肺汤逐痰下气，泄肺开闭。

【治法】 开肺逐邪。

【方解】

方中葶苈子苦寒，开泻肺气，有泻下逐痰之功，治实证有捷效；恐葶苈子药性猛烈而伤正气，佐以大枣，甘温安中而缓和药性，使泻不伤正。两药合用，而奏泻肺行水、下气平喘之功效。

本方与泻白散均有泻肺作用，但泻白散是泻肺中伏火，本方是泻肺中痰水。泻白散所治之咳喘，是由肺中伏火郁热而致，咳痰量少，且苔必黄燥，脉细数；本方所治之咳喘，则因痰浊壅滞于肺而致，咳痰量多稠浊，胸膈满闷，苔腻脉滑。

【原文】

咳而胸满，振寒，脉数，咽干不渴，时出浊唾腥臭①，久久吐脓如米粥者，为肺痈，桔梗汤主之。

[桔梗汤] 方 亦治血痹

桔梗一两 甘草二两

上二味，以水三升，煮取一升，分温再服，则吐脓血也。

【词解】

①浊唾腥臭：指带有腥臭气味的稠痰。

【提要】 本条论述肺痈成脓的证治。

【原文分析】

本条与前第二条内容相呼应，前者从病机着手，分析肺痈发生发展变化的过程；本条重申其证，并补充成脓溃脓期的治疗。

风热毒邪舍肺，肺气不利，故咳而胸满；邪热内盛则脉数；热入营血，邪正相争于里，卫阳不宣达于表，则振寒；热伤津液则咽干；热灼营血则不渴；邪热蕴郁成毒，气血腐败，痈脓已成，症见"时出浊唾腥臭，久久吐脓如米粥"。条文"久久"二字，一示本期病程较长，缠绵不愈；二示病热可能逐渐转虚。治疗用桔梗汤。

桔梗汤由开提肺气并排脓的桔梗和解毒扶正的甘草两味药组成，全方清热解毒，祛痰排脓，属甘缓轻剂。方后注"分温再服，则吐脓血"，服药后吐出脓血，腐去新生，这是有效之征，同时也提示两点：①桔梗汤有排脓的作用；②化脓性病变应注意排脓。此处的"吐"字，指吐出脓血；前第二条"吐之则死"的"吐"字，指使用吐法，两者意义完全不同，当注意区别。

【治法】 清热解毒，消肿排脓。

【方解】

方中甘草生用以清热解毒；配以桔梗，辛开散结利咽，宣肺化痰排脓。两药合用，则客热得除，咽痛自止，且能排脓去腐。

【原文】

咳而上气，此为肺胀，其人喘，目如脱状①，脉浮大者，越婢加半夏汤主之。

[越婢加半夏汤] 方

麻黄六两　石膏半斤　生姜三两　大枣十五枚　甘草二两　半夏半升

上六味，以水六升先煮麻黄，去上沫，内诸药，煮取三升，分温三服。

【词解】

①目如脱状：是形容两目胀突，有如脱出之状。

【提要】 本条论述饮热郁肺的咳喘证治。

【原文分析】

本条为内素有停饮，又复加外感，内外合邪致肺气胀满而为病。由于外感风热之邪，入里化热，水饮内作与热相合，饮热交阻壅塞肺气，致肺气胀满，逆而不降，症见咳嗽、喘急；肺气壅塞胀满很甚，内不得降，外不得泄，壅逆于上致目如脱状、脉浮大。进一步说明本证的病机：饮热交阻，肺气胀满，脉浮，主病在表，邪在上；脉大，主有热，邪气实。饮热盛于上，故脉象浮大。本条病势较急，急予越婢加半夏汤治疗。

【治法】 宣肺泄热，降逆止喘。

【方解】

方中重用麻黄既取其发汗、利水之功，使肌表之水湿随汗而去、内停之水湿从下而出，又取其开宣肺气之能，使肺的宣降功能正常，水道通调，有利于水湿消除；半夏燥湿化痰，降逆止呕；生姜宣散水湿；石膏清解郁热；甘草、大枣补益中气，以培土胜湿。

越婢汤与麻杏石甘汤所治之证皆有汗，俱用麻黄配石膏以清泄肺热，越婢汤以一身水肿为主，是水在肌表之证，故加大麻黄用量，并配生姜以发泄肌表之水湿，用枣、草益气健脾，意在培土制水；麻杏石甘汤以咳喘为主，是肺失宣降之证，故用麻黄配杏仁、甘草宣降肺气，止咳平喘。

【原文】

肺胀咳而上气，烦躁而喘，脉浮者，心下有水①，小青龙加石膏汤主之。

[小青龙加石膏汤] 方《千金》证治同，外更加胁下痛引缺盆

麻黄　芍药　桂枝　细辛　甘草　干姜各三两　五味子　半夏各半升　石膏二两

上九味，以水一斗，先煮麻黄，去上沫，内诸药，煮取三升，强人^②服一升，羸者减之，日三服，小儿服四合。

【词解】

①心下有水：谓里有水饮。心下，指胃脘部，在此作里解。

②强人：指体质较强盛者。

【提要】　本条论述寒饮夹热的咳喘证治。

【原文分析】

本条论述外寒里饮夹热咳嗽上气的病机与证治。"心下有水"即饮邪停于胃脘。"脉浮"而用含麻黄、桂枝、细辛等辛温散寒解表之品与半夏、干姜化饮降逆之品的方剂主治，可知本证外有寒邪，内兼饮邪上逆。由于外寒束表，饮邪犯肺，使肺失宣发肃降，所以咳嗽、气喘；饮邪郁久化热，则烦躁。再看方中以辛温散寒与化饮为主，配以少量辛凉的石膏，表明本证是外寒里饮重于郁热，因为内外合邪，兼夹热，壅遏肺气，致肺气胀满，故曰"肺胀"。治当散寒解表，温化水饮，兼清郁热，方用小青龙加石膏汤。

【治法】　解表化饮，清热除烦。

【方解】

方中麻黄、桂枝发汗解表，宣肺平喘；半夏、干姜、细辛温化水饮，散寒降逆；芍药、五味子收敛逆气，以防发汗宣散太过；甘草培土制水，调和诸药；石膏清热除烦，配麻黄发越水气。本方介于越婢汤、大青龙汤之间，外散寒饮，内清烦热，寒热并进，两不相碍。

【原文】

附方：

《外台》［炙甘草汤］治肺痿涎唾多，心中温温液液^①者。方见虚劳中^②

【词解】

①温温液液：温温，作蕴蕴解，谓郁郁不舒。温温液液，指郁郁不舒，泛泛欲吐。

②方见虚劳中：是指"血痹虚劳病脉证并治"篇附方《千金翼方》炙甘草汤，但《外台秘要》卷十七"肺痿门"炙甘草汤分量稍有出入，作桂心二两，阿胶三两，大枣四十枚，余药分量相同。

【提要】　本条论述虚热肺痿的证治。

【原文分析】

虚热肺痿，病属肺气阴两伤，肺气伤则津液不布，停滞而聚生涎沫，肺阴虚则内生虚热，涎沫与虚热为患，故症见涎唾多，心中泛泛欲吐。

炙甘草汤即桂枝汤去芍药加参、地、阿胶、麻仁、麦冬而成，功以生津润燥为主，兼以益气养阴，故可治虚热肺痿，方中桂枝虽属热药，但不嫌其燥，在大队滋润药中稍佐辛温之品，取其阳生阴长之意。

【原文】

《千金》［甘草汤］

甘草

上一味，以水三升煮减半，分温三服。

【提要】　本条论述虚热肺痿轻证的治疗。

【原文分析】

此方源出于《肘后备急方》，药虽甘草一味，但能清热、解毒、止咳、止渴、下气、祛痰，并能滋养，与肺痿治疗原则相合，可用于治疗肺痿轻证。

【治法】　清热泻火，解毒缓痛。

【方解】

方中只一味甘草，健脾消饮，生津润燥，清肺胃虚热，解毒扶正，故可治疗肺痿。

【原文】

《千金》[生姜甘草汤] 治肺痿咳唾，涎沫不止，咽燥而渴。

生姜五两　人参三两　甘草四两　大枣十五枚

上四味，以水七升，煮取三升，分温三服。

【提要】　本条论述虚寒肺痿的证治。

【原文分析】

虚寒肺痿得之于"肺中冷"，由于肺气虚既不能敷布津液，又不能摄纳津液，故致咳唾涎沫不止，咽喉干燥但不口渴引饮，治以生姜甘草汤温复肺气，培土生金。

【治法】　补脾益气，化痰止咳。

【方解】

方中用辛温的生姜宣气行滞以化涎沫，降逆下气以止咳唾，配伍甘寒的甘草清热生津益气，使生姜温而不燥，并用人参加强益气生津之功，再取大枣培土和中以助生化之源。本方实寓培土生金之意，诸药合用，使肺气复，津液生，则肺痿可愈。

【原文】

《千金》[桂枝去芍药加皂荚汤] 治肺痿吐涎沫。

桂枝　生姜各三两　甘草二两　大枣十枚　皂荚一枚，去皮子，炙焦

上五味，以水七升，微微火煮取三升，分温三服。

【提要】　本条论述虚寒肺痿气不布津的证治。

【原文分析】

本方药性偏温，适宜于虚寒肺痿，由于胸阳不布，肺气虚寒，既不能布津，又不能摄津，津液聚而为涎沫，故令吐涎沫不止。本方用桂枝、甘草辛甘化阳，振奋阳气；生姜温肺化饮；大枣补脾，以上三药治本。加皂荚酸祛痰涎治标。

有医家认为本方作用较峻猛，只宜施于实证，肺痿病性属虚，治疗忌攻伐，当从《千金衍义》作"肺痈"为是，此种说法，有一定的参考价值。

【治法】　温阳行气，消除顽痰。

【方解】

本方取桂枝汤去掉酸敛微寒的芍药，以免对肺气虚寒，痰涎壅聚不利，余药辛甘而温以振奋肺之阳气，且生姜能宣行滞气，以化痰涎，降逆气，尤妙在加用皂荚"利涎通窍，不令涎沫壅遏肺气而致喘痿"。本方实为补中兼攻之剂，对于肺气虚寒当温补，痰涎壅遏宜涤降者颇为适宜。

【原文】

《外台》[桔梗白散] 治咳而胸满，振寒，脉数，咽干不渴，时出浊唾腥臭，久久吐脓如米粥者，为肺痈。

桔梗　贝母各三分　巴豆一分，去皮，熬研如脂

上三味，为散，强人饮服半钱匕，羸者减之。病在膈上者，吐脓血；膈下者泻出；若下多不止，饮冷水一杯则定。

【提要】 本条论述肺痈成脓的证治。

【原文分析】

本条指出肺痈重证脓成正不虚的证治。本方主治证候与前述桔梗汤证完全相同，然治法方药则不同，本方能化痰排脓消痈，其药性峻猛，故适宜于肺痈重证，热毒蕴蓄成脓，但形体壮实正气未虚者。

【治法】 温寒逐水，除痰破结。

【方解】

本方由桔梗、贝母、巴豆三味药组成，因其药色皆白，故名白散，又由于药有三味，故也称三物白散。

方中用辛热大毒之巴豆，攻逐寒水，泻下冷结，作用十分峻猛，正如《本草汇言》中所说"性甚刚猛，攻关拔固，攻过牵黄，摧滞逐实，力浮消戟"，故为方中主药；更用贝母化痰解郁而开结；桔梗开提肺气，既可利肺散结而去痰，又可载药上行，使药力作用于上，三药相合，可将寒水痰饮一举排出体外。方后注云"病在膈上者吐脓血，膈下者泻出"，这是服药后的反应。因本属温下寒实之剂，故欲加强其泻下作用，可进服热粥，以促进药效的发挥；如下利太过，又可进食冷粥，以抑制其泻下作用。因其药性峻猛，故用白饮和服，既能保养胃气，又能监制巴豆之毒性。因其药性峻猛，故又有因人体质强弱而增减药量之法，以免药过而伤正。

【原文】

《千金》[苇茎汤] 治咳有微热，烦满，胸中甲错①，是为肺痈。

苇茎②二升　薏苡仁半升　桃仁五十枚　瓜瓣③半升

上四味，以水一斗，先煮苇茎得五升，去滓，内诸药，煮取二升，服一升，再服，当吐如脓。

【词解】

①胸中甲错：指胸部皮肤粗糙如鳞甲状。

②苇茎：即芦根。

③瓜瓣：注说法不一，有的认为是甜瓜子，有的认为是冬瓜子，在临床上一般常用冬瓜子。

【提要】 本条论述肺痈成脓的证治。

【原文分析】

本方主治咳有微热、烦满、胸部甲错之肺痈，表明本证为肺痈已成，热象不剧，病势较为缓和。由于痰热蕴肺，肺气不利，故见咳嗽、胸满；热入肺家营分，内扰心神则烦；瘀热蓄结，痈脓已成，热毒聚于局部，乃有微热；痈脓既成，气血腐败，胸部皮肤失于营分的濡养，故胸中甲错。当此之时，宜用清肺泄热，化瘀，排脓治疗。

【治法】 清热化痰，逐瘀排脓。

【方解】

方中苇茎清肺生津，泄热滑痰；薏苡仁甘淡微寒，上清肺热而排脓，下利肠胃而渗湿；桃仁活血化瘀，泻血分之热毒；冬瓜仁消痈祛脓，且有醒脾涤痰之功。四味相伍，并奏清热化痰、逐瘀排脓之功。

【原文】

肺痈胸满胀，一身面目浮肿，鼻塞清涕出，不闻香臭酸辛，咳逆上气，喘鸣迫塞，葶苈大枣泻肺汤主之。方见上。三日一剂，可至三四剂，此先服小青龙汤一剂乃进，小青龙方见咳嗽门中。

【提要】 本条进一步论述葶苈大枣泻肺汤的临床症状及运用。

【原文分析】

　　本条对葶苈大枣泻肺汤的临床应用作了进一步讨论，肺气壅塞，气机不利，故胸满而胀；气滞痰壅，肺气宣降失常，通调失职，水气泛滥，故见一身面目浮肿；肺窍不利故鼻塞；肺气失和则鼻窍不用，故不闻香臭酸辛；痰涎壅滞，肃降失常，则喘逆气急、喉中痰鸣，病属邪实气闭，故用葶苈大枣泻肺汤开泄肺气。

第八章 奔豚气病脉证治

【原文】

师曰：病有奔豚^①，有吐脓^②，有惊怖^③，有火邪^④，此四部病，皆从惊发得之。

师曰：奔豚病从少腹起，上冲咽喉，发作欲死^⑤，复^⑥还^⑦止，皆从惊恐^⑧得之。

【词解】

①奔豚：病名。"奔"，一作"贲"；"豚"，一作"托"，其音义相同。奔，上突之意；豚，小猪之称，有谓为"江豚"者。奔豚借以形容本病发作之时，其气上冲，如豚之奔突。

②吐脓：指吐脓血。

③惊怖：或作惊悸解，或作惊恐解。

④火邪：指太阳病证因使用烧针（或温针）、艾灸、火熏等法不当而引起的病变。

⑤欲死：是形容极端痛苦。

⑥复：返回。《尔雅·释方》释"复返也"。此指上冲之气返回于下。

⑦还：副词，表时间，相当于"便"、"立即"。如《礼记·檀弓上》曰："还葬悬棺而封，人岂有非之者哉。"郑玄注："还之言便也，言已死即葬不待三月。"

⑧惊恐：概指剧烈的七情刺激。

【提要】 本条论述奔豚气病的病因和症状。

【原文分析】

本条第一段指出了奔豚气病的致病原因，并列举了因惊而发的奔豚、吐脓、惊怖、火邪四种病。吐脓病，尤怡认为"吐脓有咳与呕之别，其从惊得之旨未详"（《金匮要略心典》）。

从惊得吐脓，其机理有待进一步研究。惊怖，即因惊而恐怖。再详分，惊，乃自己不知发于突然；恐，是自己已知发于畏惧。惊怖病，指突然的精神刺激，导致气机逆乱而发生的一种病。火邪，一般多作为致病因素理解。如《伤寒论·太阳病》篇有多条论火邪致病。是火邪引起惊恐，而不是惊恐导致火邪病。

历代注家对第一段有两种看法：一种认为有脱简。如《医宗金鉴》说："篇中只有奔豚一证，而吐脓、惊怖、火邪皆脱简，必有缺文"；另一种认为是借宾定主法，如黄树曾说："此章论奔豚病证治而言及吐脓、惊怖、火邪者，以吐脓、惊怖、火邪，皆从惊发得之，奔豚亦然，病因相同，故书于首，并借宾以定主"（《金匮要略释义》）。此说可供参考。

第二段论述奔豚气病发作时的主要症状。奔豚气病发作时，病人自觉有气从少腹开始，上冲至咽喉，痛苦异常，有濒死的感觉，发作过后，冲气复还，诸证皆除，如同常人。其发病机理，虽然条文指出"从惊恐得之"，但发病与肝肾有关，其气上冲，与冲脉有关。冲脉起于下焦，上循咽喉，如心肾不足，下焦寒气随冲气上逆，可以发为奔豚；或惊恐恼怒等情志刺激，致肝气郁而循冲脉上逆，同样可以发生奔豚。总之，奔豚气病与情志有关，其他因素也可导致本病发生。

【原文】

奔豚，气上冲胸，腹痛，往来寒热，奔豚汤主之。

[奔豚汤] 方

甘草　芎劳　当归各二两　半夏四两　黄芩二两　生葛五两　芍药二两　生姜四两　甘李根白皮一升

上九味，以水二斗，煮取五升，温服一升，日三、夜一服。

【提要】　本条论述奔豚发于肝的证治。

【原文分析】

本证由情志刺激致肝气郁结化热，随冲气上逆而发。脘腹部是脾胃所居之处，肝郁气滞，肝木侮土致脘疼腹痛。肝与胆互为表里，其气相通，肝受邪累及少阳，少阳之气不和，症见往来寒热。此证是肝郁奔豚的必见症状。奔豚气属内伤疾病，其往来寒热一证仅随病发而作止，与伤寒少阳病之寒热往来不同，当注意鉴别。

针对本证肝郁化热，气逆上冲的病机，治宜疏肝清热、降逆平冲的奔豚汤。

【治法】　养血平肝，和胃降逆。

【方解】

方中甘李根白皮即李子树根的白皮，味苦性寒，功专降奔豚逆气，方中用作主药；当归、川芎、芍药养血柔肝，行血止痛；当归、白芍配川芎补中寓有行散，使血气运行而无滞；半夏、生姜降浊止逆；黄芩清肝胆之热；黄芩与半夏、生姜同用寓有泻心汤之意，可调寒热，散痞结，降冲逆；葛根生津清热；甘草缓急止痛，与白芍同用其力更强。唯全方药性偏寒，适用于热性奔豚气。

【原文】

发汗后，烧针①令其汗，针处被寒，核起而赤②者，必发奔豚，气从少腹上至心，灸其核上各一壮③，与桂枝加桂汤主之。

[桂枝加桂汤] 方

桂枝五两　芍药三两　甘草二两，炙　生姜三两　大枣十二枚

上五味，以水七升，微火煮取三升，去滓，温服一升。

【词解】

①烧针：是针与灸相结合的一种治法，用时先以毫针刺入穴位，再用艾线裹在针柄上，以火点燃，亦叫温针。

②核起而赤：即针刺处形圆而色赤，犹如果核之突起。

③一壮：是用艾绒做成艾柱，置于应灸穴位上燃烧，每烧艾绒一枚，名为一壮。

【提要】　本条论述因误治而发奔豚气的证治。

【原文分析】

本证首次发汗，外邪不解，又用温针再逼汗出，重发其汗，必致阴液外泄而阳气受损，表阳虚不能卫外，复感寒邪；邪因虚而滞于针处，导致局部血行瘀滞，形成硬结，色红，状如果核。里阳虚不能下制阴寒，阴寒之气上逆凌心，故病人自觉有气从少腹上冲至心下。本证发病与心肾两经有关，病机特点为外寒引动内寒，寒气引动冲气。治疗外用灸法，温散其局部寒邪以通血脉；内服桂枝加桂汤，助阳气，止冲逆以制奔豚。

桂枝汤外调和营卫，内调脏腑气血，既能温通血脉，又可温阳助气化；加桂辛温助阳更增其通脉、止冲逆作用。

【治法】　调达营卫，平冲降逆。

【方解】

方中重用桂枝温通心阳，平冲逆之气；芍药、甘草缓急而止痛；生姜、大枣和胃。诸药相协，

温阳驱寒，调和营卫，平冲降逆。

【原文】

发汗后，脐下悸①者，欲作奔豚②，茯苓桂枝甘草大枣汤主之。

［茯苓桂枝甘草大枣汤］方

茯苓半斤　甘草二两，炙　大枣十五枚　桂枝四两

上四味，以甘澜水一斗，先煮茯苓，减二升，内诸药，煮取三升，去滓，温服一升，日三服。甘澜水③法，取水二斗置大盆内，以杓扬之，水上有珠子五六千颗相逐，取用之。

【词解】

①脐下悸：指肚脐以下有跳动的感觉。

②欲作奔豚：是将要发作奔豚之意。

③甘澜水：又名"甘烂水"。原书载有甘澜水的制作方法：即把水放在木盆内，用瓢将水舀起来，倒下去，如此反复多次，直到水面上有无数水珠滚来滚去便是。

【提要】　本条论述水饮欲作奔豚的证治。

【原文分析】

此条亦即《伤寒论·太阳病》篇65条，本条的主症是"脐下悸"。病人脐下跳动，出现于发汗之后，乃发汗太过，心阴受损导致心阳亦不足，心火不能下制肾水，肾水与正气相搏所致，有上凌于心之势，故曰"欲作奔豚"。

前言"气上冲胸"、"气从小腹上至心"，皆为奔豚已发之证候；本条"脐下悸"，尚未上冲心胸，只是将作之预兆，正如尤在泾云"脐下先悸。此其兆也"。《金鉴》云："脐下悸者，肾邪乘虚上干心病也。""肾邪"二字，其实是水饮与肾气内动的概括。

治以茯苓桂枝甘草大枣汤者，正如程云来说："汗后脐下悸者，阳气虚而肾邪上逆也。脐下为肾气发源之地，茯苓泄水以伐肾邪，桂枝行阳以散逆气，甘草、大枣甘温助脾土以制肾水。煎用甘澜水者，扬之无力，全无水性，取其不助肾邪也"，说明此方善通阳行水，降冲补土，缓解急迫，用于发汗后脐下悸者，全在预防奔豚气发作。

桂枝加桂汤证与茯苓桂枝甘草大枣汤证的比较如下（表8-1）。

表8-1　桂枝加桂汤证与茯苓桂枝甘草大枣汤证的比较

证名	桂枝加桂汤证	茯苓桂枝甘草大枣汤证
证候	发汗后，烧针令其汗，必发奔豚，气从小腹上冲心胸，发作欲死，复还止	发汗后，素体下焦寒饮内停脐下动悸，欲作奔豚，小便不利，肢体浮肿
病机	上焦心阳亏虚，下焦寒气循冲脉上逆	上焦心阳亏虚，寒水妄动于下焦，且有上逆之势
治法	调达营卫，平冲降逆	通阳降逆，培中制水

【治法】　通阳降逆，培中制水。

【方解】

方中茯苓、桂枝温阳化气行水，降冲止逆；甘草、大枣培土制水，制其上冲逆气；甘澜水动则其性属阳，扬则其势下走，以此煎药可助平冲降逆之力，防奔豚气发于未然。

第九章　胸痹心痛短气病脉证治

【原文】

师曰：夫脉当取①太过不及②，阳微阴弦③，即④胸痹而痛⑤，所以然者，责其极虚⑥也。今阳虚知在上焦，所以胸痹心痛者，以其⑦阴弦故也。

【词解】

①取：拿，引申为取得、诊得。

②太过不及：指脉象改变，盛过于正常的为太过，如浮、大、弦、滑、数等，主邪盛；脉象不足于正常的为不及，如沉、迟、微、弱、涩等，主正虚。

③阳微阴弦：关前为阳，关后为阴。阳微，指寸脉微；阴弦，指尺脉弦。关于从脉的部位分阴阳问题，另有以浮、沉与左、右手脉来分辨的，可供参考。

④即：《脉经》作"则"。

⑤胸痹而痛："而"字应作"心"字。

⑥极虚：杨雄《方言》"极，疲也"。此处指阳气虚疲、困惫不足。"极虚"下，《备急千金要方》有"故"字。

⑦以其：此下《脉经》有"脉"字；《备急千金要方》有"人脉"二字。

【提要】　本条通过脉象论述胸痹、心痛的病因和基本病机。

【原文分析】

"凭脉辨证（病）太过不及"，"太过"与"不及"，都属于病脉。脉太过，为邪气盛；脉不及，是正气虚。邪气有余，正气不足，必然要发生疾病。

所谓"阳微"是浮取而微，或寸部脉微，为心胸中阳气不足。

所谓"阴弦"是沉取而弦，或关、尺部脉弦，弦为阴盛于中、下焦，为阴寒邪盛。

痹则不通，"胸痹而痛"，正由于阳气虚，阴邪（指水饮或瘀涩或寒邪）盛，阴邪上于阳位，邪正相搏，故形成胸痹、心痛的疾病。

"所以然者，责其极虚也"，之所以导致胸中闭塞，阳气不通而成为胸痹、心痛之病，是因为胸中的阳气不足。

"今阳虚知在上焦，所以胸痹心痛者，以其阴弦故也"，胸部为心肺之宫城，胸中阳气不足，只是导致胸痹，心痛的一个方面，但若无阴邪上干，则也不会形成胸痹、心痛病，正如黄元御云："阳不敌阴，则阴邪上犯，浊气填塞，是以胸痹，宫城逼窄，是以心痛……阴气盛而侵微阳，浊邪上而凌清位……"故文中指出"以其阴弦故也"。

【原文】

平人①，无寒热②，短气不足以息③者，实也。

【词解】

①平人：非指正常健康无病者，是指病人平时并不卧病在床，饮食起居同正常人一样，外形无病状或自觉无其他疾苦者。

②无寒热：指无外感表证。

③不足以息：即呼吸困难、紧迫，胸中憋闷不畅。

【提要】　本条承上条论述突然发作的短气里实证。

【原文分析】

上条言本虚标实的胸痹心痛证，本条另出一卒发纯实无虚之短气证。平素饮食起居如常人，自以为无疾，亦未见其有发热恶寒等外感病证，突然出现胸膈憋闷痞塞，气息短促，甚至呼吸困难的症状。既然未见有上条阳微阴弦之脉，则是由于平日蕴伏体内的痰饮宿食凝聚胸膈胃脘，阻遏气机升降出入所致。至于条文中未见胸痹心痛诸症，乃是仲景省文，以上下两条，本当合看。

【原文】

胸痹之病，喘息①咳唾，胸背痛，短气，寸口②脉沉而迟，关上③小紧④数⑤，栝楼薤白白酒⑥汤主之。

［栝楼薤白白酒汤］方

栝楼实一枚，捣　薤白半斤　白酒七升

上三味，同煮取二升，分温再服。

【词解】

①喘息：呼吸迫促，气不相接续的意思。

②寸口：《外台秘要》"寸"下无"口"字。

③关上：《外台秘要》"上"作"脉"字。

④小紧：指脉体细小紧急。

⑤数：《直解》谓"数字误"。

⑥白酒：《外台秘要》作"白酢浆"。

【提要】　本条论述胸痹的典型证治。

【原文分析】

本条分以下四点讨论。

（1）主症：喘息咳唾、胸背痛、短气是胸痹的典型症状，以下凡称胸痹者，这些症状都应包括在内。

（2）病机：胸背为心肺之宫城，以阳用事，如阳气旺盛，布息周展，则自然无病；胸阳不足，浊阴之邪内停，肺气受阻，故气逆而喘息、咳唾涎沫；阳用不布，则气之上下不相顺接而短气；诸阳受气于胸中而转行于背，浊阴之邪阻滞胸中的阳气，则前后不能贯通，不能运行于背，是以胸背俱痛。

（3）脉象：寸口脉主上焦，候胸中之疾病，胸阳不足，水饮停留，故寸口脉沉而迟；关上脉主中焦，候脾胃之疾病，胃中水饮结聚，所以关上脉小紧，寸口脉"沉迟"，近似第一条之"阳微"，"关上小紧"近似第一条之"阴弦"，沉迟和小紧分别出现寸口、关上，乃胸阳不足，水饮停聚，阴乘阳位之象。

（4）治疗：既然上焦之清阳不振，痰浊之邪阻塞于胸中，故主以栝楼薤白白酒汤，以栝楼开胸中痰结；薤白辛温，通阳下气；白酒之气轻扬，引药上行，共奏通阳散结、豁痰下气之功，使阳气环转于周身，贯通于胸背，则胸中豁然矣。

【治法】　通阳散结，豁痰下气。

【方解】

方中栝楼甘寒滑润，宽胸涤痰；薤白辛温通阳，疏滞散结，豁痰下气；白酒通阳宣痹，载药上行，诸药同用，使饮邪得去，阳气宣通，则胸痹诸症自除。

【原文】

胸痹，不得卧①，心痛彻背②者，栝楼薤白半夏汤主之。

[栝楼薤白半夏汤] 方

栝楼实一枚，捣　薤白三两　半夏半升　白酒一斗

上四味，同煮取四升，温服一升，日三服。

【词解】

①不得卧：指不能平卧，卧则喘咳更甚。

②心痛彻背：《说文解字》"彻，通也"；《广韵》"彻，达也"。心痛彻背，是一种牵引性疼痛，即心痛放射至后背，牵引背脊亦痛。

【提要】　本条论述痰饮上逆更甚的胸痹证治。

【原文分析】

胸痹一词，既是病，又是证，又是病因。本条首冠"胸痹"二字，必然具备上条"喘息咳唾，胸背痛，短气"等主症和"寸口脉沉而迟，关上小紧数"的主脉。在此基础上，由"喘息咳唾"发展到"不得卧"，是因痰浊壅塞胸中，肺气上逆，坐立时，肺气尚能肃降，平卧时，痰气上壅更甚，卫气不能入阴，神气失守所致，由"胸背痛"发展到"心痛彻背"，因背为胸之府，心之俞在背，痰涎壅塞于胸，阻痹心阳不能布达于背部，脉络不通，故见心痛，且牵引背部亦痛，因胸痹与心痛并见，较上条病重，故于通阳散结、豁痰下气的栝楼薤白白酒汤中加半夏一味，祛痰开结，逐饮降逆。

【治法】　通阳散结，逐饮降逆。

【方解】

本方是在栝楼薤白白酒汤的基础上，减薤白量而用三两，加大白酒用量为一斗，并加一味半夏以逐饮降逆，化痰散结，其豁痰通阳之力更强。

【原文】

胸痹，心中痞①气，气结在胸②，胸满，胁下逆抢心③，枳实薤白桂枝汤主之，人参汤亦主之。

[枳实薤白桂枝汤] 方

枳实四枚　厚朴四两　薤白半斤　桂枝一两　栝楼实一枚，捣

上五味，以水五升，先煮枳实、厚朴，取二升，去滓，内诸药，煮数沸，分温三服。

[人参汤] 方

人参　甘草　干姜　白术各三两

上四味，以水八升，煮取三升，温服一升，日三服。

【词解】

①心中痞："痞"，指气隔不通。《医宗金鉴》谓"心中即心下也"。心中痞，是指胃脘部位满闷不舒，有痞塞不通的感觉。

②气结在胸：是胸中寒饮羁留，阻滞气机，留结成痞。此言"心中痞"的病机。

③胁下逆抢心：抢（qiang），触、撞，指胁下气逆上冲心胸。

【提要】　本条论述同一胸痹，因偏实、偏虚证之异，行通补治法。

【原文分析】

胸痹之病，因阳气虚，阴寒盛，属本虚标实，以喘息咳唾、胸背痛等为主症。本条除主症外，更见"心中痞"，"胸满，胁下逆抢心"等症，说明病势已由胸膺部扩展到胃脘、两胁之间，故胁下之气逆而上冲，较前两条之证为重。

胸痹虽属本虚标实之病，而又有虚实之分，故出枳实薤白桂枝汤、人参汤两方。前者偏于实，

痰浊壅阻、气滞不通，阴寒之邪、羁留之气壅塞于胸中，致心中痞满；痰饮水气乘阴寒太盛之际而上逆，所以胁下逆抢心。斯时心中痞满、气逆不降，治宜急通其痞结之气，以去邪之实，故用枳实薤白桂枝汤。

本方系栝楼薤白白酒汤去白酒加厚朴、枳实、桂枝所组成。白酒虽可行气通阳，但酒性上升，不利于降气，故去之，而用枳实宽中下气，消痞除满，然胸满用枳实，腹满用厚朴，是其常也，今枳实薤白桂枝汤中枳、朴同用，乃因气由胁下逆抢心，故以枳实开胸中之结气，以厚朴降胁下之逆气；桂枝通阳化气以降冲逆；栝楼实、薤白豁痰而开气结，共奏通阳开结、泄满降逆之用。

后者属于虚证，因中焦虚寒，大气不运，属无形之气痞，从人参汤来推测，除胸背痛、心中痞外，应还有四肢不温、倦怠少气、语言低微、便溏、脉细弱等脉症，法当补中助阳以培其本。方以人参、白术、甘草补益中气，以干姜温中助阳，阳气振奋则阴寒自散，为"塞因塞用"之典型治法。

枳实薤白桂枝汤证与人参汤证的比较如下（表9-1）。

表9-1　枳实薤白桂枝汤证与人参汤证的比较

证名	枳实薤白桂枝汤证	人参汤证
脉症	胸痹，胸满而痛，甚或胸痛彻背，喘息咳唾，短气，气从胁下逆抢心，脉沉弦或紧	年老久病痼疾，胸痹，喘息咳唾，胸背痛，短气，心中痞，留气结在胸，胸满，胁下逆抢心，脉沉迟无力，病属寒证
病机	胸阳不振，津聚成痰，痰浊中阻，气结在胸，属急证、实证	素体阳虚，中阳不足，属虚寒之证而势缓
治法	通阳散结，祛痰下气	通阳宣痹，益气除湿

【治法】　通阳开结，泄满降逆。

【方解】

方中栝楼宽胸除痰；桂枝、薤白通阳宣痹；枳实消痞除满；厚朴宽中下气。诸药同用，则痞结之气可开，痰浊之邪可去，阳气得以恢复，此即尤怡所谓"去邪之实，即以安正"之法。

【原文】

胸痹，胸中气塞、短气，茯苓杏仁甘草汤主之，橘枳姜汤亦主之。

[茯苓杏仁甘草汤]方

茯苓三两　杏仁五十个　甘草一两

上三味，以水一斗，煮取五升，温服一升，日三服，不差更服。

[橘皮枳实生姜汤]方

橘皮一斤　枳实三两　生姜半斤

上三味，以水五升，煮取二升，分温再服。《肘后》、《千金》云：治胸痹，胸中愊愊如满，噎塞习习如痒，喉中涩燥唾沫

【提要】　本条论述饮阻气滞胸痹轻证的不同治法。

【原文分析】

胸痹本来有喘息咳唾、胸背痛等症状，本条程度较轻，只突出胸中气塞和短气两个症状，这两个症状都属于气机不利，似乎相同但实际不同，气塞是觉气机不通，似乎相同但实际不同，气塞是觉气机不通，似有窒息情况；短气则觉呼吸微弱而急促，肺司呼吸而主气，又能通调水道，由于肺气虚则肃降失职，痰湿内停，阻碍气机出入的通道，故出现呼多吸少的短气，这种情况不属于大气虚陷，而是由于痰湿内阻，与"痰饮咳嗽病脉证并治"的短气是相同的。治法应当以祛

除痰湿为主，痰湿除则气机畅通，用茯苓杏仁甘草汤利湿排痰以利肺气。胸为气海，胸阳不足，阴邪乘之，则使气滞于胃，而导致痰湿停留，阻塞中焦与上焦的气道流通，就会感觉有气塞的现象，治法应当以行气为主，气行则痰湿除，用橘枳姜汤温通胸胃之气。

在胸痹的发生过程中，由于不同病因的参与，而导致两种兼证，一证而立两方，其实在证候上有轻重的分别。如偏重短气，或有喘不得卧者，是病邪在肺，以痰湿为重，治法应当排除痰湿；如胸中气塞不通，或有腹满欲吐，是病邪在胃，以化气为重，治法应当温行中气。前方（茯苓杏仁甘草汤）利痰湿以化气，后方（橘枳姜汤）行气滞以蠲饮，利湿化气，中病即止，所以剂量轻，而行气逐饮，则因为橘、姜两味都是寻常食品，惯于耐受，不多用便不能取效，足见用药是有分寸的。

【治法】 宣肺利水。

【方解】

方中茯苓淡渗利水，杏仁宣肺利气，甘草和中扶正，三药相合，俾饮去气顺，则短气、气塞等症可除。

【原文】

胸痹缓急①者，薏苡仁附子散主之

［薏苡附子散］方

薏苡仁十五两 大附子十枚，炮

上二味，杵为散，服方寸匕，日三服。

【词解】

①缓急：《外台秘要》引《古今灵验》"缓急"上有"偏"字。缓急指本病有发作性，不发作如无病为缓，发作而痛剧为急，着重在急字；另一意见认为，按《史记·游侠列传序》曰："且缓急人之所时有也"，说明"缓急"一词的古义是困危、情势急迫之意。

【提要】 本条论述胸痹属寒湿急重证的治法。

【原文分析】

本条叙证篇略，既云胸痹，可知应有喘息咳唾，胸背痛，或心痛彻背等症。胸痹缓急形容痛的发作与休止，不发作叫缓；发作时胸背痛而剧烈，叫做急。由于人体的阳气与寒湿之邪交争的关系，当寒邪胜则阳被邪郁，因此，病势急而疼痛剧烈；如果阳气行，则气血奔流，与寒邪调和，疼痛便可以缓解，这一缓一急，反映出寒湿邪气时聚时散，呈现发作性，治宜温经散寒，除湿止痛，方用薏苡附子散。

【治法】 散寒除湿，通阳止痛。

【方解】

方中炮附子温阳散寒，通阳止痛；薏苡仁除湿宣痹，缓解拘挛，两药相合为散，则攻专力宏，取效迅捷，旨在缓解胸痹急迫之势。

【原文】

心中痞①，诸逆②心悬痛③，桂枝生姜枳实汤主之。

［桂枝生姜枳实汤］方

桂枝 生姜各三两 枳实五枚

上三味，以水六升，煮取三升，分温三服。

【词解】

①心中痞："心中"应作"心下"理解。心下指胃，谓胃中有痞闷感。

②诸逆：指停留在胃中的痰涎、水饮或寒邪向上冲逆。

③心悬痛：指心窝部向上牵引疼痛。悬，《说文解字》释为"系也"，又曰"系"、"一曰维"，故"悬"之本义，指用线绳维系以束缚。故心悬痛，即形容心中如有物维系束缚过其之窒痛感。《肘后备急方》有"心下牵急懊痛"，《诸病源候论》有"心悬急懊痛候"，《备急千金要方·养胎》有"腹满悬急"、"心下悬急"的记载，可证古人"悬"与"牵"两字通用。

【提要】　本条论述阴寒水饮上逆，邪客心脉的心痛证治。

【原文分析】

此胸痹，非本胸痹。本条论述痰饮气逆的心痛证治，心中痞、心悬痛是本条的主症，而诸逆是两症的成因，心下有痰涎、水饮、寒邪停聚，则致脘部痞闷不通，所以出现心中痞。胃气以下降为顺，胃气被寒饮闭塞不得下行，则胃气上逆；胃气上逆，则心下之痰涎、水饮、寒邪也随之上逆，所以叫诸逆。"诸逆"，在症状表现上是指气逆抢心，干呕气塞，牵引心窝部位作痛，所以叫心悬痛。本证病机为痰饮气逆，故治以通阳逐饮，降逆消痞。注家对"诸逆"的看法，如程林指"诸逆，如胁下逆抢心"（《金匮直解》）之类，是从症状而释；尤怡则称"诸逆、该痰饮、客气而言"（《金匮要略心典》），是从病因而释；吴谦则称"诸逆，诸气上逆也"（《医宗金鉴》），是从病机而释。

【治法】　温化水饮，下气降逆。

【方解】

方中桂枝、生姜通阳散寒，化饮和胃；枳实消痞除满，下气降逆，诸药合用，饮去逆止，则心中痞与牵痛可除。

【原文】

心痛彻背，背痛彻心，乌头赤石脂丸主之。

[赤石脂丸] 方

蜀椒一两　一法二分　　乌头一分，炮　　附子半两，炮　一法一分　　干姜一两　一法一分　　赤石脂一两　一法二分

上五味，末之，蜜丸如梧子大，先食服一丸，日三服，不知，稍加服。

【提要】　本条论述阴寒痼结，阳气衰微之心痛证治。

【原文分析】

"心痛彻背，背痛彻心"是心窝部疼痛牵引到背，背部疼痛又牵引到心窝，形成心背互相牵引的疼痛症状。《素问·举痛论》曾说："寒气客于背俞之脉，则血脉泣，脉泣则血虚，血虚则痛，其俞注于心，则相引而痛。"寒胜则痛，阴寒弥漫，痼结在心背前后，那就不但心痛彻背，而且背痛彻心。《心典》以为这是阴寒之气逼满阳位所致，再以药测症，本症尚有四肢厥冷、脉象沉紧等。显然，本病是阴寒痼结，寒气攻冲之证，治宜温阳散寒，峻逐阴邪，方用乌头赤石脂丸。

【治法】　温阳散寒，峻逐阴邪。

【方解】

本方以乌头、附子、川椒、干姜一派大辛大热之品，峻逐阴寒而定痛；乌头、附子同用者，因乌头长于起沉寒痼冷，温经去风，附子则长于治在脏寒湿，使之温化。由于阴寒邪气侵袭心背内外脏腑经络，故同用之以振奋衰微之阳气，驱散寒邪。再复佐赤石脂入心，以固涩而收阳气，恐过于大散大开。

【原文】

[九痛丸]　治九种心痛。

附子三两，炮　生狼牙一两，炙香　巴豆一两，去皮心，熬研如脂　人参　干姜　吴茱萸各一两

上六味，末之，炼蜜丸如梧子大，酒下，强人初服三丸，日三服；弱者二丸。兼治卒中恶^①，腹胀痛，口不能言。又治连年积冷，流注心胸痛^②，并冷冲上气，落马坠车血疾等，皆主之。忌口如常法。

【词解】

①卒中恶：卒同猝。卒中恶，是指感受外来邪气而突然发作的疾病。

②流注心胸痛：流是移动；注是集中。流注心胸痛是指心胸部疼痛，有时而集中、时而移动的特点。

【提要】　本条论述九痛丸之组成、服法及其适应病证。

【原文分析】

所谓九种心痛，与胸痹大不相同矣！是泛指心胸胃脘由多种原因引起的疼痛病证而言的。

胸痹心痛证型各异，九痛丸当是针对阳虚阴盛的病机特点，所制治疗心胸、胃腹疼痛的验方，源出孙思邈。其病痛之因，不外寒冷、痰饮、虫注、血结、积聚而成。治当破阴逐寒、温通杀虫、扶正祛邪以定痛。虽方名九痛丸，然对心脾虚弱之心痛、邪热内闭之热心痛，恐不甚宜。

【治法】　温阳散寒，杀虫治痛。

【方解】

九痛丸中之附子、干姜、吴茱萸温中开郁，通阳止痛，善祛沉寒积冷；生狼牙，《备急千金要方》用狼毒，重在杀虫破积聚，除寒热水气；巴豆温通，以攻破食、饮、痰、水、寒邪之结聚；人参补脾胃、扶正气，寓祛邪而不伤正之意，全方重用大辛大热之品，为攻逐寒实积滞之剂。

第十章　腹满寒疝宿食病脉证治

【原文】

趺阳脉①微弦，法当腹满，不满者必便难②，两胠③疼痛，此虚寒从下上也。当以温药服之。

【词解】

①趺阳脉：为胃脉，在足背上五寸骨间动脉处，即足阳明胃经的冲阳穴。

②便难：指大便秘结。

③胠（qū，音区）：《说文解字》"亦（古腋字）下也"；《广雅》"胁也"，即胸胁两旁当臂之处。

【提要】　本条论述虚寒性腹满的成因与证治。

【原文分析】

趺阳脉属足阳明胃经的冲阳穴，古人常以此诊断胃病。结合寸口脉论法，应与右关脉相应，因其亦候脾胃。本条脉微运微，主阳气虚，结合趺阳脉，当为中阳不足。凡脉象为弦，属肝，主寒、主痛，可见本条为脾胃虚寒，下焦肝寒之气上犯，以阴加阳，脾胃受之，脾阳不运，中气痞塞，则为腹满；假如腹不满，肝之邪气必循经上冲，停于两胁而此起两胠部疼痛；肝气上逆，脾不得肝气疏泄，脾失升降之枢，则脾气呆滞不运，气滞则大便难。纵观本证，由寒邪引起，当用温药以温散虚寒之邪，邪去则症状消失。

原文中又言："法当腹满，不满者必便难，两胠疼痛。"盖虚气作满，盛寒作痛，满甚于痛者，虚多，痛甚于满者寒胜，今见满而不痛，是由脾阳不运，中气痞塞所致。如果进一步发展，即原文所言"不满"，阳虚生内寒，寒邪就会上犯下闭，出现两胠疼痛和大便困难之症。

对本条的治法，原文概括为"温药服之"，但临床上有温补与温下之不同，当结合病机，辨证施治。

【原文】

病者腹满，按之不痛为虚，痛者为实，可下之。舌黄未下者，下之黄自去。

【提要】　本条论述腹满的虚实辨证与实证腹满的治法。

【原文分析】

腹满之病，有虚实之分，一般来说，实证腹满，为胃肠实热；虚证腹满，分脾肾虚寒。

"按之不痛为虚，痛者为实"，是用触诊的方法辨别腹满的属虚属实。满属实者，或宿食停滞于胃脘，或燥屎积结于肠道，乃有形之实邪，故按之则痛；满属虚者，是无形之气滞，故压按时一般都无痛感。

"可下之"，既然腹满拒按，当然可用下法治疗。

"可"字之意，并非肯定之谓，因触诊只是辨证的一个方面，使用下法仅凭触诊是不甚稳妥的，还须结合舌诊来判断。

实证腹满，无论是宿食在胃，还是燥屎在肠，都必然要反映在舌苔上，如苔黄而干燥，方可用下法，以达到"下之黄自去"的目的。"黄自去"是实证腹满向愈的标志。

"舌黄未下者，下之黄自去"两语，其含义有二：①在治疗过程中，未曾用过下法，苔黄而干燥者，使用下法后，则黄自去；②假如已经用过下法，而黄苔仍在者，必须作如下考虑。

如苔黄滑腻，虽有腹满拒按的典型症状，若误以为实热而用寒下，则黄苔是不可能向好的方面转化的。

如苔黄而滑，而"满"仅局限于"心下"，且无大便秘结之症者，亦不能使用下法，若误下之，黄必不去，应当用开泄法，如小陷胸汤之类。

如阳明热结津枯，燥屎不行，单用寒下则大便难通，黄苔难去，法当"增水行舟"，邪正兼顾。

【原文】

腹满时减，复如故，此为寒，当与温药。

【提要】　本条论述虚寒腹满的辨证与治疗。

【原文分析】

前条论腹满属于实热，本条论腹满属于虚寒。属实热者，病在胃肠；属虚寒者，着重在脾。脾胃以膜相连，故本条之满为脾胃虚寒，运化功能减退所致。《素问·异法方宜论》所云"脏寒生满病"即指此而言。

腹中寒邪，得阳气则暂时散开而满减，感阴气则两相搏结而如故，因其时聚时散，故云"腹满时减"。正如黄元御云："……阳有时而复，故减；阴有时而胜，故复，然阴易胜而阳难复，是以减不逾时，而旋即如故。"

"此为寒"，点明"腹满时减，复如故"乃虚寒所致，故当用温药治疗。

【原文】

病者痿黄①，躁而不渴，胸中寒实而利不止者，死。

【词解】

①痿黄："痿"同"萎"，此处指皮肤黄而黯淡不泽。

【提要】　本条论述寒实内结，里阳衰竭的危候。

【原文分析】

由于胸中寒实，伤及脾胃阳气，脾气衰败，故皮色枯黄、无光泽；寒实内结，故不渴；胸中阴盛阳微，阴不得阳，故躁动不安。有躁而无烦为阴燥，如果疾病进一步发展，阳气衰，则脏气不固，故下利不止，病情险恶，是为危候。

"躁而不渴"是本条辨证的重点，对此有两种认识：一谓躁是燥之误，以《金鉴》为代表，如"燥而不渴，文始通顺"。如果燥而口渴，则为热邪引起，真虚假实，如用攻法，则虚者愈虚；如用补法，则满者愈满，且胃气为养生之本，胃气下脱，多成不治危候。二是躁当阴燥讲，如五版教材，结合本条病机，认为是阴燥之证。如《伤寒论》298 条"不烦而躁者，死"与本条意义相同。躁而不烦不渴，证明不是热邪所致的躁动，为阳气欲绝，阴寒凝聚胸中所致，结合"黄疸病脉证治"中"腹满，舌痿黄，躁不得睡，属黄家"，故以第二种说法为更好。

"胸中寒实"是本条的病机，关于"胸中"二字，一种认为即胸中，如喻嘉言说："痿黄乃中州土败之象，躁而不渴，乃阴盛阳微，胸中寒实，乃坚冰凝沍之象"（《医门法律》）；一种认为应是胃中，如吴谦云："胸中寒实，当是胃中寒实"（《金鉴》）。结合本条主论腹满，当是胃中有阴寒凝积，脾气衰微，则肤色暗淡而黄，故曰"病者痿黄"；内竭于中，故"躁而不渴"；失脱于下，则"利不止"，说明人体正气大衰，主预后不良。

治疗，当以温中回阳为法，四逆汤、附子理中之辈应为首选，如曹颖甫所说"然用大剂术附以回阳，用去湿之赤石脂，禹余粮以止涩下焦，或亦当挽救一二也"（《金匮发微》），可供参考。

【原文】

寸口脉弦者，即胁下拘急而痛，其人啬啬①恶寒也。

【词解】

①啬啬（se，音色）：形容瑟缩畏寒的样子。

【提要】　本条论述表里俱寒的腹满证。

【原文分析】

寸口脉主表，弦脉主寒、主痛，寸口脉弦，是寒在表，故啬啬恶寒；胁下是肝之部位，肝气夹寒，故胁下拘急而痛。

"寸口脉弦"，注家的认识不一，唐容川认为是肝木侮肺所致；徐忠可认为是卫气为寒邪所结而不行所致；尤在泾认为是阴邪加阳之象，结合起来看，寸口主表，肺合皮毛，寒邪外袭，肺首当其冲，皮毛受邪，营卫失和，故有啬啬恶寒的症状。所以本条指出寸口脉见弦象，有主表寒之意。

【原文】

夫中寒家①喜欠②，其人清涕出，发热色和③者，善嚏。

中寒④，其人下利，以里虚也，欲嚏不能，此人肚中寒。一云痛

【词解】

①中寒家：其含义有二，一指体质虚寒者；一指常易受寒者。

②喜欠：谓经常爱打呵欠。欠，即呵欠、欠伸、呼欠，自觉困乏而伸腰呼气。

③色和：即面部气色正常。

④中寒：谓感受寒邪，中（读去声，zhong），作"感受"解。

【提要】　以上两条对举，论述因同证异的感寒证。

【原文分析】

此两条论同样感受寒邪，但由于体质有差异，因而反映的症状就有区别。

"夫中寒家喜欠"，体质素寒者，常易感受寒邪，故曰"中寒家"。由于阴盛于内，阳气不足，阴引阳入则欠，或如《灵枢·口问》篇所云"……阴气积于下，阳气未尽，阳引而上，阴引而下，阴阳相引，故数欠"。本条乃因感受寒邪之后，在表之阳虽受阻遏，但里阳不甚虚，仍有伸展之机，故常呵欠。

"其人清涕出，发热色和者，善嚏"，假如病人流清涕与发热并见，而面色如平人，则属新感外邪之象。"色和"是正气鼓邪外出的反映。因新感外邪，受邪浅，阳气开发，正气有驱邪外出之势，所以善嚏。

"中寒，其人下利"，感受寒邪后随即发生下利，是由于里阳素虚，寒邪传里侵犯脾胃，清阳下陷所致，又因下利更损阳气，不能驱邪外出，故"欲嚏不能"。文中"肚中寒"句，说明本证不是外感寒邪的表证，而是腹中虚寒的里证。

【原文】

夫瘦人①绕脐痛，必有风冷②，谷气不行③，而反下之，其气必冲，不冲者，心下则痞。

【词解】

①瘦人：指形体羸弱之人。

②风冷：贪食生冷，感受寒凉。

③谷气不行：指饮食不化，大便不通。

【提要】　本条论述寒证误下的变证。

【原文分析】

"夫瘦人"乃因中焦虚寒，气血来源不足，日久所致，又贪食生冷，寒邪直犯于里，凝滞腹中，故绕脐周围疼痛；寒邪阻滞胃肠气机则谷气留著而不行，饮食不化，大便坚涩不通，此因风冷寒邪所致，所以必伴有喜热恶冷、口中和、小便清长等症，理应"当与温药"服之，用温下法，如选《普济本事方》之温脾汤或《备急千金要方》之温脾汤，本可治愈而医者误认为"瘦人多火"，大便不通为燥实之证，妄用苦寒之品攻下，此时谷气虽行，大便得通，但风冷不除而阳气更伤，若伤下焦阳气，不能制伏阴寒之邪，必然上冲；若伤及中焦阳气，阴寒不化而成心下痞，故气不上冲。

从原文字义来看，前句言"必有风冷"，而后言"反"下之，可见用下法是假说之词，重在强调里寒证便秘，不可滥用下法，否则会变生他证，提示瘦人便秘，除了阴虚火旺，津液不足，肠道失润所致外，也不可忽视虚寒便秘。

【原文】

病腹满，发热十日，脉浮而数，饮食如故，厚朴七物汤主之。

[厚朴七物汤] 方

厚朴半斤　甘草　大黄各三两　大枣十枚　枳实五枚　桂枝二两　生姜五两

上七味，以水一斗，煮取四升，温服八合，日三服。呕者加半夏五合，下利去大黄，寒多者加生姜至半斤。

【提要】　本条论述腹满表证未罢，又见里实的证治。

【原文分析】

病人腹部胀满，乃气滞热壅所致，从方中用厚朴三物汤可知。原文言"发热十日"，可见发热已久，必在腹满之前，指出外感风寒化热，10余日不解，邪热在表，所以脉浮而数；热邪入里，伤及津液，热迫于肠，肠中实热内结，故见腹满、发热，腹满必兼见便燥、口干口苦等症状。由于病变重点在肠，未影响脾胃，故尚能饮食，形成太阳表邪未解，又见阳明腑实之证。如果发热，解其表，里实已成，解表徒然，只通里，表热未解，病根未除，所以发热与里实俱重，应采用表里双解之法，用厚朴七物汤治疗。

方用厚朴三物汤以行气除满，泻里实热，桂枝汤以解表邪和营卫，因腹满不痛，故去芍药之酸敛，此表里兼治之法，若呕是胃气上逆加半夏降逆止呕；下利是脾气已伤，去大黄以防止泻下重伤脾气；寒多者是指寒凝气滞而病腹满；本不发热，复因外感发热10日，脉浮而数，应在去大黄的基础上，加生姜以温胃散表寒。

【治法】　行气除满，泻热去积，疏散表邪。

【方解】

方中桂枝汤调和营卫而解太阳未尽之表邪，因其邪壅气滞腹满而不痛，故去酸收之芍药，合厚朴三物汤，以厚朴、枳实、大黄三味泻热行气，消胀除满，共奏疏表散邪、泻热除满、表里双解之效。

【原文】

腹中寒气①，雷鸣②切痛③，胸胁逆满，呕吐，附子粳米汤主之。

[附子粳米汤] 方

附子一枚，炮　半夏半升　甘草一两　大枣十枚　粳米半升

上五味，以水八升，煮米熟汤成④，去滓，温服一升，日三服。

【词解】

①腹中寒气：谓脾胃阳虚寒盛，水气内停，指病机而言。

②雷鸣：形容肠鸣的声音之大。

③切痛：形容腹痛的程度之甚。

④煮米熟汤成：谓煎药时间以粳米煮熟为度。

【提要】 本条论述脾胃虚寒，水湿内停的腹满痛证治。

【原文分析】

"腹中寒气"是脾胃阳气虚衰而阴寒之气内盛，意指本条的病因是脾胃虚寒，水湿内停，寒气水湿流于胃肠，故肠鸣切痛。

曹颖甫所说"切痛者，沉著而不浮也"（《金匮发微》），形容疼痛危重，触之深在肠间，故曰"切痛"；寒气横逆，上犯胸胁则胸胁逆满，影响于胃，胃失和降，故呕吐。可见，本条的病机是脾胃阳虚，阴寒水气，内肆上逆，故其痛当喜温喜按，呕吐多为清稀水饮，或夹有不消化食物。此外，尚有四肢厥冷、舌淡苔白滑、脉沉迟等症状。

既然病机是脾胃阳虚，阴寒水气上逆，故治宜温中祛寒，降逆止痛，用附子粳米汤。附子大辛大热温中散寒止痛，半夏降逆化湿以止呕吐，粳米、甘草、大枣补益脾胃以缓急，是对证治疗的有效方剂。根据病情可酌加蜀椒、干姜以逐寒降逆。

【治法】 散寒降逆，温中止痛。

【方解】

方中附子温阳散寒，摄水止痛；半夏化饮降逆止呕；粳米、甘草、大枣缓中补虚。如胃寒盛者加川椒、干姜。

附子粳米汤证与《伤寒论》理中丸证皆治中焦虚寒证，其比较如下（表10-1）。

表10-1 附子粳米汤证与理中丸证的比较

证名	附子粳米汤证	理中丸证
病因	脾胃阳虚，水湿内停	中焦虚寒，阳虚失运
病机	脾胃阳虚，阴寒水气上逆	中焦虚寒，升降失职
症状	腹痛剧烈、肠鸣、呕吐较著，兼胸胁逆满、呕吐清水、手足不温	自利不渴，呕吐腹满，不思饮食，霍乱，小儿惊悸，病后喜唾流涎沫及胸痹
治法	温中祛寒，降逆止痛	温中祛寒，补气健脾

【原文】

痛而闭①者，厚朴三物汤主之。

［厚朴三物汤］方

厚朴八两　大黄四两　枳实五枚

上三味，以水一斗二升，先煮二味，取五升，内大黄煮取三升，温服一升，以利为度②。

【词解】

①闭：此处指大便不通。

②以利为度：谓服药后以大便通下为度，即不可再服药，含中病即止，不可过量之意。

【提要】 本条论述腹满胀重于积的证治。

【原文分析】

"痛而闭"，指腹部胀满疼痛且大便秘结不通。《脉经》中本条作"腹满痛"，可知本方证以腹部胀满疼痛为主。其病机当为实热内结，气滞不行，而且气滞重于积滞，临床上常见脉沉实有力，舌苔黄厚，治疗以厚朴三物汤行气通下。

本方与厚朴七物汤均以厚朴为君，可见两方证都有气机壅滞，腹部胀满的主要表现，但厚朴七物汤证见腹满、发热、脉浮数，表里同病且以里证为急，故用桂枝去芍药合厚朴三物汤以行气通里兼和营卫，本方证因无表邪，仅以腹满、胀痛、便闭为主症，故治疗也较单纯，用厚朴三物汤通腑泄满。

【治法】　行气除满。

【方解】

厚朴、枳实行气消胀除满，大黄涤热泻实。因其闭以中上为主，故重用厚朴以行中下焦气机，方不减大黄者，行气必先通便，便通则肠胃畅，而腑脏之气通，通则不痛也。

【原文】

按之心下满痛者，此为实也，当下之，宜大柴胡汤。

［大柴胡汤］方

柴胡半斤　黄芩三两　芍药三两　半夏半升，洗　枳实四枚，炙　大黄二两　大枣十二枚　生姜五两

上八味，以水一斗二升，煮取六升，去滓，再煎①温服一升，日三服。

【词解】

①去滓，再煎：谓将药滓去掉后，把药液再煎浓缩。

【提要】　　本条论述心下满痛的证治。

【原文分析】

"按之心下满痛"是本条辨证的关键；第二条指出"腹满，按之不痛为虚，痛者为实"。可知此两条虽均为实证，但实邪停聚的部位不同。本条邪在心上，病位较高；而第二条是邪在于腹部，病位较低。结合《伤寒论》136条"伤寒十余日，热结在里，复往来寒热者，与大柴胡汤"，可见本条心下，当为胃脘部连及少阳两胁之处，为少阳阳明合病，主要是实热之邪壅郁肝、胆、胃所致。此正如黄坤载说："心下满痛者，少阳之经，郁迫阳明之府也"；又说："少阳之经由胃口而引两胁，胆胃上逆，经府郁塞，故心下满痛"（《金匮悬解》）。结合临床还应具备以下见症：郁郁微烦，往来寒热，胸胁逆满，舌苔黄，脉弦有力。

由于本条为内有实热，阳邪在少阳阳明，病位较高，故不用大承气汤而用大柴胡汤以和解少阳，攻下阳明。本方为小柴胡汤去参、草增生姜之量加芍药、大黄、枳实而成。方中以柴胡为主，配半夏、生姜以解少阳之邪，配芍药、大黄、枳实以泻下阳明热结之实，用大枣以安中，则少阳阳明之邪可解，"按之心下满痛"之症可除。

后世医家对本方的认识，已不限于少阳阳明合病，并发展了它的适用范围。如连日不大便，热盛烦躁，舌焦口渴，渴欲饮水，面赤，脉洪实，可加芒硝以泻热通便；若心下实痛，连于左胁难于转侧，大便实者，加栝楼、青皮以清热下气；若发黄者加茵陈、黄柏，若呕不止者加左金丸、竹茹以清热止呕，实热下利者加大黄。治疗肝火上攻的狂证，本方加青黛、栀子、牡丹皮、芒硝等清热泻下之品。《类聚方广义》谓本方"治狂证，胸胁苦满，心下痞塞，脐中动甚者加铁粉奇效"。《证治汇补》用本方治疗地道不通之呃逆。

【治法】　和解少阳，清泻热结。

【方解】

方中以柴胡为君，配伍黄芩和解少阳之邪，大黄、枳实以泻阳明热结之实，芍药柔肝缓急止腹痛，生姜、半夏和胃降逆以止呕，大枣调和营卫，如此内外兼顾，少阳阳明双解。

【原文】

腹满不减，减不足言，当须下之，宜大承气汤。

[大承气汤]方　见前痉病中

【提要】　本条论述积胀并重的里实证治。

【原文分析】

"腹满不减"是形容腹部胀满没有减轻的时候，是腹满的里实证，由于气滞与燥屎内结引起；如果有减轻的时候，那就是虚证，如本篇第三条"腹满时减，复如故，此为寒，当与温药"。而本条为实证，故用下法，方选大承气汤。

"减不足言"一句是插笔，目的在于加强辨证，是说腹满有时减轻即非实证。"不足言"，是微不足道之义，是否定词，与前句"不减"的肯定词对举，在于加强实证的辨证。

某些医家认为本方的厚朴量独重，是本方的主药，故方名承气。但厚朴味苦而温，只能治气滞的胀满，不能治热结的便秘；而大黄苦寒泻下，既能治病之因，又能治便结之主症。三承气汤中有用枳、朴的，也有用芒硝的，也有不用芒硝的，有用甘草的，也有不用甘草的，唯大黄则无不用，可见三方的主药是大黄。若谓主药是枳、朴，则调胃承气汤不用枳、朴，仍以承气汤名，其义难解，而本篇厚朴三物汤药味与小承气汤同，厚朴量倍于大黄，重点在于行气导滞，命名反而不加"承气"二字，不是因厚朴而得名的。

【治法】　同前痉病（大承气汤方）。

【体会与总结】

此治"腹满不减，减不足言，当须下之"，虽病证与痉病不同，但胃肠实热内结则一，此属燥热邪气与糟粕内结于阳明之腑，胃肠传导失常而气机壅塞不通，故腹部胀满；大实不去，腑气难通，故腹满不减，呈持续状，且进行性加重，无丝毫缓解趋势。加之腹痛拒按，大便秘结不通，舌苔黄燥，脉沉实有力，故急宜大承气汤峻下热结，通腑除满。

【原文】

心胸中大寒痛①，呕不能饮食，腹中寒②，上冲皮起，出见有头足③，上下痛而不可触近④，大建中汤主之。

[大建中汤]方

蜀椒二合，去汗⑤　干姜四两　人参二两

上三味，以水四升，煮取二升，去滓，内胶饴一升，微火煎取一升半，分温再服，如一炊顷⑥，可饮粥二升，后更服，当一日食糜⑦，温复之⑧。

【词解】

①心中大寒痛：谓疼痛部位广泛（上至心胸，下到腹部），痛势十分剧烈，且为冷痛。

②腹中寒：既指脾胃阳衰阴寒内盛的病机，也指腹中寒冷的症状。

③上冲皮起，出见有头足：是指腹中寒气攻冲，腹皮突起有如头足样的块状物上下冲动时隐时现。此类似于胃肠蠕动亢进时出现肠型。

④上下痛而不可触近：谓上至心胸，下至脐腹，满腹剧烈疼痛而拒绝触按。

⑤去汗：指蜀椒的炮制方法，谓将蜀椒炒至油质渗出。

⑥如一炊顷：大约做一顿饭的时间。

⑦食糜：给吃熬得比较烂的稀饭。

⑧温复之：谓给病人加衣盖被，注意保暖。

【提要】　本条论述虚寒性腹满痛的证治。

【原文分析】

"腹中寒"一句点明病机，即脾胃阳气衰弱，中焦阴寒内甚，寒气上下攻冲，而产生剧烈腹痛，此与附子粳米汤证的"腹中寒气"相仿，均由虚寒所作。

本条见证相当严重，疼痛的部位由腹部上及心胸，以"大寒痛"强调疼痛的剧烈程度；寒气上冲，胃失和降，则呕吐频频，难以受纳饮食。寒气攻冲于外，阳气格拒于内，则气机凝滞于局部而见腹皮隆起，有如头足样的条块状物。

本条的疼痛属虚寒，但又有上下痛而不可触近的特点，此与本篇所强调的"按之不痛为虚，痛者为实"似有抵牾。其实，临床辨证还当参合其他方面的情况，如本条的腹痛并不像实证所见的着而不移，且多伴见手足逆冷、舌质淡、苔白滑、脉沉迟而伏等。

【治法】　温中补虚，降逆止痛。

【方解】

方中蜀椒性大辛大热，温中散寒，下气止痛，且有驱蛔杀虫之功；干姜性亦大辛大热，温中散寒，和胃止呕；人参性甘温，益脾胃补元气，扶正祛邪；饴糖建中补虚，缓急止痛，并能缓椒、姜之烈性。四味相伍，温中补虚，降逆止痛，本方辛热温补，峻逐阴寒邪气，温建中脏，故名"大建中汤"。

【原文】

胁下偏痛①，发热②，其脉紧弦，此寒也，以温药下之。宜大黄附子汤。

［大黄附子汤］方

大黄三两　附子三枚，炮　细辛二两

上三味，以水五升，煮取二升，分温三服。若强人煮取二升半，分温三服，服后如人行四五里，进一服③。

【词解】

①胁下偏痛：指左胁或右胁下上腹部一侧疼痛。

②发热：《脉经》无"发热"二字，属衍文。

③服后如人行四五里，进一服：谓第一次服药后，经过大约人走四五里路的时间，再服第二次药。

【提要】　本条论述寒实内结的腹满痛证治。

【原文分析】

"此寒也"言本条的病因。脉紧弦主寒、主痛，可知本条病机为寒实内结，多由病人素有沉寒，阳气不运，积滞内停所致。所以病人应具形寒肢冷，舌苔白而黏腻等症。"胁下"，包括两胁及腹部而言，胁下偏痛为左胁或右胁疼痛，而非两胁俱痛，主要是寒实内结，阻遏气机而腹中胀满疼痛，连及胁肋胀痛，由于阴寒夹实邪偏于一处，郁而不伸，所以两胁偏于一侧疼痛。对于发热，历代医家有两种认识：一是多数医家认为寒实内结，阳气被郁，如尤在泾说："阴寒成聚，偏于一处，虽有发热，亦是阳气被郁所致。"二是少数注家认为是寒热相结之证，如魏念庭曰："乃肝家寒热之邪结不通也。"这种看法与"此寒也"、"以温药下之"不符，攻下寒热不宜用本方温下，宜用附子泻心汤。所以第一种说法为妥。同时本条发热还应与表证发热、阳明腑实发热相鉴别。这样才能从脉证、病机上加深对本条的认识，表证发热为邪气客于肌表，阻遏卫气不能外达，卫气与邪气相争，营卫不和所致，其脉浮，有表证证候；阳明实热证发热是邪入阳明，阳热亢盛所致，其热为全身发热，脉滑数，有阳明经证或腑证的证候。

从病机与治法"温下"可知，本条应有"大便不通"，由于寒实内结，腑气不行所致，与虚寒性便难有别。如本篇第一条"便难"，是脾胃虚寒，运化无权，当用温补，不可滥用苦寒攻下，其症状为满痛时减，喜按，按之濡软，脉象微弦。本证腹满痛不减，拒按，脉象紧弦，所以用大黄附子汤，温阳祛寒以散结，通便行滞以除积。

【治法】　温经散寒，通便止痛。

【方解】

方中附子辛热温通，祛脏腑之沉寒；细辛善于散寒止痛，两药辛热散寒，止痛之力较强。大黄与附子、细辛之辛热同用，制其寒凉之性而存其走泄通便作用，以泻内结之寒实。如果腹痛甚，喜温，加桂枝、白芍以和营止痛；腹胀满甚，加厚朴、木香以行气导滞；体虚或积滞较轻，可用制大黄，以减缓泻下之力；如体虚较甚，还可加党参、当归益气养血。

大黄附子汤与麻黄附子细辛汤皆有温经作用，其比较如下（表10-2）。

表10-2　大黄附子汤与麻黄附子细辛汤的比较

方名	大黄附子汤	麻黄附子细辛汤
脉症	腹痛便秘，胁下偏痛发热，脉紧弦	少阴病，始得之，反发热，恶寒甚，脉沉微，神疲欲寐
病机	寒实内结，腑气不通	少阴病，邪入不深，正气虽虚不甚
治法	温下寒结	助阳解表

【原文】

寒气①厥逆②，赤圆主之。

［赤圆］方

茯苓四两　半夏四两，洗　一方用桂　乌头二两，炮　细辛一两　《千金》作人参

上四味，末之，内珍珠③为色，炼蜜丸如麻子大，先食酒饮下三丸④，日再，夜一服⑤，不知，稍增之，以知为度。

【词解】

①寒气：即脾肾阳虚，阴寒内盛，水气内停的病机。

②厥逆：有两种含义，一指阳虚水气上逆的病机；二指手足逆冷的症状。

③珍珠：即朱砂。《神农本草经》名丹砂。《别录》云：丹砂作末名真朱。

④先食酒饮下三丸：即在饭前用酒送服三丸药。先食，"先于食"之省略。

⑤日再，夜一服：即白天服两次，夜晚服一次。

【提要】　本条论述寒饮厥逆的证治。

【原文分析】

由于叙证过于简略，在理解上造成一定难度，故历代医家也看法各异。如《医宗金鉴》认为"必有脱简，难以为后世法"。有的认为当存疑待考。但本条有方有证，如以方测证，也可大体把握主要精神。

"寒气厥逆"中"寒气"二字从病机上强调了阴寒内盛，水饮内停的情况，其实，中焦虚寒，阳气不振也是不言而喻的。"厥逆"二字，既可从病机上理解为阴阳之气不相顺接，也可从证候上理解为手足厥冷，从方药推测，本方主要功用为温阳散寒，化饮降逆。因此，寒气厥逆当指由于阴寒内盛，水饮上逆而见四肢厥冷、腹痛呕逆、头眩心悸等症；阳虚寒盛，阳气不达四肢则手足冷；寒气夹水饮上逆则腹痛呕逆；水饮上逆则心下悸动；饮阻而清阳不升则头眩。

【治法】　散寒止痛，化饮降逆。

【方解】

方中乌头、细辛温脾肾，散阴寒，除痼冷，止疼痛，通行十二经脉，能达阳于四肢百骸；茯

苓、半夏化饮邪健脾气，以复中焦升降之机；朱砂重镇安神宁心定悸，能降逆气，《别录》载"除中恶腹痛"。仲景名之曰"赤圆"，正为朱砂之色，可见此药在方中的重要作用。

【原文】

腹痛，脉弦而紧，弦则卫气不行，即恶寒；紧则不欲食，邪正相搏，即为寒疝。寒疝绕脐痛，若发则白津①出，手足厥冷，其脉沉紧者，大乌头煎主之。

［乌头煎］方

乌头大者五枚，熬②去皮，不咬咀③

上以水三升，煮取一升，去滓，内蜜二升，煎令水气尽，取二升，强人服七合，弱人服五合。不差，明日更服，不可一日再服④。

【词解】

①白津：因痛剧而出的冷汗。

②熬：指炒或焙。

③不咬咀：谓乌头不必切碎。

④不可一日再服：谓本方一日仅能喝一次，不可一日服两次。

【提要】　本条论述寒疝的病机和证治。

【原文分析】

病人腹痛而脉弦紧，主寒邪凝结，由于里阳虚，卫气不能行于外，故有恶寒感觉；紧脉表示外感寒邪，脾胃失运，寒杀谷，故紧则不欲食。里阳虚而阳气不行，寒邪凝结三阴经脉所过之脐部，正邪相争，则腹部绕脐剧痛，发为寒疝。可知素体阳虚阴盛是发病的根据，外感寒邪是发病的诱因，其特点为内外皆寒，正如尤在泾所言"弦紧脉皆阴也，而弦之阴从内生，紧之阴从外得"。

以上所言，为寒疝在一般情况下的特点，寒疝发作时，病人脉象由弦紧转为沉紧，说明寒邪与正气相搏，里阳大伤，所以腹痛转剧，阴阳之气不相顺接，四肢失去温养则手足厥冷；由于疼痛剧烈，阴寒内闭，虚阳外浮，卫气不能周密，所以发为冷汗。

由于本证为阴寒内结，寒气极盛，所以用大乌头煎破积散寒止痛。用大辛大热的乌头，峻猛善治沉寒痼冷，对于腹痛肢冷，脉象沉紧的发作性寒疝，能祛寒助阳，缓急止痛；蜜煎，既能治乌头毒性，且可延长药效，还可甘缓补虚，合为治沉寒疼痛，缓中益脾之剂，方后云"强人服七合，弱人服五合。不差，明日更服，不可一日再服"，是告诫我们，本方药性峻猛，应用时宜根据病人体质的强弱，给予不同的剂量，用时宜慎。

【治法】　峻逐阴寒，复阳止痛。

【方解】

乌头大辛大热，峻逐阴寒，峻补元阳，驱散寒结而止疼痛，因其峻烈有毒，故伍以甘平滋润的蜂蜜，既制约乌头之毒性，又能缓和延长药效，且有阴阳相配之义，达到复阳散阴而不伤正的目的。

【原文】

寒疝，腹中痛及胁痛里急①者，当归生姜羊肉汤主之。

［当归生姜羊肉汤］方

当归三两　生姜五两　羊肉一斤

上三味，以水八升，煮取三升，温服七合，日三服。若寒多者，加生姜成一斤；痛多而呕者，加橘皮二两，白术一两。加生姜者，亦加水五升，煮取三升二合服之。

【词解】

①里急：谓腹中挛急作痛，两胁内拘急不舒。

【提要】　本条论述寒凝血虚的寒疝腹痛证治。

【原文分析】

寒疝的典型发作，如大乌头煎证绕脐痛而白汗出，手足厥冷，由阳虚而阴寒内盛所致。本条所述，偏重于血虚内寒引起，以胁腹疼痛为主，两胁疼痛并有拘急之象，此与肝关系密切。肝藏血，血不足则气亦虚，阳气不足则阴寒内生，胁腹失去阴血的濡养和阳气的温煦，寒凝则痛，经脉失濡而拘急。由此可见，本条所述的寒疝疼痛属虚，痛势不像大乌头煎证剧烈骤暴，一般得温常可轻减，且临床上伴见舌淡苔白、脉沉弦而涩等。

【治法】　养血散寒。

【方解】

本方以羊肉为君，甘温而益气补血、温中缓下，为血肉有情之物，得当归养血活血，生姜辛温气香，温中散寒，醒脾调味，可除羊肉之腥膻，诸味相伍，正所谓《内经》"形不足者，温之以气，精不足者，补之以味"之形精兼顾治则的具体体现。

【原文】

寒疝，腹中痛，逆冷①，手足不仁②，若身疼痛，灸刺诸药不能治，抵当③乌头桂枝汤主之。

[乌头桂枝汤] 方

乌头

上一味，以蜜二斤，煎减半，去滓，以桂枝汤五合解之④，令得一升后，初服二合，不知，即服三合，又不知。复加至五合，其知者如醉状，得吐者为中病。

[桂枝汤] 方

桂枝三两，去皮　芍药三两　甘草二两，炙　生姜三两　大枣十二枚

上五味，剉，以水七升，微火煮取三升，去滓。

【词解】

①逆冷：即四肢发凉。

②手足不仁：谓手足肢体麻木，不知痛痒。

③抵当：二字为衍文。

④桂枝汤五合解之：谓将五合桂枝汤药液与五合蜜煎乌头液混合溶解。

【提要】　本条论述寒疝兼有表证的治法。

【原文分析】

本条言寒疝，指出其病因为寒邪引起，结合逆冷、手足不仁，可知为阳气大衰，阴寒内盛所致。寒邪凝滞，气机不通而腹痛；阳气虚衰，不能温养四肢，故四肢厥冷；阳气鼓动无力，血行涩滞，阴寒痹于四末，故手足麻木、知觉迟钝；而"若身疼痛"，是由于阳气不能与邪抗争以驱散外寒，寒邪痹阻肌表，营卫不和所致。正如《素问·调经论》云："阳虚则外寒。"所以本证病机为阳气大衰，寒邪凝滞，内外皆寒。如果医者单纯用灸法或刺法以温里寒或祛外寒均不对症，宜用乌头桂枝汤两解表里寒邪。

乌头桂枝汤，乌头用蜜煎，取大乌头煎之意，辛甘缓急，祛痼结之沉寒，缓中止痛，合桂枝汤调和营卫，散肌表之寒邪，两方合用，表里同治。由于乌头有毒，所以必须注意煎服方法：一是用蜜同煎，可减轻其毒性，并能提高疗效，延长药效；二是用桂枝汤溶化蜜煎的乌头制剂，再煎汤服；三是方中乌头未见用量，现代从校勘为五枚，但服时剂量宜由小到大，以知为度。如方后云"初服二合，不知，即服三合，又不知。复加至五合"。所谓以知为度，即病人出现如醉、

得吐的反应，说明是中病有效的瞑眩反应，药力达到效力，沉寒痼冷，得以温散，阳气突然得以伸展，这时病人出现轻微的中毒反应，药物剂量已达到最大安全量，不可再加大服用剂量，否则会出现乌头中毒。

【治法】　驱寒止痛，散寒解表。

【方解】

大乌头煎峻逐阴邪，温里散寒止痛；桂枝汤调和营卫，祛风散寒，解表邪，止身疼，取两方煎液兑服，温里解表，并行不悖，徐忠可认为此"所谓七分治里，三分治表也"。

寒疝三方（当归生姜羊肉汤、大乌头煎、乌头桂枝汤）的比较如下（表10-3）。

表10-3　寒疝三方证治比较

方名	当归生姜羊肉汤	大乌头煎	乌头桂枝汤
脉症	腹痛拘急，痛引两胁，喜温喜按，脉弦涩或微涩	腹部绕脐剧痛，自汗出，手足厥冷，脉沉	身痛，腹痛，四肢厥冷，手足麻木不仁，脉弦紧
病机	血虚生寒，经脉失养	阳气不行，阴寒内结	阳气大衰，寒邪凝滞，内外皆寒
治法	温补气血，散寒止痛	助阳破积，驱寒缓痛	破积散寒，表里两解

【原文】

附方：

《外台》[乌头汤] 治寒疝腹中绞痛，贼风入攻五脏，拘急不得转侧，发作有时，使人阴缩[①]，手足厥逆。方见上

【词解】

①阴缩：外生殖器上缩。

【提要】　本条论述寒疝表里寒盛的证治。

【原文分析】

本方亦见于《外台秘要·卷十四》，实际上出自《备急千金要方·卷八》，可能为林亿误引，具体药物为乌头十五枚、芍药四两、甘草二两、大枣十枚、老姜一斤、桂心六两。可知本方为仲景的乌头桂枝汤化裁而成，将桂心易桂枝，乌头的用量亦由五枚增加到十五枚。本方证由素有里寒，复感风寒而起病，症见腹痛、肢冷，此与乌头桂枝汤证同，但阴寒更甚于内，故以附子、桂心辛热散寒而止痛，芍药、甘草也能缓急止痛，姜、枣和中温脾。

本方诸本仅"方见上"三字，未载药味分量及煎服法，故后世众多注家均将此方误为大乌头煎，亦有将本方误为乌头汤或乌头桂枝汤者，皆由未仔细检查《外台秘要》所致。

【原文】

《外台》[柴胡桂枝汤] 方治心腹卒中痛者。

柴胡四两　　黄芩　人参　芍药　桂桂　生姜各一两半　甘草一两　半夏二合半　大枣六枚

上九味，以水六升，煮取三升，温服一升，日三服。

【提要】　本条论述外感兼胸腹两胁疼痛的治疗。

【原文分析】

本方原出于仲景，即《伤寒论·太阳病下》篇136条的柴胡加桂枝汤，治疗表寒未解，邪结少阳的外有发热恶寒、肢节烦痛，内有微呕、心下支结之证。《外台秘要》用本方治寒疝腹中痛。有表邪而夹内寒重的寒疝当用乌头桂枝汤；如果有表邪而里寒不甚的寒疝，或内夹有郁热的心腹卒中痛，则须用柴胡桂枝汤治疗。本证是因外感风寒，内传少阳，气血不畅，故心腹卒痛，并当

有气郁化热的表现，如寒热往来、心烦喜呕、胸胁疼痛、脉弦等症。所以用桂枝汤与柴胡汤各半量组成合方，小柴胡汤和解少阳，桂枝汤调和营卫，散太阳表邪，调中止痛，合而治疗外感性胸腹两胁疼痛之证。

【治法】　和解少阳，发散太阳，表里双解。

【方解】

本方为表邪加内热之腹痛证治和太阳表邪未解，邪入少阳之证治。桂枝汤调和营卫，为太阳主方；小柴胡和解表里，为少阳主方。外感风寒，内传少阳，致营卫失和；气血不得通畅，肝胆疏泄失利，里气不和，故心腹卒中痛。以柴胡、桂枝、生姜升阳透表，达邪于外；人参、半夏、甘草、大枣益气和中，缓急止痛；黄芩、芍药治寒中夹杂之热，防伐脾土，故可表里双解，寒热兼除。

【原文】

《外台》［走马①汤］治中恶②心痛腹胀，大便不通。

巴豆二枚，去皮心熬　杏仁二枚

上二味，以绵缠捶令碎，热汤二合，捻取白汁，饮之当下，老小量之。通治飞尸③鬼击④病。

【词解】

①走马：形容药效之捷速。

②中恶：病名，见《肘后备急方》。症见突然仆倒，精神昏乱，颜面发黑，心腹痛，胀满，大便不通等，俗称绞肠乌痧。与《诸病源候论》所述的干霍乱病情相似。

③飞尸：病名，见《肘后备急方》。其病发作迅捷突然，症见心腹刺痛，气息，喘急，胀满，上冲心胸。

④鬼击：病名，见《肘后备急方》，突然被不正之气所袭，症见胸胁腹内绞急切痛，或兼见吐血、衄血、下血。如脐腹绞痛，上冲心胸胀闷者，则称寒疝。

【提要】　本条论述中恶急证的证治。

【原文分析】

本方所治为腹痛便秘之急者。中恶、飞尸、鬼击均为感受臭秽恶毒之气，邪从口鼻而直入心胸，致使肠胃气机壅塞，寒实内结，气机受阻，发病急而疼痛剧，故治疗当以峻药开闭通塞，破积攻坚。如犯寒而发之寒疝，阴寒闭塞于内，阳气不行而见腹痛。便秘时，亦可用本方以救一时之急。

【治法】　开肺利气，温通泻下。

【方解】

巴豆辛温有大毒，除鬼击蛊毒，通利水道；杏仁甘苦温有小毒，入肺经，宣利肺气，肺与大肠相表里，欲除其邪，须畅达气机。两味相伍，上宣于肺，下利肠道，以毒攻毒，一鼓而下，故曰冲汤捻汁好驱邪。

【原文】

其脉数而紧，乃弦，状如弓弦，按之不移，脉数弦者，当下其寒；脉紧大而迟者，必心下坚；脉大而紧者，阳中有阴，可下之。

【提要】　本条论述寒实可下证的脉象与治法。

【原文分析】

弦脉和紧脉均属阴脉，同主寒、主痛，但是既有联系又有区别，从文中可见，"数而紧，乃弦"，是言其联系，以下文字是言其区别，弦多并数，紧多与大、迟并见，虽主病不同，但病邪性质（寒实）相近，均可用下法治疗。

"脉数而紧，乃弦"，数者急迫也，是言其象；紧者，紧急有力，是言其形，数紧同见，脉象数而急迫兼紧急有力，形成弦象，状如弓弦一样绷得很紧而端直有力，因脉象绷紧劲急，所以按之左右不得移动，同时，数弦并见，乃为紧弦，故后言"当下其寒"，同时也可说明此处数脉非热是有根据的，李中梓《诊家正眼》论"弦"，乃言"数而弦急，则为紧脉"；张景岳也说："凡弦数之属，皆（与紧脉）相类也"，这些均说明紧弦两脉可以相互转化，必兼见数急之象。

"脉紧大而迟"，紧主寒、主痛，迟主病在里，脉紧迟兼见，是阴寒结于胸膈而致心下坚满疼痛，此处"大"有形容紧脉和主上之义。"脉大而紧"，大是言脉来盛去衰，触之极大，在外表现为阳脉之象，而又言紧，为阴寒内盛，所以言"阳中有阴"，用温下之法去其寒实。

【原文】

问曰：人病有宿食，何以别之？师曰：寸口脉浮而大，按之反涩，尺中亦微而涩①，故知有宿食，大承气汤主之。

【词解】

①尺中亦微而涩：微，系"大"之误，谓尺部脉也呈大而涩象。

【提要】 本条论述宿食的脉因证治。

【原文分析】

宿食病，多因饮食不节，食谷经宿不化，停聚中焦所致，临床上多出现腹胀痞闷，嗳腐吞酸，食臭或腹痛，或大便不调等症状，脉象上主要从以下几方面辨别：首先，在寸口脉表现为浮大有力，是宿食停滞，气机不畅，气壅于上所致。如果积滞日久，气滞不通，阻碍气血运行，故重按其脉有力，但见涩脉。这里的涩脉并非气血衰少，脉道失养，或血少血瘀的涩脉，主要是食邪阻滞气机所致。其次，在尺脉表现为"微而涩"，对此历代注家有以下几种认识：尤在泾认为，谷多伤脾，中气阻滞，血气不利；张璐认为，浮大按之略涩，非涩弱无力之谓；丹波元坚认为，乃沉滞不起，如"非微弱之谓，乃沉滞不起之微"（《金匮玉函要略述义》）；吴谦则认为"微"当作"大"字。以上所言，唐祖宣认为，这里并非微涩无力的里虚证。究其原因，是食滞久郁，脾胃不能运化，糟粕停于大肠，下焦气血不得宣通，故尺中脉微而涩，不管其脉象怎样变化，均为宿食停积所致。对于这种病证，若不急攻，失去时机，至正气已虚时，攻之则正不能任，不攻则积滞难除，所以用大承气汤荡涤宿食，使其速去，正如《素问·阴阳应象大论》所说"其下者，引而竭之"。

【原文】

脉数而滑者实也，此有宿食，下之愈，宜大承气汤。

【提要】 本条进一步论述宿食病脉滑数的证治。

【原文分析】

宿食积滞于肠胃，郁而化热，脉可见数。胃肠气机被新停之宿食所阻，食气相搏，脉又可见滑，数滑且当有力，为实证无疑，故宜大承气汤攻下，使实热与宿食俱去则愈。

同为宿食之病，前条言脉涩，本条言脉滑，何以如此相反不同？此因宿食之停有久暂，故脉亦有滑涩之异，病较久，积滞较重，胃肠气滞亦较重，故脉涩；宿食新停，病情轻浅，邪正相争较盛，故脉滑。可见，临证之际，一病可见数脉，一脉可主数病，当脉证合参，方能无误。

【原文】

下利不饮食①者，有宿食也，当下之，宜大承气汤。

【词解】

①不饮食：《医统正脉》本作"不欲食"，宜从。

【提要】 本条论述宿食不利的证治。

【原文分析】

宿食病见下利，是由于宿食停积，气机受阻，脾胃升降功能失和，水谷不得消化而大便稀薄，甚则泄泻，本可使食浊湿滞从下而去，但病人又见不欲食，是宿食尚未除去，胃肠功能未复，食滞胃气而恶食，不欲饮食，本可再用下法，使积滞从下全部排出，但其病已见下利，则不一定需要大承气汤重剂攻下。文中"当下之，宜大承气汤"，有斟酌之意，可仿大承气汤治疗，如黄树曾所言"此节之证具，如病人色脉形质不宜下者，即难遽投大承气汤，学者宜注意"（《释义》）。

【原文】

宿食在上脘①，当吐之，宜瓜蒂散。

［瓜蒂散］方

瓜蒂一分，熬黄　赤小豆一分，煮

上二味，杵为散，以香豉七合煮取汁，和散一钱匕，温服之，不吐者，少加之，以快吐为度而止。亡血及虚者不可与之

【词解】

①上脘：胃分上、中、下三脘，上脘即胃的上部。

【提要】 本条论述宿食在上脘的治疗。

【原文分析】

胃分上、中、下三脘，饮食停积于胃，可有不同的临床表现。在上脘主要症状为：嗳腐吞酸、胸脘痞闷、泛泛欲吐，是饮食停滞，正气驱邪外出的表现，属暴病新病，治疗应当因势利导，根据《素问·阴阳应象大论》"其高者，因而越之"的精神，当用吐法治疗。至于在中、下脘的表现，可参考吴谦云"胃有三脘，宿食在上脘者，膈间痛而吐，可吐不可下也；在中脘者，心下痛而吐，或痛不吐，可吐不可下也；在下脘者，脐上痛而不吐，不可吐可下也"（《医宗金鉴》）。

今食在上脘，当用瓜蒂散吐之。

本方为实邪郁在上脘而设，然药性悍猛，易伤正气，所以亡血及虚人，不可与之。总之，宿食在上宜吐，在中宜消，在下宜泻，三法已立，因证施治。

本方亦可用于痰涎壅塞引起的胸膈胀满之证。故凡病属邪高实证，病势迫近于胸咽，有泛泛欲吐者，均可运用本方，不必限于宿食。假如病人有失血病史，或妇女妊娠期间，以及老弱病人，皆不宜使用本法。此外，如仓促之际，药不及力，可用极咸盐汤一盏顿服，立吐，亦可用鹅毛等应急之法探吐。临床不可拘泥于原文。

【治法】 涌吐实痰。

【方解】

方中瓜蒂为君，苦寒有小毒，色青，像东方甲木之化，得春升生发之机性催吐，能提胃中阳气，以除胸中之寒热，为吐剂中第一品；赤小豆酸寒，利水除湿，两味相伍，酸苦涌泄，再佐以豆豉轻清宣泄，更助其涌吐之力。

另外，对"赤小豆"一物注家有不同看法：一说草本植物赤小豆之成熟种子，清热利水凉血；另一说属木本植物"相思子"，俗称"蟹眼豆"，性酸温，有涌吐作用。应用于临床，当辨证择药。

宿食在胃之上脘、中焦脾胃及肠的比较如下（表10-4）。

表 10-4　宿食在胃之上脘、中焦脾胃及肠的比较

部位	胃之上脘	中焦脾胃	肠
脉症	胸膈胃脘，痞闷，恶心泛泛欲吐，嗳腐吞酸嘈杂，脉乍紧	脘腹胀满，嗳腐吞酸，饮食不化，脉来有力	腹胀，腹痛，嗳腐吞酸，下利不欲食，脉数而滑或浮大而按之反涩
病机	饮食停滞，气机壅滞，浊气上逆	饮食停滞，脾胃运化失司	饮食停滞，气机壅滞，脾失健运，清浊不分
治法	涌吐宿食，"其高者，因而越之"	消食导滞，"中满者，泻之于内"	攻下积滞，"其下者，引而竭之"
方药	瓜蒂散	保和丸，越鞠丸，平胃散	大承气汤

【医案选录】

1. 酒湿停聚案

此方证所治之酒湿停聚乃痰湿热郁于上脘所致。临床辨证中常见胸胁苦满，烦躁欲死，呼吸有力，口出臭气，小便短赤，大便秘结。本方加白矾其效更佳。现举临床治验。

张某，男，38 岁，1975 年 8 月 14 日诊治。

现病史　多服烈酒，烦渴不已，过食生冷，又卧于湿地，以致水湿结胸，两胁剧痛，烦闷欲死，医用寒凉泻下药物，下利数次，其病不减。由于四肢厥冷，诊为阳虚，更投温燥之剂，病反加重。

症见　形体消瘦，精神不振，舌红，苔黄，呼吸有力，口出臭气，以手扪胸，时发躁扰，不能言语，四肢厥冷，小便短赤，大便未解，脉滑有力，两寸独盛。

辨证　痰湿热郁于上脘。

治则　涌吐痰热。

处方　瓜蒂 9g，赤小豆 9g，白矾 9g。

上三味研为细面，分 3 次服。服后少倾，呕吐出痰涎和腐物两碗，当即言语能出，大便随之下泄，身微汗出，四肢转温，中病即止，停服上药，继以饮食调养而愈。

体会　多饮贪食，饮冷受湿，酒食蕴聚上脘，其病在上，用寒凉攻下，伐伤其正，又投温燥之剂，则痰热凝聚，延为痼疾。

由于痰热壅郁上脘，气机不舒，则四肢厥逆，乍看似阳衰不足之证，但舌红，苔黄，口出臭气，脉滑有力，两寸独盛，则为实热无疑；以手扪胸，则其病在上可知矣。大凡宿食在上脘者可吐不可下，中脘则可吐可下，下焦则可下不可吐。其痰热宿食蕴结于上，"其高者，因而越之"，故用瓜蒂，味苦性寒，功能涌吐在上之宿食痰热，赤小豆味酸，两味配伍，正符合酸苦涌泄之意；加白矾味酸性寒，取其燥湿祛痰之功，复有助吐之力，三味配伍，共成涌吐峻剂，治投病机，效如桴鼓。唐祖宣每于临证时若为宿食郁上之证，嘱其每服 3g，先吐后泻，每取卓效，恐吐后伤阴，嘱其吐泻后服稀粥少许以善其后，张从正说："善用药者，使病者而进五谷者，真得补之道也。"故勿用补药，以免犯实实之弊。

2. 抽搐失语案

此方证所治之抽搐失语乃痰湿蒙蔽清窍所致。临床辨证中常见心胸憋闷，烦躁不安，抽搐频作，痰涎壅盛，不能言语，舌淡，苔白腻，脉滑数。现举临床治验。

祁某，男，43 岁，1976 年 11 月 9 日诊治。

现病史　患脑囊虫病 6 年，抽搐频作，痰涎益盛，多方诊治，时轻时重，于 7 日下午突发头目弦晕，天地转动，不能站立，以手扪胸，不能言语，中西药治疗无效，邀唐祖宣诊治。

症见　形体稍胖，精神尚可，不能言语，以写字陈述其苦，心胸憋闷，烦躁不安，头痛掣目，不能入眠，舌体胖淡，白苔满布，满口湿痰，咳唾涎沫，四肢举动如常，脉象滑数，两寸独盛。

辨证　痰湿蒙蔽清窍。

治则　豁痰开窍。

处方　瓜蒂9g，赤小豆9g。水煎服。

二诊　11月11日。上方服后，苦涩异常，先吐后泻，吐稠痰两碗，下利3次，诸症减轻，但仍不能语，上方加石菖蒲、郁金各9g。

三诊　11月15日。昨日将药服下，先吐泻，于晚12点能言语。即予温胆汤加味调治，抽搐从1977～1979年两年没有发作。

体会　久有抽搐之疾，似属风痫之证，《素问·至真要大论》说："诸风掉眩，皆属于肝"，由于木郁不舒，加之痰湿蒙蔽清窍，则不能言语，症见心胸憋闷，烦躁不安，脉象滑数，两寸独盛。痰湿郁结上脘，张子和在"汗下吐三法该尽治病诠"篇中说："风痰宿食，在膈或上脘，可涌而出之"，故取"木郁达之"之义，用吐法峻剂瓜蒂散吐之，使痰有去路，木郁得解，邪去正安。

3. 厥逆失语案

此方证所治之厥逆失语乃痰浊壅塞上脘所致。临床辨证中常见胸闷烦躁，欲吐不能，不能言语，舌淡，苔白腻，脉滑有力。若加白矾，其效更佳。现举临床治验。

周某，女，41岁，1972年4月25日诊治。

现病史　患雷诺病3年，每遇寒冷四肢紫绀，苍白潮红发作，多方诊治无效，后住院治疗。住院期间先后服用温阳和活血化瘀药，其肢端疼挛好转，供血改善。由于惊恐而失语，四肢紫绀加重，厥冷如冰，时呈尸体色。经会诊先后用右旋糖酐、镇静药物及中药宁心安神、祛痰开窍之剂无效，已饮食不进，卧床不起，病情逐渐加重。

症见　面色苍白，精神呆滞，舌白厚腻，不能言语，以笔代言，胸闷烦躁，欲吐不能，四肢苍白，厥冷如冰，四肢举动，犹如常人，脉滑有力，两寸独大。

辨证　阳虚，痰浊壅塞上脘，急则治其标。

治则　涌吐痰浊。

处方　瓜蒂9g，赤小豆9g，白矾9g。水煎服。

服后先吐浊痰碗余，继则泻下臭秽溏便，当即呼出"真厉害啊"，自此语言能出，肢冷好转，而雷诺现象亦减轻。

体会　四肢变色，厥冷如冰，状属阳微寒盛之证，但惊恐之后，脏腑功能失调，脾湿郁遏，木郁不达，痰浊内生，壅塞于上，清窍蒙蔽则语言难出；清不能升，浊不能降，阳郁不达则肢冷体色苍白等症相继出现；但胸闷烦躁，两寸独盛，诚属痰浊壅塞上脘，张从正在"汗下吐三法该尽治病诠"中说："夫病之一物，非人身素有之也，或自外而入、或由内而生，皆邪气也，邪气加诸身，速攻之可也，揽而留之何也"，故以瓜蒂散加味治之，果获卓效。

4. 忧怒失语案

此方证所治之忧怒失语乃气郁痰阻，蒙蔽清窍所致。临床辨证中常见精神郁闷，不能言语，烦躁难忍，舌苔白腻，脉滑数。本方加郁金、豆豉等其效更佳。现举临床治验。

张某，女，43岁，1976年9月25日诊治。

现病史　家庭不和，忧怒悲伤，觉心中烦乱难忍，情志郁而不伸，突发失语，经服镇静药和中药化湿开窍药无效，邀唐祖宣诊治。

症见　形体肥胖，精神郁闷，不能言语，易悲易哭，舌白厚腻，懊恼不眠，以手打胸，烦躁难忍，手指咽喉，梗塞难息，欲吐不出，脉搏滑数。

辨证　气郁痰阻，蒙蔽清窍。

治则　涌吐痰湿为急务。

处方　瓜蒂9g，赤小豆9g，豆豉9g，郁金9g。水煎服。

上方服后先吐痰涎碗余，后泻3次，诸症减轻，但仍不能语，由于催吐重剂，服之难忍，病人拒再服，后经多方劝解，又进上方一剂，仍先吐后泻，开始言语，诸症好转，后以饮食调节而愈。

体会　怒伤肝，忧伤脾，肝郁不舒，不能疏泄，经脉之气阻滞，脾失健运，痰湿乃生，肝气携痰，蒙蔽清窍则不能言语；结于咽部则如异物梗塞；结于上脘则烦躁懊憹，欲吐不出，总由痰湿作祟，虽服化湿开窍药而无效的原因也就在于杯水车薪，药不胜病。不用重剂，难起大疴，思仲景《伤寒论》166条"病如桂枝证，头不痛，项不强，寸脉微浮，胸中痞鞕，气上冲咽喉不得息者，此为胸有寒也，当吐之，宜瓜蒂散"的教导，投之而收捷效，唐祖宣于临床中对于情志不舒之失语，兼有痰湿壅郁胸上者，投此方治之，屡收速效。

瓜蒂散是涌吐峻剂，功能催吐痰食，凡宿食酒积在上脘，或痰在胸中，用此方加减治疗，可获良效。对于卒中痰迷，痰涎壅盛，癫狂烦乱，神识昏迷，失语不言，目眩头痛，懊憹不眠，火气上冲，发狂欲走者皆可加减运用之。其辨证要点为胸满烦躁，欲吐不能，饥不能食，气上冲咽喉不得息，舌苔白腻多津，脉滑数或弦数，两寸独盛。如兼见四肢厥逆，此乃邪气结于胸中，阳气不能畅达所致，与阳衰厥逆的辨证关键在于：前者脉滑数有力，两寸独盛；后者则脉多沉细或沉微欲绝，以此为别。

为了提高疗效，必须注意本方的加减。对于痰湿重者，可加白矾；痰涎壅塞清窍者酌加石菖蒲、郁金、半夏；风痰盛者，可加防风、藜芦，其余加减，不多赘述。

服用方法，亦是提高疗效的关键。此方为散剂，每服以3g为量，若不吐者可逐渐加至5g，中病即止，不必尽剂，以免矫枉过正，我们于临床改散为汤，效果更佳，但不宜久煎。

此方是催吐峻剂，对诸亡血家和诸脉沉细迟，病弱气衰，下利不止，亡阳血虚列为禁忌。唐祖宣曾向我们讲起在初学时见周连三先生治一气喘痰盛病人，喘息欲死，实属危候，但其体壮年轻，服之即愈；一老太太年过七旬，久病体弱，某医投之，吐后即亡，所以仲景的告诫实为经验之谈。

张从正说："必标本相得，彼此相信，真知此理，不听浮言，审明某经某络，某脏某腑，某气某血，某邪某病，决可吐者，然后吐之，是予之所望于后君子也，庶几不使此道理湮微。"他之所以如此语重心长，唯恐后人不敢用吐法而已，由于其药物性味峻烈致使对此方剂的运用望而生畏，其实只要辨证确切，治投病机，多取卓效。

【原文】

脉紧如转索①无常者，有宿食也。

【词解】

①转索：形容脉象如转动的绳索，时紧时松，疏密不匀。

【提要】　本条论述宿食的脉象。

【原文分析】

脉紧如绳索之转动无常，是指紧而兼滑的脉象。据《脉经》、《备急千金要方》，"无常"前均可有"左右"二字，可知左右无常，是指紧甚之脉或左或右，紧脉主风寒头痛，亦主宿食不化。一般而言，右手紧甚多见于宿食不化，左手紧甚多见于风寒头痛，如既伤风寒，又伤宿食，则脉左右俱紧。另外，风寒之脉紧多兼浮象，此处紧而兼滑，则不论在左在右，均应考虑宿食。

【原文】

脉紧，头痛风寒，腹中有宿食不化也。一云：寸口脉紧

【提要】　　本条论述紧脉有宿食与风寒的不同。

【原文分析】

脉紧、头痛、寒热既可见于外感风寒，又可见于宿食不化，但两者是有区别的。外感风寒见到紧脉，是由于感受寒邪，寒邪收引凝敛，脉道收缩拘急，紧象多较恒定，多与浮脉相兼；出现寒热，是由于风寒直伤营卫，而致营卫不和而成；兼见头身疼痛等表证，而宿食不化所致的脉紧，是由宿食内停，食积气壅，紧束脉道，气机失调，脉乍紧乍疏，没有常规。同时脾胃失调，以致营卫不和，而出现寒热之证。食积不化，郁滞于中，清阳不升，浊气上乘，可出现头痛，并可伴有吞酸、嗳腐、食臭及痞满腹痛等症。由于两者症状比较相似，在临床上须认真鉴别，正如陈修园所说"脉紧，头痛风寒，言脉紧头痛与风寒证无异，但风寒证，有恶风恶寒、项强、脉浮等证兼见，而此则但觉头痛"（《金匮要略浅注》）。

第十一章　五脏风寒积聚病脉证并治

【原文】

肺中①风者，口燥而②喘，身运③而重，冒④而肿胀。

【词解】

①中（zhong）：受到、遭受之意。

②而：表示承接关系的连词，此相当于"就"、"则"。

③身运：运，运动、转动。身运，意指身体活动、转动。

④冒：指昏瞀，头部如有物覆盖。

【提要】　本条论述肺中风的症状。

【原文分析】

肺中于风邪，风邪属阳，性燥，风燥伤肺，津液被灼，气不化津，津液不能濡润口舌，故见口干燥；肺与气道失濡，气息壅而不降故喘；肺主一身治节，宗气被伤，气机不利而卫阳不得外达，故见身体动摇，不能自主而又感到沉重；肺主通调水道，肺气不利，水道失调，清阳不升而浊阴不降，浊阴上逆，水湿浸渍肤表，故身体肿胀而又昏冒。

本条原文"中"字，陶葆荪《金匮易解》认为应读平声，因杂病以内因为主，与伤寒外邪入中的"中"字不同。然若联系后文，肺中寒、肝中寒、肝中风、心中风、心中寒等病因，似又不可取。

原文"身运而重"，吴谦认为"当是头运而身重"；"冒而肿胀"，"当是冒风而肿胀"《金鉴》。征之临床，浮肿可出现昏冒，水湿内盛之人可因冒风寒而发浮肿，其理可通。

【原文】

肺中寒，吐浊涕①。

【词解】

①吐浊涕：谓病人咳吐像鼻涕一般的痰。

【提要】　本条论述肺中寒的症状。

【原文分析】

《素问·宣明五气》篇云："肺为涕。"肺受寒邪侵袭，胸阳不布，则津液凝聚，变生浊涕，此即《素问·阴阳应象大论》所说"寒气生浊"之意，肺气不宣则鼻窍不通而出气难，故浊涕不从鼻出而反从口出。

论"涕"字，此处应作"鼻涕"理解，但"涕"理应从鼻窍而出，何以言"吐浊涕"，反从口中吐出？李彣指出肺窍不利而鼻寒涕唾，"浊涎壅遏不通，吐出于口也"，其说甚通；梁运通认为此条"吐浊涕"与肺痿吐浊唾涎沫相似，其状如鼻涕，亦可供参考，但赵以德将"吐浊涕"分浊饮唾出于口与浊涕流出于鼻二义，与临床不悖，可供启迪。

【原文】

肺死脏①，浮之虚②，按之③弱如葱叶，下无根者死。

113

【词解】

①死脏：为脏气将绝而出现的一种脉象，因此脉出现多为死候，故称"死脏"。与《素问》"真脏脉"类似。

②浮之虚：即切脉时轻按、浮取之意。

③按之：谓诊脉时指力较重，又称沉取。

【提要】　本条叙述肺死脏的脉象。

【原文分析】

根据《内经》原文，肺的平脉本浮，其象"厌厌聂聂，如落榆荚"，应呈轻浮和缓而流利之貌。如果出现轻取无力，中取软弱如按葱叶，沉取空豁而不应之现象，表明肺气已涣散于外，而肾中真气又将绝，为预后不良之兆，故称为"肺死脏"，主"死"，此脉象与《素问·平人气象论》所描述的"死肺脉来，如物之浮，如风吹毛"的形态特征相似。

【原文】

肝中风者，头目眴①，两胁痛，行常伛②，令人嗜甘。

【词解】

①头目眴：眴（音顺），瞤动。头目眴，指头皮及眼皮的肌肉瞤痛不适。

②行常伛：伛（音语），本指驼背。行常伛，形容行走时曲背弯腰的样子。

【提要】　本条叙述肝中风的症状。

【原文分析】

肝受风邪侵袭，其正常生理功能受到影响，会产生一系列内伤为主的临床表现。肝脉上行巅顶而开窍于目，肝属风而主筋，风胜则动，故头目眴动，此即"诸风掉眩，皆属于肝"之义；肝脉布于胁肋，风邪中肝，肝气郁结，故两胁疼痛；消灼精血，筋脉失养而拘挛，伸展运动不能自如而"行常伛"；肝喜疏达而苦急，故嗜食甘味以缓其急。

【原文】

肝中寒者，两臂不举，舌本①燥，喜太息②，胸中痛，不得转侧，食则吐而汗出也《脉络》、《千金》云：时盗汗咳，食已吐其汁。

【词解】

①舌本：一指舌根，一指舌体，此处指舌体为是。

②太息：即叹长气。

【提要】　本条叙述肝中寒的症状。

【原文分析】

肝主筋而司运动，肝中寒邪，致手正内侧——手厥阴心包经经脉拘挛收引，故两手臂不能上举；肝脉上络舌本，肝寒而津液不布，舌咽失濡而"舌本燥"；肝喜调达，肝气郁结则常"太息"；肝脉上贯胸膈，寒郁于肝致胸阳不布，脉络凝塞则见"胸中痛，不得转侧"；肝寒犯胃，胃不受食，逼迫津液外越，故"食则吐而汗出"。

【原文】

肝死脏，浮之弱，按之如索不来①，或曲如蛇行②者死。

【词解】

①如索不来：如索，形容脉犹绳索弦紧之象；不来，指脉来断断续续，无从容和缓之象。

②曲如蛇行：形容脉来曲折而长，不能畅达，无从容柔和之象。

【提要】　本条叙述肝死脏的脉象。

【原文分析】

　　肝的真脏脉，浮取无力，轻按软弱而无神"按之如索不来"，是指重按如绳索悬空，轻飘游移，应手即去而不还，乃一种散乱而毫无端直以长的脉象；"或曲如蛇行者"，是指脉形如蛇行之状，曲折逶迤而不能畅达，欲作弦象而不能，毫无柔和之象，其产生机理是脉无胃气以养肝，肝血虚竭，生气已失，故见脉道挛急"曲如蛇行"。以上三种脉行，实属无胃气的弦脉，故主死。

【原文】

　　肝著①，其人常欲蹈其胸上②，先未苦时，但欲饮热，旋覆花汤主之。臣亿等校诸本旋覆花汤，皆同

　　[旋覆花汤]　方③

　　旋覆花三两　葱十四茎　新绛少许

　　上三味，以水三升，煮取一升，顿服之。

【词解】

　　①肝著：著（zhuo），本义为附在别的事物上，此引申为留滞之意。肝著，是指阴寒邪气留滞于肝经，导致肝经经脉气血郁滞的一种病证。

　　②蹈其胸上：蹈，此为振动之意。《诗经·小雅·鱼藻之值·角弓》"上帝甚蹈，无自匿焉"，毛传注"蹈，动"。蹈其胸上，即欲用手叩或欲得重物捶撞胸部。

　　③旋覆花汤方：此方原本皆缺，将"妇人杂病脉证并治"篇旋覆花汤移于此。

【提要】　本条论述肝著的证治。

【原文分析】

　　肝著，是因肝脏条达疏泄功能失职，致邪气凝固气血，形成肝经经脉气血郁滞、着而不行的病证，主症是"其人常欲蹈其胸上"。若肝气有所不足，风寒湿等邪气易痹阻于肝经，影响胸中气机不利，经脉气血不得畅行，常见胸中痞塞满闷，甚至胀满刺痛。捶打揉按或用脚蹈踏，均可使胸胁气机舒展，气血暂得通行，肝气条达，留着之邪气得散，故产生"其人常欲蹈其胸上"的症状。

　　肝著初期，"先未苦时"，病在气分，仅见胸中痞结轻证，故只想饮热汤，使气机通利，胸阳暂得宣达，寒凝气滞暂得缓解，但到肝著已成，肝经脉络血凝气滞，病已深入血分，此时虽欲饮热汤，亦不能暂减其痞结，必然要"常欲蹈其胸上"了。

　　历代注家对肝著之病位、病因病机有不同看法：有谓肝郁乘脾者；有谓阳虚寒凝者；有谓肝脏气血郁滞者；有谓血着膈膜中者；有谓病位在胸，有别于胁痛者；《金匮要略讲义》谓肝经经脉气血郁滞，着而不行者，此说较恰当。

　　肝著病机，应以气郁血滞，阳气痹结为主，宜用行气活络，通阳散结法，使肝经气行血行，阳通瘀化则肝著可愈。

【治法】　行气活血，通阳散结。

【方解】

　　旋覆花性温微咸，善通肝经而理气散郁；葱辛温味芳香，可温阳散结，宣浊开痹；新绛以活血化瘀见长，三味相伍，共奏行气活血、通阳散结之效。"旋复花汤之新绛，《本草》未载，有医家认为是非帛，即将已染成大赤色丝织品的大红帽帏作新绛使用（有谓以茜草汗染或以猩猩血、藏红花汁、苏木染成者）而陶弘景则称绛为茜草，新绛则为新刈之茜草，用治肝着及妇人半产漏下属于有瘀血者，确有实效。以上新绛用法，可供参考"（《金匮要略讲义·高等医药院校教材》）。

【原文】

心中风者，翕翕发热①，不能起②，心中饥，食即呕吐。

【词解】

①翕翕发热：形容微微发热。

②不能起：此指神疲体倦，不欲起立行动。

【提要】　本条叙述心中风的症状。

【原文分析】

心主火热而为阳脏，风为阳邪，阳邪干及心包，则心中蕴郁火热之邪，蒸越于外，故见微微发热；风热内盛，壮火食气，气液耗伤，精神疲困，不欲起立行动；风热内扰，由心包通过胃络及胃府，化燥伤津，胃中失濡则烦躁嘈杂；胃中风热盘踞则胃失和降，食入则火势愈盛而上逆呕吐。

【原文】

心中寒者，其人苦病，心如噉蒜状①，剧者心痛彻背，背痛彻心，譬如蛊注②，其脉浮者，自吐乃愈。

【词解】

①心如噉蒜状：噉，同"啖"（dan，音旦），吃。此句形容胸脘感觉辛辣不适，犹如吃了蒜一样。

②蛊注：病证名。有两说：一是形容其疼痛如虫咬难忍；一是形容其痛犹如虫之流窜走注。

【提要】　本条论述心中寒的症状及预后。

【原文分析】

寒为阴邪，心中有寒邪凝滞，阳气郁结，心火闭敛于内，有如食辛辣味浊的薤蒜一样，产生似痛、非痛、似热非热等感觉，故曰"心中寒者，其人苦病，心如噉蒜状"。病情重者，阴寒上盛，心阳闭阻，无力鼓运气血，胸背前后气机闭塞不通，故心痛彻背，背痛彻心，难以忍受，犹如蛊虫啃咬之状。"其脉浮者，自吐乃愈"，说明病在上焦，邪入未深，待心阳渐复，阴寒有外出之转机，如果病者不因服药而自己作吐，则阳气伸展，邪从上越，故当愈。

【原文】

心伤者，其人劳倦，即头面赤而下重①，心中痛而自烦，发热，当脐跳，其脉弦，此为心脏伤所致也。

【词解】

①下重：指身体下部沉重无力，或兼肛门坠胀感等。

【提要】　本条论述心伤的脉证。

【原文分析】

所谓"心伤"者，因心主血，血生于气，若心血虚则气无所附，导致气血两伤，故症见"其人劳倦"疲乏；血虚则虚阳浮越于上而见"头面赤"，此即《素问·生气通天论》"阳气者，烦劳则张"之意；上盛则下虚，中气不足则腰及下肢沉重无力，脾气下陷而觉肛门下坠或脱肛；心虚失养，虚热不潜而扰动于中，故见虚烦、发热、心痛等症；心气虚于上，肾气动于下，则见当脐跳动。心脉不应弦而反弦，是变心脉圆润滑利之常而为长直劲急之形，说明心之气阴两伤，不能濡养经脉，故曰"此为心脏伤所致也"。

【原文】

心死脏，浮之实，如麻豆①，按之益躁疾者死。

【词解】

①如麻豆：五谷之一。有两种看法：一认为是形容脉来的形态如麻豆，无柔和之象；一认为是指脉的动态如麻豆，短数而动。

【提要】　本条叙述心死脏的脉象。

【原文分析】

心之常脉应当圆润滑利，"来疾去迟"（见《难经·十五难》），而心的真脏脉则见"浮之实如麻豆"，是指轻按坚实，毫无柔和之象；"按之益躁疾者"，是指重按之，更见躁疾不宁和数乱的感觉，说明心血枯竭、神气涣散，失去心脉钩洪本象，与《素问·玉机真藏论》谓"真心脉至，坚而搏，如循薏苡子累累然"的精神（即牢实、搏击、坚急无根）也是一致的。

【原文】

邪哭①使魂魄②不安者，血气少也。血气少者，属于心，心气虚者，其人则畏，合目欲眠，梦远行而精神离散，魂魄妄行。阴气衰者为癫，阳气衰者为狂③。

【词解】

①邪哭：指病人精神失常，无故悲伤哭泣，有如邪鬼作祟，故称邪哭。

②魂魄：为人体精神活动的一部分。《灵枢·本神》曰："随神往来者谓之魂，并精而出入者谓之魄。"

③阴气衰者为癫，阳气衰者为狂：本句"癫"、"狂"二字互错。《医宗金鉴》曰："阴气衰者为癫之'癫'字，当是'狂'字；阳气衰者为狂之'狂'字，当是'癫'字。"

【提要】　本条论述心脏血气虚少发生精神错乱的病证。

【原文分析】

病人无故悲伤哭泣，好像鬼邪作祟而使魂魄不安的原因，非有鬼邪，实为"血气少"也。因血虚则肝无所藏，不能随神往来而魂不安，气虚则肺不敛，不能并精而出入故魄不藏，所以会导致神气不宁的精神病变。"血气少者，属于心"，是言其邪哭的病位及病因。肝虽藏血，肺虽主气，而气血之化源主宰，皆归于心。《素问·经脉别论》云："食气入胃，浊气归心，淫精于脉，脉气流经，经气归于肺"，"散精于肝"等即可说明气血与心肝肺三脏的密切关系，若心脏血气虚少，则肝肺失养，故致魂魄不安。"心气虚"，则心神失其主宰，胆气亦不足，故"其人则畏"惧恐怖，尤怡云："人寤则魂寓于目"（《心典》）而目开，今心神虚弱不能统摄肝魂，肝魂失于主宰，则精气不能上注于目，故反见"合目欲眠"而不能熟睡。"目合则神散于外而妄行"（《二注》）。魂魄虽系肝肺所藏，而实为神所主，精所御，今心神不敛，精气涣散则魂迫失流，魂不入舍，魄不安宅，故神魂魄三者浮荡无依，出现"梦远行而精神离散，魂魄妄行"等一系精神错乱症状。王叔和《脉经·卷六》在本条之后曾进一步阐述说"魂属于肝，魄属于肺，肺主津液，即为涕泣，肺气衰者，即为泣出，肝气衰者，魂则不安，肝主喜怒，其声呼"，亦可供临床参考。

【原文】

脾中风者，翕翕发热，形如醉人①，腹中烦重②，皮目③瞤瞤而短气。

【词解】

①形如醉人：指面红而四肢倦怠，犹如喝醉了酒一样。

②腹中烦重：腹中沉重较甚。

③皮目：有两种解释，一指上下眼胞；一指周身皮肉。

【提要】　本条叙述脾中风的症状。

【原文解析】

风为阳邪，脾主四肢肌肉，与胃相合，营卫源于脾胃，"脾中风"者，水谷中悍热之卫气与风邪相搏，则见微微发热；脾为湿土，所居在腹，风邪内干，郁遏脾气，阳气不能宣达于四肢；则身体怠惰无力，四肢不能收持，病者形状与醉酒之人无异，故曰"形如醉人"；阳气郁遏，湿浊内停，腹部沉重满闷，感觉很不舒服，故曰"腹中烦重"；眼胞属脾，脾中风，风淫于外，而气阻于内，则见眼胞皮肤瞤瞤跳动，甚至眼皮浮肿，或见《备急千金要方》所云"皮肉瞤瞤"而动；脾不运湿，气机阻滞，则呼吸不利而见气短，故称"皮目瞤瞤而短气"。

关于本条方治，可酌用越婢加半夏汤或越婢加术汤。

【原文】

脾死脏，浮之大坚，按之如覆杯①，洁洁②状如摇者死。臣亿等计五脏各有中风中寒，今脾只载中风，肾中风、中寒俱不戴者，以古文简乱极多，去古既远，无文可以补缀也。

【词解】

①覆杯：覆，此指倾倒。覆杯，即杯子倾倒。

②洁洁：洁，干净。洁洁，形容中空无物。

【提要】 本条叙述脾死脏的脉象。

【原文分析】

正常的脾脉应当从容和缓有神，今见"浮之大坚"，轻取脉气已不柔和，有阔大坚实之感；"按之如覆杯，洁洁"，重按好像摸着倾覆的杯子，外表坚硬而中空无物；"状如摇者"，指脉来摇荡不定，不成至数，躁急无根，毫无规律可循，此皆为脾气败散，胃气衰竭，外强中干，脏腑经络无所禀受的真脏脉象，与《内经》有关"死脾脉"、"真脾脉"的描述，其精神实质是一致的。

【原文】

趺阳脉浮而涩，浮则胃气强，涩则小便数，浮涩相搏，大便则坚，其脾为约①，麻子仁丸主之。

[麻子仁丸] 方

麻子仁二升　芍药半斤　枳实一斤　大黄一斤　厚朴一尺　杏仁一升

上六味，末之，炼蜜和丸梧子大，饮服十丸，日三，以知为度②。

【词解】

①其脾为约：约，约束，意犹弱者受强者的约束。此指胃热气盛，耗伤脾阴，致使脾不能为胃转输津液，津液失于四布，偏渗膀胱，而肠道失濡，出现以小便频数、大便秘结为主的病证，后世简称"脾约"，并以此作为病证名。

②以知为度：谓服药量应以保持大便通畅为限度。度，标准。

【提要】 本条从趺阳脉象论述脾约的病机、症状及治法。

【原文分析】

趺阳脉主候脾胃病，趺阳脉浮而涩，浮是举之有余，属阳脉，主胃热气盛；涩是按之滞涩而不流利，属阴脉，主脾脏津液不足，脾阴不足，则不能为胃行其津液而肠道失润，胃热气盛，则胃阴为其所伤，膀胱为其所迫，故见大便干结。小便频数细长之症，此即胃强脾弱的脾约病，盖脾受胃热约束之故也，治宜泄热润燥、缓通大便的麻子仁丸。

历代注家对脾约病证的认识，对"胃气强"和肠燥的看法是基本一致的，但对"其脾为约"的理解却有出入：有谓脾弱者、有谓脾阴虚者、有谓胃肠津液亏耗者、有谓脾土过燥者、有谓脾被湿热所约制者，但从原文精神分析，重在"胃气强"与脾阴弱两方面。

麻子仁丸泄热润燥是泄其阳明燥热，乃针对"胃气强"而言，而滋润太阴津液和肠燥，又是针对脾阴弱和小便数而言，麻子仁丸中有三组药物：胃气强者，有大黄、厚朴、枳实以抑其胃强；脾阴弱者，有麻仁、芍药、杏仁、蜂蜜以扶其脾弱；水津不能转输四布者，则杏仁、厚朴又能利肺气、助脾气以输转之。

【治法】　泄热润燥，缓通大便。

【方解】

方中麻子仁、杏仁质润多脂，润燥滑肠；芍药养阴和中；佐以小承气泄热导滞，攻下通便，以蜜和丸，意在缓下，本方润肠药与攻下药同用，炼蜜为丸，具有泻而不峻、润而不腻、甘缓润下之效。

【医案选录】

1. 大便难案

此方证所治之大便难乃脾阴不足，大便干燥所致。临床辨证中常兼见面色晦暗，舌质红绛，舌苔黄燥，食纳减少，胸胁痞闷，郁郁微烦，大便秘结，小便频数，脉沉涩等症。

唐祖宣常用此方治疗糖尿病、冠心病、不完全性肠梗阻引起的大便难，多能取效。麻子仁以15～30g 为宜，酌加玄参、麦冬以清热养阴。

姚某，男，58 岁，干部，1980 年 8 月 30 日诊治。

现病史　有冠心病病史已 10 余年，患糖尿病 5 年余，经常胸闷，心前区疼痛，曾因心绞痛晕倒数次，尿糖持续在（+++）至（++++），常以西药降糖类药物及扩张冠脉药物治疗，兼服中药活血化瘀、益气养阴之剂，近几个月来经常大便不通，服润肠药后，尚可暂解一时之苦，停药后旋即如故，7 日前因劳倦过度，使心前区疼痛加剧，大便不通，小便频数，饮食减少，心胸烦闷，做灌肠输液，先后经三次灌肠，大便干如羊屎，坚硬如石，继则又恢复原状，秘结不通，病人拒绝再做灌肠通便，要求用中药治疗。

症见　形体消瘦，面色萎黄，大便不通，心中烦闷，胸痛彻背，饮食减少，自汗出，小便频数，舌质红绛，边有瘀斑，苔黄燥，脉细数。

检查　心电图提示：冠状动脉供血不足。化验：尿糖（++++）。

辨证　脾阴不足，燥热内结。

治则　泻热逐瘀，润肠通便。

处方　酒大黄 15g，厚朴 15g，杏仁 10g，枳实 12g，白芍 20g，火麻仁 30g，蜂蜜（冲服）30g。

服上药 1 剂，大便通畅，余症明显好转，继用益气养阴之剂以善后，心绞痛次数减少，尿糖（+）。于 1981 年 6 月 24 日又大便干，仍以上方服后即愈。

2. 噎膈案

此方证所治之噎膈乃浊阴不降，津液不能输布，大便艰涩所致。临床辨证中常兼见形体消瘦，面色晦暗，肌肤枯燥，吞咽困难，胸膈痞闷，大便干，小便频数或黄赤，舌质红少津，脉细数等症。

唐祖宣常以本方加减治疗贲门痉挛、慢性咽炎、幽门梗阻等病，改厚朴为君，用量为 15～30g，酌加旋覆花、赭石，非占位性病变所致的噎膈服后多能收效，对于占位性病变服后亦能缓解症状。

高某，男，48 岁，1980 年 8 月 19 日住院治疗。

现病史　久有大便秘结，每 4～5 日一行，服泻下之剂，病情稍有缓解，但旋即如故，近年来由于精神刺激，加之胸部外伤，遂感食管梗噎不顺，吞咽难，因怀疑食管癌，先后做放射线钡餐透视、食管拉网检查，排除占位性病变，住院后先后服行气化痰、疏肝宽胸之剂无效，于 8 月 31

日再次查房。

症见　形体消瘦，面色晦暗，精神抑郁，唇燥咽干，吞咽困难，胸脘痞闷，饥不欲食，大便秘结，小便黄赤，舌质红，苔黄燥，脉弦数。

病人述每次排便后始感症状减轻，仲景有"知何部不利，利之则愈"的教导，周连三老先生生前有"二便通利，噎嗝自除"的经验。故投用润燥通便之剂以试之。

处方　白芍30g，蜂蜜（冲服）30g，火麻仁20g，厚朴15g，枳实15g，杏仁12g，大黄（后下）10g，旋覆花（包煎）3g。

本方先后共服12剂，大便通利，咽部梗噎消失，余症均除，临床治愈出院。

3. 哮喘案

此方证所治之哮喘乃津液耗伤，肺失宣降，大肠失其濡润，虚热内停所致。临床辨证中常兼见面色潮红、胸胁痞闷、食欲不振、咽干口燥、咳喘痰少、大便不通、舌质红少津、苔薄黄或腻、脉细或数等症。

唐祖宣常以本方加减治疗肺心病、高血压心脏病之喘咳及老年支气管哮喘伴有大便不通之症者多能取效。杏仁用量以10～15g，蜂蜜以30～60g为宜，酌加麦冬、沙参、桔梗以养阴清热。

马某，男，74岁，1981年6月18日诊治。

现病史　患肺心病已10余年，常感胸闷、咳喘气短，常服止咳平喘、益气温阳之剂，症情时轻时重。近半年来，大便秘结，咳喘加剧，夜难入眠，用止咳化痰药多剂无效，服可待因只能维持片刻。

症见　形体消瘦，面色潮红，咽干口燥，头晕气短，胸胁痞闷，咳喘痰少，大便秘结，舌质红少津，苔薄黄，脉细数。

辨证　阴液耗伤，宣降失职，虚热内停，大肠失其濡养，大便闭督，邪无出路，壅遏于上，肺与大肠相表里，浊气上逆则喘咳。

治则　宣肺养阴，润肠通便。

处方　杏仁15g，麦冬15g，厚朴15g，枳实15g，白芍15g，大黄（后下）12g，蜂蜜（冲服）60g，火麻仁30g。

服上方2剂，大便通畅，饮食量增加，又服5剂，胸闷、咳喘减轻，继以它药调治，肺心病症状明显减轻。

4. 烦躁案

此方证所治之烦躁乃阴液耗伤，邪郁化热，大便不通所致。临床辨证中常兼见面色潮红、心烦口苦、甚则烦躁不安、胸满厌食、大便不通、舌质红、苔黄少津、脉细数等症。

唐祖宣常以本方加减治疗老年性精神病，重用火麻仁、蜂蜜，白芍用15～30g，治脑血栓形成后的大便不通，改以大黄为君，用量在9～15g，多能取效。

岳某，男，66岁，1974年10月25日诊治。

现病史　久有心烦、失眠之症，常觉头晕、目眩，近一年来大便干结，小便频数，时昏不知人，骂詈不休，经上级医院诊断为"老年性精神病"，即予清热泻火、安神之剂病情稍有减轻，旋即如故，经多方治疗，病仍不瘥，大便不通病即发作。

症见　大便干结已5日不通，口苦心烦，急躁易怒，时昏不知人，骂詈不休，胸胁痞满，舌红少津，边有瘀斑，苔薄黄，脉弦细。

辨证　此乃津液不足，大肠干燥，肝胆失于条达，肺失宣降，瘀热上犯，上蒙清窍所致。

治则　泻火逐瘀，润燥滑肠。

处方　大黄（后下）9g，杏仁15g，白芍15g，火麻仁15g，枳实15g，厚朴15g，蜂蜜（冲服）60g。

服上方3剂，泻下干硬、黑晦如煤之便，烦躁减轻，神识清楚，继服2剂，又泻3次，诸症好转，用上方改汤为丸，调治而愈。

体会　麻仁丸之证治，仲景论中仅为治脾约而设，实际功能远不限于此。凡邪在肠胃，津液不足引起的烦躁、失眠，由大便干燥，浊气不降所致的高血压、咳喘、小便频数、消渴、便秘等症，皆可以此方加减施治。辨证要点为肠燥、便秘，抓其要领，不受中西医各种病名之限，投之能收异病同治之效。

著名老中医周连三先生生前尝谓："麻仁丸乃属缓下之剂，凡津枯便秘，邪郁肠胃者用此方多能取效，尤对年老体弱病人，本方既可祛其邪之有余，又可补其津之不足，于祛邪之中兼扶正之义。"

临床中，唐祖宣常改丸为汤，其效更捷。掌握药物的煎服法，是提高疗效的关键。麻仁、杏仁质润多脂，不易久煎，大黄以后下为宜，蜂蜜煎好后，兑于药物内混匀频服，才能收到预期的效果。

【原文】

肾著①之病，其人身体重，腰中冷，如坐水中，形如水状，反不渴，小便自利，饮食如故，病属下焦，身劳汗出，衣一作表里冷湿，久久得之，腰以下冷痛，腹重如带五千钱②，甘姜苓术汤主之。

［甘草干姜茯苓白术汤］方

甘草　白术各二两　干姜　茯苓各四两

上四味，以水五升，煮取三升，分温三服，腰中即温。

【词解】

①肾著：著，此处音义同"着"，意为留滞附着。

②腹重如带五千钱：谓腰部沉重不适，有如带了五千铜钱一样。"腹重"，《脉经》、《备急千金要方》皆作"腰重"，当是；五千钱，形容词。汉代五铢钱一枚约3.5g，五千钱重约17kg。

【提要】　本条论述肾著的成因和证治。

【原文分析】

原文指出肾著的成因是"身劳汗出，衣里冷湿，久久得之"。因为"身劳汗出"日久必伤阳气，经常"衣里冷湿"便会导致寒湿留着，然而肾著病位在何处呢？根据湿易伤于下的特性，结合肾著以"腰以下冷痛，腹重如带五千钱"为特征，可知病在腰部。因腰为肾之外府，故称"肾著"。寒湿留滞于腰部经络肌肉之中，致阳气痹着不行，故其人身体重，腰中冷，如坐水中，形如水状，病在下焦的经络肌肉，没有影响到脏腑的气化功能，津液能上承下达，故口"反不渴"、"小便自利"，湿邪未困阻中焦，则"饮食如故"。但是，病位虽在腰部经络肌肉之间，却与脾肾阳气不行有关，因为阳气未达之处，便是阴寒湿邪留着之所，且本病始于"身劳汗出"。

【治法】　温阳散寒，健脾除湿。

【方解】

甘姜苓术汤中干姜辛温，能"去脏腑沉寒痼冷，发诸经之寒气"；茯苓甘淡渗湿而暖腰膝，专导水湿下走；重用干姜、茯苓，具温通阳气、散寒除湿之功；助以白术之苦温，健脾燥湿而利腰脐之气；再和以炙甘草益其脾气，脾气健运则湿邪易除，诸药配用，能使脾肾阳气充足而寒湿得去，肾著可愈。

【原文】

肾死脏，浮之坚，按之乱如转丸①，益②下入尺中者死。

【词解】

①按之乱如转丸：是指重按时感觉脉象躁动不宁，如弹丸之乱转。

②益：音义通"溢"。"益下入尺中"，是寸口脉跳动部位下移，后世称为"垂入尺泽"。《临证指南》常描述此脉，可以参考（参《金匮诠释》）。

【提要】　　本条叙述肾死脏的脉象。

【原文分析】

肾脉本当沉实有力，今反见轻取坚实，脉不沉而外鼓，说明肾失胃气之资助，故脉不柔和。重按之则如弹丸之乱转，是变沉实之脉为躁动不静之象，"益下入尺中者"，指上述脉形满溢，通入尺部更加明显，乃真气不固而搏跃外越，元阴元阳将脱，反其封蛰之性，故主死。

【原文】

问曰：三焦竭部①，上焦竭善噫②，何谓也？师曰：上焦受中焦，气未和，不能消谷，故能噫耳；下焦竭，即遗溺失便③，其气不和，不能自禁制，不须治，久则愈④。

【词解】

①三焦竭部：由于对"竭"字的解释不同，故有三种注解：其一，穷尽。李珥臣曰："竭，气尽无余也。"三焦竭部，即指三焦各部所属脏腑机能衰退。其二，遏止。《尔雅》曰："遏，止也。"李今庸《金匮要略讲解》曰："三焦因阻竭而不能各归其部，不能各司其事，且不能相互为用。"其三，更迭。金寿山《金匮诠释》曰："竭，不是枯竭的意思，有更迭之意。《礼记礼运》'五行之动迭相竭也'，郑玄注：'言五行运转，更相为始也。'"三焦竭是说三焦虽分部而相助为理，上中下三焦之病也是互相关联的，综合本条，似以第二种说法更妥。

②善噫：谓多嗳气。噫（ai），音义同"嗳"。

③遗溺失便：谓小便自遗，大便失禁。溺（niao），音义同"尿"。

④不须治，久则愈：于理不通，恐是错简。

【提要】　　本条论述三焦各部机能衰退，互相影响或直接发生的病变。

【原文分析】

"三焦竭部"，是指三焦各部所属脏腑的生理机能一时性的虚乏，不能发挥应有功能。原文"上焦受中焦"是指心肺营卫之气皆赖中焦水谷精气所奉养，如果中焦脾胃机能衰退，不能消化水谷，那么上焦所受皆是脾胃陈腐之气，食气上逆，肺气不降而成为嗳气。故原文所说"上焦竭善噫"的病因，既与上焦（肺）本身生理功能一时性不足有关，又与中焦功能衰退不能消谷有关。"下焦竭"者，则肾气失于闭藏，摄纳无权，膀胱失约，肝气疏泄太过，导致遗溺与大便不能控制而自下。所谓"其气不和"，亦可理解为三焦之气不和，即上虚不能制下，脾气不摄，肾气不固，由于三焦功能是相互为用，互相制约协调的，故虽有三焦功能一时性失调而发生嗳气、遗溺、失便等病变，可不单独依赖药物治疗，待三焦气和，正气复而"久则愈"。

原文"不须治，久则愈"，历代注家有不同看法，有谓脱简者；有谓可以不用药物治疗，久则自愈者；有谓不须治下焦或上焦，但必须调治中焦者；亦有认为必须治其下焦者。但结合临床实践，假若三焦功能暂时失调而形体未衰者，可以不须过用药物治疗，以免反伤冲和中气，三焦气和而病自愈；若下元不甚虚者，用甘草干姜汤、补中益气汤补益脾肺，亦可治愈；若元气已衰，又必须温补脾肾，如理中汤再加益智仁、桑螵蛸、补骨脂、巴戟、鹿角片等，均可供参考。

【原文】

师曰：热在上焦者，因咳为肺痿；热在中焦者，则为坚①；热在下焦者，则尿血，亦令淋秘不通②。大肠③有寒者，多鹜溏④；有热者，便肠垢⑤；小肠③有寒者，其人下重便血，有热者必痔。

【词解】

①坚：指大便坚硬。

②淋秘不通：淋，指小便滴沥涩痛；秘，此作"闭"解；秘不通，即指小便癃闭不通。

③大肠、小肠：这里大肠、小肠位置应互换。《金匮玉函要略述义》曰："疑此条大肠小肠，系于传写互错……今大小易置，其度始瞭。"

④鹜溏：鹜，即鸭子。鹜溏此指大便稀溏，犹如鸭之大便，水粪混杂而下。

⑤便肠垢：指大便中带有黏液垢腻。

【提要】　本条论述热在三焦的病证和大小肠的寒、热证。

【原文分析】

热在上焦，肺失清肃，气逆而咳，久咳津气俱伤，可形成肺痿；热在中焦者，消灼脾胃阴津，肠道失润，大便燥结坚硬；热在下焦者，灼伤肾与膀胱络脉则尿血；热结气分，气化不行，则小便淋沥，尿道疼痛或小便闭塞不通。大肠为传导之官，其病变有寒热之别，有寒则水粪杂下如鸭粪；有热则排出肠垢。小肠为受盛之官，其病变亦有寒热之分，有寒则阳虚气陷不能统摄阴血，故下重便血；有热则热移广肠，结于肛门之经脉则生痔疮。

《温病条辨·下焦》篇云："先便后血，小肠寒湿，黄土汤主之。"可知本条小肠有寒与黄土汤的病机是一致的。

【原文】

问曰：病有积、有聚、有䅽气①，何谓也？师曰：积者脏病也，终不移；聚者腑病也，发作有时，展转病移，为可治；䅽气者胁下痛，按之则愈，复发，为䅽气。

诸积②大法：脉来细而附骨者，乃积也。寸口积在胸中；微出寸口，积在喉中；关上积在脐旁；上关上③，积在心下；微下关④，积在少腹。尺中，积在气冲⑤；脉出左，积在左；脉出右，积在右；脉两出，积在中央，各以其部处之⑥。

【词解】

①䅽气：䅽（gǔ），此即谷的异体字，为粮食作物的总称。谷气，指水谷停积，阻遏气机所致的一种病证。

②诸积：有两说，一指《难经·五十六难》所谓五积，即肝之积肥气、心之积伏梁、脾之积痞气、肺之积息贲、肾之积贲豚；一指包括气、血、痰、食、虫诸积停蓄留滞之病证。

③上关上：关上，即关部。上关上，指关脉之上与寸口交界的部位。

④微下关：指关脉稍下与尺部交界的部位。

⑤气冲：穴名，即气街，在脐下五寸，任脉曲骨穴旁开二寸，实代表气冲穴所在的部位。

⑥各以其部处之：有两释，一指治法，尤怡云："各随其积所在之处而分治之。"一指诊法，李彣云："各以其部之处，而诊积之所在也。"据原条文文气，后说较是。

【提要】　本条论述积、聚、谷气的鉴别和诊脉以辨积病的部位。

【原文分析】

本条第一自然段论述积、聚、谷气三者的主证、预后和鉴别。从部位言，积病在脏，固定不移；聚病在腑，推之能移，时聚时散；䅽气在胁下，病在胃肝。从疼痛言，积病胀痛有定处，但无发作性；聚病之痛，左右上下走窜移动有发作性；谷气痛在胁下，按之痛缓，易于复发。从病情轻重言，积病在脏，病根较深难治；聚病在腑，病根较浅可治；谷气是饮食所伤，肝胃气滞，病易治愈。谷气之治，后世常用越鞠丸加减。

第二自然段论述积病的主脉，并通过诊脉判断积病在上中下左右的部位。

　　"诸积大法……乃积也"是言积病主脉，积病多由气血痰食阴寒凝结而成，气血不易外达，脉多沉细重按至骨，故曰"诸积大法：脉来细而附骨者，乃积也"。

　　"寸口积在胸中……积在气冲"是通过候寸关尺的脉诊确定积病在上中下各部的病位。若沉细之脉见于寸部，则积在胸中，如胸痹见"阳微"之脉者是，沉细之脉"微出寸口，积在喉中"者，如梅核气之类；沉细之脉见于"关上，积在脐旁"者，如疟母、肥气（类似"脾肿大"、"脾胀肿"）、息贲（包括"肝脓疡"、"膈下脓疡"）之类；沉细之脉见于"上关上，积在心下"，如伏梁、痞气、胃痛之类；沉细之脉见于"微下关，积在少腹"，如寒疝之类；沉细之脉见于"尺中，积在气冲"，如肠覃（类似卵巢囊肿）、石瘕（类似宫腔积血、子宫口粘连）、肾积奔豚之类。

　　"脉出左……各以其部处之"是言积在左中右各部的脉象，沉细之脉出于左者，说明脉气不能布达于左，则"积在左"，"脉出右，积在右"者，其理亦同。沉细之脉左右同时出现者，脉气不能分布于左右，则"积在中央"。因脉出部位与积病的部位是相应的，故能诊脉之部位，以判断积病之所在，故曰"各以其部处之"。

第十二章 痰饮咳嗽病脉证并治

【原文】

问曰：夫饮有四，何谓也？师曰：有痰饮①，有悬饮②，有溢饮③，有支饮④。

问曰：四饮何以为异？师曰：其人素盛今瘦⑤，水走肠间，沥沥有声⑥，谓之痰饮；饮后水流在胁下，咳唾引痛⑦，谓之悬饮；饮水流行，归于四肢，当汗出而不汗出，身体疼重，谓之溢饮；咳逆倚息⑧，气短不得卧，其形如肿⑨，谓之支饮。

【词解】

①痰饮：此为证名。痰，古通淡，清·朱骏声《说文通训定声·谦部》曰："阮孝诸《文字集略》：'淡，胸中液也'。《方言》骞师注：'字又作痰也？'。"淡（dan，音旦），此通谵。《集韵·谈韵》曰："水貌，或作澹。"澹（dan），《说文解字》云："水摇也"。此名痰饮，是形容水饮在胃肠间澹荡流走之状。

②悬饮：证名。悬，《说文解字》"系也"，因为本证之水饮既不在胃中，又不走肠间或膀胱，停于胁下，悬结不散，故名悬饮。

③溢饮：证名。溢，《说文解字》"器满也"，《尔雅·释诂》"盈也"，意为水满而外流。溢饮，即形容水饮外溢肢体的病变。

④支饮：证名。支，支撑之意。水饮停聚胸膈之间，如有物支撑于此，故称支饮。

⑤素盛今瘦：指痰饮病人在未病之前形体肥胖，患病至今，形体消瘦。

⑥沥沥有声：沥沥，象声词，形容水饮在肠间流动时所发出的声音。

⑦咳唾引痛：咳嗽时牵引胁下疼痛。

⑧咳逆倚息：咳嗽气逆，无法平卧，须倚床呼吸。

⑨其形如肿：有两种解释，一指外形浮肿，为气逆水溢之象；一指形如肿而实非真肿，为气逆外浮之征。

【提要】 本条论述四饮形成的病理和主症。

【原文分析】

本条是以饮病为讨论核心，非以水病为主题，说明四饮与水气病各有异同，现分别阐析之。

（1）狭义痰饮：人身水液代谢的正常道路，根据《素问·经脉别论》记载，与胃、脾、肺、三焦、膀胱有密切关系。若脾胃运化水谷精微的功能失常，或因肺气阻滞，不能"通调水道"，则所入饮食，多变为痰饮，"水走肠间"，则"沥沥有声"；因脾主肌肉，肌肤之肥盛必赖水谷之气以长养，今饮食精微不得充养肌肤，故见"其人素盛今瘦"，此为狭义痰饮，亦即《诸病源候论》所称水在肠间摇动有声之"流饮"，主要是以病因命名的。

（2）悬饮：水液代谢与三焦亦有密切关系，《难经·三十一难》云："三焦者，水谷道路。"由于三焦水道失于通调，不能把水液全部下输膀胱，则水液流注胁下，故曰"饮后水流在胁下"。肝的支脉，贯膈注肺，两胁为肝肺气机升降出入必经之道路，今水饮聚胁，则肝肺气机之升降不利，饮邪上逆射肺而为咳唾，咳唾时，肝肺气机与停饮相互搏击，牵引胁下疼痛。此为有形水饮悬聚胁下，故"谓之悬饮"，主要是以病机病位而命名的。

（3）溢饮：四肢为诸阳之本，为脾所主，而肌表之皮毛玄府，又为肺所合，四肢肌肤必赖脾阳的运化、卫阳的温煦，方能排泄水饮外出。若肺气不宣、脾气不运，则饮入之水必不能下输膀胱，反而流行于四肢，渗溢于肤表，故曰"饮水流行，归于四肢""当汗出而不汗出"。若肺气宣通，卫阳畅旺，毛窍开张，水饮当能从汗而去，今四肢肌表水湿过盛，阻遏卫阳，玄府闭塞则水饮不能从汗而解。前三句言溢饮形成的病因病机，其主症则为"身体疼重"，是因卫外的阳气不能宣散水饮，导致肢体经络营卫运行不畅而身体疼痛，水饮停留肌肉而重滞。此因水饮泛溢于肢体肤表而成，故曰"谓之溢饮"，主要以病机命名。溢饮属实证，病重时可见四肢微肿，故不同于水气病，应予鉴别。

（4）支饮：若水饮停聚胸膈，影响肺气宣肃而心神不宁者，则必见"咳逆倚息，短气不得卧"，以肺在变动为咳也，正说明阴寒水饮上逆之势较重。"其形如肿"者，说明水饮浸淫躯壳内外，阳气不运，因肺合皮毛，饮邪犯肺而走皮肤，气逆水亦逆也。言"如肿"，外形好像浮肿，是饮邪犯肺，反复咳喘所致，与水气病之必肿实有主次之分，"谓之支饮"者，唐容川曰"水饮上出，有似木枝上发也"（《浅注补正》），故其支饮主要以病机而命名。临床中，若支饮初起，则出现咳嗽气逆、痰多、恶寒、苔白、脉弦等邪实为主之证；病久而肺脾肾阳气俱虚，则出现咳嗽喘逆，甚至不能平卧，或头面四肢浮肿，脉细弦等本虚标实之证。

【原文】

水①在心，心下坚筑②，短气，恶水，不欲饮。

【词解】

①水：此指水饮邪气。

②心下坚筑：心下，此相当于胃脘部位；坚，坚实凝结之意；筑，动貌。心下坚筑，即胃脘部位坚实凝结，动悸不宁。

【提要】 本条论述水饮波及心脏的症状。

【原文分析】

"水在心"，是水饮波及心，心胃之阳不足，不能运化阴寒水饮，水气冲激，故见"心下坚筑"；若阻遏肺气，则往来气机不利而见"短气"，心胃阳气被水饮所困，则"恶水不欲饮"。

【原文】

水在肺，吐涎沫，欲饮水。

【提要】 本条论述水饮波及肺的症状。

【原文分析】

肺主气而行营卫，通调水道而布达津液。今水饮波及肺，则肺气不利，气凝液聚，变生涎沫，其绵绵不断者为涎，轻浮而白者为沫，皆系水饮所生。肺气与水饮相激，水随气泛，故曰"水在肺，吐涎沫"。气不化津，肺既失津液滋润，胃亦失溉，故见"欲饮水"以自救，但必不多饮。

【原文】

水在脾，少气身重。

【提要】 本条论述水饮波及脾的症状。

【原文分析】

脾主肌肉而恶湿，水饮濡滞，浸淫肌肉则"身重"；脾为水困，脾精不运，中气不足则倦怠气短，以上皆为水盛反侮脾土之象，故曰"水在脾，少气身重"。

【原文】

水在肝，胁下支满①，嚏而痛。

【词解】

①胁下支满：有两说，一指胁下犹物所梗，支撑胀满；一指不全满而偏满也。

【提要】　本条论述水饮波及肝的症状。

【原文分析】

肝脉布胁肋，水饮客于肝，则肝气抑郁，肝络不和，故见"胁下支满"；水饮随肝脉上注于肺，肺气不得宣布，故作嚏也。此处之嚏虽出于肺，然与外感无关，嚏时水饮与肝络相激，则牵引胁下作痛，故曰"水在肝，胁下支满，嚏而痛"也。

【原文】

水在肾，心下悸①。

【词解】

①心下悸：《医宗金鉴》作"脐下悸"为是。

【提要】　本条论述水饮波及肾的症状。

【原文分析】

水饮犯肾，命门火衰，肾气不能化气行水，可见脐下蓄水冲逆，而为动悸，心肾水火是互相交济为用的，水饮随经上凌于心，亦可导致心下悸动。

【原文】

夫心下有留饮①，其人背寒，冷如手大。

【词解】

①留饮：痰饮停留不去之意。

【提要】　本条论述水饮停留在心下的症状。

【原文分析】

腧穴是人体脏腑经络气血输注出入的处所，心之俞穴在人体背部，背为胸之府，诸阳受气于胸中，而心阳转行于背，饮留近背，寒饮灌注于心俞，则阳气不能外达，影响督脉温煦功能，今水饮停留在心下，则饮邪留积之处，阳气被遏，而不能内入，故见"其人背寒，冷如手大"也。

【原文】

留饮者，胁下痛引缺盆①，咳嗽则辄已②一作：转甚。

【词解】

①缺盆：指锁骨上窝处。

②咳嗽则辄已：有两释，一将"辄已"作"转甚"解，即咳嗽时痛势更加剧烈；二将"辄已"作"即止"解，辄，立即也，已，停止也。即因咳嗽唾出留饮，疼痛反而大减之意（《易解》）。两说均可供参考。

【提要】　本条论述水饮停留在胁下的症状。

【原文分析】

缺盆在锁骨上缘的凹陷部位，是足少阳胆经所过之处，然后自缺盆沿胸侧过季肋部，而足厥阴肝经则上行络胆布胁肋贯膈。水饮停留胁下，不仅影响肝肺气机升降，而且导致肝胆经脉不利，形成"胁下痛"，咳嗽时振动病所，疼痛加剧，牵引缺盆亦痛。

【原文】

胸中有留饮，其人短气而渴，四肢历节痛，脉沉者，有留饮。

【提要】 本条论述水饮停留在胸中或四肢的病变及其脉象。

【原文分析】

胸为肺府，胸阳不振，则"胸中有留饮"，导致肺气不降，呼吸不利，故"其人短气"并见"渴"者。赵以德曰："气不布则津液不化而膈燥，是以渴也。"但渴不多饮。《医宗金鉴》认为"渴"字当是"喘"字，亦通。因为"短气者、呼吸虽急而不能接续，似喘而无痰声，亦不抬肩，但肺壅而不下"（《医宗必读》）。"喘"者"疾息也"（《说文解字》），指呼吸快速，故可以"短气而喘"并见。

留饮与湿邪病性相类，"湿流关节"，肺主气而朝百脉，故胸中饮邪亦可随肺气流注四肢关节，由于阳气不能畅达，影响筋骨关节营卫之运行，故亦可形成"四肢历节痛"。此条"胸中有留饮"，可归属四饮中之"支饮"。由于支饮近表，故在一定情况下，有可能转归为溢饮而见"四肢历节痛"。

"留饮"虽有部位的不同，但均有阳气闭郁在内的病机，与外邪关系不大，故"脉沉"而不浮，是留饮应有的脉象，这是诊断留饮的一个重要依据，上述八、九、十条留饮各证，皆可见到沉脉。

【原文】

膈上病痰，满喘咳吐，发则寒热，背痛腰疼，目泣自出①，其人振振身瞤剧②，必有伏饮。

【词解】

①目泣自出：谓病人因剧烈喘咳，而使眼泪流出。泣，眼泪。

②振振身瞤剧：谓全身振颤动摇得很厉害。

【提要】 本条论述痰饮潜伏膈上发作前后的症状。

【原文分析】

原文前两句为痰饮伏于膈上的常见病变。膈上为心肺之所居，若上焦阳虚，水津不能敷布于全身内外，则停留成痰饮，潜伏膈上，故"膈上病痰"实属支饮病位。有形的痰浊阻滞胸膈，肺胃之气不降，肝肾之气不升，出现胸膈满闷、喘咳并唾痰涎等"满喘咳吐"症状，这些为痰饮的常见症状，并非伏饮所独有。

后五句为气候转变或外邪引动伏饮的暂时病变，由于素有伏饮，风寒伤及足太阳经脉，经腧不利，营卫被遏，故见"发则寒热"，身热恶寒，"背痛腰疼"而周身不舒。"目泣自出"者，《灵枢·口问》云："目者，宗脉之所聚也，上液之道也……宗脉感则液道开"，《灵枢·五癃津液别论》云："肺举则液上溢"。今寒袭于表而皮毛闭塞，风寒之邪袭扰液道（即足太阳所过目内眦，又名泪窍），加之饮伏于内，外寒与内饮相搏，逼迫肺气上逆而见喘咳，气逆则窍开，饮邪上迫液道，则眼泪不能自控而出，甚至涕泣相随。外寒触动伏饮，内饮阻遏，阳气不得宣通，与伏饮搏击肌肉筋节之间，故全身肌肉振颤动摇得相当厉害，甚至不能自主，故"其人振振身瞤剧"。以上诸证，乃"必有伏饮"所致。

【原文】

夫病人饮水多，必暴喘满，凡食少饮多，水停心下，甚者则悸，微者短气。

脉双弦①者寒也，皆大下后善虚②；脉偏弦③者饮也。

【词解】

①双弦：指左右两手脉俱弦。

②善虚：指误下损伤阳气而里虚寒。《医统正脉》本作"喜虚"。

③偏弦：指一手（或左或右）脉独弦。

【提要】　本条论述广义痰饮的病因、病机和症状。

【原文分析】

本条第一自然段论述广义痰饮病的病因、病机和症状。病人病后津液过伤而思饮，如饮水过多，脾胃无力运化，则饮邪溢于膈，射于肺，必见突然气喘胸满，故曰"夫病人饮水多，必暴喘满"。此与《伤寒论》76条"发汗后，饮水多，必喘，以水灌之，亦喘"之旨相同，是一种暂时性的暴饮病变，如果原无饮病，水饮消则喘自平。"凡食少饮多，水停心下，甚者则悸，微者短气"四句则是叙述脾胃虚弱所导致痰饮的症状。"食少"说明胃气弱而纳谷减少，影响脾气虚不能健运和转输津液，所以稍微多饮，则水谷精气不能游溢上输于脾，脾气不能散精，导致"水停心下"，饮邪重者，水气凌心而为"心下悸"，饮邪轻微者，气机不畅，妨碍呼吸而为"短气"。

第二自然段是通过弦脉来辨别（脾胃的）虚寒病（见双弦）与饮病（见偏弦）。"脉双弦者寒也，皆大下后善虚"，是指素体阳虚病人，大下之后，则中阳更伤，便易酿成虚寒性疾病，由于阳虚不能化津，津不上承而欲多热饮，饮邪停留亦可转化为寒饮，因其大下后全身虚寒，主寒、主痛之弦脉见于两手，但必弦缓无力，若见单手脉弦有力，则是水饮偏注于一侧，正气未必大虚，如胁下偏痛的悬饮之类，故谓"脉偏弦者饮也"。但结合临床，饮病见"偏弦"之脉，虽或应见，但结合本篇十三条"肺饮不弦"、十四条支饮"其脉平"来看，说明也有不见弦脉的痰饮病。本段又启示，同一弦脉，有属虚寒和水饮之异。

【原文】

肺饮①不弦，但苦喘短气②。

【词解】

①肺饮：是指水饮犯肺的证候，属于支饮之类。

②苦喘短气：谓病人苦于喘促短气。苦，作动词，后省略介词"于"。

【提要】　本条论述水饮犯肺的证候。

【原文分析】

肺饮者，即"心肺间之支饮也"（魏念庭《本义》），肺主气而司呼吸，饮邪在肺，则肺气上逆而呼气短促，喘咳不能平卧，可见饮病的弦脉脉象并非诊断肺饮的唯一依据，故云"但苦喘短气"。

归纳注家对"肺饮不弦"的认识有三种：①是从病之浅深轻重而言，陈修园谓"饮之未甚者"；赵以德云："水积则弦，未积则不弦"，说明不弦为病轻，魏念庭则云："弦脉为病尚浅，不弦则必见沉紧而为病至深"，是以不弦为病重。②强调病在肺的症状，徐忠可曰："乃肺之形病不妨脉，故不弦。"③认为悬饮脉弦，支饮脉不弦，吴谦云："弦为诸饮之诊，然专主者肝也，水在肝部，则病悬饮，故脉沉弦也，水在肺部，则病支饮，故脉不弦也"（《医宗金鉴》）。

总之，此条重在强调肺饮的临床症状，而不以切诊作为诊断饮病的唯一依据，临床宜不拘于"脉偏弦者饮也"的定论，如痰饮在肺，虽多见右手脉弦，也有见滑脉的，总之，要四诊合参。

【原文】

支饮亦喘而不能卧，加短气，其脉平①也。

【词解】

①脉平：指脉不弦，与前文"脉偏弦者饮也"相对而言。

【提要】　本条论述支饮的轻证及其变脉。

【原文分析】

支饮是饮邪停聚于胸膈，必然妨碍肺气的宣降，饮阻气逆，故"喘而不能卧，加短气"，此时可出现脉平。

关于本条"其脉平"者，有两种看法：①并非无病脉，此乃与上条"脉偏弦者饮也"相对而言，指其脉不弦，说明饮邪留伏未深，故不能以弦脉作为诊断饮病的唯一依据；②指脉平和如常，人虽病而脉不病，与"妇人妊娠病脉证并治"篇第一条"妇人得平脉"所指平和无病之脉含义相同，临床中，不能因其脉如平人而误诊。

【原文】

病痰饮者，当以温药和之。

【提要】　本条论述广义痰饮病的总治则。

【原文分析】

广义痰饮病，多系中阳不运，津液停聚为湿，湿凝成痰，积留为水饮，由于阴凝饮邪，最易伤人阳气，其临床表现，虚实并见，故其总的治疗原则，首当用药性偏温者，采取调和的原则。

温药作用表现为振奋阳气、开发腠理、通行水道三方面，使病人表里阳气温升宣通，水饮得化，水谷精微营贯周身，水饮去而新饮不生。

所谓"和之"者，有调和、调理之义，非燥之、补之也。若刚燥则伤正，"饮当去水，温补反剧"（张子和语）。"温药和之"者，是在温药之中，兼用行气、消饮、开阳、通导二便和清郁热的药物。其具体治法，如温中降逆、行气利水、消痰涤饮、通导二便等，实寓有对痰饮病辨证施治的精神。

本篇用治痰饮的温药有桂枝、白术、附子、细辛、干姜、生姜、半夏、椒目等；而"温药和之"的代表方，当首推苓桂术甘汤。余如肾气丸（桂附配阴药温养下焦阳气）、小青龙汤（姜、辛、夏配白芍、五味以制约之）、真武汤等均可视为代表方，以其刚柔相济也。

历代学者，对本条阐析，见仁见智，各有不同。有谓此条是针对四饮消除后，所用调理善后的大法；或在运用发汗、利尿、逐饮法的基础上，佐以温药宣通阳气之意；有谓不属痰饮病的正治法者；有谓"和"字，当是"利"字者。

【原文】

心下有痰饮，胸胁支满，目眩，苓桂术甘汤主之。

［茯苓桂枝白术甘草汤］方

茯苓四两　桂枝　白术各三两　甘草二两

上四味，以水六升，煮取三升，分温三服，小便则利。

【提要】　本条论述饮停心下狭义痰饮的证治。

【原文分析】

"心下"包括"胃之上，心之下"，"膈膜中"。膈膜、胃脘有停饮，则阻碍气机上下循行，饮邪弥漫于胸则胸满，淫溢于胁则胁满，故见"胸胁支满"。所谓"支"者，正如徐彬所云"撑定不去，如痞状也"。饮阻于中，则清阳不升，故头目眩晕。

本条为脾胃阳虚所致的狭义痰饮，故用苓桂术甘汤温阳蠲饮、健脾利水，本方的配伍特点是温化三焦水饮。在上焦者，有茯苓利肺调水道，宁心而镇水气凌心之惊悸，桂枝辛温以通心胸阳气，炙甘草振奋心阳；在中焦者，有茯苓以健脾，白术燥湿运脾，炙甘草补脾护液，共制水饮上泛；在下焦者，有茯苓甘淡渗利水邪，桂枝化气下气，降冲行水，白术利水，故后世称本方为苓桂剂之祖方。

【治法】 健脾燥湿，温阳化水。

【方解】

方中茯苓淡渗利水，桂枝辛甘温阳，两药配伍，有温阳利水之效；白术健脾燥湿，甘草和中益气，两者相协，又可实土而制水，故本方乃痰饮第一方，亦为"病痰饮者，当以温药和之"治则的具体诠释。

【医案选录】

1. 眩晕案

本方证所治之眩晕乃水饮上逆，阻遏清阳，脑失温养所致。临床辨证中多见头目眩晕，身重乏力，站立则眩晕更剧，食欲不振或食入则吐。

唐祖宣常以本方加减治疗高血压、梅尼埃病等引起的眩晕症，多能获效；高血压者多加天麻、钩藤、夏枯草，梅尼埃病者多加竹茹、陈皮、白芷、石决明、菊花、川芎。现举临床治验。

李某，女，39 岁，1986 年 10 月 3 日诊治。

主诉 头目眩晕已半个月，加重 1 个月。

现病史 半年前渐感头目眩晕，头重如裹，查血压 160/110mmHg，诊为"高血压"，遂服西药降压药及中药清热养阴、镇肝息风之品，症状有所减轻，但不稳定，血压仍持续在 130～140/90～100mmHg，近几日由于劳累眩晕又作，服降压药物效果不显。

症见 身重乏力，头目眩晕，站立则眩晕，更剧，食欲不振，恶心欲呕，舌质淡，苔薄白，脉沉弦。查血压 160/110mmHg。

辨证 清阳蒙蔽，脑失温养。

治则 温阳利水，健脾化湿。

处方 茯苓 30g，钩藤 30g，桂枝 12g，天麻 12g，甘草 12g，焦白术 15g，菊花 10g，川芎 10g。

服药 1 剂，眩晕减轻，又服 5 剂，眩晕大减，血压降至 130/100mmHg，继服 10 剂后，诸症消失，血压维持在 130～140/90～100mmHg。

2. 痰饮案

此方证所治之痰饮乃脾肺阳虚，寒饮内留所致。临床辨证中常见咳嗽，痰液清稀，甚则喉中漉漉有声，舌质淡，苔白滑，脉沉弦。

唐祖宣常以本方加减治疗支气管炎、支气管哮喘、肺气肿等每获良效。加入细辛、橘皮、半夏、款冬花、干姜等，其效更佳。现举临床治验。

吕某，男，67 岁，1984 年 11 月 29 日诊治。

主诉 咳嗽气喘 10 年，加重 1 周。

现病史 10 年前即患气喘、咳嗽之病，每遇寒咳嗽、气喘即发，初诊为支气管炎，多服平喘止咳、降气化痰之剂，症状时轻时重，延至 10 年。1 周前偶遇风寒，咳喘又作，较以前为重，服药无效。

症见 形体消瘦，面色鲌黑，咳嗽气急，咳吐痰液清稀而量多，咳甚则喘，精神不振，食欲不佳，舌质淡，苔白滑，脉沉弦。

检查 心电图检查示：肺心病。

辨证 脾肺阳虚，寒饮内留。

治则 温阳健脾，降气化痰。

处方 茯苓 30g，桂枝 12g，焦白术 12g，陈皮 12g，半夏 15g，款冬花 15g，细辛 6g，干姜 6g，甘草 6g。

服 2 剂后，咳喘减轻，继服 10 剂后，咳喘消失，余症均减，生活自理，并可参加轻体力劳动。2 年后随访，病人告之，每遇寒，咳喘发作时即服用本方，少则 5 剂，多则 10 剂，咳喘即愈，

2 年来仅发作 3 次。做胸透及心电图亦显示显著好转，肺心病症状有所缓解。

3. 干渴多饮案

此方证所治之干渴多饮乃脾阳不运，水饮内停所致。临床辨证中常见干渴多饮，胃部胀满，干呕欲吐，扪其胃脘部，常漉漉有声，舌光干燥无苔，脉缓。若加泽泻、干姜、半夏、陈皮其效更佳。现举临床治验。

王某，女，47 岁，1981 年 5 月 18 日诊治。

主诉　口渴多饮 3 年。

现病史　3 年来常感口中干渴欲饮，每日饮水量达 6000ml 以上，仍不能解除干渴欲饮之状，有时半夜醒来也要饮茶一杯以解口干之苦，疑糖尿病，做血糖、尿糖化验未发现异常，做胸透亦未见任何病变，多方治疗，效果不显。

症见　精神委靡，表情痛苦，口干渴常常饮水，每日饮 6000ml，身困乏力，舌质光无苔干燥，脉缓，扪其胃脘部，漉漉有水声，胃胀欲呕，食欲不振。

辨证　脾阳不运，水湿内停。

治则　温运脾阳，化气行水。

处方　茯苓 30g，桂枝 12g，陈皮 12g，半夏 12g，生白术 15g，枳壳 15g，干姜 6g，甘草 6g。

服上方 2 剂，日饮水次数减少，上方继服 6 剂，自诉饮水仍多，但已不觉口中干渴，继用上方茯苓减为 15g，加薏苡仁 15g，服药 15 剂后，饮水如常，诸症消失，临床治愈。

4. 心悸案

本方证所治之心悸乃心脾阳虚，水气上冲，水气凌心所致。临床辨证中常见胸闷心悸，面色苍白，自汗出，微喘短气，或心下痞满，胃脘部扪之漉漉有声，倦怠无力，食欲不振，小便短少，舌淡苔白，脉沉细数。

唐祖宣常以本方加麦冬、潞参、五味子、郁金、半夏等治疗心悸，疗效颇佳。现举临床治验。

宁某，男，58 岁，1983 年 10 月 27 日诊治。

主诉　心悸胸闷 2 个月。

现病史　素有高血压病史，血压常维持在 150～170/100～110mmHg，常服降压药维持，近 2 个月来常感心悸胸闷，心下痞满，伴倦怠乏力、食欲不振。

症见　形体稍胖，心悸头晕，心下痞满，食欲不振，倦怠乏力，小便短少，胃脘部扪之漉漉有声，舌淡苔白，脉细数。

检查　血压 160/110mmHg；心电图检查提示：窦性心律，心肌缺血。

辨证　心脾阳虚，水气凌心。

治则　温阳通脉，化气行水。

处方　茯苓 30g，桂枝 12g，焦白术 12g，郁金 12g，半夏 12g，麦冬 15g，潞参 15g，五味子 10g，甘草 10g。

上方服 1 剂，心悸减轻，继服上方 6 剂，心悸、头晕基本消失，血压降为 140/110mmHg，余症均显著减轻。心电图检查较前显著好转，继服上方 1 个月以巩固疗效。

体会　苓桂术甘汤，其功能为温阳健脾利水，主治由于脾阳受损，气不化水；聚湿成饮之痰饮症，药虽四味，但功专力宏，治投病机，临床可收立竿见影之效。

本方辨证的关键在“水饮”和“温阳”上，阳虚不能温化，脾虚不能运化，则水饮停滞，水湿泛滥，必用温脾化气行水之苓桂术甘汤，方能温脾阳，利水湿，临床中，若加炮附子、干姜等以助本方化气之力，则疗效更佳。

【原文】

夫短气有微饮，当从小便去之，苓桂术甘汤主之。方见上肾气丸亦主之。方见妇人杂病中

【提要】 本条论述微饮的证治。

【原文分析】

微饮，指饮邪轻微者，与前条"水停心下……微者短气"意同。饮邪虽轻微，但究属有形的阴邪，停于体内，必妨碍气机的升降，故短气。内有微饮，为什么"当从小便去之"？因为既曰"短气有微饮"，表明病虽在里，但并非饮邪壅实之证，故既不能发汗散饮，亦不可攻下逐饮，欲除微饮，只有从小便去之，此即"通行水道"，祛除饮邪之意，然而，如高学山云："夫饮之由来，大概起于肾及脾肺之脏阳衰冷"，且饮为阴邪，既成之后，又易伤阳，饮邪不去，则阳气难复，故通过利小便祛除饮邪，亦即有助于阳气宣通，气化复常，所以本条所出两方，并非单纯地利小便，而是温阳化气，振奋阳气之中兼以通利小便。若偏于脾阳不运，微饮内停者，用苓桂术甘汤；若重在肾阳不化，微饮内停者，用肾气丸。

【原文】

病者脉伏，其人欲自利，利反快^①，虽利，心下续坚满^②，此为留饮，欲去故也。甘遂半夏汤主之。

[甘遂半夏汤] 方

甘遂大者，三枚　半夏十二枚　以水一升煮取半升，去滓　芍药五枚　　甘草如指大一枚，炙　一本作无

上四味，以水二升，煮取半升，去滓，以蜜半升，和药汁煎取八合，顿服之。

【词解】

①利反快：谓病人下利后，心下坚满诸症减轻，自觉舒适畅快。

②心下续坚满：谓心下又觉坚满不适。续，此处作"又"解。

【提要】 本条论述留饮欲去不去的证候和攻逐利导的治法。

【原文分析】

本条拟从三方面进行分析。

（1）本条留饮证候的特点："病者脉伏，其人欲自利，利反快……此为留饮"。其留饮证候的特点有二：一是重在"利反快"，此为留饮下利与寒湿性下利的区别。寒湿脉伏的"欲自利"，下利后必然精神困倦、气短而脉转虚弱，因其湿盛阳微，故所下之物，应为不消化的清稀完谷。但本条并非脾胃虚寒的下利，而是痰饮久留于心下肠胃或膈间经遂隐僻之处，因其水饮深结、闭郁血脉，故不见弦沉脉，而见脉伏，可归属狭义痰饮兼支饮的范围。由于阳气被郁而气血失调，但正气未虚，仍有逐饮外出之力，故有"其人欲自利"之症，此"自利"属实证，以其"利反快"也。二是下利物必多涎沫而未尽，且与宿食下利有区别。若仅根据"利反快"，仍不能说明是留饮去而阳气运行之征。若宿食积结胃肠，所下之物酸腐秽臭，一旦宿食得去，下利后仍反快爽，必见下利物多涎沫而未尽者，方为留饮下出，阳气得通之象。

（2）本条留饮欲去未去的症状、病机、治法、方义：除前述脉症之外，尚见"虽利，心下续坚满"，一个"续"字，可知在"其人欲自利"之前，早有"心下坚满"症，即使在下利之后，"利反快"爽，但快爽不久，心下继续见坚硬胀满，说明留饮牢结，未能去尽。"此为留饮欲去故也"一句，《金鉴》提出"当在利反快"之下，方合因势利导之理，原文"欲去"者，徐彬云："虽坚满而去者自去，续者自续，其热乃动，故曰欲去"，但新饮仍然日积，则本条病机为：留饮欲去未去而新饮日积。

正如魏念庭曰："盖阴寒之气立其基，水饮之邪成其穴，非开破导利之不可也"（《本义》），

此条若不施用攻下逐饮、因势利导的甘遂半夏汤，不但留饮不能尽去，正气亦日渐衰弱，此《内经》"留者行之，结者散之"之义也。

甘遂半夏汤，主用攻逐膈膜心下留饮的甘遂，驱水由胃肠随大便而去，佐以半夏散结除痰，降浊下行，补甘遂之不逮，再加芍药散结和阴，甘草护液调中，蜂蜜缓中解毒，共奏开破利导而不伤正之功。临床不用蜂蜜亦效。

（3）本方煎煮法、用量、甘遂与甘草相反的问题：本方煎药法，当从《备急千金要方》记载，即甘遂与半夏同煮，芍药与甘草同煮，最后将两汁加蜜合煮，顿饮，较为安全。原文甘遂用量"大者三枚"，若用散剂，可取 1～3g，面煨冲服，或胶囊装甘遂末服，若用煎剂，当少于 6g，可直攻水饮而不致毒人。

甘遂半夏汤为攻逐留饮之猛剂，正是取其甘遂、甘草两药相反，同用之以激荡久留深伏的饮邪，使之下降外出，陈元犀曰："甘遂与甘草相反而同用之者，盖欲其一战而留饮尽去，因相激面相成也"（《金匮方歌括》）。据实验研究，甘草剂量相等或大于甘遂，则毒性较大（恶心呕吐等）。

【治法】　攻逐水饮。

【方解】

方中甘遂攻逐水饮，半夏散结除痰，芍药、甘草、白蜜酸收甘缓以安中。但甘草与甘遂相反而同用者，取其相反相成，俾激发留饮得以尽去。

【原文】

脉浮而细滑，伤饮。

【提要】　本条论述骤伤外饮的脉象。

【原文分析】

本篇除本条之外，皆言有某饮（有悬饮、有溢饮、有支饮、有痰饮、有留饮、有伏饮），此处曰"伤饮"者，并非内有停积水饮，乃为外饮所骤伤，其病尚浅。由于水饮外入，肺气尚能鼓邪达表，故只见脉浮，而不言水饮留伏的沉弦脉。言"细"脉者，犹言"小"脉，与滑脉相合，作"小滑"理解，因水饮初聚为痰，则多见细滑，犹言饮邪之轻浅也。

【原文】

脉弦数，有寒饮，冬夏难治。

【提要】　本条论述寒饮病脉证不符、时令不合者，预后不佳。

【原文分析】

原文既云"有寒饮"，则易伤阳气而脉见"弦"，不应见"数"脉，饮聚化热伤阴虽可见"数"脉，但寒饮而见"弦数"痰热之脉，显属脉证不符。从治疗用药而论，用温药治寒饮，则不利于热；用寒药治热，则又不利于寒饮。从时令而言，冬寒季节有利于热，但不利于饮，欲用温化饮邪之药必然伤阴而脉数更甚；夏热季节有利于饮，但不利于热，欲用苦寒清热之药则易伤阳而寒饮愈甚，不利于弦脉，可见寒温用药两难，故曰"冬夏难治"。"冬夏"是寒热的代词，证情兼见寒热则用药不能单纯偏寒或偏热，当寒热并用，若在春秋季节，则可适其寒温而调治之。

【原文】

脉沉而弦者，悬饮内痛[①]*。*

【词解】

①悬饮内痛：谓悬饮病胸胁内牵引疼痛。

【提要】　本条论述悬饮的脉证。

【原文分析】

饮水流在胁下，不上不下，悬结不散，谓之悬饮，饮在胁下，肝络不和，阴阳升降之机被阻，所以胸胁疼痛，本条论悬饮，以胸胁疼痛为主症，但必须具备前第二条"咳唾引痛"、第九条"胁下痛引缺盆"及第六条"胁下支满、嚏而痛"等症。

"脉沉而弦"，沉脉为病在里，弦脉主饮、主痛，故言"脉沉而弦者，悬饮内痛"。

【原文】

病悬饮者，十枣汤主之。

[十枣汤] 方

芫花熬① 甘遂　大戟各等分

上三味，捣筛，以水一升五合，先煮肥大枣十枚，取八合，去滓，内药末，强人服一钱匕，羸人服半钱②，平旦温服之③。不下者，明日更加半钱，得快下后，糜粥自养。

【词解】

①熬：《说文解字》解作"干煎也"，此指文火煎干的炮制方法。

②半钱：指半钱匕。钱匕，古代量取散剂药物的器具，以汉代的五铢钱币量取药末至不落者为一钱匕，约合2g；用五铢钱币抄取药末至半边者为半钱匕，切勿将"半钱"误认为重量单位，盖东汉时尚无"钱"之衡量。

③平旦温服之：谓清晨起床后空腹服药。平旦，为寅时（3～5点）。

【提要】　本条论述悬饮的治法。

【原文分析】

本条宜从两方面阐述。

（1）十枣汤的适应证：本条当与本篇第二、二十一、三十二、三十三条合参，结合《伤寒论》有关条文，以心下痞、硬满引胁下痛为主症，结合临床，病者主诉心下痞者甚多，而诉心下硬满者较少。医者以手切按病人心下，觉抵抗力较强，若有硬满之状，病者称心下痛者极少，称牵连胸胁痛者多，若积饮较重者，或有窒息感，故"鞭满引胁下痛"应是它觉证。应用十枣汤宜注意"表解里未和"者可用，即无发热恶寒的表证，而有痞满坚实之里证，凡悬饮久积，曾服它种祛痰涤饮药病未解，且脾胃尚不大虚，能胜任峻猛攻逐者，方投以本方；若服一次，效果不显，需停几日再服；若病重且伴有虚象，可用陈无择《三因极一病证方论》的十枣丸（即芫花、甘遂、大戟三味等量为末，枣肉为丸，体弱者每次服3g，强者服4.5g，每日清晨空腹一次）。

（2）十枣汤的方义、服法及用后的反应

1）方义：甘遂性苦寒，能泻经遂水湿，而迅速直达；大戟性苦辛寒，能泻脏腑水湿，为控涎之主；芫花性苦温，能破水饮窠囊；三味峻攻水饮，恐伤正气，故又佐以大枣十枚，调和安中，使下不伤正，且寓补土制水之意，十枚大枣，约在30g以上。

2）服法：方后注谓"强人服一钱匕"，折合今制约五分左右；"羸人服半钱"应为"半钱匕"，约三分左右，目前临床用量，以诸药为末，每服3～4.5g，一日一次，清晨空腹，枣汤调下；或药末装胶囊服亦可。

3）服后反应：药后1～2小时腹中鸣响，轻微腹痛，继则泻下稀水3～5次不等；有的在后部觉热辣刺激感，或同时出汗，上腹部不适，泛恶呕吐，若不用枣汤送下，则呕吐更甚。若服药后有胸闷烦躁，泻后疲软者，是药已中病的反应，不久即可消除；若服药后无任何反应，效果多不理想。

【治法】　攻逐水饮，通便泻热。

【方解】

方中甘遂苦寒，善攻逐经隧脉络间水湿；大戟苦辛寒，善泻脏腑间水饮；芫花苦温，善消胸胁之水，三药各有专长，合之则经隧胸胁脏腑之水饮癖积皆可攻除；然三药峻烈有毒，故辅以大枣十枚，顾脾护胃，使峻逐水饮而无伤正之弊。

【原文】

病溢饮者，当发其汗，大青龙汤主之，小青龙汤亦主之。

[大青龙汤] 方

麻黄六两，去节　桂枝二两，去皮　甘草二两，炙　杏仁四十个，去皮尖　生姜三两　大枣十二枚　石膏如鸡子大，碎

上七味，以水九升，先煮麻黄，减二升，去上沫，内诸药，煮取三升，去滓，温服一升，取微似汗，汗多者温粉粉之[①]。

[小青龙汤] 方

麻黄去节，三两　芍药三两　五味子半升　干姜三两　甘草三两，炙　细辛三两　桂枝三两，去皮　半夏半升，汤洗

上八味，以水一斗，先煮麻黄，减二升，去上沫，内诸药，煮取三升，去滓，温服一升。

【词解】

①温粉粉之：谓用温粉扑撒于肌肤，以敛汗。温粉，外用止汗剂，仲景未注明组成，后世记载不尽相同。《备急千金要方》温粉方：煅牡蛎、生黄芪各三钱，粳米粉一两，共研极细末，和匀，以稀疏绢包，缓缓扑于肌肤。《孝慈备览》扑身止汗方：麸皮、糯米粉各二合，牡蛎、龙骨各二两，共为细粉，以疏绢包裹，周身扑之，可供选用。

【提要】　本条论述溢饮的不同治法。

【原文分析】

本条拟从三方面分析。

（1）溢饮的病因病理：病人肺气闭郁，又感外邪，或口渴而暴饮，正如《素问·脉要精微论》所云"溢饮者，渴暴多饮，而易（宜作"溢"解）入肌皮肠胃之外也"。脾虽能为胃行其津液，上归于肺，但肺气不宣，不能通调水道下输膀胱，以致肌表水湿或饮入之水泛溢四肢，留滞肌表，则成为本条表实无汗之溢饮。

（2）溢饮主症及与风水的关系：结合临床，溢饮病人除"身体疼重"、"无汗"之外，亦可出现第十二条所云"夫病人饮水多，必暴喘满，凡食少饮多，水停心下，甚者则悸，微者短气"诸症，甚至发展到面目四肢浮肿，以及兼见外感风邪表证，这是水饮外溢，不得汗出之故。溢饮与风水虽同有水饮侵溢肌表腠理的病机，但其轻重程度有别：溢饮是饮邪流于局部，归于四肢，可以发展为风水；风水是水液泛溢全身，包括头面、肢体等，必见水肿。故《金鉴》所云"溢饮者……即今之风水，水肿病也"将两者相提并论，似欠客观。

（3）溢饮的不同治法：溢饮的治疗，应当发汗解表，因势利导，使外溢四肢肌表的水饮，随汗外泄，但同一溢饮，有外感风邪、内有郁热和外感风寒、内停寒饮之不同，故必须同病异治。

大青龙汤之脉证，以"不汗出而烦躁"为辨证要点，属于外感风寒，内有郁热，水湿阻滞肌表，风、水、热三者郁结肺气，卫气不能鼓荡外溢水饮所致，故当从肺以发汗散水、清热，着力在表中之表的皮毛，使风邪、水饮及郁热均随汗而解，而以表寒偏重者用之最当。

小青龙汤证，常见恶寒，背部显著怕冷，或有发热，身痛，喘咳稀痰量多，甚则咳逆倚息不

能卧，胸满心悸，干呕或呕吐清水，恶水不欲饮，小便不利，脉浮紧或弦滑，苔白滑，为内停寒饮，外感风寒之实证，治当涤饮发汗，温肺行水，着力在表中之里的肌肉。若脾肾阳虚的痰饮咳喘则非本方所宜（表12-1）。

表 12-1　大、小青龙汤证的比较

证名	大青龙汤证	小青龙汤证
脉症	发热恶寒，四肢疼重，无汗而喘，烦躁而渴，脉象浮紧	发热恶寒，四肢疼重，咳嗽喘气，胸痞干呕，脉弦滑或浮紧
病机	风寒外束，阳气失司，饮溢四肢	外感风寒，水饮内停
治法	散寒化饮，清热除烦	解表散寒，温肺化饮

【治法】　外散风寒，内清郁热。

【方解】

方取麻黄汤加石膏、生姜、大枣而组成，麻黄用量较麻黄汤增加一倍，故为发汗峻剂。重用麻黄佐桂枝、生姜辛温发汗，外散风寒，以开祛邪之路；加石膏辛甘大寒，以清郁闭之热，使郁闭通，内热除，烦躁可解，正如张锡纯曰：石膏"凉而能散，有透表解肌之力，外感实热者用之甚胜金丹"。麻黄配石膏得其辛凉之性，可牵制麻黄辛温发散之能，但不减低麻黄发汗解表、宣肺平喘之功效。甘草、大枣和中以资汗源。诸药合用，既能发汗解表，又可清热除烦，为表里双解之剂。总之，石膏辛凉大寒，为内热烦躁而设，但恐其寒凉太过，里热顿除，而表寒不解，故倍用麻黄，且加姜枣以和营卫，以求药后汗出表里双解。

【医案选录】

1. 无汗案

无汗者，有内伤外感之不同，亦有阴虚阳虚之别；阳虚无汗，多因阳虚不能鼓邪外出，必伴恶寒、脉反沉等症；阴虚无汗，则津亏不能作汗，多兼心烦、口渴咽干等症。本证之无汗，为伤寒表实，卫阳闭郁，虽发热而汗不出，加之阳热之邪郁于内，不汗出常与烦躁并见。病机乃寒邪袭表，邪热内郁。

临床辨证中常兼见恶寒发热，无汗烦躁，头晕疼痛，肢体酸困，渴喜饮水，舌红苔黄，脉浮紧等症。

以本方加减治疗眩晕头痛，外兼风寒表证者，多能获效，但麻黄需用 6～15g，增大石膏用量为 45～60g 为宜，既可解表，又能清里，表解热退，其病自愈。现举临床治验。

李某，女，63 岁，1975 年 10 月 15 日诊治。

现病史　素有高血压病史。3 日前因天气骤变而感寒发热，头晕头痛，服用解热药物症状缓解，次日发热又作，并觉心中烦躁，又以它法调治，诸症不解，头晕头痛加重。

症见　恶寒无汗，烦躁口渴，头晕疼痛，肢体酸困，舌红苔黄，脉浮紧。体温 38.5℃，血压 160/100mmHg。

据症凭脉，大青龙汤证无疑，但其血压偏高，忧麻黄有升压作用，疑虑之间，唐祖宣谓："麻黄桂枝相伍，辛散之力更著，若配石膏则变辛温为辛寒，有散而不热，凉而不敛之功。"

辨证　风寒袭表，阳热内郁。

治则　解表散寒，清热除烦。

处方　麻黄 15g，石膏 45g，寒水石 24g，桂枝 9g，甘草 6g，杏仁 6g，生姜 6g，大枣 5 枚。嘱其频服得汗即止。

1 剂后汗出热退，体温 37℃，血压降至 130/75mmHg。余症均减轻，恐其发汗太过，遂以原方减麻黄为 6g，服 2 剂，血压 125/75mmHg。

2. 烦躁案

烦为自身感觉，内热不安；躁为他觉所察，外热而不行，六经皆有烦躁，杂病亦多常见。本方烦躁，其病机为：风寒之邪外束于表，火热之邪郁闭于里所致。

临床辨证中常见发热心烦，口渴喜饮，恶寒无汗，头身疼痛，舌质红，苔薄白或微黄，脉浮紧或浮数等症。

本方安内攘外，实有清内热、解外寒之功，以本方加减治以烦躁为主症时，石膏需用 30 ~ 60g 为宜。现举临床治验。

雷某，男，58 岁，1980 年 9 月 3 日诊治。

现病史　因患静脉血栓形成住院治疗，既往有咳喘 20 余年，每年大发作 1 ~ 2 次，短则 1 个月，长则数月；一日之内，夜卧脱衣加重，每次发作必伴烦躁，现代医学曾诊断为过敏性哮喘。昨日起突发咳喘，烦躁不安，服西药消炎、止咳、平喘、抗过敏药无效。

症见　咳喘气促，痰黄黏稠，渴喜冷饮，面赤发热，无汗烦躁，舌红，苔黄，脉滑数。

辨证　外寒浮动，内热壅肺。

治则　宣肺清热，止咳平喘。

处方　麻黄 10g，杏仁 10g，甘草 10g，桂枝 10g，生姜 10g，石膏 60g，桔梗 15g，大枣 7 枚。

服 5 剂后，汗出烦解，咳喘减轻，继服上方 10 剂，20 余年咳喘竟获痊愈。

3. 身痛案

本证身痛乃寒邪外束肌表，经络闭阻，营卫凝涩，太阳之经气不能畅行，郁于经络之间所致。

临床辨证中常兼见身痛无汗，烦躁不宁，口渴喜饮，脉浮紧或浮缓，舌苔黄腻等症。

周连三先生生前在论述此方辨证运用时说："仲景之言'身痛'，乃求其执简驭繁，临床辨得内寄郁热，非石膏不除；外有可汗之机，无麻黄难胜其任，何受身痛束缚，肢痛、体痛亦应大胆使用。"基于此说，他每遇风寒热痹活动期，体质尚强者，必用之，临床用于风湿性关节炎和类风湿性关节炎，多获满意效果。临床辨证不为身痛、脉浮紧所限，对于湿重者重用麻黄 10 ~ 24g；若内兼寒湿者，酌加白术、附子；热重者重用石膏 30 ~ 90g 为宜。现举临床治验。

李某，男，26 岁，1980 年 7 月 23 日入院治疗。

现病史　3 个月前始感双下肢麻木，关节肿胀，经检查确诊为风湿性关节炎，给予消炎及激素类药物治疗，时轻时重，治疗无效。

症见　双下肢步履困难，关节发热疼痛，腿肚时觉挛急，髋以下肿胀，膝周较著，身热无汗，口渴烦躁，舌红，苔黄，脉滑数。

检查　红细胞沉降率 88mm/h，白细胞计数 18.4×10⁹/L，中性粒细胞 0.86，淋巴细胞 0.14。

辨证　寒湿外侵，郁久化热，病称热痹。

治则　清热宣痹，疏散风寒。

处方　麻黄 10g，杏仁 10g，甘草 10g，石膏 30g，白术 30g，桂枝 12g，生姜 12g，大枣 7 枚。

服药 5 剂，热退，关节疼痛逐步缓解。检查：红细胞沉降率 14mm/h，白细胞计数 5.6×10⁹/L，中性粒细胞 0.70，淋巴细胞 0.30。渐能下床步行，诸症好转，继则出现寒象，加炮附子 30g，继服 15 剂而愈。

4. 发热案

发热之症颇多，有壮热、灼热、恶热、发热恶寒、寒热往来等，描述其发热程度及性质的不同，此证之发热是风寒束其表，外寒未解入里化热。

临床辨证中常见无汗烦躁，高热寒战，肢体困痛，舌红，苔黄，脉浮数，或兼见呼吸增快，痰声漉漉，咳嗽喘憋。

唐祖宣常用此方加减治疗肺炎多取卓效，但石膏需 3 倍以上于麻黄、桂枝，方可制其辛温。现举临床治验。

彭某，男，13 岁，1978 年 3 月 25 日诊治。

现病史　身体素健，2 日前因感受风寒遂致高热寒战，躁扰不安，经治无效。

症见　高热寒战，无汗烦躁，咳喘憋闷，痰声漉漉，呼吸增快，鼻翼煽动，舌红，苔黄，脉沉数。

检查　白细胞计数 $16.0 \times 10^9/L$，中性粒细胞 0.80，淋巴细胞 0.20。体温 40.2℃。

辨证　寒邪袭表，肺热内郁。

治则　清热宣肺，解表透邪。

处方　麻黄 9g，杏仁 9g，桂枝 9g，生姜 9g，石膏 60g，甘草 12g，桔梗 12g，黄芩 12g，浙贝母 12g，大枣 3 枚。

服上方 2 剂后，汗出热减，体温 38℃，白细胞计数 $11.0 \times 10^9/L$，中性粒细胞 0.74，淋巴细胞 0.26，继服上方 5 剂而愈。

5. 脉象辨识案

仲景论中运用了"脉浮紧"及"脉浮缓"等脉象来辨别病情施治，盖脉为血府，流布经络，灌溉脏腑，游行四肢，贯注百骸，若气血、脏腑、经络等发生病变，其脉必受影响。

脉浮，以示病邪在表；脉紧，主病寒邪。周连三先生生前讲到脉象辨识时说："久病体虚脉沉、微、细、涩之人则在禁忌之列，方中麻黄，其气辛温，用之得当，表随寒解，用之不当，大汗阳亡，危症蜂生。"现举临床教训一案。

马某，男，56 岁，1980 年 9 月 25 日诊治。

现病史　素有气管炎病史，近日天气渐凉，喘证加重，心胸憋闷，痰声漉漉。

症见　唇口紫黑，舌淡苔白，恶寒无汗，脉细数。

治则　宣肺清热，化痰平喘。

处方　石膏 30g，麻黄 6g，杏仁 10g，贝母 10g，桂枝 10g，半夏 12g，生姜 12g，大枣 10 枚。

服药 2 剂后气喘减轻，因久病缠绵，病人遵原方继服，唐祖宣乃让学生照处原方，而误将麻黄开为 16g。

服 1 剂后，大汗淋漓，四肢厥冷，小便清长，心胸憋闷，气喘加剧，舌淡，苔白，脉沉微。

此属汗出亡阳，以回阳救逆为急务，处真武汤合茯苓四逆汤 1 剂汗止阳回，症状缓解，继以它药调治而愈。

体会　大青龙汤为发汗峻剂，实有解外清内之功，历代医家握此方意，立审证要点为：无汗烦躁，身痛脉浮紧，为不使本方运用范围受限，周先生生前曾多次言教：仲景立"伤寒脉浮缓，身不痛，但重，乍有轻时，无少阴证者，大青龙汤发之之论，乃补述此方剂的应用范围，尤其'无少阴证'四字，实为本方辨证的一把要尺"。文中仲景论述虽简，以药测证，证治亦远不限于此，临床辨其无汗恶寒，发热烦躁，头身疼痛，咳嗽喘促，心胸憋闷，舌苔薄白或薄黄，脉浮紧、浮缓、浮数等症均可以此方施治。掌握禁忌，知常达变，势所必须，对于年迈体虚，久病失治，或有少阴证者，虽有无汗烦躁之症，亦当慎用。临证必须紧扣病机，不受中西医病名所限，投之能使血压下降、红细胞沉降率降低、炎症消退和有抗过敏的功能。

掌握药物的加减，乃是提高疗效的关键。在临床中，恶寒咳嗽者，加贝母、半夏；胸闷不食者加枳实、栝楼、陈皮；身痛项强者，加葛根；若身疼痛，脉浮缓兼寒者，加附子、白术，余则观其脉症，随证治之。

细审仲景在煎服法上亦有巧妙之处，论中说："以水九升，去滓服一升……一服汗者，停后服"。方中麻黄为发汗峻品，用之得当，汗出表解，用之失宜，能致大汗亡阳，本应后下，而仲景嘱其先煎，意在减其烈性，并嘱其得汗即止，更无过汗亡阳之忧，临床中只要辨证确切，大量用到 30g，亦无过汗之忧，石膏质坚性沉，非久煎难取其效，但仲景未见先煎，乃只取其性，无求其力，如属风寒外袭，无汗恶寒烦躁症，则宜两药先煎频服，使表解，烦躁除，其病自愈。我们曾治一病人，大青龙汤证悉具，以本方治之，烦热减而仍汗出不畅，复以此法煎服，汗出而表解烦除，诸症痊愈。服药后饮稀粥一碗，既助药力，又有谷气守中助正，以防过汗之逆。

【治法】 外散风寒，内蠲水饮。

【方解】

小青龙汤，以麻黄发汗解表，宣肺平喘，利水，配桂枝增强解表通阳散寒之功；细辛、干姜温化寒饮；半夏降逆化饮，与干姜相配，温化中焦水寒之邪，上药皆为辛温，又恐辛散耗阴动阳，故以五味子敛肺止咳；甘草和中护正，调和诸药；芍药酸敛护阴，与桂枝相伍，调和营卫，故使本方温散寒饮，而不伤正，以奏外散风寒，内除水饮之功。干姜、细辛、五味子同用，正是"病痰饮者，当以温药和之"之意。仲景治寒饮，常将三者合用，取姜辛散寒邪；五味子敛肺气之逆，一收一散，散中有收，正邪兼顾，止其咳喘，恰到好处，且五味子，敛肺滋肾，与麻黄相伍，具有宣散与收敛并举之功。诸药相合，在外专行开表以散寒，在内独散心下之水气，堪称解表化饮之剂。

【原文】

膈间支饮，其人喘满，心下痞坚①，面色黧黑②，其脉沉紧，得之数十日，医吐下之不愈，木防己汤主之；虚者③即愈，实者④三日复发，复与不愈者，宜木防己汤去石膏加茯苓芒硝汤主之。

[木防己汤] 方

木防己三两　　石膏十二枚，鸡子大　　桂枝二两　　人参四两

上四味，以水六升，煮取二升，分温再服。

[木防己加茯苓芒硝汤] 方

木防己　　桂枝各二两　　人参　　芒硝三合　　茯苓各四两

上五味，以水六升，煮取二升，去滓，内芒硝，再微煎，分温再服，微利则愈。

【词解】

①心下痞坚：心下，此包括胸膈胃脘。心下痞坚，指胸膈胃脘等处有痞塞坚实的感觉。

②面色黧黑：黧，黑中带黄的颜色；黑，此寓昏暗不明。面色黧黑，指面色黑中带黄而晦暗。

③虚者：此指心下痞坚变虚软。

④实者：此指心下痞坚结实如故。

【提要】 本条论述支饮重证当分偏虚偏实的不同治法。

【原文分析】

本条宜分两段分析。

"膈间支饮……木防己汤主之"为第一段，论述支饮正虚邪盛的证治。病乃"膈间支饮"，则肺气受阻，心阳不布，故"其人喘满"，此乃支饮"咳逆倚息，短气不得卧"的互辞。水饮内结、脾不散津而有郁热，故见"心下"（包括膈膜及胃上脘）痞坚板硬感；"面色黧黑"者，因膈间阴凝水饮上浮，营卫运行不利，阴乘阳位，饮邪与郁热上蒸于面，呈黑而晦黄之色。"其脉沉紧"，未言浮紧，非属外寒，沉主水，紧为寒，说明水饮留伏内结于里，以上诸证，"得之数十日"，说明病程较长，正气易虚，由于饮留膈间，更非食积里实，其现位不以肠胃为主，若误用呕吐或攻下，则支饮不去，津气两伤，故曰"医吐下之不愈"。上述病情，说明其病机乃气虚，饮热互结的膈间支饮重证。故其治法，应补虚清热，方有石膏用鸡蛋大者十二枚，现是一二枚之讹，通阳利水，使支饮从小便而解。

"虚者即愈……宜木防己汤去石膏加茯苓芒硝汤主之"为第二段，论述支饮邪实重于正虚的治法。"虚者即愈，实者三日复发"，原文"虚者……实者"是指"心下痞坚"这一症状变虚软或结实而言。若膈间支饮"心下痞坚"变虚软，说明病人服用木防己汤后，里无结聚，饮热互结渐散，"水去气行而愈"（尤怡语）；若"心下痞坚"未转虚软，结实仍在，说明饮邪凝结，里实有物，病人服用木防己汤后，阳气暂行而饮邪重聚，故曰"实者三日复发"。若"复与"木防己汤而"不愈"者，说明经过"试探"观察，病人木防己汤证的病情发生了变化，故当随证加减。因病机重在饮热交结的实证而仍兼气虚，治当通阳利水、软坚补虚，用木防己汤去石膏加茯苓芒硝汤主治。此时由于水饮盛而郁热轻，加之有痞坚结实证，故将前方之木防己汤去石膏（石膏辛凉重坠、清解郁热、降逆定喘，但不长于散结），而易以芒硝之寒咸以软坚破结；再加茯苓（合防己）益脾，利水宁心；茯苓合桂枝通阳化气，增强导水下行之力；仍用人参益气补虚，共成攻补兼施之剂，以木防己名汤者，因该药能疏通全身体液的郁滞和郁血，善通全身十二经和膈膜间的水饮，故为全方主药。

木防己汤
【治法】 消痞散结，温阳行水。

木防己去石膏加茯苓芒硝汤
【治法】 通阳散结，利水逐饮。

【方解】

方中防己、桂枝一苦一辛，行水饮而散结气，可使心下痞坚消散；石膏辛凉以清郁热，其性沉降，可以镇饮邪之上逆；人参扶正补虚，因病经数十日，又经医吐下，故应邪正兼顾，服药之后，能得痞坚虚软，这是水去气行，结聚已散，病即可愈；若仍痞坚结实，是水停气阻，病情仍多反复，再用此方，不能胜任，应于原方中去石膏之辛凉，加茯苓以导水下行、芒硝以软坚破结，方能更合病情。

【原文】

心下有支饮①，其人苦冒眩②，泽泻汤主之。

［泽泻汤］方

泽泻五两 白术二两

上二味，以水二升，煮取一升，分温再服。

【词解】

①心下有支饮：谓饮停心下，支撑上冒。

②冒眩：冒，覆盖，此引申为有物蒙之；眩，晕旋，冒眩，指有物蒙蔽而感觉晕旋。

【提要】 本条论述支饮眩冒的证治。

【原文分析】

清阳出上窍，浊阴出下窍，今见"心下有支饮"，则心阳被遏，阻碍脾胃阳气升降之职，清阳不能上走于头目，浊阴不能下行为小便，加之中虚湿盛，肝风易动，因而阴浊水饮上于清阳之位，而见"苦冒眩"，此即本篇第三十八条"支饮者法当冒"之意，简称为"水饮眩晕证"。综上所述，本条病机为脾虚水泛，蒙蔽清阳，治当利水补脾。

本方重用泽泻（可达二两）利水除饮以下走，白术健脾燥湿，筑堤坊以制其水邪上泛，一补一泄，使脾运恢复，阳气畅达，则阴浊水饮下降，清阳上升，此为上病下取，单刀直入之法，药后阳气通畅，可絷絷汗出而解。

本条原文虽未提出"咳逆倚息、短气不得卧"等支饮主症，但可治疗"苦冒眩"而兼有咳嗽气喘者，故泽泻汤证可视为支饮与狭义痰饮之轻证。

泽泻汤证与苓桂术甘汤证的比较如下（表12-2）。

表12-2　泽泻汤证与苓桂术甘汤证的比较

证名	泽泻汤证	苓桂术甘汤证
脉症	"苦冒眩"，不动亦眩晕，可兼见咳逆、身浮肿，呕吐清水或小便不利，舌体胖大宽厚，苔白滑腻，脉沉滑	胸胁支满，头晕目眩，甚则心悸，气上冲胸、短气，小便不利，脉沉紧或弦滑
病机	脾虚水泛，蒙蔽清阳	脾阳不足，饮停心下
治法	利水补脾	温阳化饮，健脾利水

【治法】　补脾利水，温中化湿。

【方解】

方中重用泽泻利水渗湿祛饮，以导浊阴下行；白术健脾燥湿，意在培土以绝饮停之源，两药合用，使水饮下走，新饮不生，则清阳上达，眩冒自愈。

【原文】

支饮胸满①者，厚朴大黄汤主之。

[厚朴大黄汤]方

厚朴一尺　大黄六两　枳实四枚

上三味，以水五升，煮取二升，分温再服。

【词解】

①胸满：胸为"腹"之误，故当为"腹满"。《医宗金鉴》曰："'胸'字当是'腹'字，若是胸字，无用承气汤之理，是传写之讹。"

【提要】　本条论述支饮胸满的证治。

【原文分析】

支饮病位本在胸膈，若气滞水结，郁而化热，饮热交结上焦气分，则"觉支饮证具，胸满证亦具也"。由于心肺与大小肠互为表里，若上焦饮热过盛，则影响胃肠气机之畅通，必然多见大便秘结。故其病机为饮热交结于胸（腹）的支饮实证，治当逐饮荡热、行气开郁，用厚朴大黄汤主治。厚朴专于逐饮消满，佐以枳实导痰破滞。两药合用，行气开郁，上达胸中通降痰饮；再以气厚力宏、上至咽喉、下达直肠的大黄推荡饮热下泄，则饮热互结的支饮胸满证，可用上病下取法治愈。本方以厚朴、大黄为主药，故以之名方，厚朴一尺系汉制，其长度约合今制23.1cm。

【治法】　涤热逐饮，下气宽中。

【方解】

方中厚朴下气除满涤饮为主药；大黄荡热行滞，以开邪去之路为辅药；枳实破结导滞消饮为佐药，三药合用，使饮热下走，结开气行，则胸满可愈。

【原文】

支饮不得息①，葶苈大枣泻肺汤主之。方见肺痈中

【词解】

①不得息：息，一呼一吸为一息。不得息，指呼吸迫促而极度困难。

【提要】　本条论述支饮壅肺化热的证治。

【原文分析】

首言"支饮",既是病名,又是病因,其主症是"不得息",正如《金鉴》所曰"喘咳不得卧,短气不得息,皆水在肺之急证也"。由于水饮停积胸膈,郁而化热,水热互结,上逆射肺,肺气不利,故肺气愈滞而水饮愈壅,水饮积结而肺气不利,饮壅与气滞互为因果,导致肺失肃降,症见喘咳气逆,不易分清呼与吸,胸满或张口抬肩,口吐稀涎,咽干不欲饮,其脉滑数等,皆可总称为"不得息"。此为水饮壅肺之实证,与肺痈初起,喘不得卧的痰热壅肺证相同,故治当泄肺逐饮,补脾和中,用葶苈大枣泻肺汤主治,方中葶苈泻肺开结平喘,佐大枣以扶脾,并缓和葶苈峻烈之性,使邪去而正不伤,与十枣汤之用大枣、皂荚丸之用枣膏,其意相同。

【原文】

呕家本渴,渴者为欲解,今反不渴,心下有支饮故也。小半夏汤主之《千金》云:小半夏加茯苓汤。

[小半夏汤] 方

半夏一升 生姜半斤

上二味,以水七升,煮取一升半,分温再服。

【提要】 本条论述支饮兼呕的证治及其预后。

【原文分析】

本条是从呕吐后之渴与不渴,推测支饮之解与未解,从而决定其治法。

沈明宗云:"此支饮上溢而呕之方也。凡外邪上逆作呕,必伤津液,应当作渴,故谓呕家本渴,渴则病从呕去,谓之欲解"(《编注》)。故支饮呕吐病人有渴象,即为向愈之兆。但若久呕而"今反不渴"者,则知水饮不仅停留于胃,又停滞于心下膈间,舌为心之苗窍,舌本为支饮所浸淫,则舌不干燥而不渴,"心下有支饮故也"。原文"心下有支饮"是产生呕家不渴的病名、病因和病位,心下(膈间及胃)有支饮滞留为其主要病机,治当蠲饮降逆、和胃止呕,用小半夏汤主治,方中半夏、生姜既能蠲饮散结而开痞,又能降逆以止呕,以开宣上中二焦之阳气、祛寒痰宿饮为其所长,故支饮去而呕自止。方后谓"以水七升,煮取一升半"者,乃久煎浓煎法,可减低生半夏的毒性。

【治法】 豁痰降气,安胃止呕。

【方解】

方中半夏温燥蠲饮,生姜辛散开结,两药又皆能降逆止呕,合而用之,使饮去结开,胃气和降,则呕自止,原方"用水七升,煮取一升半",意在久煎浓煎,既可减轻半夏的毒性,又能加强两药蠲饮降逆的作用。

【原文】

腹满口舌干燥,此肠间有水气,己椒苈黄丸主之。

[防己椒目葶苈大黄圆] 方

防己 椒目 葶苈熬 大黄各一两

上四味,末之,蜜丸如梧子大,先食饮服一丸,日三服,稍增,口中有津液,渴者加芒硝半两。

【提要】 本条论述狭义痰饮,水走肠间的证治。

【原文分析】

前面云:"其人素盛今瘦,水走肠间,沥沥有声,谓之痰饮。"本条则有"腹满,口舌干燥",其病因是肠胃转输不利,不能把应当下行之水液全部下输于膀胱,致使水饮留滞肠间,并非水气泛溢全身肌肤,故曰"此肠间有水气",亦可见腹内"沥沥有声"。而且"腹满"明显,正属狭义。原文"肠间有水气",而无泻利症状,与肺气郁结,饮邪化热、蕴结肠间,腑气壅塞有密切关系，"口舌干燥"亦因肺气郁而不降，脾气不能散布水津上潮于口所致，不能误为单纯的热结，可知本条病机为饮热交结于肠、气机不利之实证，治当荡热涤饮，前后分消，用己椒苈黄丸主治。

本方防己"苦以泄之"，善于渗透、旋转肠间水气；椒目"辛以散之"，熏蒸水津上潮口舌，且除"心腹留饮"（《本经疏证》），两味辛宣苦泄，导肠间水气从小便而去，葶苈苦寒"破坚逐邪，通利水道"（《神农本草经》），凡水气停留一处，有碍肺降者宜之，与大黄相伍，攻坚决壅，由上而下，直泻肺与大肠痰热水气从二便而出。用蜜为丸者，甘缓以缓药力之猛并滋润脏腑，如此则前后分消，腹满自解，肺气得降，脾气得升，饮去而水津得以上潮，故方后曰"口中有津液"，口舌干燥即解。方后又云"渴者加芒硝半两"，是说服此方而反渴者，为水饮久停、郁热内结之象，故于原方再加芒硝以软坚破结，取大黄推荡之力，攻逐其顽固郁结的饮邪，使水去而脾气散津，口渴自解，此乃《内经》"热淫于内，治以咸寒"之义。

【治法】　利水消饮，泻热通便。

【方解】

方中防己、椒目、葶苈子辛宣苦泄，利水消饮从小便而去；大黄荡热通腑，逐饮从大便而出，诸药同用，使饮邪前后分消，肠中气机宣畅，则病症可愈。

【原文】

卒呕吐，心下痞，膈间有水，眩悸者，半夏加茯苓汤主之。

[小半夏加茯苓汤] 方

半夏一升　生姜半斤　茯苓三两　一法四两

上三味，以水七升，煮取一升五合，分温再服。

【提要】　本条论述支饮呕吐、眩悸的证治。

【原文分析】

本条"膈间有水"为致病主因，故有水饮浮动诸证。"卒呕吐"者，是因膈间水饮偶触寒邪，致胃气上逆而突然发作呕吐，此为兼证与卒证；膈间宿饮致阳气不布，饮结气滞则见心下痞满；水饮上泛而清阳不升则头目昏眩，水饮凌心则心下悸，故"心下痞"和"眩悸"为本条主症。由于膈间水饮尚未影响肺气肃降，故未见咳逆倚息等支饮证。治当和胃降逆以止呕，宣肺散寒以利水，方用小半夏汤加茯苓引水下行，诸证即愈。

【治法】　蠲饮降气，和胃止呕，温中利水。

【方解】

方中用温燥的半夏温化寒饮，降逆和胃；以辛温的生姜宣阳化饮，和胃止呕；再用甘淡的茯苓利水消饮，宁心安神，三药相协，使寒饮得祛，气机调和，则诸症自愈。本方与小半夏汤皆可治饮病呕吐，但本方证还兼见心下痞、眩悸，又多一味茯苓，可见本证较小半夏汤证病情为重，其蠲饮之力胜于小半夏汤。

【原文】

假令瘦人①，脐下有悸，吐涎沫而癫眩②，此水也。五苓散主之。

[五苓散] 方

泽泻一两一分　猪苓三分，去皮　茯苓三分　白术三分　桂枝二分，去皮

上五味，为末，白饮③服方寸匕④，日三服，多饮暖水，汗出愈。

【词解】

①瘦人：指形体较瘦之人，但对其缘由有两种解释：一指素禀形瘦；一是因病形瘦，均可参。

②癫眩：癫，《韵会》"癫同颠"；颠，《玉篇·页部》"颠，顶也；山顶为之颠"。癫眩，即

头目眩晕。

③白饮：即白开水。

④方寸匕：古代量取散剂药物的器具。匕，即匙。

【提要】 本条论述中下焦水饮上逆的证治。

【原文分析】

一般而言，瘦人阳常有余，阴常不足，少有水饮内停。"假令"者，启示学者常中有变，即本有留饮或狭义痰饮的病人，肌肤不充，"其人素盛今瘦"，其临床表现，正如尤怡所云"瘦人不应有水，而脐下悸，则水动于下矣，吐涎沫则水逆于中矣；甚而癫眩，则水且犯于上矣"。其病机乃水饮积结于中下焦，并泛逆上焦，由于膀胱气化不行，下窍不通而水无去路，胃中停水又不得脾气转输，故水饮上下泛溢成为水逆眩晕证，治当化气利水，用五苓散。

五苓散用猪苓、茯苓、泽泻利水，白术崇土制水，桂枝温阳化气以行水，诸药配伍，为阳虚、三焦气化不利而设的利水专剂，使水饮下行随小便而去，则悸、吐、眩诸证自解。若有外感发热则用桂枝；若无表证，宜用肉桂，以加强化气行水之功。方后注云"多饮暖水，汗出愈"，旨在补充水津使游溢布散，并扶助胃阳，温行水气，说明五苓散又兼有发汗作用，使水饮内外分消，防止水气泛溢肌肤而发展成水肿病。

【治法】 运中利水，兼以解表。

【方解】

方中以猪苓、茯苓、泽泻淡渗利水以利小便；猪苓甘淡，主利水道，能化决渎之气，《本草汇言》说：猪苓"淡利走散，升而能降，降而能升，故善开腠理，分理表阳里阴之气而利小便"；茯苓甘淡，利小便化水气，是利水除湿之要药。

【医案选录】

1. 水入即吐案

本方证所治之水入即吐乃饮邪内停之故。临床辨证中常兼见渴欲饮水，水入即吐，舌质鲜红，舌苔干燥，脉数等。唐祖宣常以本方加减治疗胃炎、幽门痉挛、幽门梗阻、急性胃肠炎之水入即吐而病机属饮邪停聚之症，每收良效。胃炎者加砂仁、藿香；急性胃肠炎者加川黄连、砂仁。现举临床治验。

马某，女，18岁，1997年5月31日诊治。

主诉 水入即吐3日。

现病史 半年前患反复性呕吐数日，经检查确诊为幽门痉挛，经治疗后症状有所好转。3日前因事不遂心生气后呕吐又作，呕吐之物初为胃内容物，继而呕吐酸水，每日十数次发作，服用以前所处之方均无效。

症见 精神委靡，烦躁不安，口渴欲饮，饮水即吐，舌质鲜红，舌苔干燥，脉数。

检查 胃透诊断为幽门痉挛、幽门黏膜水肿。

辨证 为饮邪内停，津不上承。

治则 健脾渗湿，温阳化饮。

处方 猪苓、茯苓、泽泻各15g，焦术、桂枝各12g，砂仁6g。嘱其频频服之。

次日病人家属来告，上方煎后频频温服之，前5个小时仍呕吐不止，服5次后（约5小时）呕吐次数减少，后半夜至今服药后仅呕而未吐出所饮之物，药中病机，原方继服，两日服药5剂，呕吐止而病告愈，继以舒肝健脾之剂调养而善其后。

2. 胁痛（急性黄疸）案

本方证所治之胁痛乃胁肋疼痛，胸脘痞闷，食欲不振，口黏而干，但不欲饮，小便量少，脉滑数，舌苔白腻等症。唐祖宣常以本方加茵陈、车前子、金钱草等治疗急性黄疸证属湿热内蕴，多收良效。现举临床治验。

张某，男，38岁，1987年9月17日诊治。

主诉 巩膜及皮肤黄染，胁肋疼痛5日。

现病史 病人于5日前感精神疲惫，不欲饮食，小便色呈黄红色，皮肤及巩膜出现黄染，遂在本地卫生所诊治，效果不佳。

症见 精神疲惫，巩膜及皮肤黄染，胁肋疼痛，右胁为甚，胸脘痞闷，食欲不振，口黏而干，但不欲饮水，小便量少，色呈黄红，大便日一次，舌质红，苔白腻，脉数有力。

检查 黄疸指数14U，谷丙转氨酶63U，谷草转氨酶50U。

辨证 此为湿热内蕴，肝胆郁滞。

治则 清热利湿，舒肝利胆。

处方 茵陈60g，金钱草60g，猪苓30g，茯苓30g，焦白术12g，桂枝12g，郁金12g，泽泻12g，枳壳15g，车前子15g。

服上方2剂，尿量增多，仍为黄红色小便，继服上方5剂后，尿色转淡，巩膜及皮肤黄染逐渐消退，胁痛减轻，上方茵陈、金钱草减为30g，猪苓、茯苓减为15g，加川楝子12g，红枣5枚，10剂后，胁痛消失，巩膜及皮肤黄染均已消失。查：黄疸指数5U，谷丙转氨酶26U。

3. 小便不利（淋证）案

本方证所治之小便不利乃气不化水，水湿停聚所致。临床辨证中常见小便不利，量少而短，小便时尿道灼热涩痛，口干不欲饮，干呕或呕吐清水，舌淡，脉细缓。唐祖宣常以本方加木通、金钱草等治疗淋证所致之小便不利多能取效。现举临床治验。

赵某，男，41岁，1992年10月23日诊治。

主诉 小便不利已半年余。

现病史 半年前即感小便不利，逐渐感小便时尿道灼热涩痛，多次做血、尿常规检查均未发现异常，服多种抗生素效果不佳，服中药（药物不详）亦无明显效果。

症见 精神委靡，表情痛苦，面色萎黄，小便不利量少而短，尿时涩痛灼热，口干不欲饮，时时干呕，自感头目眩晕，舌淡，苔白腻，脉细数。

辨证 气不化水，水湿停聚。

治则 温阳化气，健脾利水。

处方 猪苓30g，茯苓30g，桂枝12g，木通12g，焦白术15g，泽泻15g，金钱草45g。

服药2剂，尿量增加，头晕目眩、口渴症状减轻，继服上方6剂，干呕和口渴症状消失，尿道灼热涩痛减轻，又服6剂后，尿量正常，余症均消失，临床治愈。

4. 水肿（肾炎）案

本方证所治之水肿乃脾虚不健，水湿泛滥而成。临床辨证中常见颜面及下肢水肿，小便短少，口黏不渴，或渴而不欲饮，脘腹痞闷，舌苔腻等。唐祖宣常以本方加减治疗急性肾炎、慢性肾盂肾炎、慢性肾小球肾炎、肾病综合征等多获良效，急性肾炎及慢性肾盂肾炎者加土茯苓、金银花、车前子，以祛肾经风热；慢性肾小球肾炎、肾功能不全者加炮附子、黄芪。现举临床治验。

孙某，男，49岁，1983年12月23日诊治。

主诉 颜面及下肢水肿已半年，加重15日。

现病史 半年前感觉眼睑浮肿，当时未予治疗，1个月前发现下肢肿及颜面水肿，按之凹陷，小便短少，并渐感胸脘痞闷，食欲不佳，口渴而不欲饮水。本地卫生院化验检查后，诊断为肾炎，给予对症治疗，症状缓解，入冬后症状又发，颜面及下肢水肿，近半个月加重。

症见 精神委靡，面色萎黄，面目虚浮，下肢水肿，肢体发凉，按之凹陷，小便不利，脘腹满闷，食欲不振，口渴而不欲饮，舌质淡，苔薄白，脉沉细。

检查　尿蛋白（+++）。

辨证　肾阳虚弱，气化不利。

治则　温阳益气，化气行水。

处方　猪苓 30g，茯苓 30g，黄芪 30g，焦白术 15g，枳壳 15g，炒神曲 15g，炮附片 15g，桂枝 12g，泽泻 12g。

上方服 2 剂，下肢觉温，小便增多，继服上方 5 剂后，水肿减轻，遵上方共服 15 剂，颜面及下肢水肿消退，诸症均消失。检查：尿蛋白（-），临床治愈。

体会　五苓散为仲景通阳化气行水之主方，《伤寒论》中应用本方的条文达 8 条，本方应用范围之广，盖太阳病邪犹在表，又入水腑，热与水结，膀胱气化失职，清浊不分，水气停滞下焦可以本方施治；阳气虚弱，三焦失统，肺失肃降，不能通调水道，脾不运化，水湿内聚，肾不化气，水饮内停，亦可以本方治之。凡气化不利，水湿内停皆可以本方加减治疗。

津液损伤，阴血亏损则在本方禁忌之列。

掌握药物的煎服法，亦是提高疗效的关键。我们在临床中常嘱病人浓煎频服，呕吐甚者可每小时服药 1~2 次，温服并令其微汗出为宜，临床中改散为汤，则疗效更佳。

【原文】

附方：

《外台》［茯苓饮］治心胸中有停痰宿水，自吐出水后，心胸间虚，气满不能食，消痰气，令能食。

茯苓　人参　白术各三两　枳实二两　橘皮二两半　生姜四两

上六味，水六升，煮取一升八合，分温三服，如人行八九里进之。

【提要】　本条论述痰饮吐后，邪少虚多的证治。

【原文分析】

"心胸中有停痰宿水"，是因上中二焦阳气先虚，脾不能散精上归于肺，故胸膈有痰饮宿水停积。脾为湿困，既不能为胃行其津液，则湿积为饮，饮凝成痰，所饮之水，积结胃中，胃气失降而水饮上逆则"吐出水"饮。饮邪虽有所去，但正气未复，"心胸间虚"，脾虚失运，气机阻滞，饮邪留于胸膈，虚气横逆胀满，故曰"气满，不能食"。上述病情，可归属狭义痰饮兼支饮之列，以脾虚痰滞为主，治当"消痰气，令能食"，亦即补脾祛痰，理气散饮之意。停痰宿饮得散，脾气健运，胃气恢复，则自能饮食。方用《外台秘要》茯苓饮。

【治法】　补中益气，消饮除痰，下气宽中。

【方解】

方中用人参、茯苓、白术益气健脾；橘皮、枳实理气化痰；茯苓配生姜还能消饮；橘皮协生姜又可和胃降逆，诸药合用消补兼施，不失为一首治疗痰饮病虚多邪少，脾胃气虚，饮邪未尽的调理方。方后注云"分温三服，如人行八九里进之"，寓示每次服药间隔时间不宜太长，约 1 小时为宜。

【原文】

咳家①其脉弦，为有水，十枣汤主之。方见上

【词解】

①咳家：指长期患咳嗽病的人。

【提要】　本条论述咳家有水的证治。

【原文分析】

"咳家"有水饮，又名"饮气嗽"，其临床特征如《外台秘要·卷九·许仁则疗咳嗽方一十二首》所云"饮气嗽者，由所饮之物，停澄在胸，水气上冲，冲入于肺，肺得此气，便成嗽，久而不除，渐成水气，若作此病，亦难疗之……其状亦不限四时，昼夜嗽不断，遇诸动嗽物，便致困剧，甚者乃至双眼突出，气即欲断，汗出，大小便不利，吐痰饮涎涕沫，无复穷限，气上喘急肩息，每旦眼肿，不得平眠"。此外，独见水饮内阻的弦脉，与外感之浮脉和肺痿之数脉应予鉴别。因其咳嗽为水饮冲肺所致。故当峻下水饮以止咳，用十枣汤主治。

【原文】

夫有支饮家，咳烦，胸中痛者，不卒死①，至一百日或一岁②，宜十枣汤。方见上

【词解】

①不卒死：谓病情未突然恶化死亡而逐渐转变为慢性。卒，通"猝"，仓促、突然之意。

②至一百日或一岁：概言病程迁延日久。《医统正脉》本作"至一百或一岁"。

【提要】　　本条论述支饮久咳重证的治疗。

【原文分析】

常患支饮，必有"咳逆倚息，短气不得卧"，由于水饮留伏胸膈，化热则烦，阻碍气道，阳气不通则胸痛，为支饮久咳之重证。病虽缠绵，尚不至大伤元气，并非很快死亡，故云"不卒死"。病程虽至一年之久，其病机仍属胸膈支饮上冲于肺，故应攻逐水饮以上咳，用十枣汤治疗。

【原文】

久咳数岁，其脉弱者可治，实大数者死，其脉虚者必苦冒，其人本有支饮在胸中故也，治属饮家。

【提要】　　本条论述从久咳病人的脉症判断支饮的治疗和预后。

【原文分析】

本条"久咳数岁"，并非指虚劳咳嗽，乃因脾肺阳气失运，饮留胸膈，变生支饮，咳唾痰涎不止，若遇外邪则咳嗽加剧，"其脉弱者可治"，因久咳正气已虚，脉象亦多虚弱，为脉证相符。此时正气虽虚而饮邪亦微，若于扶正之中寓逐水饮之法，可以徐徐收功治愈，如前述肾气丸、《外台秘要》茯苓饮之类。若反见"实大数者死"，此为脉证不符，正虚而邪盛，欲补其虚，有妨于邪，欲攻其邪，有伤于正，故难治。上述饮病预后的判断，与《内经》"久病脉弱者生，实大数者死"的精神是完全一致的。"其脉虚者必苦冒，其人本有支饮在胸中故也"则进一步说明脾肺俱虚，胸阳不布，不能运化水湿，阴浊痰饮上逆，蒙蔽清阳，故见头目昏冒沉重、眼生黑花。"治属饮家"者，应当考虑正虚及支饮两方面，温阳去饮，脾肺转输有权，饮去而冒眩可愈，如前述"心下有支饮，其人苦冒眩，泽泻汤主之"可参。

【原文】

咳逆倚息，不得卧，小青龙汤主之。方见上

【提要】　　本条论述外寒引动内饮的支饮证治。

【原文分析】

本条实为治疗本篇第二条所述支饮的主方，亦应与第十一条"膈上病痰，满喘咳吐，发则寒热，背痛腰疼，目泣自出，其人振振身瞤剧，必有伏饮"互参。

肺主声，在变动为咳，"咳逆倚息不得卧"，咳逆气促，只能倚床喘息而不能平卧。以药测证，乃因水饮滞于内，寒邪闭于外，内饮外寒壅遏肺气，形成外寒发动内饮的支饮咳喘证。治当

温饮散寒，小青龙汤主治。

【原文】

青龙汤下已，多唾口燥，寸脉沉，尺脉微，手足厥逆，气从小腹上冲胸咽，手足痹^①，其面翕热如醉状^②，因复下流阴股^③，小便难，时复冒者，与茯苓桂枝五味甘草汤，治其气冲。

［桂苓五味甘草汤］方

茯苓四两　桂枝四两，去皮　甘草炙，三两　五味子半升

上四味，以水八升，煮取三升，去滓，分温三服。

【词解】

①手足痹：谓手足麻木不仁。

②面翕热如醉状：翕，《方言》卷十二"翕，炽也"。面翕热如醉状，形容面部又热又红，好像酒醉的样子。

③因复下流阴股：阴股，有两说，一指大腿内侧；一指前阴后股。因复下流阴股有两层含义，一寓病机，表示冲气时上时下。二寓症状，但对此有两种解释：一是解释为阴股有热，气下流感；一是解作阴股不温或有冷气下行感。

【提要】　本条论述阳虚的支饮病人服小青龙汤后发生冲气的变证及其治疗。

【原文分析】

小青龙汤是治疗支饮咳喘实证的主方，体现了外散风寒、内蠲水饮的治法，若阳虚病人，纵有寒饮上泛的支饮咳喘病证，也非本方所宜，若不了解这一原则，出现了上条"咳逆倚息不得卧"的支饮证。服用小青龙汤之后，口中涎沫多而喜唾，则"表邪虽退，内饮未消"（沈明宗语），是因小青龙汤发表伤阳，水饮未尽而饮气上溢。见"寸脉沉"，说明停饮在胸，上焦阳虚。"口燥"且"尺脉微"者，乃因脾肾阳虚，不能温养少火以生脾土，则脾不散津上潮于口，并非内有实热。由于脾肾阳虚，阳气不能外达于四末，则更见"手足厥逆"；中下二焦阳气既虚，气不温煦，血不濡养筋脉，营卫运行迟滞，导滞"表气虚"（《金鉴》语）。亦必见麻木不仁，故有"手足痹"的症状。特别突出的是出现了"气从小腹上冲胸咽"的变证。因冲脉起于下焦而挟肾脉上行，今肾阳虚，心阳亦不足，阴寒水饮妄动，所以挟冲脉上冲胸咽，当然与误用温燥之麻黄等引动冲气有关，由于阴盛于下，格阳于上，假热上浮，则见其人"面翕热如醉状"，甚至发展为阴盛戴阳证。"时复冒"者，为阴寒水饮上冲太甚，干及巅脑，故有时头冒目眩，但冲气是时发时止的，冲气一逆，则周身之气皆逆，肾气无权制敛冲气；当冲气下降时，则饮随气降，"因复下流阴股"，然而冲气仍有上逆趋势。"小便难"者，说明冲气有时虽能还于下焦，但毕竟肾阳已虚，不能化气行水，结合临床，尚可出现心慌心跳，脉结代或"期前收缩"（早搏）诸证。

归纳本条病机特点，乃心肾阳气素虚，外寒不重，用小青龙汤发散，更伤阳气，肾气失制，引发冲气妄动，水饮随冲气而上下，因而治其气冲则成当务之急，且必须兼顾下焦，始为虚实两全之策。其具体治法，当敛气平冲、通阳化饮、降逆缓急，用桂苓五味甘草汤。

【治法】　温阳化饮，止冲降逆。

【方解】

方中桂枝平冲降逆；茯苓甘淡渗利，导饮下行，五味子味酸能敛气归元；炙甘草味甘，与桂枝相协辛甘化阳，以助益阳气。诸药合用，使冲气下潜，阳气得助，则标急可缓。

【原文】

冲气即低，而反更咳，胸满者，用桂苓五味甘草汤，去桂加干姜、细辛，以治其咳满。

[苓甘五味姜辛汤] 方

茯苓四两　甘草　干姜　细辛各三两　五味半升

上五味，以水八升，煮取三升，去滓，温服半升，日三。

【提要】　本条论述冲气虽平而支饮复动的证治。

【原文分析】

病人若服桂苓五味甘草汤后，"冲气即低"，逆气平静而不上冲，"而反更咳，胸满者"，说明胸膈伏留之寒饮仍在，胸阳未复，而支饮复发，寒饮冲射于肺，治当温阳蠲饮，散寒泄满，用苓甘五味姜辛汤方。

桂枝能平冲降逆，因冲气已平，故不再用桂枝温肾化气，降其冲气，而是在桂苓五味甘草汤的基础上，去掉桂枝。因主症在于咳满，故取干姜之守而不走，既能温中阳，又能除肺寒化痰，《神农本草经》即主治胸满；用细辛之辛温走而不守，既能散沉寒，又能祛伏匿之寒饮，《神农本草经》即主治咳逆，加干姜、细辛之目的，是专门针对咳嗽、胸满症而设，此即所谓"药随证转"也。且本方姜、辛、味同用，开合相济以镇咳，正是仲景配伍之独到处，亦为后世治寒饮咳喘之所本。总之，苓甘五味姜辛汤的特色是：化饮而无麻、桂之燥，祛邪而无伤正之弊，较小青龙汤相缓和得宜，是与小青龙汤相媲美的又一治饮名方，亦为体虚支饮的基础方。

【治法】　止咳化痰，温肺散寒。

【方解】

因本证冲气已平，故于桂苓五味甘草汤中去掉平冲降逆的桂枝，加以功擅温肺散寒，化饮止咳的干姜、细辛，仍用茯苓渗利，以祛邪下出，并取酸收的五味子与辛开的干姜、细辛相伍，一开一合，有利于肺气的宣降，甘草与茯苓为伍，又可培土制饮。诸药同用，使寒饮得调，胸阳舒展，肺气宣降复常，则咳、满可除。

【原文】

咳满即止，而更复渴，冲气复发者，以细辛、干姜为热药也；服之当遂渴，而渴反止者，为支饮也。支饮者，法当冒，冒者必呕，呕者复内半夏，以去其水。

[桂苓五味甘草去桂加干姜细辛半夏汤] 方

茯苓四两　甘草　细辛　干姜各二两　五味子　半夏各半升

上六味，以水八升，煮取三升，去滓，温服半升，日三。

【提要】　本条论述冲气与支饮的鉴别，以及服用苓甘五味姜辛汤后变呕、冒的证治。

【原文分析】

本条宜分两段理解。

从"咳满即止"至"为支饮也"为第一段，是从渴与不渴辨别冲气与支饮。"咳满即止"，是服用苓甘五味姜辛汤后，寒饮得姜辛之温散，不再射肺，故咳满之证缓解。"而更复渴，冲气复发者"，是因苓甘五味姜辛汤方过于辛热，转从燥化，伤津口渴，特别是"以细辛、干姜为热药也"，而且此两味用量过重，则动其冲气，又可复发心肾阳虚的冲气上冲证，本宜再用桂苓五味甘草汤敛其冲气，然而"服之当遂渴"，即病人继续服用苓甘五味姜辛汤，则当口渴不止，今再服热药，"而渴反止"者，应渴而不渴，故称之曰"反"。究其病因，"为支饮也"。此与本篇"今反不渴者，心下有支饮故也"，其旨相同。因素有支饮未尽，旧饮与新饮上逆，气冲胸膈，但必有咳满等症，而与支饮之饮气上逆的气冲。

"支饮者，法当冒……去其水"为第二段，强调支饮饮气上逆的特征及其治法。"支饮者，法当冒，冒者必呕"，乃因心下支饮，浊阴上逆，此言冒眩与呕为支饮饮气上逆的特征，临床可兼有喘悸，甚至面目浮肿等症状。但冲气上逆者，亦兼有眩冒，然冲气上逆之眩冒，并无呕吐。呕与不呕，是辨别饮邪与冲气的关键。支饮饮邪引起的冒呕，"呕者复内半夏以去其水"，即用苓甘五味姜辛汤加半夏，共收温阳散寒、降浊祛饮之效，而用半夏去胃中水饮而降逆止呕。

苓甘五味姜辛汤中干姜、细辛，已由三两减为二两，既有化饮祛邪之功，且无躁动冲气之弊。

【治法】　止咳化痰，温肺散寒。

【方解】

因本证冲气已平，故于桂苓五味甘草汤中去掉平冲降逆的桂枝，加以功擅温肺散寒、化饮止咳的干姜、细辛，仍用茯苓渗利，以祛邪下出，并取酸收的五味子与辛开的干姜、细辛相伍，一开一合，有利于肺气的宣降，甘草与茯苓为伍，又可培土制饮。诸药同用，使寒饮得调，胸阳舒展，肺气宣降复常，则咳、满可除。

【原文】

水去呕止，其人形肿者，加杏仁主之；其证应内麻黄，以其人遂痹，故不内之。若逆而内之者，必厥。所以然者，以其人血虚，麻黄发其阳故也。

[苓甘五味加姜辛半夏杏仁汤] 方

茯苓四两　甘草三两　五味半升　干姜三两　细辛三两　半夏半升　杏仁半升，去皮尖

上七味，以水一斗，煮取三升，去滓温服半升，日三。

【提要】　本条论述脾气虽复而肺卫气滞变肿的证治及其用药禁忌。

【原文分析】

本条宜分两段理解。

"水去呕止……加杏仁主之"为第一段，论述肺卫气滞变肿的证治。服用苓甘五味姜辛半夏汤后，中焦脾胃之气渐复，故"水去呕止"，然而又见"其人形肿者"，正如徐彬所云"肺气已虚，不能遍布，则滞而肿"，说明肺气虚滞，表气未宣而卫气不能外达皮毛，肺气不得清肃宣行，通调水道，水气泛溢皮肤故见身肿，此与反复咳喘有关，其治疗则宜前方"加杏仁主之"，辛开苦泄，宣导肺气。肺为水之上源，肺气通利，气降水行，寒饮得散而形肿自消，苓甘五味姜辛半夏杏仁汤有温阳散寒、利肺涤饮之效，虽温而不发散，利气而消肿。

"其证应内麻黄……麻黄发其阳故也"为第二段，阐述不应纳麻黄的用药禁忌及其机理。"水气病脉证并治"篇第十八条谓"腰以上肿，当发汗乃愈"，第二十六条有"水，发其汗即已"之文；溢饮在肌肤，本篇第二十七条有青龙汤治之，而本条有"其人形肿"，故曰"其证应内麻黄"以发汗消肿，使水随汗出而解，之所以不加麻黄者，仲景自释曰："以其人遂痹，故不内之"，是因此条支饮病人曾有三十六条所具备的"寸脉沉，尺脉微，手足厥逆……手足痹"等气血虚痹之证，故不能加用麻黄，只宜在原方中加一味杏仁利气消肿便可。"若逆而内之者，必厥，所以然者，以其人血虚，麻黄发其阳故也"，是进一步阐述血虚病人误用麻黄后的副作用。麻黄为发汗峻药，而汗乃心液，为血所化，血汗同源，所以，发汗既能散泄阳气（包括血中之阳的营气，卫外之阳的卫气），亦能伤耗津液和阴血。气为血帅，血生于气，血虚而气无所辅，则导致阴阳气血俱虚，而见四肢厥冷，肢体麻木，故血虚病人纵有形肿之证，必须忌用麻黄发汗。

【治法】　温肺散寒，化痰止咳，温阳行水。

【方解】

本方是在苓甘五味姜辛半夏汤的基础上加杏仁组成的。因本证属寒饮在胸肺，肺卫不利，故除新增一味杏仁宣肺利气外，还将方中干姜、细辛的用量又各增至三两，意在加强本方辛温宣散的力量。诸药合奏温化寒饮、宣利肺气的功效，主治支饮形肿者。

【原文】

若面热如醉，此为胃热，上冲熏其面，加大黄以利之。

[苓甘五味加姜辛半杏大黄汤] 方

茯苓四两　甘草三两　五味半升　干姜三两　细辛三两　半夏半升　杏仁半升　大黄三两

上八味，以水一斗，煮取三升，去滓，温服半升，日三。

【提要】　本条论述支饮未尽，兼胃热上冲的证治。

【原文分析】

原文"若"字，是承上文而言，谓咳嗽、胸满、眩晕、呕吐、形肿等证悉具，又兼有"面热如醉"，经常面色潮红，是因连续服用辛温之剂，饮邪又未尽，而酿生胃热随阳明经气上熏其面，此与三十六条所言"其面翕热如醉状"属热势有休止者不同，彼有寸脉沉、尺脉微、手足厥逆而痹，气从小腹上冲胸咽等近乎阴盛戴阳证，因属浮阳冲气，故药用酸温敛气乎；此条则"其人形肿"、"面热如醉"，热势毫无休止，可能兼有腹满便秘、舌苔黄腻、脉沉弦或沉数等证候，故曰"此为胃热，上冲熏其面"，乃水饮夹阳热证。此外，本条亦与"面色缘缘正赤者，阳气怫郁在表"（《伤寒论》48条）属表证不解有别。

本条治疗，当温脾涤饮、清泄胃热，在苓甘五味姜辛半杏汤涤饮的基础上，又加苦寒之大黄以泄胃热（若无大便秘结，亦可酌加石膏以清之）。方中虽有干姜、细辛、半夏之温热，但功在温脾阳而去水饮，虽辛、苦、寒、热并用之剂，但并行不悖，此正如徐彬所云"各自为功，而无妨矣"。

【治法】　温肺散寒，止咳化痰，通腑泄热。

【方解】

本方是在苓甘五味姜辛半杏汤的基础上加一味大黄所组成的，仍取前方诸药温化寒饮，宣利肺气，并用大黄苦寒清泄胃热，诸药同用，温而兼清，并行不悖，使寒饮得以温化，胃热能够清泄不行。

【原文】

先渴后呕，为水停心下，此属饮家，小半夏茯苓汤主之。方见上

【提要】　本条论述饮家兼新饮致呕的证治。

【原文分析】

原文"先渴"，既不是因呕而渴，以前并无呕吐，又非胃热之渴饮，乃因素有水饮，脾不能散布水津上归于肺而渴，加之饮水过多，水饮不化，故水饮停于胃脘上口或膈间，可知本条"水停心下"为新饮，与本篇第三十条"膈间有水"同义。由于胃气不降，水饮格拒上逆而"后呕"。"此属饮家"，谓病者素有水饮停积之痼疾，故本条既有新饮，亦属饮家，因其饮邪较甚，虽用小半夏汤仍不能尽散其水，故再加茯苓以增强利水之力，使旧饮尽去，脾阳得运，而新饮不生。

第十三章　　消渴小便利淋病脉证并治

【原文】

厥阴之为病，消渴①，气上冲心②，心中疼热，饥而不欲食，食即吐，下之不肯止。

【词解】

①消渴：此指渴饮无度的症状。

②冲心：《伤寒论·厥阴病》篇作"撞心"；"食即吐"后有"蛔"字；"不肯止"作"利不止"。

【提要】　　本条论述厥阴病上热下寒的证候表现及其治疗禁忌之一。

【原文分析】

伤寒病至厥阴，大多表现为两种类型，即厥热胜复和寒热错杂。本条所论，是属寒热错杂中的上热下寒证，内热消灼肺胃津液，故口渴饮水特多。"气上冲心，心中疼热"者，足厥阴肝经循小腹上络于心，气火上冲于心，故心中热痛，即尤怡所谓"火生于木，肝气通心"之说。肝木乘胃，胃虚而热客，故胃中嘈杂似饥而不欲食；如强与食，则肝胃气逆而呕吐，吐甚则肠中蛔虫窜动随呕吐而出，此证治当寒温并用，若误以苦寒攻下，重伤脾胃，则上热未去，下寒转甚，致胃肠虚寒而变生泄泻不止。至于"下之不肯止"，临床约有两种情况：一为寒热错杂，寒盛于下而格热于上，症见吐泻不止，四肢厥逆而手心不温，干呕，吐涎沫，欲近衣，若有吐蛔，蛔虫多静少动，下利物清稀，肛门无热感，舌尖虽红而根部苔白腻，此为厥阴寒格吐利，可用干姜黄芩黄连人参汤（见《伤寒论》358 条）救治；二为湿热内蕴，误用苦寒攻下，湿热乘虚下陷，则成协热下利不止，症见下利秽臭，肛门灼热疼痛，四肢厥逆而手足心热，不欲近衣，多食即吐，口苦口臭，舌尖红赤，根部苔黄，此为邪从热化之证，宜用白头翁汤清热止利。

【原文】

寸口脉浮而迟，浮即为虚，迟即为劳①，虚则卫气不足，劳则荣气竭。趺阳脉浮而数，浮即为气②，数即消谷③而大坚④，一作紧气盛则溲数⑤，溲数即坚，坚数相搏，即为消渴。

【词解】

①迟即为劳：谓寸脉迟主营血亏虚，血脉不充。劳，引申为"耗损"、"不足"解。

②浮即为气：趺阳脉浮，是胃中热气熏蒸，故云"浮即为气"。

③数即消谷：趺阳脉数，是热结于中，即所谓消谷，《灵枢·师传》篇曰："胃中热则消谷。"

④大坚：此指大便坚硬。

⑤溲数：谓小便频数。溲（sou，音搜），指大小便，这里指小便。

【提要】　　本条论述消渴病上、中消的病机和证候特点。

【原文分析】

本条分上、下两段。

从"寸口脉浮而迟"至"劳则荣气竭"为第一段，论述上消的形成机理；以下为第二段，论述中消的病机和证候表现。

寸口脉候心肺，心主血属营，肺主气属卫。"寸口脉浮而迟"即《脉经》所述"虚脉"（"虚脉，迟大而软，按之无力，隐指豁豁然空"）。故其"浮"并非外邪在表，乃阳虚气浮之象；其"迟"亦非里寒，是劳伤阴血，血脉不充之征。今浮迟并见，当属营卫气血俱不足，卫虚气浮不敛，营虚燥热内生，心移热于肺，于是形成上消。

趺阳候胃，"脉浮"为胃中阳气有余，气盛而外达则脉浮，故"浮即为气"；数脉主热，为胃热亢盛。《灵枢·师传》篇曰："胃中热，则消谷，谷消则饥，水消则渴。"胃热气盛，故病人多食善饥，渴而饮水，气有余便是火，水为火迫，偏渗膀胱，故小便频数而量多，热盛津伤，加之津液偏渗，肠道失润，故大便坚硬难解。所以条文指出的"数即消谷"、"溲数"、"大坚"就是中消的证候特点。

最后两句"坚数相搏，即为消渴"是概括中消的形成机理，由于胃热太盛，则肠燥便坚，溲数津亏；津亏肠燥，阳亢无制，则胃热更炽。胃热与津亏两者相互影响，互为因果，则是形成中消的主要机理。《素问·阴阳别论》云："二阳结，谓之消"，即指此而言。

【原文】

男子消渴，小便反多，以饮一斗，小便一斗，肾气丸主之。方见妇人杂病中

【提要】 本条论述肾气虚衰的下消证治。

【原文分析】

消渴有上、中、下三消之分，上消在肺，中消在胃，多属燥热病变，唯下消在肾，肾为水火之脏，内寓真阴真阳，阴虚则热，阳虚则寒，故下消有寒热之不同。本条所论，乃肾脏阳气虚衰的下消。

下消一病，不独男子易患，女子也不例外，条首冠以"男子"二字，因男子属阳，以肾为事，若房劳过度，精耗势必导致阳伤，病起于肾虚之意。

"消渴，小便反多"，不仅与热病伤津，口渴、尿少之消渴证相对，"反"有"异常"之意，强调下消的小便有异常多的特点。其多的程度是，假如病人饮水一斗，在相同的时间内，小便也能解出一斗，进出相等，体内毫无留蓄，此乃肾中阳气虚衰所致。因"肾主水液"，肾阳衰微，既不能蒸腾津液以上润，故上则渴饮无度；又不能化气以固摄水液，故饮入之水，直下膀胱而小便特多。治当温补肾中阳气，以复其蒸津化气之功，方用肾气丸。

肾气丸方中，以地黄、山药、山茱萸滋补肾阴，阴生则阳长；用附子、桂枝温暖肾阳，补水中之火，鼓舞肾气，如此则水火相济，阴阳协调，阳气振奋，下消诸证可愈，这种治法，即张景岳所谓"善补阳者，必于阴中求阳"之法，对阳虚杂病的治疗具有很大的启发作用。

或问本证肾气虚衰，用肾气丸阴阳并补，阴中求阳，其理易明，方中何以反佐丹皮、泽泻、茯苓一组泻药？况病人小便本已特多，怎敌更用苓、泽利尿？答曰：肾司二便，二便畅通，本是肾气功能正常的一种表现，故肾气丸中以适量之利尿活血药配伍滋阴补阳药物使用，自有相反相成、以通促补之妙，与《内经》所谓"肝欲散，急食辛以散之，以辛补之之理相同"。

【原文】

脉浮小便不利，微热消渴①者，宜利小便，发汗，五苓散主之。

渴欲饮水，水入则吐者，名曰水逆②，五苓散主之。方见上

【词解】

①消渴：指口渴欲饮水，饮水渴不解的症状，非杂病消渴，故本证也属消渴类证。

②水逆：此指饮水即吐。

【提要】 本条论述寒水互结，膀胱气化受阻的小便不利证治。

【原文分析】

条文中的"脉浮"，应为浮而兼紧，乃风寒束表之象。"三焦膀胱者，腠理毫毛其应"，膀胱为津液之府，气化正常，下出则小便通畅，上达则毛窍和润，今寒邪随太阳经入里，膀胱气化受阻，水停于下，则小便不利；卫气抗邪于表，故病人发热。但表邪不甚，故曰"微热"；气不化津，津液不能蒸腾于上，故有口渴。这种口渴，既由寒水互结膀胱引起，所以渴而饮水不多（或者水入则吐）。分析上述病情，属太阳经腑同病，而以腑病为重，故治宜利小便发汗，方用五苓散分消表里。

第五条承接上条，续论寒水互结，小便不利而引起"水逆"证候的证治。风寒之邪，循经入腑，寒与水结，膀胱气化不利，津不上承，故渴而饮水，下焦蓄水过多，上干于胃，胃失和降，故对渴饮之水，拒而不纳，形成水入即吐之"水逆"证。"水逆"证既由膀胱蓄水引起，当从魏荔彤之说"其人小便亦必不利"，而且是本条之主症，故亦宜用五苓散主治。

总之，上述两条，均为寒水互结，膀胱气化不利之蓄水证。所不同者，第四条兼有表邪属太阳经腑同病，病情较轻；第五条不兼表邪，但膀胱之水已上逆犯胃，属胃与膀胱同病，病情较重，由于两者病机相同，故均用五苓散化气行水治疗。

【原文】

渴欲饮水不止者，文蛤散主之。

[文蛤散] 方

文蛤五两

上一味，杵为散，以沸汤①五合，和服方寸匕。

【词解】

①沸汤：指开水。

【提要】　本条论述肾热熏灼的消渴证治。

【原文分析】

"渴欲饮水不止者"，为热邪深入下焦，肾阴被劫，盛火上炎，故渴而饮水。但饮水只能暂润胃燥，不能去其肾热，故虽饮水而仍口渴不止。本证无吐水、小便不利，故不属停水所致，乃肾热熏灼，热盛津伤之消渴证。文蛤质重入下焦，性寒能清热，味咸能润下生津，以此治之，符合《内经》"热淫于内，治以咸寒"之旨。

【治法】　滋阴清热，生津止渴，除湿利尿。

【方解】

文蛤咸凉，有滋阴清热，生津止渴，益水行水之功。故治上消渴饮之证。

【原文】

淋之为病，小便如粟状①，小腹弦急②，痛引脐中。

【词解】

①小便如粟状：此指小便排出细小如粟米屑状之物，此物为细小结石。粟，粟米也，谓物之微小。《山海经·南山经》曰："细丹沙如粟也。"

②弦急：即拘急而紧。

【提要】　本条论述石淋的症状。

【原文分析】

淋病，是以小便频数短涩，淋漓不爽，尿道刺痛为主症的疾病。后世医家根据其发病机理和症状表现的不同，分为气淋、石淋、劳淋、膏淋等五种类型。本条是以小便解出如粟米样的砂石，故属石淋。

淋病产生的机理，"五脏风寒积聚病脉证并治"篇第十九条和《脉经》都指出是"热在下焦"之故，《诸病源候论·淋病诸候》则补充说："淋之为病，由肾虚膀胱热也"，可见淋病产生的机理，为热在肾与膀胱，热邪煎熬津液，日久凝结成物，或停于肾脏，或阻塞尿道，或滞于胞中，均令小便排出不畅，而淋漓涩痛，或溺出如粟状之砂石；梗阻于中，热郁气结，小便涩而难出，故小腹拘急，痛引脐中部位。

【原文】

趺阳脉数，胃中有热，即消谷引食①，大便必坚，小便即数。

【词解】

①引食：《金匮要略心典》、《金匮要略论注》、《金匮要略浅注》等注本作"引饮"。

【提要】 本条再论中消的病机及脉症。

【原文分析】

趺阳候胃，脉数主热，故曰"趺阳脉数，胃中有热"；胃热盛则杀谷耗津，故上有消谷善饥，烦渴引饮，下则大肠失润而"大便必坚"；饮水虽多，但胃强脾约，脾失转输，水液直趋膀胱，故"小便即数"；小便频数，津液偏渗，肠道失润，大便更坚。热不下泄，胃热愈盛，消谷引饮益剧，于是形成中消。

【原文】

淋家①不可发汗，发汗则必便血②。

【词解】

①淋家：素患淋病的人，谓淋家。

②便血：指小便出血。

【提要】 本条指出淋家禁忌发汗及误汗后的变证。

【原文分析】

淋家，谓久患淋病不愈者。淋病之成，多因肾虚而膀胱积热，淋病日久不愈，必然导致肾阴日亏，膀胱蓄热不除。素有宿疾，复加外感，治宜滋阴清热，辛凉透泄；若妄用辛温之品发散，必助热伤阴，阴伤则邪热更甚，热邪伤及阴络，动其营血，故导致尿血变证。条文曰"不可发汗"，实寓养阴生津，清热通淋，兼以辛凉解表之意。必须强调，文中"淋家"不过举例而言，凡肾虚下焦蓄热而复感外邪者，均应由此而悟出治法。

【原文】

小便不利者，有水气①，其人若渴②，栝楼瞿麦圆主之。

［栝楼瞿麦丸］方

栝楼根二两　　茯苓　薯蓣各三两　　附子一枚，炮　瞿麦一两

上五味，末之，炼蜜丸梧子大，饮服三丸，日三服，不知，增至七八丸，以小便利，腹中温为知③。

【词解】

①水气：此指水湿之邪。

②若渴："若"诸家注本作"苦"，定从，苦渴，即口渴极甚之意。

③知：病愈也。《方言·第三》曰："南楚病愈者谓之知。"

【提要】 本条论述上燥下寒的小便不利证治。

【原文分析】

肾主水而司气化，为膀胱之主，"膀胱者，州都之官，津液藏焉，气化则能出矣"。膀胱气化之源，由肾所主，肾阳不足，不能化气于膀胱，所以"小便不利"。小便不利，则水无出路，故"有水气"内停，下焦真阳式微，既不能化气行水，亦不能蒸腾津液上潮于口，而致上焦燥热，故病人口渴剧烈，以渴为苦。证属下寒上燥，下寒者谓小便不利，寒水偏积于下；上燥者乃津液不上承，燥气盛于上。本证上浮之焰，非滋不熄，下积之阴，非暖不消，故治宜温肾化气与润燥生津并行，方用栝楼瞿麦丸。

本方的配伍特点，是寒凉温燥，淡渗补益同治一炉，虽寒凉润燥而不伤阳气，温阳暖寒而不损阴津，淡渗利水而不耗津气，诸药相伍，攻补兼施，阴阳同调，寒温并用，各达病所，所谓并行而不悖，方剂服法更以蜜丸迭进，由小剂量逐渐增大，使药物能充分发挥其治疗作用。其构思之巧妙，足资后学从中受到启迪。

【治法】　温阳化水，生津止渴。

【方解】

方中附子补下焦之火，振奋肾气，化气有权，既可通利水道，又可蒸津上承；茯苓、山药补中土以利水；栝楼根清上焦之燥以生津止渴；瞿麦一味专通水道，清其源并治其流。诸药相伍，攻补兼施，阴阳同调，寒热杂投，并行不悖，以蜜丸，量由小渐大，可见治疗此种寒热虚实错杂之证，不能急于求成，法治之巧，足资后人仿效。

【原文】

小便不利，蒲灰散主之，滑石白鱼散、茯苓戎盐汤并主之。

［蒲灰散］方

蒲灰七分　滑石三分

上二味，杵为散，饮服方寸匕，日三服。

［滑石白鱼散］方

滑石二分　乱发二分，烧　白鱼①二分

上三味，杵为散，饮服方寸匕，日三服。

［茯苓戎盐汤］方

茯苓半斤　白术二两　戎盐弹丸大一枚

上三味②，……。

【词解】

①白鱼：又名衣鱼、蠹鱼，是虫类而非鱼类，多生于旧房屋及古书中，蠹食书籍、衣物等。《神农本草经》谓其"主妇人疝瘕，小便不利"；《名医别录》谓其能"开胃下气，利水气，疗淋堕胎"。

②上三味：赵本及《医统正脉》本仅"右三味"三字，据《四部备要》本补其后十七字。

【提要】　本条论述小便不利的三种治法。

【原文分析】

小便不利是一个症状，可见于多种疾病的过程中，其引起的原因十分复杂。本条仅言主症，并列三方，意在分别不同病情而选用之。但条文叙证过简，故必须从药测证理解。

蒲灰散由蒲灰、滑石两味组成。蒲灰（生用）功能凉血、化瘀、消肿；滑石善于利湿清热，合而成方，具有化瘀利窍泄热之功，故对湿热瘀结下焦引起的小便不利、尿道疼痛、小腹急痛等，即可选用之。

滑石白鱼散由滑石、乱发（血余炭）、白鱼三味组成，白鱼即衣鱼，又名蠹鱼，乃衣帛书纸中的蠱虫。《神农本草经》称其"主妇人疝瘕，小便不利"，《别录》谓其能"开胃下气，利水气、疗淋堕胎"，可见本品具有消瘀行血、利小便之功。乱发烧灰存性，名曰血余炭，《别录》谓其"主五淋，大小便不通"，《心典》称"血余疗转胞，小便不利"，均说明此药有止血消瘀、利尿通淋的作用。三药相伍，可凉血化瘀，清热利湿，故对湿热瘀结膀胱血分，膀胱气化受阻，并有阴络受伤，而引起小便不利、尿血、溲时茎中作痛等症，后世称之血淋者，则可选用本方治疗。

茯苓戎盐汤由茯苓、白术、戎盐三药组成。方中茯苓、白术利湿健脾；戎盐即青盐，李时珍《本草纲目》谓其"性味咸寒，疗溺血、吐血，助水脏，益精气"，但尤在泾《心典》指出"戎盐咸寒入肾，以润下之性，而就渗利之职，为驱除阴分水湿之法也"，徐忠可《论注》补充说"入肾除阴火，兼清热"，余无言《新义》则称"戎盐有消炎之功，能溶解尿酸结石"，可见戎盐"益肾"的功效当是间接取得的，所以本方用戎盐，主要是引药入肾，同时借其咸能软坚、寒能胜热，以治湿凝下焦的小便不利证候。综上，本方的适应证应是中焦脾虚，湿凝下焦，具有健脾渗湿、软坚散结之功效，对石淋久不愈，热不盛者宜。若热盛者，可于八正散或龙胆泻肝汤中加戎盐一味。

以上三方，均以利小便为主，都能治淋病和尿血，三者病机均属湿热瘀结肾与膀胱，但三方功用，又有轻重虚实之别。蒲灰散、滑石白鱼散都能凉血消瘀，清利湿热，前者清热利湿作用强，后者止血消瘀见优，俱治实证；茯苓戎盐汤健脾渗湿，软坚散结，热轻湿重，治虚实错杂证，属攻补兼施方剂。总之，本条所出利小便三方，虽其叙证不详，但其精神在于示人随证审用，故不能因其文简而忽视之。

蒲灰散

【治法】 泄热利湿，凉血行瘀。

【方解】

蒲灰凉血消瘀，通利小便；滑石清热利湿，对下焦湿热而致血瘀，见小便不利、尿赤涩痛或见尿血者，此方有较好疗效。

滑石白鱼散

【治法】 清热利尿，祛瘀止血。

【方解】

滑石清泄湿热，利窍止痛；乱发烧灰即血余炭，消瘀血利小便并止血；白鱼行血消瘀利小便。三味相伍，散瘀止血，清热利湿，适用于下焦湿热兼瘀血之小便不利证。

茯苓戎盐汤

【治法】 益肾清热，健脾利湿。

【方解】

方中戎盐即产于青海之大青盐，性味咸寒，疗溺血、吐血，助水脏，益精气；茯苓量重，健脾渗利湿浊；白术补脾燥湿，培土利水。三味合用益肾清热，健脾利湿。曹颖甫认为"此方为膏淋、血淋、阻塞水道通治之方"。

【原文】

渴欲饮水，口干舌燥者，白虎加人参汤主之。方见中暍中

【提要】 本条论述肺胃热盛，津气两伤的消渴证治。

【原文分析】

本条"渴欲饮水"，是肺胃热盛，津气两伤而致，因热能伤津，亦易耗气（壮火食气），气虚不能化津，津亏无以上承，故渴欲饮水自救，但饮入之水，不能灭其壮火；且气虚不能敷布水液，饮入之水直趋于下，而为小便频数。津亏不能滋润脏腑组织，口舌亦失其润泽，故虽饮水多，而仍感"口舌干燥"不解，于是形成口渴饮水—水入则消—消后仍渴的病理循环。

　　本病热在肺胃，但重在阳明，病尚未入腑，当属阳明经热过盛之候，故在治法上，宜清不宜下，同时因津伤化燥，清热又不宜苦寒，因苦能化燥，苦寒亦能伤胃，方用白虎加人参汤，清热而护津，益气以生津，津生则渴止。方中石膏辛凉清热为主药；知母苦寒质润，可助石膏清阳明经热，又可滋阴润燥，味虽苦而不化燥伤津，为本方辅药；人参大补元气，益气而生津；粳米、炙甘草甘润养胃，既可生津，亦可避免寒凉之药伤胃，合而成方，共奏清热益气、生津止渴之功。

　　上、中、下三消的比较如下（表13-1）。

表13-1　上、中、下三消的比较

证型	上消	中消	下消
脉症	渴欲饮水，口舌干燥，小便频数，脉洪数	消谷善饥，大便坚硬，小便频数，脉滑实有力	男子消渴，小便多，饮一溲一，脉沉细无力
病机	肺胃热盛，津气两伤	胃热气盛	肾气虚弱，摄纳无权
治法	清热益气，生津止渴	缓下阳明积热	温阳滋肾固肾
方药	白虎加人参汤	谓胃承气汤	肾气丸

【原文】

脉浮发热，渴欲饮水，小便不利者，猪苓汤主之。

［猪苓汤］方

猪苓去皮　茯苓　阿胶　滑石　泽泻各一两

上五味，以水四升，先煮四味，取二升，去滓，内胶烊消，温服七合，日三服。

【提要】　本条论述水热互结，郁热伤阴之小便不利证治。

【原文分析】

本条与《伤寒论·阳明病》篇226条的最后一段同，此处仅少一"若"字（若脉浮）。

　　本条与本章第四条五苓散证，均有小便不利、渴欲饮水、脉浮发热等症，但其行文次序不同。本条小便不利是由"脉浮发热，渴欲饮水"所引起，故列于其后。条文中"脉浮发热"，并非表证，而是里热外达之象，故发热较甚，且不兼恶寒，脉象亦多见浮数；热郁伤阴，故口渴饮水以自救。肾与膀胱相表里，肾寒则膀胱气化不行，可见小便不利；肾热也可导致膀胱气化不行，而致小便不利。本条之小便不利属于后者，故用猪苓汤利水清热，兼以养阴，使水去则热无所附，利水而不致伤阴，此即本书第一章第十七条所说"夫诸病在脏欲攻之，当随其所得而攻之"之意。

【治法】　滋阴利水。

【方解】

茯苓健脾渗湿；猪苓、泽泻淡渗利水和甘寒的滑石相伍利水清热；阿胶甘平，滋阴补血以育阴。五味相合，渗利与清热育阴并进，利水而不伤阴，滋阴而不恋邪，则水气去，邪热清，阴液复，诸病自解。

【医案选录】

1. 二便不通闭塞案

此方证所治之二便不通乃阴虚内热所致。临床辨证中常见发热口苦，渴不欲饮，喘咳短气，心中烦躁，躁扰不安，舌红，苔白多津，脉浮无力。若在方中加入白芍、丹皮等其效更佳。现举临床治验。

王某，女，40 岁，1964 年 3 月 6 日诊治。

现病史　初患外感，发热恶寒，口苦咽干，胸闷不饥，大便干燥，小便短少。经医诊治，辨为阴虚内热，投以归、地滋阴，病反加重，不食胸满，又误投以燥湿之剂，服后心烦，二便不通，时神昏谵语，气喘不足以息，就诊于唐祖宣。

症见　面赤发热，唇色深红而干燥，舌尖红，苔白多津，发热口苦，渴不欲饮，神采困愈，时发昏迷谵语，咳喘短气不足以息，心中烦躁，手足躁扰不安，脉浮虚无力，胸闷 10 余日，不欲饮食，二便不通。

辨证　阴虚内热。

治则　滋阴利水。

处方　猪苓 15g，茯苓 15g，滑石 15g，阿胶 15g，泽泻 15g。

上方服后，表解热退，二便通利，心烦大减，继服上方加白芍、丹皮各 9g，7 剂而愈。

体会　发热恶寒，口苦咽干，胸胁苦满，病在半表半里，治宜和解少阳，误用滋润之品，腻邪不去，脾失健运，而致湿停于内，又投温燥之剂，反伤其阴。阴伤热郁，脾湿则小便不通，热郁膀胱矣，阴虚则大便干燥，致使水气不化，津液不布，水热互结，肺失清润则咳，水气郁遏则喘；心烦的原因：一是阴虚不济，二则水气凌心；由于阴虚神明不安，加之大便不通，郁热于上，则神昏谵语。此乃水热互结，水气不化，投此方获效的原因也就是二便通利，水热俱去而病愈。

2. 咳喘案

此方证所治之咳喘乃肺失清润，肺气膹郁，阴虚内热，水热互结所致。临床辨证中常见咳嗽痰少，咳痰不爽，喘促不足以息，或心烦而渴，饮后腹胀，低热绵绵。方中加入橘皮、杏仁其效更佳。现举临床治验。

周某，女，35 岁，1975 年 5 月 17 日诊治。

现病史　素体阴虚，服生冷后致喘，呼吸深长有余，气粗声高，服用散寒宣肺平喘之剂病反加重，延病月余，精神困惫，形体消瘦而就诊。

症见　面色潮红，细审晦暗，舌腻质绛，咳嗽痰少，咳痰不爽，喘促不足以息，心烦而渴，饮后腹胀，低热不退，大便干燥，小便黄赤而少，脉象滑数。

辨证　寒热夹杂。

治则　清热利湿。

处方　猪苓 15g，滑石 15g，泽泻 15g，云苓 30g，阿胶 30g。

上方服 2 剂后，二便畅通，咳喘大减，心烦亦轻，继服上方加橘皮、杏仁，5 剂而愈。

体会　咳喘之证有虚实之分，实喘多为邪气壅遏，气失宣降，治宜祛邪平喘；虚喘多属肺肾精气内虚，治宜培补纳固。此病久患阴虚，虽服生冷致病，散寒平喘之剂易伤其阴，故服之加重。症见脉滑发热，渴欲饮水，咳喘心烦，二便不通。此乃上焦阴虚，肺失清润，肺气膩郁而作咳喘；阴虚热扰，心神不宁而心烦；水结不能化气升津，上焦阴虚而生内热故呈烦渴；阴虚内热，故发热；水热互结，诸症生矣。用此方利水除饮，使浊水外出，润泽滋肺，则虚热自消，故获效矣。

3. 痢疾案

此方所治之证乃水热互结所致。临床辨证中常见腹痛下利，里急后重，红白兼杂，小便短少，渴欲饮水，舌质红，苔白腻，脉滑数。若加白芍 其效更佳。现举临床治验。

丁某，男，39 岁，1964 年 8 月 19 日诊治。

现病史　下利 10 余日，里急后重，小便不利，经治用清热止利之白头翁汤及燥湿之胃苓汤均无效，就诊于唐祖宣。

症见　腹痛如扭，阵阵发作，里急后重，红白兼杂，日 20 余次，外有微热，渴欲饮水，小便短少，点滴如血，舌苔白腻，舌质红绛，脉象滑数。

处方　猪苓 15g，茯苓 15g，泽泻 15g，滑石 15g，白芍 15g，阿胶（烊化）30g。

上方服 3 剂而愈。

体会　水热互结之证，纯用清热之剂，热虽清而湿仍在；温燥之剂，虽能燥湿，反使阴伤。此病的辨证关键在于小便短小，舌质红绛。湿热下注，郁于膀胱，则小便短少；舌质红者热盛而阴伤，投此方滋阴利湿，通便滑肠，热清便通，湿热自去，妙在阿胶、白芍同用，养阴和营，有止血止痛、通利二便之功能，更有水利而阴不伤之效。辨证抓纲，知犯何逆，以法治之，故能取效。

4. 膨胀案

此方证所治之膨胀乃阴虚内热，水气不利所致。临床辨证中常见腹肿大如鼓，胸脘胀满，青筋暴露，小便不通，大便干结，舌质红降，苔白腻或薄黄。唐祖宣常以本方加腹皮、鲜茅根、人参等治疗肝硬化等属阴虚内热，水气不行之症，用之多效。现举临床治验。

刘某，男，46 岁，1970 年 3 月 11 日诊治。

现病史　精神不舒，情志抑郁，肝气失调，加之嗜酒过度，滋生湿热，初起饮食减少，胸胁苦满，两胁胀痛，逐渐消瘦，时吐鲜血，最后导致腹大如鼓，青筋显露，诊为肝硬变合并腹水及食管静脉出血，久治无效，入院治疗。

症见　形体消瘦，四肢骨瘦如柴，精神疲惫，面色萎黄，舌质红绛，苔白微黄，腹肿大如鼓，腹皮薄，胸脘胀满，时咳吐鲜血，青筋暴露，小便不通，大便干结，脉象弦滑。

辨证　阴虚内热，水气不行。

治则　滋阴利水，益气止血。

处方　猪苓 15g，泽泻 15g，滑石 15g，茯苓 30g，陈葫芦 30g，腹皮 30g，阿胶（烊化）30g，鲜茅根 90g，红人参 9g，三七参（冲服）4.5g。

上方服后，吐血止，继服 15 剂腹水全消，此病 4 次腹水均用此方剂治疗，腹水消除。7 年后因食管大出血抢救无效而病故。

体会　肝主疏泄，性喜条达，今精神不舒，情志抑郁，加之饮酒过多，盖酒为水谷之剽悍，助下湿而动上热，饮食减少，脾湿郁阻，化源不生，肝失滋养，失去疏泄条达之职；脾湿下陷，注于膀胱，郁热不通，则小便不利；肝脉瘀阻，郁热于内，迫血妄行则吐血；加之久病正虚，阴亦随之不足，水蓄源于湿热，久病则阴血自亏，猪苓汤功能滋阴利水，加葫芦、腹皮以通利小便，红参、鲜茅根益气养阴，阿胶、三七参合用养阴止血，使小便通利，营阴渐充，故肿消血止。

5. 癃闭案

此方证所治之癃闭乃阴虚于内，膀胱积热所致。临床辨证中常见小便量少，淋漓疼痛，少腹胀满，痛连腹背，口干燥，满口流水，口渴不欲饮，舌红，苔薄黄，脉细微。本方加金钱草、黄柏其效更佳。现举临床治验。

陈某，男，37 岁，1978 年 6 月 26 日诊治。

现病史　阴虚之体，房室不节，肾气受损，病发小便短赤，少腹急痛，上牵腰背，服养阴益肾之剂无效，继服西药消炎药病仍不减。

症见　面色潮红，精神困疲，舌质红绛，唇口干燥，但满口流水，小便量少，淋漓疼痛，少腹胀满，痛连腰背，口渴不欲饮，脉象细微。

辨证　阴虚于内，膀胱积热。

治则　清热利湿，养阴通便。

处方　猪苓 15g，泽泻 15g，滑石 15g，阿胶（烊化）15g，金钱草 90g，茯苓 30g，黄柏 9g，栀子 9g。

上方服用 3 剂后，小便通利，痛热稍减，继服上方 14 剂而愈。

体会　癃者，小便点滴短少，其势较缓；闭者，欲解不得，胀急难通，病势较急。此病阴虚之体，郁热于内，养阴者正治之法，但热无出路，闭邪于内，故病不减。若投清热之剂，湿邪不除亦难向愈。此病的辨证关键在于唇口虽干，而满口流水，渴而不欲饮，此热郁于内，湿无出路，舌绛脉细，阴虚也；淋漓疼痛者，热盛矣。故投以猪苓汤滋阴利水，加清热利湿之品，使水利而湿除，阴充热去，故取得较好的疗效。用猪苓汤加减治疗现代医学所谓的膀胱炎和尿路炎症都取得了较好的效果。

6. 呕吐案

此方证所治之呕吐乃郁热于内，壅遏于上所致。临床辨证中常见胸胁满闷，呕吐酸水，头晕心悸，烦躁不安，小便不利，大便秘结，舌质红，苔白多津，脉细数。若加半夏、白芍、大黄其效更佳。现举临床治验。

鞠某，女，39 岁，1971 年 12 月 17 日诊治。

现病史　情志抑郁，肝气犯胃诱发呕吐，连连发作，时轻时重，芳香化浊，消积化滞，温化祛痰及滋养胃阴之剂交替治疗，病情日重，卧床不起，邀唐祖宣诊治。

症见　面目虚浮，舌白多津，质红而绛，精神疲惫，呕吐酸水，连声呼苦，胸胁满闷，头眩心跳，烦躁不舒，小便不利，大便 3 日不登厕而无所苦，脉象弦数。

辨证　郁热于内，传导失司，壅遏于上。

治则　通利二便，使热降而呕止。

处方　猪苓 15g，泽泻 15g，滑石 15g，阿胶（烊化）15g，半夏 15g，茯苓 30g，白芍 21g，大黄 9g。

上方服后，二便通利，呕吐自止，继服疏肝健胃药善后而愈。

体会　呕吐之证，有虚实之分。实证属邪气犯胃，胃气上逆，治宜祛湿化浊，和胃降逆；虚证呕吐，多为脾阳不振，或胃阴不足，失其和降而成，治宜温中健胃或滋养胃阴为主。此病的辨证关键在二便不通，脏气壅塞，传导失职，胃失和降，焉有不上逆之理。舌绛、脉弦数者阴虚有热，舌白多津、呕吐酸水、小便不利者有湿矣，方用猪苓汤滋阴利水、通利二便，白芍、大黄合用养阴而泄下，加半夏降逆止呕，正如仲景所谓"知何部不利，利之则愈"。

第十四章　水气病脉证并治

【原文】

师曰：病有风水，有皮水，有正水，有石水，有黄汗。风水其脉自浮，外证骨节疼痛，恶风；皮水其脉亦浮，外证胕肿①，按之没指，不恶风，其腹如鼓，不渴②，当发其汗，正水其脉沉迟，外证自喘；石水其脉自沉，外证腹满不喘，黄汗其脉沉迟，身发热，胸满，四肢头面肿，久不愈，必致痈脓。

【词解】

①胕肿：胕（fu，音肤）与跗通，其意有二：皮肤、足背。此从前者，跗肿即指皮肤浮肿。如《黄帝素问有解·卷二》曰："肿者，皮肤胀满，水气不行，故聚水而生病也。"

②其腹如鼓，不渴：《诸病源候论·皮水候》作"腹如故不满亦不渴"。

【提要】　　本条总论水气病五种类型的脉证特点，并提出风水、皮水的治则，以及黄汗病的一种转归。

【原文分析】

水气病，即水肿病。水肿的形成与肺、脾、肾三脏相关。由于水气病的病因病机、证候表现不同，故仲景有风水、皮水、正水、石水、黄汗五种不同的分类。

风水是一种什么样的疾病？《素问·大奇论》也说："肾肝并浮为风水。"王冰注："脉浮为风，下焦主水，风薄于下，故曰风水。""风令脉浮"故"风水其脉自浮"；有风则"恶风"；水湿同类，"湿流关节"，阻滞营卫，故"骨节疼痛"。

水聚皮下，名曰皮水。脾主肌肉，肺主皮毛，故皮水与脾肺关系较为密切。皮水形成的原因比较复杂，或由外受水湿浸淫，或因劳倦太过，饮食不节，导致脾虚。湿困，健运失司，升降失调，或由风水风去水留，或由正水、石水经治疗后的转归等，《诸病源候论·皮水候》指出"肺主皮毛，肾主于水，肾虚则水妄行，流溢于皮肤，故令身体面目悉肿，按之没指无汗也"，说明皮水与肾虚亦有一定关系。皮水病，水气在皮肤中，其病在表，故"其脉亦浮"，外证胕肿，按之没指；无风则"不恶风"；脾失健运，水湿阻滞脾络，故腹满如鼓状；水气尚未化热，亦未入里阻滞津气的布散，故暂不口渴。"当发其汗"者，程云来指出，风水与皮水相类，均属表，在表汗之可也，故当因势利导以祛邪，不过，风水发汗，主在祛风化气；皮水发汗，意在通阳散水。

正水，是指肾脏之水自盛，肾阳衰微，寒水留聚，故"其脉沉迟"。肺为水之上源，水气随经上犯，肺气失于肃降，故"外证自喘"。

《素问·大奇论》曰："肾肝并沉为石水"，《灵枢·邪气藏府病形》篇也说："肾脉微大为石水，起脐以下至少腹，腄腄然"，说明石水是因阳气大衰，阴寒太盛，阴寒水气凝结于下焦少腹，气结血瘀而成，病在肾肝二脏、肝肾属下焦，阳气大衰，气血凝滞，故"其脉自沉"。"腹满"当是少腹肿满坚硬如石，乃寒水沉积，血脉凝固之征；"不喘"，是寒水之邪局限下焦，未及于上，肺未受邪之故，条文标出"不喘"，恰与正水"自喘"一证相区别。总之，石水是因肾阳大衰，阴寒水邪太盛，凝聚于下焦少腹，气结血瘀而致，故症见少腹坚硬胀满如石。本病较之正水，其病位更深，病情更重。

黄汗病以汗出色黄而命名，是一种肌表营卫之气被水湿之邪郁遏而形成的水气病。卫郁营热，湿热交蒸肌腠，故汗出色黄；营卫郁滞，故"其脉沉迟，身发热"（正水脉亦沉迟，但此实彼虚，宜分辨之）。营卫之气宣发于上焦，胸中大气不畅，故"胸满"；四肢、头面属阳，阳郁而水湿潴留肌肤，则"四肢头面肿"。此时若及早发散寒水之邪，使营卫畅通，则诸证可解；若经久不愈，肌表营气壅遏过久，必致气血腐败，化为疮痈脓肿，正如《素问·生气通天论》云："营气不从，逆于肉里，乃生痈肿。"

【原文】

脉浮而洪，浮则为风，洪则为气。风气①相搏，风强②则为隐疹③，身体为痒，痒为泄风④，久为痂癞⑤；气强⑥则为水，难以俯仰。风气相击，身体洪肿，汗出乃愈，恶风则虚，此为风水；不恶风者，小便通利，上焦有寒，其口多涎，此为黄汗。

【词解】

①风气：指外界的风邪和体内的水气两种邪气。

②风强：风邪盛。

③隐疹：与"中风历节病脉证并治"篇"瘾疹"同。

④泄风：指隐疹身痒的病机，是卫气排泄风邪外出的象征，所以叫泄风。

⑤痂癞：指化脓或结痂之类的皮肤病，由隐疹搔痒感染而成。

⑥气强：此指水气盛。

【提要】　本条论述风气相搏的几种类似病变，以及风水与黄汗的鉴别。

【原文分析】

本条文首道"脉浮而洪，浮则为风，洪则为气"。浮主外感风邪，洪主气，此指水气。"风气相搏"即"脉浮而洪"的互词，即指风与水邪互结致病。风为阳邪，易化热伤及营血，则发隐疹（即身布红疹且痒），此时若有汗出，为风有外泄之势，故曰"痒为泄风"。若隐疹不愈，因痒搔破，日久邪感伤及血脉，血败肉腐而痂癞。若"风气相击"（与"风气相搏"同意），水气偏盛则水病成，主症见腹满，难以仰俯，可见肿而喘。"此为风水"应移至"身体洪肿"之后文义方符，风邪犯表，肺气壅实不宣，通调失职，水湿泛溢肌肤，以致周身严重的浮肿，因风气相击而成，故曰风水。"洪肿"即盛肿之意。风水，因邪在表，故汗出乃愈。"恶风则虚"指风水当有恶风；"虚"指腠理疏松。"不恶风者……此为黄汗"当为错简，其理有二：一是据"小便通利"知湿无以存，从"不恶风者……其口多涎"证明上焦虚寒，难以推知有热，黄汗形成与湿热有关，即无湿无热黄汗怎成；二是风水无黄汗出，黄汗当有黄汗出，两者很易鉴别，尤在泾又说："风水之病其状与黄汗相似，以恶风者为风水，不恶风者为黄汗，而风水之脉浮，黄汗之脉沉，更不必言矣"（《金匮要略心典》）。

【原文】

寸口脉沉滑者，中有水气，面目肿大，有热①，名曰风水；视人之目窠上微拥②，如蚕新卧起状③，其颈脉④动，时时咳，按其手足上陷而不起者，风水。

【词解】

①有热：这里指表证发热。

②目窠上微拥：即《灵枢·水胀》"目窠上微肿"之意，是指眼胞微肿。"目窠"，指眼胞，即眼睑；"拥"，肿之意。

③如蚕新卧起状：形容眼胞微肿的形状像蚕卧在眼胞上的样子，同时亦说明此种皮肤的色泽光亮。

④颈脉：指人迎脉，即颈动脉。

【提要】　　本条论述风水病发展到严重阶段的脉证表现。

【原文分析】

"寸口脉沉滑者"，沉主水，滑主气盛，沉滑并见于寸部，说明水气盛而兼有风邪，上犯于表，为风水肿势逐渐加剧时的变态脉象。因其仍由水气引起，故曰"中有水气"。

"面目肿大，有热"，因头面属阳，风为阳邪。"高巅之上，唯风可到"，风与水邪上犯，水湿潴留于胸颈以上，故病人面目肿大；卫气被水湿郁遏，故而身体发热。其"寸口脉沉滑"之变脉与"面目肿大，有热"的主症，均为风水相合，搏于肌表所致，仍属风水，故"名曰风水"。病人上下眼胞浮肿，好像刚刚睡醒的样子，双侧颈脉搏动明显，这些都是风水邪气过盛，进而波及脾胃所致；因眼胞属脾，胃脉所过颈部人迎脉为肺胃所主，风水上凑，经络为水气遏阻，因此眼胞浮肿，颈脉搏动加剧。风水上渍于肺，肺气上逆故时时咳。病人手足皮肤，凹陷不起，是水湿浸淫，溢于肌肤较盛。而正气不足，四肢浮肿，按之凹陷不起，其肿势较之面目浮肿而更剧。脾为诸阳之本，脾虚湿聚，阳不化气，说明本病不仅在肺，且波及脾，示其病情发展较速，病势较剧，属较重之风水病。

【原文】

太阳病①，脉浮而紧，法当骨节疼痛，反不疼，身体反重而酸，其人不渴，汗出即愈，此为风水。恶寒者，此为极虚，发汗得之。

渴而不恶寒者，此为皮水。

身肿而冷，状如周痹②，胸中窒，不能食，反聚痛，暮躁不得眠，此为黄汗，痛在骨节。

咳而喘，不渴者，此为脾胀③，其状如肿，发汗即愈。

然诸病此者，渴而不利，小便数者，皆不可发汗。

【词解】

①太阳病：此谓病在表。

②周痹：病名。《灵枢·周痹》曰："周痹者在于血脉之中，随血脉以下，不能左右，各当其所。"即病在血脉，上下游走，正气不能周游。

③脾胀：应指肺胀。

【提要】　　本条再论水气病的辨证和治则。

【原文分析】

本条分五个自然段解释。

（1）论风水的证候及其治疗原则：太阳伤寒，风寒之邪闭束肌表，"反不疼，身体反重而酸"者，这是风水外盛之候。水湿重滞，故身重；风邪恋于肌表，故身体酸软；水湿尚未流注关节，故"反不疼"；风水病在表，水性本寒属阴，故风水泛表亦可见到浮紧之脉。"其人不渴"者，是风水在表，里无郁热；"汗出即愈"，这是风水表实证的正治法，以其病在表，故当用汗法治之，使风与水邪皆从汗解。"恶寒者，此为极虚，发汗得之"。汗之不得法，不仅风水之邪不去，反使阳气更伤，由"恶风"转为"恶寒"，此乃风水误汗伤阳之变证。所以，阳虚忌汗，是风水病使用汗法的一个原则。因水气病多有阳气不足，故这一原则也适用于其他类型的水气病。

（2）论皮水的证候：皮水之证，有常有变。首条论及皮水"不渴"，是因阳气郁结不盛，多见于皮水初期，为其常；本条言皮水"渴"，乃因水湿潴留皮肤较盛，肺脾阳气受阻，不能输津液上潮于口所致，多见于皮水经久不愈者，此为其变。同理，本条言皮水"不恶寒"者，属阳气尚通；若皮水郁结过久，阳气闭阻过盛，亦可出现恶寒，甚至厥冷的证候（如第二十七条蒲灰散证）。

（3）论黄汗的证候："身肿而冷，状如周痹"，《灵枢·周痹》篇云："周痹者，在于血脉之中，随脉以上，随脉以下，不能左右……风寒湿气，客于外分肉之间……此内不在脏，而外未发于皮，独居分肉之间，真气不能周，故命曰周痹"，可见周痹是痹证之一种，症见周身上下游走疼痛，项背拘急，乃因阳气虚弱而风寒湿邪侵入血脉、肌腠，真气运行受阻所致。黄汗病因水湿郁遏卫阳，阳气不能上通下达，故身体浮肿而两胫寒冷；由于黄汗病以水湿为主因，故不如周痹那样随经脉上下游走疼痛，特称之为"状如周痹"。总之，黄汗与周痹的主要区别是：黄汗痛在关节而周身浮肿，周痹痛无定处而不肿，且无黄汗。"胸中窒"者，是湿邪郁滞，胸阳不振。胃阳不振，寒不消谷，故"不能食"。因寒湿留注，聚于关节，筋脉失于温煦，故收引而痛。暮则阴进阳退，故关节痛剧，且热为寒郁、心神受扰，故病人烦躁不宁而不得安眠。上述诸证，均为水湿郁遏营卫之气，湿热郁蒸肌腠而致，为黄汗病所具备。

（4）论肺胀的证治：咳嗽喘息是肺胀病的主要特征，因外寒里饮相搏于肺，肺失宣降而上逆所致，其"不渴者"，无热可知。寒饮闭阻肺气，玄府不开，通调不利，气攻于上，故面部浮肿。此因肺气不宣，气滞作肿，虽与风水相似，而实质不同，故曰"其状如肿"。因本病由外寒内饮搏结于肺所成，其病在上在表，故曰"发汗即愈"。"肺痿肺痈咳嗽上气病脉证治"篇云："上气，喘而躁者，属肺胀，欲作风水，发汗则愈。"

（5）论阴虚不可发汗的禁忌：风水、皮水、黄汗和肺胀等病，虽均可用汗法治疗，然而当需注意体内津液情况。因汗液为阴津阳气合化而成，发汗必然伤及人体的阴津阳气，所以阳虚者忌汗，阴虚者亦当禁用汗法。可汗之病，出现"渴而下利"，说明内热津伤或脾虚津亏；"小便数者"，是肾虚不能摄约小便，致津液从小便而消耗。此皆说明体内津液已伤，其时若再发汗，势必导致津枯液竭之危，故而告诫曰"皆不可发汗"。

【原文】

里水①者，一身面目黄肿②，其脉沉，小便不利，故令病水，假如小便自利，此亡津液，故令渴也③，越婢加术汤主之。

[越婢加术汤] 方

麻黄六两　石膏半斤　生姜三两　大枣十五枚　甘草二两　白术四两

上六味，以水六升，先煮麻黄，去上沫，内诸药，煮取三升，分温三服。

【词解】

①里水：据《脉经·卷八》注"一云皮水"。此宜从。

②黄肿：据《脉经·卷八》注，此指洪肿，即肿势很盛。

③假如小便自利，此亡津液，故令渴也：应移至"越婢加术汤主之"后理解为宜。

【提要】　本条论述里水夹热的证治。

【原文分析】

里水的形成，是因脾虚不能运化水湿，肺气失宣，不能通调水道，下输膀胱，水气阻遏于皮腠，影响营卫之气通畅，玄府闭塞，三焦气化受阻，决渎失司，水无出路，"小便不利"；湿郁化热，水热之邪充斥于表，故"一身面目黄肿"；里有郁热故口渴；水气过盛，浸淫肌腠，脉气不能鼓动于外，故"其脉沉"。本证水热之邪郁于肌表，治当发汗行水，兼清郁热，用越婢加术汤主治。

方后注云"恶风加附子一枚，炮"，"恶风"是使用越婢加术汤发散之后出现的变证，是卫阳虚弱，腠理疏松的表现，故加附子壮阳固表。

【治法】　清宣郁热，运中行水。

【方解】

本方药物组成有麻黄、石膏、生姜、甘草、白术、大枣，方中重用麻黄、石膏，两者相伍宣散发泄水气，兼清郁热；麻黄配生姜发散解表，祛除水气；麻黄配甘草能宣畅肌表之气，表气通而小便通利，水气得去；白术补脾燥湿，麻黄配之，能除表里之水气，亦能防麻黄发汗太过之弊。诸药相配，共奏发汗利水、宣泄郁热之功。本方由越婢加术而成，前方主治风水，后方主治风水重证或皮水，即表里水气兼顾。

【原文】

跌阳脉①当伏，今反紧，本自有寒，疝、瘕②腹中痛，医反下之，下之即胸满短气。

跌阳脉当伏，今反数，本自有热，消谷，小便数，今反不利，此欲作水。

【词解】

①跌阳脉：指足阳明胃经冲阳穴处的动脉，诊跌阳脉以候脾胃之气。

②疝、瘕：病名。疝，指阴寒性的腹痛；瘕，指腹中积块，时聚时散，游走无定处之疾。

【提要】　本条从跌阳脉的变化，论水气病的病机和证候。

【原文分析】

"跌阳脉当伏"者，跌阳属胃脉，因其部位在下，且脉道又在足背二骨之间，故跌阳之平脉，一般当沉伏于里而不显露于表。"今反紧"，紧脉主寒，素有寒积于中，故曰"本自有寒"。阳虚寒盛于内，寒气攻冲，筋脉挛急，故病人常有"疝、瘕腹中痛"的证候。疝指寒疝，瘕为腹中积块，时聚时散，游移无定处，两者可单见，亦可合并而致，但均属腹痛有形的病证。由于病因为寒，故治当用温药，若医者见其腹痛有形，误认为里实而投以苦寒之药攻下，不仅腹痛不止，而且下后重伤阳气，中阳虚衰则水湿不运，寒水相聚，上逆犯肺，肺气不得宣降，故而胸中胀满，呼吸短促。此乃素有积寒，复经误治伤阳，脾阳亏损，健运失职，则可病水。

又"跌阳脉当伏，今反数"者，谓其伏脉不见，反见数脉，数脉主热，示其中焦素有积热，故曰"本自有热"。胃热则杀谷，故病人常有"消谷"善饥之感；胃热气盛，则口渴饮水，脾阴不足，不能为胃行其津液，故饮入之水反而偏渗膀胱而致"小便数"；"今反不利，此欲作水"者，因胃热迫水，偏渗膀胱，小便当数，今不利，故曰反。可知水与热互结，影响膀胱气化，水热之邪不从下泄，蓄积于内，泛溢肌表，势必将有形成水肿病之可能，故曰"此欲作水"。告其转归，有及早防治之义。

【原文】

寸口脉浮而迟，浮脉则热，迟脉则潜①，热潜相搏②，名曰沉③；跌阳脉浮而数，浮脉即热，数脉即止④，热止相搏，名曰伏⑤；沉伏相搏，名曰水；沉则络脉虚⑥，伏则小便难，虚难相搏，水走皮肤，即为水矣。

【词解】

①潜：潜藏，指热邪潜入营血之中。

②搏：《脉经·卷八》作搏解，为相合之意。

③沉：指热邪内伏而不外达。

④止：伏止不行，指热邪伤及膀胱，气化不利。

⑤伏：指热邪沉伏于下，不能由小便而泄。

⑥虚：指营血虚弱。

【提要】　本条论述水热互结的水气病形成的机理。

【原文分析】

本条是通过合诊寸口、跌阳二脉，来阐述水热互结之水气病形成的机理，可分为四段讨论：从条首至"名曰沉"为第一段；从"跌阳脉浮而数"至"名曰伏"为第二段；"沉伏相搏，名曰水"为第三段，从"沉则络脉虚"至"即为水矣"为第四段。

第一段：通过"寸口脉浮而迟"的脉象，来论述客热沉潜的病机。寸口为阳位，属心肺所主。浮脉主表属阳，热亦为阳邪，今浮脉见于寸部，当是外有风热犯表之证，故曰"浮脉则热"。"迟脉则潜"者，谓寸部脉迟是因热邪潜伏所致。风热之邪何以不从表解？结合"沉则脉络虚"来看，当是热邪由气分入于营卫，营阴吸热，故热不出；营卫循行不畅，则脉迟涩不利。"热潜相搏，名曰沉"，是进一步阐述以上病机。相搏即相揉合，指客热入舍于营，与营阴相聚合，则邪热潜伏于营而无外达之机。沉，是内伏而不出，在这里指心肺营卫郁滞，客热沉潜不出的病机，非指沉脉。

第二段：通过"趺阳脉浮而数"的脉象，来论述里热伏止于内的病机。趺阳属胃所主，趺阳脉浮，是胃热气盛，故曰"浮脉即热"。"数脉即止"者，数脉主热，"止"乃里热伏止不行之谓，里热何以伏止不能下泄呢？结合下文"伏则小便难"来看，当是热邪灼肾，膀胱气化不利，水热互结，水不利则热不下泄，"热止相搏，名曰伏"，是概括上述病机，即里热下灼，与水邪相聚，水道不利，故里热伏止于内。此"伏"者，是谓里热潜伏的病机，非伏脉也。

第三段：以"沉伏相搏"阐述水热互结之水肿病机，综上所述，"沉"指上焦客热沉潜于里，"伏"指中焦邪热伏止不行，上中二焦之热相揉合，即谓"沉伏相搏"，两热相聚，其热必盛，上焦心肺被灼，营卫不畅，上源不清，通调失职，水道不利；中焦热盛，口渴饮水，运化无权，邪热伤肾，肾气不化，均能导致水热互结，水热之邪停蓄于内，泛溢肌肤，于是形成水肿，因此"曰水"。可见，无论外感客热，或内伤邪热，只要影响人体水液气化功能失调，就能发生水气病。

第四段：通过"虚难相搏"，进一步阐述水热互结之水肿病机的演化，前已述及，"沉"是外感客热沉潜于营阴之中不去，热久必伤阴，故曰"沉则络脉虚"，"伏"为里热伏止于下，"五脏风寒积聚病脉证并治"篇第十九条曰："热在下焦者，则尿血，亦令淋秘不通。"膀胱受热而气化不利，故曰"伏则小便难"。"虚难相搏"者，是水热互结揉合之水肿病机的进一步发展。热盛水结，为热性水肿病之初，其时邪热虽盛，而阴犹未伤，或阴伤不盛。若邪热沉伏过久，营阴必伤，故这里的"虚"指营阴虚弱，加之小便艰难，水热之邪不从下泄，势必泛溢肌表，因而形成水热互结、营阴虚衰的水肿病，故曰"即为水矣"。

【原文】

寸口脉弦而紧，弦则卫气不行，即恶寒，水不沾流①，走于肠间。少阴脉②紧而沉，紧则为痛，沉则为水，小便即难。

【词解】

①水不沾（音添）流：津液不能循常道运行。《说文解字》曰："沾，一旦益也，义同添。"

②少阴脉：指足少阴肾经太溪穴处的动脉，诊之以候肾气。

【提要】　本条论述水气病的形成与肺、肾有关。

【原文分析】

本条从脉症说明水气病的形成机理与肺、肾有密切关系，分两段阐释。

寸部为肺所主，卫气宣发于肺，而弦紧之脉皆属阴主寒，故"寸口脉弦而紧"者，是寒邪外束，卫阳被郁，肺卫之气不能畅行，故病人自觉恶寒怯冷。根据仲景以脉论病的行文特点来看，开始两脉并提，继则两脉分论，如"腹满寒疝宿食病脉证治"篇第十七条"腹痛，脉弦而紧，弦则卫气不行，即恶寒；紧则不欲食……"，由此推测，此处似有脱简。

"水不沾流，走于肠间"，是因卫阳为寒邪所郁，致肺气既不能宣发，又不能通调水道，故使水液既不能运化敷布以濡养形骸脏腑，也不能经三焦膀胱气化为尿，排出体外，于是反而流注于肠道之间，蓄积而成水气病。

水气病的形成与肾气虚寒有关，少阴脉属肾，紧脉主寒主痛，沉脉主里主水，是肾阳不足，阴寒水饮内盛之象。阳虚寒盛，筋脉拘急，或腹痛，或筋骨关节疼痛。肾阳不足，不能化气行水，则膀胱气化不行，因而小便短少困难，水蓄于内则成水肿，故曰"沉则为水，小便即难"。论水肿，乃由肺肾两脏引起，其肾为本，其肺为标，此即正水形成的机理。

【原文】

脉得诸沉，当责有水，身体肿重，水病脉出①者死。

【词解】

①脉出：此指脉暴出而无根，上有而下绝。

【提要】　本条论述水气病的一般脉症和预后。

【原文分析】

脉得沉象，属于有水气的缘故。水为阴邪，阴邪盛则必碍阳气，脉中之阳气不能鼓动气血达于外，且因水留皮肤，脉络受压，营卫被阻，故其脉当沉。"身体肿重"者，为水液充斥皮肤，蓄积不行。因沉脉主病有多种，举凡表里、寒热、虚实各证均可见到沉脉，所以诊断水气病，必须脉症合参，即将脉沉与"身体肿重"结合起来分析，方可得出水气病的正确诊断。

"水病脉出者死"，脉出，是谓轻按有，而重按则散，无根之脉。水气病，因其水阻脉气，营卫不畅，脉多沉伏；待肿势渐消，其脉亦逐渐转浮，且均匀和调，这都是脉症相符之象。若病人肿势未减，脉象不沉，突然出现浮大无根，散乱不均之脉，是阴盛于内，阳越于外，浮则脉症不符。真气欲脱，阴阳将离之象，为邪盛而正气衰亡。

【原文】

夫水病人，目下有卧蚕①，面目鲜泽，脉伏，其人消渴②，病水腹大，小便不利③，其脉沉绝④者，有水，可下之。

【词解】

①目下有卧蚕：谓病人眼睑浮肿，像蚕横卧在上面一样，参见第三条"如蚕新卧起状"。

②消渴：谓病人口渴多饮水。

③小便不利：此指小便量少。

④脉沉绝：此形容脉沉之极，并非指脉真无。

【提要】　本条论述水气病可下之脉症。

【原文分析】

水气病人，"目下有卧蚕"，是指病人下眼胞浮肿，状如卧蚕，即《灵枢·水胀》篇所说"水始起也，目窠上微肿如新卧起之状"的证候，脾胃为水湿所困，水气泛溢于眼胞，故眼胞浮肿；"面目鲜泽"是皮中水气太盛，肤润而平滑，故肤色光亮而润泽，此与首篇"色鲜明者有留饮"之意类同，"脉伏"，较之脉沉更进一层，是水气内盛，营卫被遏之象；水停气结，气不化则津不升，气郁过久则化热伤津，故"其人消渴"饮水，因其由水气停聚所致，故必饮水不多，当属消渴范畴。"病水腹大，小便不利"者，因渴饮多则气化不利，气机郁滞而三焦闭塞，阳不化水，故"小便不利"；于是，水愈积愈多，溢于腹内，故而"腹大"、"其脉沉绝"，谓其脉沉伏不出，并非无脉之绝，为水势太盛，停聚于内，阻碍阳气，脉气不达之故；曰"有水"是指水气病人，见如上症，腹大消渴，小便不利，面目浮肿光亮，脉象沉伏不出等，是水气蓄积于里之实热证候，此时若使用利小便之法治疗无效，则可用攻下逐水之法治之，但仍当斟酌病人正气之强弱而用，故曰"可下之"，此属《素问·汤液醪醴论》提出的"平治于权衡，去菀陈莝"之法。

【原文】

问曰：病下利后，渴饮水，小便不利^①，腹满因^②肿者，何也？答曰：此法当病水，若小便自利及汗出者，自当愈。

【词解】

①小便不利：此指小便量少。

②因：一指"阴"，一指"因为"，从前者为宜。

【提要】　本条论述下利后病人的机理及自愈的转归。

【原文分析】

"病下利后，渴饮水"者，谓泄泻日久，津气俱伤，故渴而饮水以自救。"小便不利"者，因下利后脾肾两虚，脾虚则运化失职，肾虚则气化无力，阳气不化，水液不行，故小便不畅利。脾虚不能制水，所饮之水停留于中；肾虚不能化气行水，小便不利，水无从排泄，不仅留聚腹中，而且溢于肾所主之窍孔——前阴，故病人"腹满阴肿"。《金匮要略易解》认为，原文"因肿"不错，言其腹部因水聚而满，满而溢，所以引起水肿，与后文"汗出者，自当愈"相吻合，若仅限于"阴肿"，则仅云"小便自利"即可，此说可参。"此法当病水"，是总结上述见症，如出现在下利后脾肾虚弱之时，则是发生水气病之先兆。因为脾肾气化功能不足，所饮之水，无由排出，因此按其常理，应当发生水气病，故当及早预防之。

"若小便自利及汗出者，自当愈"，是言本证自愈的机转，小便自利，是膀胱气化正常，汗出，是营卫调畅，示其肺、脾、肾三脏阳气未至大衰，或气化已有复苏之机，三焦腠理通畅，膀胱气化正常，水邪即可从毛窍而出，又可从小便而去，故当"自愈"，此其向愈机转，告之治水病之法，当从利小便、发汗方面求之，以通畅脏腑元真之气为目的，盖气通则水亦行矣。

【原文】

心水者，其身重而少气，不得卧，烦而躁^①，其人阴肿^②。

【词解】

①躁：为"悸"之误。

②阴肿：一是指前阴肿，二是指因为肿，结合临床，此从前者为宜。

【提要】　本条论述心水的证候。

【原文分析】

从本条起以下五条，均论述五脏水的证候。五脏水，是指五脏气化功能失常之后，出现水肿及有关气化障碍的证候，非五脏自身有水。

"心水者"，即心脏有病而引起的水肿病。心为阳脏，主一身之血脉，心阳虚，血脉不畅，寒凝水停，故其人身体肿胀而沉重。"少气"是气少不足以言，呼吸短促不续之状，为心阳虚、水邪盛，肺气被水邪所困而致。"不得卧"指病人不能平卧，因平卧则水邪更逆于肺，如坐起则水邪下趋，肺气稍利，此与"支饮不得卧"相类似。水气凌心，心阳被郁，故病人心中烦躁不宁，或心悸不安。"其人阴肿"者，因前阴为肝肾经脉所过，肾脉出肺络心，心阳虚不能下交于肾，则肾水不得制约，溢于前阴而阴肿。

【原文】

肝水者，其腹大不能自转侧，胁下腹痛，时时津液微生，小便续通^①。

【词解】

①小便续通：指小便断续通畅，即时通时不通。

【提要】　本条论述肝水的证候。

【原文分析】

"肝水者"，乃肝有病而引起的水肿病。肝主疏泄，肝病而乘脾土，脾不能运化水湿，水气盛，留积腹内，故其腹肿大。腹部水势太盛，为肝病腹水之重证，故腹大而"不能自转侧"。"胁下腹痛"，是指胁腹部疼痛，因胁为肝之府，而肝脉自少腹循胁肋，行身之侧，肝气通于腹，今水气凌肝，则必阻肝络，肝经气血郁滞不通，甚至气血瘀阻，故胁腹部胀痛或刺痛。"时时津液微生，小便续通"，为本条之重点。因肝主疏泄，疏者条达而上，泄者顺利而下，肝有病则疏泄功能紊乱，升降之机失常，肝脾不升，脾胃失降，则津液不生而小便不通；当肝气稍舒时，则脾气得升而胃气得降，水津即随肝气而上升，故见"时时津液微生"，口中津润；肝气条达而疏泄畅行，三焦通畅，则小便利下。"小便续通"，指小便断续通利，时通时不通，可见"时时津液微生，小便续通"是肝脏疏泄功能紊乱、正邪相争的反映，对肝水的诊断具有重要意义。

【原文】

肺水者，其身肿，小便难，时时鸭溏。

【提要】　本条论述肺水的证候。

【原文分析】

"肺水者"，是因肺病而引起之水肿。肺主气而司治节，通调水道，为水之上源；若肺虚，气失所主，通调失职，水气势必横溢于体表，故"其身肿"。肺失通调，水不下转膀胱，则"小便难"；而小便难，水无去路，又会加剧"其身肿"。"时时鸭溏"者，因肺与大肠相表里，肺气不行，则大肠传化失调，肺金收敛失职，故而大便时时粪水杂下，犹如鸭粪，清而不实。"水不得自小便出，反从其合与糟粕混成鸭溏也"。

【原文】

脾水者，其腹大，四肢苦重，津液不生，但苦少气，小便难①。

【词解】

①小便难：此指小便量少。

【提要】　本条论述脾水的证候。

【原文分析】

"脾水者"，谓脾病而导致水肿。脾居于腹而主四肢，四肢为诸阳之本，脾阳虚不能运化水湿，阳气闭郁不能达于四末，四肢反为水湿所困阻，故见"其腹大，四肢苦重"。"津液不生，但苦少气"，是脾虚气弱之征，因津液生成，源于水谷精微；津液之行，有赖脾气转输，今脾虚气弱，水湿困阻于腹，纳谷减少，同时脾不能为胃"游溢精气"，故"津液不生"。"阴虚则无气"，脾不能输精于肺，故肺气虚而"少气"。"小便难"者，是脾虚不能散精于肺，肺不输津于膀胱之故。

【原文】

肾水者，其腹大，脐肿，腰痛，不得溺①，阴下湿如牛鼻上汗，其足逆冷，面反瘦。

【词解】

①不得溺：即小便不利，溺（niao），音、义同"尿"。

【提要】　本条论述肾水的证候。

【原文分析】

"肾水者"，谓因肾病而致水肿。肾主水，司开阖，为胃之关，肾阳虚惫，不能化气行水，于是水蓄下焦，上犯侮土，水聚于腹，故"其腹大"。脐为腹之中央，腹中水盛，水气胀满，故

"脐肿"而突；腰为肾之外府，肾阳虚衰，寒水凝聚，经络不通，故而"腰痛"。"不得溺"是小便极少，甚至无尿，为肾阳式微，阴寒凝结，膀胱气化不利的征象；肾开窍于二阴，水寒积于腹内，不得外泄，必下注浸淫于下，故阴下潮湿"如牛鼻上汗"。肾阳虚，不能温煦下焦，水寒下注，寒湿独盛，双足营卫运行不畅，故"其足逆冷"至膝。"面反瘦"者，肾居下焦，肾病而阴盛于下，故其面部与"腹大，脐肿"相比，显得反而瘦削，其实面目亦肿。

【原文】

师曰：诸有水者，腰以下肿，当利小便；腰以上肿，当发汗乃愈。

【提要】　本条论述水气病的一般治疗原则。

【原文分析】

"诸有水者"，泛指一切水气病，如前所述之风水、皮水、正水、石水、五脏水等。水气病的治法同其他疾病一样，当根据其上下表里之病位不同，采取就近、因势祛邪的方法治疗，才能使邪去而正气不伤。"腰以下肿，当利小便"者，因人体以腰部为界，腰以下属阴，为里，水气病出现腰以下肿甚者，说明水邪主要聚结在里在下，"在下者，引而竭之"，故当采用利小便为主的治法，使水湿从小便而去；"腰以上肿，当发汗乃愈"，因腰以上属阳为表，腰部以上肿势较甚，说明水邪主要在上在表，"其在表者，汗而发之"，故当采用发汗为主的治法，使水邪从汗液而泄。这种因势利导之法，为水气病之一般治则，亦是《素问·汤液醪醴论》所提出的"开鬼门，洁净府"治法的具体运用。

【原文】

师曰：寸口脉沉而迟，沉则为水，迟则为寒，寒水相搏，趺阳脉伏，水谷不化，脾气衰则鹜溏，胃气衰则身肿；少阳①脉卑②，少阴脉细，男子则小便不利，妇人则经水不通，经为血，血不利则为水，名曰血分。

【词解】

①少阳：此指和髎部位之脉，在上耳角根之前，鬓发之后，即耳门微前上方。

②脉卑：此指脉按之沉而弱。

【提要】　本条论述水气病的形成机理，以及血分水气病的概念。

【原文分析】

寸口属阳，为肺所主，沉脉主水，迟脉主寒，故曰"沉则为水，迟则为寒"。"寒水相搏"者，是谓肺气虚弱，卫阳不固，寒邪犯肺，治节不行，通调失职，因而水与寒邪相互搏结，泛溢肌肤，则可导致水气病，所以"寸口脉沉而迟"是"寒水相搏"之象，而肺气虚弱则是"寒水相搏"之因。

"趺阳脉伏"，指趺阳部之脉沉伏不起，因脾与胃相合，故"趺阳脉伏"是脾胃阳气虚弱，不能鼓动脉气所致，脾胃阳虚，不能腐熟运化水谷，因而"水谷不化"，导致脾胃气衰。脾气虚衰，运化失职，不能分别清浊，故水粪杂下，形如鸭溏。胃为水谷之海，五脏皆禀气于胃，若胃气虚衰，既不能纳食，又不能腐熟水谷，全身气血津液势必匮乏，脾失运化，水湿内停，营卫不畅，故周身浮肿。但此种浮肿属气虚气滞而致，自与一般湿盛之肿不同。

"少阳脉卑"与"少阴脉细"并见，说明肾阴肾阳俱不足，无论男女，均可导致水气病。男子属阳主气，肾气易亏难复，肾气衰微，则三焦膀胱无以温煦蒸化，决渎无权，州都失职，故"男子则小便不利"而病水。妇子属阴主血，肾精亏耗，冲任脉虚，寒客胞门，寒凝血少，故妇人则首见"经水不通"。"经为血，血不利则为水"，是因月经不通之后而病水的机理。"气行则水行，气滞则水停"，因此曰"血不利则为水"。"名曰血分"者，谓此种水气病的产生，源于血分病变，虽症见水肿，而实因经血闭阻不行所致，故曰"血分"。

【原文】

问曰：病有血分水分，何也？师曰：经水前断，后病水，名曰血分，此病难治；先病水，后经水断，名曰水分，此病易治，何以故？水去，其经自下。

【提要】　本条论述妇人病水，有血分、水分之异。

【原文分析】

妇人病水，有血分、水分两种不同的病情。"血分"者，是谓病人先见月经闭阻不通，而后出现水肿，其形成之因，乃经血闭阻，血瘀气滞，而影响水液的运行，水气泛溢为肿，其病因血而致水，故称"血分"。非单纯治水之法可愈，故"此病难治"。"水分"者，是先病水肿而后致闭经，其形成之因，是水液阻滞，气郁血瘀所致，因其病由水而及血，故称"水分"。水邪一去，则血道通畅，经水自下，故曰"易治"。

【原文】

问曰：病者苦①水，面目身体四肢皆肿，小便不利，脉之②不言水，反言胸中痛，气上冲咽，状如炙③肉，当微咳喘。审如师言，其脉何类④？师曰：寸口脉沉而紧；沉为水，紧为寒，沉紧相搏，结在关元⑤，始时当微，年盛⑥不觉。阳衰⑦之后，荣卫相干⑧，阳损阴盛，结寒微动，肾气⑨上冲，喉咽塞噎⑩，胁下急痛。医以为留饮而大下之，气击⑪不去，其病不除，后重吐之，胃家虚烦，咽燥欲饮水，小便不利，水谷不化，面目手足浮肿；又与葶苈丸下水，当时如小差，食饮过度，肿复如前，胸胁苦痛，象若奔豚，其水扬溢，则浮咳喘逆⑫。当先攻击卫气令止，乃治咳，咳止，其喘自差。先治新病，病⑬当在后。

【词解】

①苦：本为形容词，此经活用为动词，可译为"患"。

②脉之：脉，在此作动词，即诊断之意；之，代词，指病人。

③炙：原义为烤，此喻灼热。

④其脉何类：脉，代表证候；类，类别，分析。全句意为，病人的上述证候，应当如何来分析呢？即上述证候产生的机理何在？

⑤关元：为任脉穴，在脐下三寸，此指下焦。

⑥年盛：此指年壮，即身体强壮之时。

⑦阳衰：即阳气衰减之时，一般指女子五七（三十五岁）、男子六七（四十八岁）以后，其时阳明脉始衰。

⑧营卫相干：干，忤也。即指营卫之气不相和谐。

⑨肾气：这里指下焦阴寒水饮之气。

⑩塞噎（ye，音椰）：食管被食物诸塞。《说文解字》"噎，饭窒也"。

⑪气击：指气上冲击于咽喉、胸胁，即冲气发作时的证候表现。

⑫浮咳喘逆：指浮肿、咳嗽、喘促、冲气上逆四个症状。

⑬病：指水气病，前句新病指冲气、咳喘病。

【提要】　本条以病案形式讨论阳虚水气病的形成经过和误治后的变化，以及冲气与水气并发时的先后治则。

【原文分析】

本条分四段讨论。

第一段，从条首至"其脉何类"，以发问形式提出水气与冲气并发时，何以首重冲气？作为本条论述的引言。

"病者苦水"，谓患水气病（正水、石水之类的阴寒水气病）严重的病人，症见"面目身体四肢皆肿，小便不利"，但老师在诊察后，不言水气病，反而说及胸中痛，病人自觉有气从少腹上冲胸咽，好像有烤肉块阻塞于内。这是水气并发冲气的证候。此时水气既盛，又加冲气上逆，致肺气失降，故还当见"微咳喘"。审视病情，果如老师所言，其机理何在？

第二段，从"师曰"至"胁下急痛"，论述水气与冲气并发之脉症和病因病机。

"寸口脉沉而紧"者，谓寸关尺三部脉均见沉紧，因沉主水，紧主寒，故沉紧并见，是水寒互结之象，肾主水，居下焦，水寒互结乃由肾阳虚弱，不能温化水液所致，关元穴在脐下，为元气之藏地，人身之下气海，俗称丹田，沉紧乃真阳不足，故水寒之邪乘虚凝结于关元之处。"始时当微，年盛不觉"，是谓初病未发者，因阴寒水气初结关元，邪气不盛，且又当壮年阳气尚旺盛之时，故对水气病无明显感觉。"阳衰之后，营卫相干，阳损阴盛，结寒微动"，谓至中年之后，阳气渐衰，阴寒日盛，荣卫之气不相和谐，于是结于关节部之寒水之邪，乘虚而蠢蠢欲动。"肾气上冲，喉咽塞噎，胁下急痛"者，是谓下焦阴寒水饮之气循冲脉上逆，即水气并发冲气上逆之时的证候表现。"肾气"指下焦寒水之气。因冲脉起于胞中，与少阴经脉挟脐上行，至胸中而散，下焦寒水之邪乘阳虚循冲脉上冲，于是形成"喉咽塞噎，胁下急痛"等冲气上逆的证候。

第三段，从"医以为留饮而大下之"至"则浮咳喘逆"，论医生误治后的变证。

上述水气并发冲气之证，若医者辨识不清，误以"胁下急痛"为饮邪留聚胁下，而以十枣汤之类峻药大下其水，不仅上逆之冲气不降，而且因药不对证，故病必不除，此为一误也；"后重吐之"，是以"喉咽塞噎"误认为痰饮阻塞于上焦，而重以瓜蒂散之类涌吐之，此为再误也。先下后吐，一错再错，正气日损，故使中气大伤，而变证丛生。"胃家虚烦，咽燥欲饮水"，是脾胃气阴大伤，胃中虚热上浮所致；脾胃虚弱，故"水谷不化"；本证原因肾阳不足，水气不化，又加误治伤正，渴欲饮水，气不化水，故"小便不利"；水气泛溢，而致"面目手足浮肿"。"又与葶苈丸下水"，是医者见其"面目手足浮肿"，病因未明，虚实不辨，徒以葶苈丸下水以治其标，因病之根本未能治，所以虽因一时下水，肿势稍减，但因脾肾虚损未复，稍有饮食不慎，则更损其气，而水肿复发如前，故文中曰"食饮过度，肿复如前"。"胸胁苦痛"是前症"胁下急痛"的进一步发展，其痛虽剧烈，但具有发作性的特点，不如气结血瘀之胸胁刺痛不休，故"象若奔豚"。"其水扬溢，则浮咳喘逆"，是总结上述病情，因其一误再误，阳气愈损愈虚，下焦阴寒水饮之邪乘阳虚循冲脉上逆之势更甚，于是导致水气与冲气并发的证候。水气泛溢于外则为浮肿，水气上迫于肺，则为咳为喘，这就是本条开始所谈到的病情。

第四段，从"当先攻击卫气"至结尾，论水气并发冲气时的先后缓急治则。

综上所述，本病是先有积水，继发冲气，复因误治，而见浮肿、咳喘，其病情复杂，新病与旧病之症状俱备。此时极需辨清病之新久、症之缓急，而治有先有后。其正确的治则是："先治新病，病当在后"。新病者，谓冲气、咳喘也，但在同一新病中，又当分其缓急，急者先治，缓者后治。因冲气上逆较咳喘更急，故"当先攻击卫气"。"攻击"在此含有温化水饮，平冲降逆之意，可用"痰饮咳嗽病脉证并治"篇桂苓五味甘草汤之类治之。"令止，乃治咳"，因咳喘皆较冲气为缓，故当在冲气停止之后予以治疗。治咳当以温肺化饮为主，如痰饮咳嗽病脉证并治"篇之苓甘五味姜辛汤之属。"咳止，其喘自差"，是谓本病的咳喘，皆同因于水寒犯肺，今用温肺化饮之剂治之，水寒之邪得散，肺气得降，故咳止喘平，待新病解除之后，再治其水气之本病，故曰"病当在后"。此处之"病"，指水气病，即瘤疾，治水气当以温阳化气行水为法，如肾气丸之类可以选用。

【原文】

风水脉浮，身重汗出恶风者，防己黄芪汤主之，腹痛者加芍药。

防己黄芪汤方方见湿病中

【提要】 本条论述表虚风水的证治。

【原文分析】

水为风激，因风而病水，名曰"风水"。风水"脉浮"，是其病在表，外有风邪，"身重"者，风水面目四肢浮肿，湿胜则身体沉重；"汗出恶风"，是自汗出之后恶风加重，为表虚卫气不固，腠理疏松，风邪乘虚犯表所致。从上述脉症分析可知，本证属表虚不固，风与水搏于肌表而引起，故当用护卫固表、利水除湿之防己黄芪汤主治。本证水阻气滞，当有影响血脉痹阻之势，血痹不通，故而腹痛，因此加芍药开血痹以缓急止痛。

【原文】

风水，恶风，一身悉肿，脉浮，不渴①，续自汗出②，无大热，越婢汤主之。

[越婢汤] 方

麻黄六两　石膏半斤　生姜三两　甘草二两　大枣十五枚

上五味，以水六升，先煮麻黄，去上沫，内诸药，煮取三升，分温三服。

恶风者，加附子一枚，炮。

风水，加术四两③。《古今录验》

【词解】

①不渴：尤在泾《金匮要略心典》作"口渴"，根据病机及本方功效，结合临床，本证当为"口渴"。

②续自汗出：指断续自汗出，为风水壅遏于表，肌腠不畅，郁热自里而发的症状。

③风水，加术四两：风水，疑为"皮水"之误，因该证本属风水；加术四两即为越婢加术汤，是治疗皮水的主方。

【提要】 本条论述风水夹有郁热的证治。

【原文分析】

风水之病，是因风邪袭表，肺卫失宣，通调失职，影响到肾的气化，导致水气泛溢肌表而成。因其表卫被风邪所伤，故症见"恶风"。"一身悉肿"谓周身浮肿，为水气泛滥回溢之象。"脉浮"是病在表；"不渴"说明里热不盛，津液未伤。因本证里虽有郁热，但水气壅遏于表，表气不畅，故虽自汗出，而必汗出不畅；且越婢汤以发散为主要功效，若其人里热炽盛，汗液不断地外出，岂有再重用麻黄、生姜发散之理？故"续自汗出"当作"断续自汗出"理解为妥。"无大热"，不单指里无大热，表热亦不盛，说明本证以风水为主，郁热是水气遏郁气机的结果，但其热势并不严重，正因为本证属风水郁结而有化热之势，故以"越婢汤主之"。因本方以发汗行水为主，兼有清透郁热之效。

越婢汤方中，重用麻黄配生姜发汗行水，配石膏辛凉清透郁热，甘草、大枣补中益气，使邪去而正不伤，方后云"恶风者，加附子一枚"，"恶风"为风水之本症，这里谓恶风加剧或服药后恶风之症不除，是肾阳虚弱，卫气不固的表现，故当于原方加附子温肾助阳以顾其本，否则，如果发散过度，必将动摇其根本，导致阳之虞。"风水，加术四两"，谓本证水湿偏盛，可再加白术健脾利湿，同时麻黄与白术配伍，既能并行表里之湿，又能使之不过于发散，但越婢加术汤亦能治皮水，故谓"皮水加术四两"亦通。

【治法】 发汗散水，清宣郁热。

【方解】

方中以麻黄配生姜宣散水湿，配石膏清肺胃郁热而除口渴，配甘草、大枣以补益中气，若水湿过盛，再加白术健脾除湿，表里同治，以增强消退水肿的作用。恶风者加附子，以汗多阳伤，附子有温经、复阳、止汗之力。

【原文】

皮水为病，四肢肿，水气在皮肤中，四肢聂①聂动者，防己茯苓汤主之。

[防己茯苓汤]方

防己三两　黄芪三两　桂枝三两　茯苓六两　甘草二两

上五味，以水六升，煮取二升，分温三服。

【词解】

①聂（zhe，音哲）：轻微而动，树叶动貌。

【提要】　本条论述阳虚气郁的皮水证治。

【原文分析】

"皮水为病"，概指本章第一条所述"脉亦浮，外证胕肿，按之没指，不恶风，其腹如鼓，不渴"等脉症。"四肢肿"、"聂聂动"为本条皮水证候的特点，因脾主四肢，脾阳虚而不运化水湿，水气潴留四肢皮下，肿胀明显，说明其阳虚气郁较盛，以"四末为诸阳之本"。阳气被水湿之邪郁遏于四肢，卫气欲通不通，正邪相争，故病人自觉肿处时有轻微跳动之感，本证水气过盛，阳郁不宣，故以防己茯苓汤通阳化气，分消水湿为主治方，本方是治皮水的常用方。

【治法】　健脾利水，温经散湿。

【方解】

方中防己、黄芪走表祛湿，使皮水从外而解；桂枝、茯苓通阳化水，使水气从小便而去；同时，桂枝与黄芪相协，又能通阳行痹，鼓舞卫阳；甘草调和诸药，协黄芪以健脾，脾旺则可制水，并可预防肾水泛滥，以免加重水肿。

【原文】

里水①，越婢加术汤主之，甘草麻黄汤亦主之。

[越婢加术汤]方 见上。于内加白术四两。又见中风中

[甘草麻黄汤]方

甘草二两　麻黄四两

上二味，以水五升，先煮麻黄，去上沫，内甘草，煮取三升，温服一升，重复汗出，不汗再服，慎风寒。

【词解】

①里水：即皮水。

【提要】　本条说明用表散法治皮水的两种情况。

【原文分析】

里水即皮水，但据本章第五条的记述看，当属皮水表实，肿势严重者，因其夹有郁热，故用越婢加术汤发散水气，兼清郁热，使水热之邪尽以表解。但也有皮水初起，或素体阳气不盛者，水气虽滞留皮下，但无郁热，故直需以甘草麻黄汤发汗宣肺利水和中，此亦同病异治之法。

甘草麻黄汤以麻黄发汗宣肺利水，甘草和中补脾，从而达到肺气宣发，水去肿消的目的。方后云"重复汗出，不汗再服"，可知本证属表实无汗，本方的主要功效是发散水湿。

越婢加术汤

【治法】　清宣郁热，运中行水。

【方解】

方中重用麻黄、石膏，两者相伍宣散发泄水气，兼清郁热；麻黄配生姜发散肌表，祛除水气；麻黄配甘草能宣畅肌表之气，表气通而小便通利，水气得去；白术补脾燥湿，麻黄配之，能除表里之水气，亦能防麻黄发汗太过之弊，诸药相配，共奏发汗利水、宣泄郁热之功。本方由越婢汤加术而成，前方主治风水，后者主治风水重证或皮水，即表里水气兼顾。

甘草麻黄汤

【治法】　发表散湿，温化水邪。

【方解】

方中麻黄辛温发汗，宣肺利水；甘草和中益气，两药共奏发汗利水、宣肺和中之功，这就是《金匮方歌括》所曰"二药上宣肺气，中助土气，外行水气"。

【原文】

水之为病，其脉沉小，属少阴；浮者为风，无水，虚胀者为气。水，发其汗即已。脉沉者宜麻黄附子汤，浮者宜杏子汤。

［麻黄附子汤］方

麻黄三两　甘草二两　附子一枚炮

上三味，以水七升，先煮麻黄，去上沫，内诸药，煮取二升半，温服八分，日三服。

［杏子汤］方　未见。恐是麻黄杏仁甘草石膏汤

【提要】　本条论述正水与风水的不同治法，以及水肿与虚胀的鉴别。

【原文分析】

本条分三点讨论。

（1）正水与风水的区别：沉脉主里，其脉沉小，说明本证是因少阴肾阳虚弱，不能化气行水所致，因此"属少阴"，应属正水；浮脉主表，"风令脉浮"，说明这种水肿是由外受风邪，肺卫失宣，影响肾气不化而成，故当属风水。

（2）水肿与虚胀的鉴别："无水，虚胀者为气"为插笔，意在与水肿病相区别。所谓"虚胀"，即"腹满寒疝宿食病脉证治"篇中的虚寒性腹满，张路玉说："虚胀者，手太阴气郁不行而为虚胀也"，因其外证虚浮胀满，与水肿病似是而实非（但也有相互转化的密切关系），故其治法亦当有所不同，水肿可发汗，虚胀宜温通阳气，不可发汗。

（3）正水与风水的不同治法："水，发其汗即已"，这里的"水"，包括风水与正水，即不仅风水可用汗法，正水因其标本俱病（肺肾同病），亦可使用汗法，因热利导而治之，但毕竟风水与正水病机有别，故虽可同用汗法，而正水发汗与风水发汗却有不同。正水须兼顾肾阳，温经发汗，故"脉沉者宜麻黄附子汤"。杏子汤方未见，后世多认为系麻黄杏仁甘草石膏汤或甘草麻黄汤加杏仁，前者适用于风水兼肺有郁热，后者适用于风水而肺无郁热的证候。

麻黄附子汤

【治法】　发汗散湿，温肾助阳。

【方解】

方中麻黄发汗，宣肺解表；附子温经散寒，助阳行水；甘草调和诸药，既可解附子之毒，亦可防麻黄发散太过，诸药合用，可以发汗宣肺，通阳行水。

【原文】

厥而皮水者，蒲灰散主之。方见消渴中

【提要】 本条论述皮水厥逆的证治。

【原文分析】

"厥而皮水者"，谓手足逆冷，而又见"脉浮，胕肿，按之没指，不恶风，其腹如鼓，不渴"等皮水证候，独言其厥而未详述皮水之证，是突出本证之手足厥冷，非一般阳虚或气郁所致，乃由水邪外盛，湿热内壅，阳气被遏，不达四肢而致，实为湿热较盛之皮水证，故以蒲灰散清湿热，利小便而通阳气。方中蒲灰、滑石清湿热，利小便，此处蒲灰，当从《备急千金要方》作蒲黄，有化瘀通窍之功；滑石亦能利水清热滑窍，同用使水湿郁热尽从小便而去，阳气通则厥逆解，后世叶天士谓"通阳不在温，而在利小便"，正体现了这种治法，以方测证，本证还当有小便不利，或黄赤短少，舌苔黄腻等。

【原文】

问曰：黄汗之为病，身体肿一作：重，发热汗出而渴，状如风水，汗沾衣①，色正黄如蘗汁②，脉自沉，何从得之？师曰：以汗出入水中浴，水从汗孔入得之，宜芪芍桂酒汤主之。

[黄芪芍药桂枝苦酒汤] 方

黄芪五两　芍药三两　桂枝三两

上三味，以苦酒③一升，水七升，相和煮取三升，温服一升，当心烦，服至六七日乃解。若心烦不止者，以苦酒阻故也。一方用美酒醯④代苦酒

【词解】

①沾衣：染衣。

②色正黄如蘗汁：谓汗液的颜色发黄就如同中药汤汁一样。

③苦酒：即醋。陶弘景说："酢（cù，音醋）酒为用，无所不入，愈久愈良。以有苦味，俗呼苦酒。"

④美酒醯（xī，同昔）：镇江红醋。魏念庭说："美酒醯，即人家家制社醋是也，亦即镇江红醋。"醯，即醋。

【提要】 本条论述黄汗的病因病机及其证治。

【原文分析】

（1）黄汗病的证候特点：黄汗病是以病人汗出色黄而命名的一种水气病，故"汗沾衣，色正黄如蘗汁"是黄汗病独有的特征。因其有"身体肿，发热汗出而渴"等与风水相类似的症状，故条文曰"状如风水"。但风水脉浮而黄汗脉沉，风水恶风而黄汗不恶风，风水汗出色不变，而黄汗汗出色黄如蘗汁等，是黄汗与风水不同之处，此外，本章第一条所述"胸满"，第二条所述"小便通利……其口多涎"，第四条所述"身肿而冷……胸中窒，不能食，反聚痛，暮躁不得眠……痛在骨节"等，皆为黄汗病的证候表现，宜前后互参。

（2）黄汗病的病因病机：黄汗病从何得之？条文指出"以汗出入水中浴，水从汗孔入得之"，说明本病之因，是汗出营卫之气衰弱，又外受水湿之邪，内外相因而形成，汗出腠理空疏，表卫虚则玄府大开，抵御外邪之能力减弱，又加之入水中浴，则水寒之气入于汗孔，郁阻营卫，致汗液排泄不畅，湿滞肌肤，卫郁营热，湿热交蒸于肌腠，故形成本病，但黄汗病的形成。非一定如上述之"汗出入水中浴"这一因素，此当举一反三，凡汗出当风，冒雨涉水，或居处潮湿，或劳动汗出，衣里冷湿等均可能导致水遏营卫化热，交蒸肌腠而发为本病。

（3）黄汗病的治疗："宜芪芍桂酒汤主之"，本方能调和营卫，实卫祛湿，兼泄营热。方中桂枝、芍药调和营卫；重用黄芪实卫走表以扶正达邪，且有桂枝与其配伍，则辛温振奋卫阳而行水

湿；苦酒即米醋，既能协芍药以摄营敛阴，又可泄营中郁热。四药相配，使卫阳得实，营阴得益，其气得行，水湿可散，湿热则清，其病可解。方后云"温服一升，当心烦，服至六七日乃解。若心烦不止者，以苦酒阻故也"。心烦者，是醋酸收阻湿于内所致；服至六七日乃解，是药力久积而生效，湿去气行，故而乃解，此所谓"不止不行，不塞不流"之意。"若心烦不止者"，是苦酒用之太过，故曰"以苦酒阻故也"。

【治法】　通阳利水，调和营卫。

【方解】

方中桂枝、芍药调和营卫，配苦酒以增强泄营中郁热的作用，黄芪实卫走表祛湿，使营卫调和，水湿得祛，气血畅通，则黄汗之证可愈。

【原文】

黄汗之病，两胫自冷，假令发热，此属历节；食已汗出，又身常暮卧盗汗出者，此荣气也；若汗出已，反发热者，久久其身必甲错；发热不止者，必生恶疮。

若身重汗出已，辄①轻者，久久必身𣇈②，𣇈即胸中痛，又从腰以上必汗出，下无汗，腰髋弛痛③，如有物在皮中状，剧者不能食，身疼重，烦躁，小便不利，此为黄汗，桂枝加黄芪汤主之。

［桂枝加黄芪汤］方

桂枝　芍药各三两　甘草二两　生姜三两　大枣十二枚　黄芪二两

上六味，以水八升，煮取三升，温服一升，须臾，饮热稀粥一升余，以助药力，温复取微汗，若不汗更服。

【词解】

①辄（zhe，音哲）：此作"就"解。

②𣇈：此作肌肉瞤动。

③腰髋弛痛：指腰与大腿上的筋肉松弛、无力、疼痛。

【提要】　本条论述黄汗与历节、劳气的鉴别，并论述黄汗病的另一种证治。

【原文分析】

本条由两个自然段组成。

第一段，论黄汗与历节、劳气的鉴别。黄汗病由水湿郁滞肌肤，卫郁营热，湿热交蒸而致。因湿性重浊下注，阳气郁遏，下肢失于温煦，故身虽发热而两胫发冷。历节发热为一身尽热（包括两胫亦热），这是黄汗与历节在发热方面的区别。

劳气是指劳损元气，即虚劳病。虚劳汗出，多责之阴虚、阳虚两途，若因胃气本有不足，食后食气外泄，则"食已汗出"；若因营阴内虚不敛，卫气不固，阴津随气外泄，则常有暮卧盗汗出。

黄汗发热，每因汗出而湿热之邪得以外泄，故汗出而热减；虚劳之热因劳伤元气所致，元气不复，发热终不得愈。发热日久不解，必耗营血，肌肤失其营养，故"其身必甲错"。长期发热不退，必致营气不通，正气日衰，一旦外感邪毒，与瘀热相合，还可溃烂肌肤而发生恶疮。

第二段，论述黄汗病由轻转重，由阳转阴的病情表现及其治法，黄汗病总由湿热郁遏而成，但细分之，又有偏热和偏湿两种病情。一般说来，素体阳盛或黄汗病初期，病情多偏实热；若素体阳弱或黄汗病至晚期，病情多偏虚寒。"若身重"，是黄汗病湿盛之证，湿邪在表，汗出则湿可去，阳可通，故汗出之后，黄汗病者一身沉重的症状可随即减轻。但湿盛则阳微，汗出湿虽可去，然而阳虚未复，故身体只能轻快一时，如果长期汗出，必然导致阳气日衰，阴津渐亏，筋脉失于温养，故身体肌肉瞤动，胸中为气海，阳气不足，阴邪上乘，正邪相搏，则胸中疼痛。此与首条"胸满"和第四条"胸中窒"属同一机理，唯病情轻重有别，阳气虚于上，失其固护之能，故

"腰以上必汗出"；水湿趋于下，阳虚寒湿之邪痹阻于下，故"下无汗，腰髋弛痛"；正邪相争，阳气欲通不通，故病人自觉"如有物在皮中状"，或动或痒。上述皆属阳虚湿盛在躯体经络的表现，若黄汗病情进一步转剧，亦可内犯脏腑，从而出现一系列脏腑气化受损的证候。如胃气被戕则"不能食"，脾阳不运则"身疼重"，心阳受阻则"烦躁"，肾气不化则"小便不利"等，总之，上述病情皆由黄汗病日久不愈，湿盛阳微，病变渐次入里所致，故治以桂枝加黄芪汤调畅营卫，宣阳逐湿，方中桂枝汤既能解肌和营卫，祛散外湿；也能化气调阴阳，恢复脏腑气化；加黄芪以增强其补气达表逐湿之力，而使营卫之气内外通畅，则湿邪缓慢而去。

【治法】 调和营卫，温中祛湿，益气固表。

【方解】

方中以桂枝汤调和营卫，解肌表之邪，恐其药力之逮，更啜稀粥以助其汗出，使邪从表而散；加黄芪益气固表，托邪外出，且杜绝外邪复入。本方具有调和营卫、益气固表之功，即张璐在《张氏医通》中所曰"以桂芍和荣散邪，即兼黄芪司开合之权，杜邪复入之路也"。

【原文】

师曰：寸口脉沉而涩，迟则为寒，涩为血不足；趺阳脉微而迟，微则为气，迟则为寒，寒气不足[1]，则手足逆冷，手足逆冷，则荣卫不利，荣卫不利，则腹满胁鸣相逐[2]；气转膀胱，荣卫俱劳[3]；阳气不通，即身冷，阴气不通即骨疼；阳前[4]通则恶寒，阴前通则痹不仁。阴阳相得，其气乃行，大气[5]一转，其气乃散。实则失气[6]，虚则遗溺[7]，名曰气分。

【词解】

①寒气不足：指有寒而气血不足。

②胁鸣相逐：此指肠鸣连绵不断出现。"胁"应作"肠"；"相逐"为连绵不断之意。

③劳：此作"病"解。

④前：此与"剪"通假。《说文解字注》云：前……古假借作"剪"，应作"减"字解。

⑤大气：这里指膻中之宗气。

⑥失气：此指矢气。

⑦遗溺：这里指小便失禁。

【提要】 本条诊寸口、趺阳以论气分病的病机、证候和治疗原则。

【原文分析】

本条分三段讨论：从开始至"痹不仁"为第一段，"阴阳相得"至"其气乃散"为第二段，其余为第三段。

第一段，论述脾肺寒结营卫不和的三种证候表现。"寸口脉迟而涩"，寸口为心肺所主，肺主气，肺气不足，则气为寒抑；心血运行不畅，则脉来艰涩。故"寸口脉迟而涩"的脉理，实为气血不足而又兼有寒邪所致，故曰"迟则为寒，涩为血不足"，这里的血不足主要由肺气虚寒引起。趺阳脉为脾胃所主，"趺阳脉微而迟"，乃脾气虚弱，寒自内生，故"迟则为寒"。综上，从合诊寸口、趺阳可知，水气病气分的主要机理是中、上二焦阳气不足，气血俱虚，寒邪乘虚内迫为患，因脾（胃）为营卫之源，肺（心）主营卫之敷布，故气分病之阳气不足，主要指营卫之气不足。

"寒气不足"是总结上文之词，即营卫气血不足而又兼有寒邪。阳气不能温煦四肢，故"手足逆冷"，"手足逆冷，则荣卫不利"是强调手足逆冷的原因，除营卫气血不足之外，当责之于营卫运行不利，而营卫不利除表现手足逆冷之外，在内尚可导致腹部胀满，肠鸣响声，甚至寒气攻冲转动于小腹膀胱部位，因为卫阳之气既可"温分肉，充皮肤"，亦能"熏育膜，散胸腹"。"荣卫俱劳"指营卫之气耗伤太过，气虚不运，血行不畅，故"身冷"、"骨疼"。营卫失调，不能并行，则有"恶寒"、"痹不仁"等症。这里的"阳气不通"与"阴气不通"，以及"阳前通"与

"阴前通"四句，均属互文见义笔法，宜前后互参理解。

第二段，论气分病的治疗原则。"阴阳相得，其气乃行"，是针对上述营卫不利、营卫俱劳、营卫失调而言，即营卫之气充实，畅利，协调，就能运行不息，发挥其正常的生理功能。"大气一转"即"其气乃行"，《灵枢·五味》篇曰："其大气之搏而不行者，积于胸中，命曰气海"，可见大气即膻中宗气。营卫是宗气的主要组成部分，故营卫畅行，宗气得转。"其气乃散"指水湿邪气因宗气运转而得以消散，正胜则邪却也。总之，气分病的治则当是调畅营卫（阴阳），温运阳气。

第三段，举例说明气分病虚实不同两种病情。"实则矢气，虚则遗溺"，由于阳气衰微，大气不转，寒气郁结不行，常有腹部胀满之症，郁结之气泄于后阴，则症见矢气频频，此乃气分病之实证；若阳虚气弱，失于固摄，则小便频数失禁，此为气分之虚证，无论虚实，皆属脾肺寒结，营卫气病所致，故"名曰气分"。

【原文】

气分，心下坚，大如盘，边如旋杯①，水饮所作，桂枝去芍药加麻辛附子汤主之。

［桂枝去芍药加麻黄细辛附子汤］方

桂枝三两　生姜三两　甘草二两　大枣十二枚　麻黄　细辛各二两　　附子一枚，炮

上七味，以水七升，煮麻黄，去上沫，内诸药，煮取二升，分温三服，当汗出，如虫行皮中即愈。

【词解】

①旋杯：即复杯，为水饮凝聚心下的一种体征，中高边低，按之外硬内软，故曰复杯之状。

【提要】　　本条论述气分病的治疗方法。

【原文分析】

"气分"即上述之气分病，是阳气虚弱，营卫运行不畅而形成的一种水气病证。其症可见"心下坚，大如盘，边如旋杯"。心下即胃脘部位，为上、中焦交界之处，营卫源于中焦，宜发于上焦，且胃络通心，肺脉亦起于中焦，故营卫不畅，大气不转，常导致水饮停聚心下而见"心下坚满"等症（胸痹心痛、痰饮、咳嗽上气等病亦常见此症），故文中指出此为"水饮所作"，寒饮凝聚，则有形可征，故扪按病人心下，可见大如盘，中高边低，外硬内软如复杯状的肿块，这是气分病在心下局部的体征特点，联系上条，本证当有手足逆冷、腹满肠鸣、恶寒身冷、骨节疼痛、手足麻木不仁、脉象沉迟等全身性证候。

桂枝去芍药加麻辛附子汤能温阳散寒，通利气机，宣行水饮，故为本证主方，对于本方的特点，《心典》曰："不直攻其气，而以辛甘温药，行阳以化气。"去芍药者，以其酸收，不利于温通阳气也。

方后云"当汗出，如虫行皮中即愈"，可见本方具有发汗作用。"如虫行皮中"，是阳气得其药力而振奋，复行于周身，推动阴凝之邪外达肌腠之征，故而"即愈"。

【治法】　　温阳散寒，通利气机，宣饮消结。

【方解】

方中用桂枝去芍药汤，振奋卫阳；麻辛附子汤，温发里阳，两者相协，可以通彻表里，使阳气通行，阴凝解散，水饮自消。

【原文】

心下坚，大如盘，边如旋盘，水饮所作，枳术汤主之。

［枳术汤］方

枳实七枚　白术二两

上二味，以水五升，煮取三升，分温三服，腹中软，即当散也。

【提要】　本条论述气分病的另一种治法。

【原文分析】

本条叙证，与上条比较，仅"旋杯"和"旋盘"不同。《金匮要略易解》认为，"旋杯"是"脚企而来，身高而峭"，形容"腹大的根脚坚束面积高峭"，积水牢固而严重；而"旋盘"是"脚阔而低，身扁而平"，形容"腹大的根脚缓弛，面积平阔"，其积水程度远不及"旋杯"者严重，其说有一定临床依据，可供参考。

本证因脾虚气滞，失于转输，导致水饮内聚，痞结于心下，故以枳术汤行气散结，健脾利水，方中枳实行气消痞，白术健脾运湿化饮，两药配伍，可使痞结之水饮消散而又不再复生。

【治法】　行气散结，健脾利水。

【方解】

方中枳实为君，行气散滞，佐以白术健脾化饮，两者相配，功在行气散滞，健脾化饮，消中兼补，使气行饮化，则心下痞坚得消。

【原文】

附方：

《外台》[防己黄芪汤]　治风水，脉浮为在表，其人或头汗出，表无他病，病者但下重，以腰以上为和，腰以下当肿及阴①，难以屈伸。方见风湿中

【词解】

①阴：此指外阴。

【提要】　本方主治表气虚，水湿偏盛的风水证候。

【原文分析】

风水为风邪犯肺，失其通调，以致津液运行障碍，水湿停聚，泛溢肌表而致，其脉浮，为水溢肌表所致，故曰"脉浮为在表"。风为阳邪，其性轻扬，浮于上故其人头汗出，表无他病，又因水为阴邪，其性下趋，故曰"腰以下当肿"，甚者及外阴部，由于下肢肿盛，故"难以屈伸"。

第十五章　黄疸病脉证并治

【原文】

寸口脉浮而缓，浮则为风，缓则为痹，痹非中风；四肢苦烦，脾色必黄，瘀热以行。

【提要】　本条论述发黄的机理。

【原文分析】

本条以脉象阐述发黄的机理。脉浮主风邪，脉缓主湿邪，风湿相合，痹阻经络、肌肤、关节，多发为中风、痹证之类的病。但本条病机演变不是这样的，特插入"痹非中风"一句，以示强调，此处之"痹"，为风湿相合，从阳化热，痹阻不行，湿热内困于脾。循经外扰四肢，症见四肢苦烦；湿热内侵血分，瘀热输布于周身，故体表必见脾主之黄色，于是导致周身发黄。

【原文】

趺阳脉紧而数，数则为热，热则消谷①，紧则为寒，食即为满。尺脉浮为伤肾。趺阳脉紧为伤脾。风寒相搏②，食谷即眩，谷气不消。胃中苦浊③，浊气④下流，小便不通，阴被其寒⑤，热流膀胱，身体尽黄，名曰谷疸。

额上黑，微汗出，手足中热，薄暮即发，膀胱急，小便自利，名曰女劳疸，腹如水状，不治。

心中懊憹⑥而热，不能食，时欲吐，名曰酒疸。

【词解】

①消谷：此谓能食易饥。

②风寒相搏：谓湿与热合，搏结于中焦脾胃。风，代表"热"；寒，代表"湿"。

③苦浊：患有湿热，或湿热较重。"苦"《辞源》曰"患也"、"极也"，此两者皆宜。

④浊气：此指湿热。

⑤阴被其寒：谓太阴脾脏被湿浊邪气困滞。阴，指太阴脾脏；寒，作"湿"解。

⑥懊憹：心中郁闷不舒，烦热不安。

【提要】　本条论述疸病的病机、分类和主症。

【原文分析】

本条分作三段阐析。

第一段从"趺阳脉紧而数"至"名曰谷疸"。本段以脉象阐述了谷疸的病机，趺阳脉主候脾胃。脉紧则主脾寒，脾寒则生湿，寒湿困脾，食不运化，故"食即为满"。脉数主胃热，胃热则消谷易饥，故"热则消谷"。谷疸是由脾中寒湿与胃中热邪相合而得。"尺脉浮为伤肾。趺阳脉紧为伤脾"是插笔，指出女劳疸与谷疸在脉象上的区别。尺脉候肾，女劳疸为肾虚有热，虚热上浮故尺脉浮；谷疸为寒湿困脾，故趺阳脉紧。风代表阳邪，示胃中有热；寒代表阴邪，示脾中有湿。条文以"风寒相搏"概括了谷疸胃热与脾湿相搏结、湿热郁蒸的病机，并以此说明谷疸的诸种症状，由于胃中有热，谷入胃后助长热邪，胃热上冲，上干及清阳即头眩；寒湿困脾，不得运化，故"谷气不消"，"胃中苦浊，浊气下流"，与"阴被其寒，热流膀胱"病机一致。"阴"指太阴脾，谓脾寒生湿，湿郁化热，与胃中湿热相合并下注膀胱，膀胱气化不利，小便不通，湿热不得外泄，郁蒸泛溢，导致"身体尽黄"，从而形成谷疸，因为其发病与饮食有关，故称为谷疸。

第二段所谓女劳，是指房劳太过而言。"额上黑"，黑为肾之本色外现，肾与膀胱相表里，房劳伤肾、虚火循膀胱经脉上炎，与血相搏，故额上黑。肾虚生热，故手足中热、微汗出，薄暮即发。病由肾虚而非湿热，故小便自利，如果女劳疸病至腹部胀大如有水状，是脾肾俱病之征，治疗较难，故曰"不治"。

最后一段酒疸多由嗜酒伤中，湿热内蕴所致。湿热上熏于心，致心胸郁闷不舒，烦热不安；湿热中阻，升降之机不利，浊气不能下行，胃气上逆，故不能食，并时常泛恶欲吐。病与嗜酒有关，故名为"酒疸"。

【原文】
阳明病脉迟者，食难用饱①，饱则发烦，头眩，小便必难，此欲作谷疸②；虽下之，腹满如故，所以然者，脉迟故也。

【词解】
①食难用饱：脾失健运，谷化不速，不宜饱食。
②谷疸：因水谷之湿郁所致的黄疸；有湿热和寒湿之异，此处指寒湿谷疸。

【提要】　本条论述黄疸从寒化的病机。

【原文分析】
谷疸多因阳明湿热，故其脉多数，今脉不数反见迟，说明太阴脾气虚寒，脾虚则运化无力，脾寒则不能腐熟水谷，故令"食难用饱"。过食则脾运化不及，水谷不化精微，反变生湿浊阻于中焦，症见脘腹胀满；湿浊上干清阳则头眩；湿浊下流，妨碍气化则小便必难，湿浊不得外泄，泛溢周身而致"欲作谷疸"。此病属太阴寒湿，治当温运，而非攻下，若把脘腹胀满误作实证而治以攻下，则更伤脾阳，腹满必不愈。所以说"虽下之，腹满如故"。

【原文】
夫病酒黄疸，必小便不利，其候心中热，足下热，是其证也。

【提要】　本条进一步论述酒疸的主症。

【原文分析】
酒疸的形成与嗜酒有关，酒性湿热，嗜酒过度，必致湿热内蕴，湿热郁蒸于上，致心中烦热；湿热下注则足下热，阻碍气化则小便不利，小便不利致湿热之邪不得外泄，泛溢周身发为酒疸。《伤寒论》187、278 两条都说"小便自利者，不能发黄"。由此可见，小便不利是导致发黄的关键，察小便利与不利，对发黄的辨证，有着非常重要的意义。

【原文】
酒黄疸者，或无热，靖言了①，腹满，欲吐，鼻燥，其脉浮者先吐之，沉弦者先下之。

【词解】
①靖言了：语言不乱，神情安静。

【提要】　本条论述酒疸的症状，并结合脉象来论述治法。

【原文分析】
酒疸多是湿热为患，但病有在上、在中、在下的不同。湿盛于热时，可不出现热象，病人神情安静，语言清晰，湿浊中阻，致腹部胀满；湿浊妨碍胃气和降，则泛恶欲吐；湿浊阻碍津液化生和上承，则鼻干燥。治疗当因势利导。如诊其脉浮，是湿浊壅阻于上，先用吐法治疗，如诊其脉沉弦，是病邪停阻于下，先用下法治疗。

【原文】

酒疸，心中热欲呕者，吐之愈。

【提要】　　本条论述酒疸湿热上壅欲吐的治法。

【原文分析】

酒疸湿热内蕴郁蒸致心中烦热，湿浊中阻，胃失和降，症见欲呕，欲呕表明病邪趋向于上，顺应病势，治以吐法，使病邪从上排出而愈。

【原文】

酒疸下之，久久为黑疸①，目青面黑，心中如啖蒜齑状②，大便正黑，皮肤爪之不仁③，其脉浮弱，虽黑微黄，故知之。

【词解】

①黑疸：是酒疸误下后的变证，目青面黑，大便亦变黑色，这是一种症状，并不是黄疸中的一种。

②心中如啖蒜齑状：此谓胃中有灼热不舒的感觉，好像吃了大蒜、韭菜等辛辣之品以后的样子。心中：此指胃脘；"啖"（dan，音淡），吃的意思；"齑"（ji，音济），为捣碎的姜、蒜、韭菜等。

③爪之不仁：指肌肤麻木，搔之无痛痒感。"爪"与"搔"同意。

【提要】　　本条论述酒疸误下变为黑疸的证候。

【原文分析】

酒疸误用下法，不仅损伤正气，反而导致湿热之邪乘虚内陷，深入血分，湿阻热蒸，阴血瘀滞，久久变为黑疸，其症见目青，是瘀血内阻，肝窍不荣之征。面黑是瘀血阻滞，血不外荣；微黄，是湿热仍在上蒸；皮肤爪之不仁，搔之不觉痛痒，是瘀血外痹肌肤络脉，肌肤失荣而不用，湿热中阻，致胃中灼热不舒如食辛辣；大便正黑，为瘀血内结，流滞于肠腑；久病见脉浮弱，浮则表明湿热仍有上攻之势，弱则表明气血已伤，从其面色虽黑而微带黄色，可知黑疸是由酒疸误下转变而来的。

【原文】

师曰：病黄疸，发热烦喘，胸满口燥者，以病发时，火劫其汗①，两热相得②，然黄家所得，从湿得之。一身尽发热，而黄，肚热③，热在里，当下之。

【词解】

①火劫其汗：指用艾灸、烧针或熏等法，强迫身体出汗。

②两热相得：指内热与火法重迭。

③肚热：此应理解为腹胀，"热"为胀，传写之讹。

【提要】　　本条论述热盛于湿的黄疸病的成因和证治。

【原文分析】

初病非是黄疸，误用火劫之法以强迫出汗，以致外火与内热相加后，伤及血分而发黄疸。正由于火与热相搏结，熏蒸于上，影响肺气的宣肃功能，故心烦、喘气、胸满、口燥。

正如《伤寒论》114条云："太阳病中风，以火劫发汗……两阳相熏灼，其身发黄。"此为外感表证而误用火劫强迫出汗，而致黄疸。"一身尽发热，而黄，肚热"是本条辨证的关键。本条属黄疸的类证，而非黄疸病。

"然黄家所得，从湿得之"，黄家离不开湿邪，若无湿邪相合，则不会发黄。肚热者在里，此条里热，故不能用普通的利小便法，只能攻下。

【原文】

脉沉，渴欲饮水，小便不利者，皆发黄。

【提要】 本条论述湿热发黄。

【原文分析】

脉沉主病在里，同时也主内有湿邪停滞。水湿同性，此与《金匮要略·水气病脉证并治》篇的"脉得之沉，当责有水"机理相同，只不过湿为水之渐，水为湿之聚，程度不同罢了，湿邪阻滞，津不上承，导致口渴，但一般是渴不多饮。此证湿郁化热，热伤津液则症见口渴欲饮。湿热阻滞下焦，有碍膀胱气化，导致小便不利；小便不利又导致湿热之邪与饮入之水无从排泄，水、湿、热郁于体内，熏蒸泛溢，导致发黄。

【原文】

腹满，舌痿黄①，躁不得眠，属黄家舌痿疑作身痿。

【词解】

①舌痿黄：谓身体萎黄而不润泽。舌，为"身"之误；痿，同"萎"。

【提要】 本条论述脾虚发黄的证候。

【原文分析】

腹乃脾所主，脾虚生湿，湿滞为满，故其症见腹满，脾虚不能运化水谷精微以濡养周身，故见身体萎黄不润泽，此乃脾之本色外现，脾湿郁而化热，湿热上蒸，导致烦躁不得眠，此病见于素有发黄病证之人，所以说"属黄家"。

【原文】

黄疸之病，当以十八日为期，治之十日以上差①，反剧为难治。

【词解】

①差：通瘥，病愈，这里作病情好转解。

【提要】 本条论述黄疸病的预后。

【原文分析】

"黄疸之病，当以十八日为期"，从《金匮要略》的角度而言，黄疸之成，主要与脾有关，即首条所谓"脾色必黄，瘀热以行"。而首章首条之"四季脾王"的含义之一，是四季之末的十八日为脾气当旺之时，故"黄疸之病，当以十八日为期"是说治疗黄疸病，应当注意脾气的旺盛与否。脾气旺盛则容易去病，反之则易加剧。当然，也不能坐等四季之末的十八日。

"治之十日以上差，反剧为难治"，经过治疗，在十日左右即好转的则容易治疗，反之则难治，这种判断预后的方法，是仲景对前人治疗黄疸病的经验总结，临床所见，治疗本病，一般十日左右黄疸消退，2～3周症状全部消除。但必须早期治疗，而且正气旺盛，治法得当，则正胜邪却，如此，方能达到十日以上瘥的目的。

【原文】

疸而渴者，其疸难治；疸而不渴者，其疸可治。发于阴部①，其人必呕；阳部①，其人振寒而发热也。

【词解】

①阴部、阳部：阴指在里，阳指在表。

【提要】 本条再论黄疸的预后。

【原文分析】

黄疸出现口渴，可由以下几个原因所致：①湿邪阻滞，津不上承；②热盛津伤；③气虚不能敷布津液。无论哪种原因，都说明黄疸而口渴是病邪深入，邪气盛实或正气渐虚，渴必欲饮，饮后反助湿邪，故说"其疸难治"。反之，黄疸口不渴，则表明病邪轻浅，热不盛，津未伤，正不虚，故说"其疸可治"。

呕吐证多发病于里，所以说"发于阴部"；振寒发热，病多在表，所以说"发于阳部"。这里的发于阴、发于阳，即第一章第十三条阳病、阴病之谓，此亦为疾病的一种分类方法。

【原文】

谷疸之为病，寒热不食，食即头眩，心胸不安，久久发黄，为谷疸。茵陈蒿汤主之。

［茵陈蒿汤］方

茵陈蒿六两　栀子十四枚　大黄二两

上三味，以水一斗，先煮茵陈，减六升，内二味煮取三升，去滓，分温三服，小便当利，尿如皂角汁状，色正赤，一宿腹减，黄从小便去也。

【提要】　本条论述谷疸湿热证的证治。

【原文分析】

谷疸多由饮食内伤，脾胃受损，蕴湿生热，加之外感病邪而发。谷疸的恶寒发热与表证的恶寒发热不同，是由湿热交蒸于外，营卫不和所致，湿热中阻，胃受纳不利，故不欲食，食后水谷不化精微，反助湿生热，湿热郁蒸，令心胸烦闷不舒，湿热上冲即头眩；"久久发黄，为谷疸"，表明从病谷疸至周身发黄有一个郁蒸过程，并非一病谷疸，就见周身发黄。

本条叙证较略，第二条所论谷疸之证，本条当有，因此，本条的主症有：寒热不食，食即头眩，心胸不安，腹满，小便不利等。

谷疸的病机为湿热蕴蒸，治当清泄湿热，方用茵陈蒿汤，方中茵陈蒿、栀子清泄湿热，利疸退黄；大黄荡涤积滞，泄热退黄。诸药合用，使瘀热从二便而出，方后注"尿如皂角汁"，是湿热外泄之征，故曰"黄从小便去也"。

【治法】　清热利湿退黄。

【方解】

方中茵陈苦微寒，清热利湿以退黄；栀子苦寒，清三焦之湿热；大黄量仅为茵陈的三分之一，在方中为佐使之品，取其清热泻火，入气入血，既助茵陈、栀子速除湿热，以利小便，又入血行血，行散瘀热。

【原文】

黄家，日晡所①发热，而反恶寒，此为女劳得之。膀胱急，少腹满，身尽黄，额上黑，足下热，因作黑疸。其腹胀如水状，大便必黑，时溏，此女劳之病，非水也。腹满者难治。硝石矾石散主之。

［硝石矾石散］方

硝石　矾石烧，等分

上二味，为散，以大麦粥汁和服方寸匕，日三服。病随大小便去，小便正黄，大便正黑，是候也。

【词解】

①日晡所：指午后3～5时左右。日晡为申酉之时；申为午后3～7时；"所"为许之意，表概数。

【提要】 本条论述女劳疸变为黑疸并兼有瘀血湿热的证治。

【原文分析】

本条阐述了三点。

(1) 黄家发热与女劳疸发热的鉴别：这一段从条文开始至"此为女劳得之"为止，黄家之证，多由湿热蕴蒸，郁于阳明所致，故多见日晡（申酉时）阳明经气旺时而发热，但不恶寒，假如不发热而反恶寒，则非湿热郁于阳明之发黄证，而是女劳疸肾虚内热证，其热表现为"手足中热，薄暮即发"。

(2) 女劳疸的症状及转变：这一段从"膀胱急"到"因作黑疸"为止。女劳疸得之于房劳过度，肾精亏虚，阴损及阳，阳虚于内，膀胱失于温养而症见拘急；阳虚于外，肌表失于温煦而症见恶寒；肾虚不助膀胱气化，湿浊积留导致小腹胀满，湿浊不得外泄，泛溢周身导致身尽黄。因女劳病性属虚，故其色必晦暗不鲜明，虚火循膀胱经脉上炎，与血相搏，瘀血停滞于额，导致额上黑色，如女劳疸日久不愈，则转变为黑疸，所以说"因作黑疸"。由此可见女劳疸与黑疸的关系。

(3) 黑疸的证治及预后：从"其腹胀如水状"至句尾。黑疸由女劳疸转变而来，由于肾虚生热，虚热灼伤脉络，瘀血渗于肠腑，故大便正黑。女劳疸病在肾，久病及脾，脾不健运，则时见大便稀溏。脾虚生湿，湿浊与瘀血交相阻滞，令"其腹部胀满如水状"。但并非有水积聚，故说"非水也"后面一句"腹满者"表示病至后期，肾不主水，脾不运湿，水湿停聚令腹部胀满，此属脾肾两败之征，所以说"难治"。

"硝石矾石散主之"一句是倒装笔法，是针对肾虚夹有瘀血的病机而言的。不是为腹满，脾肾两败的病机而设，硝石矾石散功在消瘀化湿，硝石即火硝，味苦咸性寒，能入血分消瘀除热；矾石即皂矾，性寒味酸，能入气分化湿利水；大麦味甘性平，功能养胃，缓硝、矾之悍性。诸药合为养胃、消瘀、化湿之方。硝矾性峻烈，本非脾肾两虚所宜，但用其消瘀化浊，佐以大麦粥养胃，消中寓补，故用之无恐。

【治法】 清瘀逐湿。

【方解】

方中硝石即火硝，《神农本草经》谓"味苦寒"，能消坚散积；矾石，《神农本草经》谓"味酸寒"，能消痰去湿，解毒，两药皆为石药，用之伤胃，故方中加大麦粥汁和服，以护胃气，三药合奏消坚化瘀、祛湿之功。

【原文】

酒黄疸，心中懊憹，或热痛，栀子大黄汤主之。

［栀子大黄汤］方

栀子十四枚 大黄一两 枳实五枚 豉一升

上四味，以水六升，煮取二升，分温三服。

【提要】 本条论述酒疸的证治。

【原文分析】

嗜酒过度，湿热内蕴是酒疸起病的原因。湿热中阻，上熏于心，至心中懊憹，郁闷不舒；湿热阻滞，气机不利，甚者不通，不通则痛，故症见心中热痛。"热痛"反映了湿热阻滞，气机不通的严重程度。

治用栀子大黄汤清心除烦，方中栀子、豆豉清心中之郁热；大黄、枳实除胃中之积滞，以使酒热上下分消。

【治法】 泄热祛湿，开郁除烦。

【方解】

方中栀子清热除烦而利小便；大黄泻热开郁，大黄与栀子相伍更能导热下行，使湿热郁结从二便分消，配枳实破气行结，使浊气下行；豆豉轻清，升散宣郁而去懊恼，诸味相伍，以使湿热得下，壅郁得开，则酒疸得愈。

【原文】

诸病黄家，但利其小便，假令脉浮，当以汗解之，宜桂枝加黄芪汤主之。方见水气病中

【提要】　　本条论述发黄疾病的治疗大法与邪在表的证治。

【原文分析】

本条与前第八条"然黄家所得，从湿得之"相呼应，发黄，离不开湿邪为患。湿邪内停，郁而化热，湿热阻滞，气化失职，小便不利，湿热无从排泄，熏蒸泛溢发为黄病；针对这一病机，治疗大法当以通利小便为主，小便利则湿有去路，诸黄可退。因此，通利小便是退黄的一大法则，但病黄家有湿邪在内与在表的不同，前"但利其小便"是针对湿邪在内而设。如果病黄家但脉见浮象，说明病邪在表，治当因势利导，"以汗解之"方宜用桂枝加黄芪汤。

桂枝汤调和营卫，微微取汗以祛表邪，加黄芪益气，一助托邪，二助化湿；合用为黄家病邪在表的微汗之剂。此与《金匮要略·痉湿暍病脉证治》篇的风湿在表，缓取微汗的意义完全相同。

【原文】

诸黄，猪膏发煎主之。

［猪膏发煎］方

猪膏半斤　乱发如鸡子大三枚

上二味，和膏中煎之，发消药成，分再服，病从小便出。

【提要】　　本条论述胃肠燥结的瘀黄证治。

【原文分析】

本条方详证略，"诸黄"之"诸"作"有些"或"有的"讲为宜，不便作"一切"讲，以湿去热存，变为燥结之证者，用之为宜。本证应有少腹急满、大便秘结等症。

方后何以言"病从小便出"？因兼有瘀血者必有气滞，气滞则不能行水，故可致少量水湿停留，服上方后，燥得润，气得行，则水湿得出，故尤怡引《神农本草经》谓"乱发消瘀，开关格，利水道"，故曰病从小便出。

【治法】　　补虚润燥，化瘀通便。

【方解】

方中猪膏即猪油，补虚润燥，滑肠通便；乱发即血余炭，入油中煎溶，能消瘀活血、利小便，合用能润燥消瘀、通利二便，只适宜于津枯血瘀、胃肠燥结之瘀黄证，湿热发黄、寒湿发黄则不宜用。尚用本方治妇人胃肠燥结之阴吹病。

【原文】

黄疸病，茵陈五苓散主之一本云：茵陈汤及五苓散并主之。

［茵陈五苓散］方

茵陈蒿末十分　五苓散五分 方见痰饮中

上二味和，先食饮方寸匕，日三服。

【提要】　　本条论述湿重于热的黄疸证治。

【原文分析】

本条承前文茵陈五苓散功在清热利湿退黄，全方利水作用较强，故知本方主治湿重于热的黄疸。

【治法】　利水祛湿，清热除黄。

【方解】

方中茵陈倍于五苓散，重在分利湿热而退黄；五苓散发汗利小便以除湿，两者相协，利湿之功重于清热，制散剂，药力较缓，可知本方适治黄疸之轻证。

【原文】

黄疸，腹满，小便不利而赤，自汗出，此为表和里实，当下之，宜大黄硝石汤。

［大黄硝石汤］方

大黄　黄蘗　硝石各四两　栀子十五枚

上四味，以水六升，煮取二升，去滓，内硝更煮，取一升，顿服。

【提要】　本条论述黄疸热盛里实的证治。

【原文分析】

黄疸病，多因于湿热，热宜清，湿宜利。如热重于湿者，以清热为主；湿重于热者，以利湿为主；湿热并重者，清热利湿并用。但黄疸病证偏于表者，宜从汗解；偏于里者，宜用攻下。总之，必须以临床证候作为辨证施治的依据。

"黄疸，腹满，小便不利而赤"，重在一个"赤"字，说明热盛。热盛，则气机不畅，故腹满；热盛，则气化不行，故小便不利。

"自汗出"，自汗与腹满、小便不利而赤同时出现，乃里热熏蒸，迫津外泄所致。

"此为表和里实"一句，是对本证病机的概括。所谓"表和"即肌表无病；所谓"里实"即里热盛而致实邪阻滞，这里提"表和"二字的目的，正是为了重点突出"里实"的实质。

"当下之"，里有实热而表和无病，故法当攻下，以通腑泄热。

本证既用攻下，那么在症状上尚应具备腹满拒按、大便秘结、苔黄、脉数有力等。本条与《伤寒论·阳明病》篇255条"阳明病，发热汗多者，急下之，宜大承气汤"一样，皆是取其急下以存阴。

【治法】　泻热通腑，兼以利尿。

【方解】

方中大黄泄胆胃之瘀热而除中焦之滞；黄柏、栀子清上下焦之热邪；硝石寓于苦寒泄热诸味中，以逐瘀消坚，诸味相协，使三焦之邪热从大便而出，为泄下之重剂。

【原文】

黄疸病，小便色不变，欲自利，腹满而喘，不可除热，热除必哕；哕者，小半夏汤主之。方见痰饮中

【提要】　本条论述黄疸误治变证的证治。

【原文分析】

黄疸病一般多为湿热熏蒸，其小便必黄赤短少，或不利，此条小便色不变，是里无热，欲自利，即有泄泻的趋势，这是寒湿困脾，脾虚不运之征。寒湿不化，停滞中焦故致腹满，此虚寒腹满必时减，喜温，喜按；湿邪阻滞，气机不畅故症见喘。此病属寒湿内盛，脾虚不运，治疗当用理中汤、四逆汤之类，温运脾阳，散寒除湿。如果误将此证认为是里热实证，投以苦寒药除热，此举必更伤脾胃阳气，导致胃气上逆而出现呃逆，此时治疗当以小半夏汤温胃和中，降逆止呃。

若呃逆已止，须再进一步辨证施治。

【原文】

诸黄，腹痛而呕者，宜柴胡汤。必小柴胡汤，方见呕吐中

【提要】　本条论述发黄见少阳证的证治。

【原文分析】

在发黄的病变过程中，如症见往来寒热，腹痛而呕，是邪在少阳，治宜和解少阳，方用小柴胡汤。

学习本条应注意以下几点。

（1）本条不是少阳证引起发黄，而是在发黄的病变过程中，出现腹痛而呕的少阳症状。

（2）和解少阳，不是治疗发黄的主要方法，但是，通过和解少阳，可使气机通利畅达，有助于退黄。

（3）小柴胡汤本为少阳证而设，此用治发黄，说明不论何病，只要邪在少阳，出现少阳证，就可使用小柴胡汤，充分体现了异病同治的辨证施治思想。

【原文】

男子黄，小便自利，当与虚劳小建中汤①。方见虚劳中

【词解】

①虚劳小建中汤：即"虚劳病脉证并治"篇第十三条的小建中汤。

【提要】　本条论述虚劳痿黄的证治。

【原文分析】

本条所论，多认为不是黄疸病，而是虚劳范围的痿黄证。其所以列于本章之中，是为了与黄疸病相鉴别，因此在临床辨证施治方面，仍具有重要意义，现从四个方面讨论如下。

（1）病因：黄疸的发生，主要是湿，从热化者为湿热；从寒化者是寒湿。

痿黄证的形成，主要是虚，或劳累过度，或失血过多，或久病不复，或房劳伤肾等，均为本病的致病因素。

（2）机理：黄疸病，既可因湿热熏蒸，又可因寒湿郁滞不化，病位重在脾胃，无论是湿热熏蒸，还是寒湿郁滞，日久不得运化，皆能波及血分，浸淫于肌肤而为黄疸。

痿黄证，无论劳累、失血，还是病后、房劳，皆能导致精血亏损，气阴两伤，气血生化之源、真阴真阳寄托之所，皆呈现虚乏状态，故全身经脉失其所养，面不得荣，肤不得润，因此出现全身痿黄。

（3）证候

1）从色而论：湿热发黄，其色如橘子之鲜明；寒湿发黄，其色如烟熏之晦暗。

痿黄证，其色枯萎不荣。

2）从尿而论：黄疸病，小便不利为主症之一，如"小便不通"，"小便必难"，"小便不利"，"小便不利而赤"，"诸病黄家，但利其小便"等；《伤寒论》278条云："若小便自利者，不能发黄"，说明，黄疸病不论因湿热还是因寒湿所致，皆有"小便不利"。

痿黄证，是"小便自利"。

本条痿黄证与女劳疸，均有"小便自利"之症，两者亦应区别：女劳疸是肾虚有热，以"额上黑"为特征，与湿邪关系不大，故小便自利；痿黄证，是全身枯萎不荣，属于纯虚引起，并无湿邪，所以小便自利。

（4）治法：黄疸病一般与湿有关，"诸病黄家，但利其小便"。

痿黄证的治疗，其理论是根据《难经·十四难》所云"损其心者，调其营卫……损其脾者，调其饮食……损其肾者，益其精"和《素问·阴阳应象大论》所云"精不足者，补之以味"，故小建中汤调和营卫而补中州，使气血充沛，则痿黄自愈。

【原文】

附方：

[瓜蒂汤]　　治诸黄。方见暍病中

【提要】　　本条论述使湿热从上泄出的治黄方法。

【原文分析】

瓜蒂汤即一物瓜蒂，瓜蒂味苦而长于涌吐。古书载黄病之治，多用瓜蒂，认为该药能去湿除黄，将瓜蒂研末吹鼻取黄水，或作散剂令病人吐黄水以治黄病，但是，此法催吐甚剧，今多不用。据实验报道，瓜蒂研末搐鼻，渗出黄水，治黄疸有效。

【原文】

《千金》[麻黄醇酒汤]　　治黄疸。

麻黄三两

上一味，以美清酒五升，煮去二升半，顿服尽。冬月用酒，春月用水煮之。

【提要】　　本条再论汗法治疗黄疸。

【原文分析】

本章第十条"假令脉浮，当以汗解之"，指出了发黄邪在表用桂枝加黄芪汤治疗。本条是表实，症有无汗、脉浮紧，治用麻黄醇酒汤发汗解表，除湿退黄，用一味麻黄发汗治黄疸，量小则不汗，量大易过汗，现已很少用此方。

【治法】　　发汗解表，去湿退黄。

【方解】

方中麻黄发汗解表，美酒行血燥湿，至于冬月用酒，春日用水煮者，后者防止助热，以防他变是也。

第十六章　惊悸吐衄下血胸满瘀血病脉证治

【原文】

寸口脉动而弱，动则为惊，弱则为悸。

【提要】　　本条从脉象论述惊和悸的病因病机。

【原文分析】

诊得寸口脉短而急促，应指跳动如豆，即为动脉，多见于惊证。诊得寸口脉细软无力，重按乃见，即为弱脉，多见于悸证。惊证多由猝受惊吓，惊则气乱，心无所倚，神无所归，脉厥动摇，故曰"动则为惊"。悸证多由营血亏虚，心脉不得充养，心气鼓动无力，导致脉象软弱无力，故曰"弱则为悸"。若寸口部先后诊得动弱两脉，则表明心之气血内虚，又为外惊恐所扰，其症可见精神惶恐，坐卧不安，心中悸动不宁，是为惊悸证。

【原文】

师曰：夫①脉浮，目睛晕黄②，衄③未止，晕黄去目睛慧了④，知衄今止。

【词解】

①夫：许多注家作"尺"。

②目睛晕黄：有两种情况，一是望诊可见病人黑睛四周发生黄晕，此与黄疸病见白珠发黄有别；二是病人视物昏黄不清。

③衄：此指鼻出血。

④目睛慧了：指目睛清明，视物清晰。

【提要】　　本方从脉证判断衄血的预后。

【原文分析】

尺脉候肾，"肝为肾子"，目为肝窍，肝主藏血，肝肾同源，相火内寄肝肾，尺脉当沉不当浮，浮则表明肝肾阴亏，相火内动，虚热上扰，肝之虚热上扰于目，则见目睛晕黄，视物不清；热迫血妄行，损伤阳络则见衄血，以上脉症说明"衄未止"。若晕黄退去，目睛清明，视物清晰，说明阴复火降，热退血宁，故"知衄今止"。

【原文】

又曰：从春至夏衄者太阳，从秋至冬衄者阳明。

【提要】　　本条论述衄血有表热里热的不同，并与四时气候有关。

【原文分析】

春夏两季，阳气升发，体内阳热浮越在外，此时衄血，多因表热亢盛，损伤阳络所致。表阳盛者太阳，所以说"春至夏衄者太阳"。秋冬两季，阳气收敛，体内阳热也潜藏于内，此时衄血，多因里热亢盛，扰动血脉所致，里阳盛者阳明。所以说"秋至冬衄者阳明"。

【原文】

衄家①不可汗，汗出必额上陷②，脉紧急，直视不能眴③，不得眠。

【词解】

①衄家：经常衄血之人。

②额上陷：额上两旁动脉因血脱于上而致下陷不起。

③眴：音义同"瞬"，眼球转动。

【提要】　　本条论述衄家误汗后的变证。

【原文分析】

衄家，指经常鼻衄、肌衄之人，此处也可理解为出血病人。《灵枢·营卫生会》篇说："夺血者无汗，夺汗者无血。"凡失血病人，阴血必亏，即使外有表邪，也不可妄用汗法，汗血同源，如果误发其汗，必重伤阴血，阴血亡失则经脉空虚，故额上脉络陷而不起；阴血亏虚，经脉失养，经气不柔，故诊其脉紧急；目得血而能视，阴血亏不能荣于目，故目系急，目睛直视不能转动，阴虚不能潜阳，故不得入寐。

【原文】

病人面无色①，无寒热②，脉沉弦者衄；浮弱，手按之绝者，下血；烦咳者，必吐血③。

【词解】

①面无色：当从《脉经》、《诸病源候论》、《备急千金要方》、《外台秘要》等作"面无血色"为是。

②无寒热：没有恶寒发热的外感证候。

③吐血：实际指咯血。

【提要】　　本条论述衄血、下血、吐血的不同脉症及其鉴别诊断。

【原文分析】

"脏腑经络先后病脉证"篇云："色白者，亡血也"；《灵枢·决气》篇云："血脱者，色白夭然不泽"；"血痹虚劳病脉证并治"篇云："男子面色薄者，主渴及亡血"。可见面无血色是脱血之象。本条用"病人"二字冠首，在于强调本条所论，乃经常衄血、吐血及下血之辈，这类病人，因出血过多，气虚血少，不能上荣于面，故面无血色。"无寒热"，正如黄元御云："无寒热者，病系内伤，无外感表证也"，亦如"水气病脉证并治"篇的皮水"不恶风"、"不恶寒"意为无表证一样。"面无血色，无寒热"两语，实为本条之纲领。

肾脉沉，肝脉弦，假如病者脉见沉弦，足证病在肝肾，沉弦者，沉取而虚弦也。"血痹虚劳病脉证并治"篇云："男子脉虚沉弦，无寒热……面色白……兼衄。"沉为肾虚不能濡养肝木，弦为肝郁、气滞血瘀，肾虚则肝气偏旺，肝郁积则化火，上刑肺金，气不肃降，火升气逆，故血上溢而为衄。

如脉浮而弱，按之即绝者，为阳浮于上，血亏于下，阳气升而不降，阴血无阳相维，故血自下，在女子则为崩中之候。

"烦咳者，必吐血"，此处省略了"浮弱"二字，说明浮弱之脉既主下血，又主吐血，烦为阳气上越，内扰于心；咳乃气机上逆，肺气不降。咳久必伤阳络，其脉虽与下血同，但见其症却烦咳，病位在上，故知必吐血。

【原文】

夫吐血①，咳逆上气，其脉数而有热，不得卧者死。

【词解】

①吐血：指咯血而言。

【提要】　　本条论述吐血重证的预后。

【原文分析】

此条是继前第五条"烦咳者，必吐血"而来，也可理解为是上条吐血证的进一步发展。吐血与咳嗽喘逆并见，表明该吐血与咳嗽喘逆有关，其血当来自肺，咳伤肺络，喘则气逆，致血随咳逆而咯出。吐血必致阴血亏虚，阴虚则火旺，虚火灼肺，肃降失常，不但吐血不止，反而加重咳逆上气。如此恶性循环，终致阴不敛阳，虚阳外浮导致身热，脉数；虚火上浮扰动心神，导致虚烦不得安眠，如此发展，阴愈亏则阳愈旺，阳愈旺则阴愈亏，阴阳将有离决之势，故预后险恶，属难治之证。

【原文】

夫酒客^①咳者，必致吐血^②，此因极饮过度所致也。

【词解】

①酒客：平素嗜酒之人。

②吐血：此指咯血与吐血。

【提要】　　本条论述酒客咳血、吐血的病机。

【原文分析】

酒体湿而性热，嗜酒过度，必致湿热内蕴，湿热积于胃，损伤胃络则吐血；湿热上蒸，熏灼于肺，肺失清肃则见咳，损伤肺络则咳血，可见湿热是导致酒客咳血、吐血的主要原因。因肺胃出血皆从口而出，故笼统地称为吐血。

【原文】

寸口脉弦而大，弦则为减，大则为芤，减则为寒，芤则为虚，寒虚相击，此名曰革，妇人则半产漏下，男子则亡血。

【提要】　　本条论述虚寒亡血的脉象。

【原文分析】

本条在"血痹虚劳病脉证并治"篇第十二条中已有论述，此处专为失血立论，故去掉该条最后"失精"二字，并与第六、七条作对比，说明亡血不一定都导致阴虚，也可导致阳虚。

关于本条的释义详见虚劳章。

【原文】

亡血^①不可发其表，汗出即寒栗而振^②。

【词解】

①亡血：泛指一切出血证。

②寒栗而振：怕冷发抖。

【提要】　　本条论述亡血误汗伤阳的变证。

【原文分析】

失血之人，气血大亏，易招外邪，虽有表证，亦不可用汗法攻其表，因"血汗同源"。亡血已伤其阴，若再发其汗，必阴损及阳，不仅犯了"虚虚"之诫，而且有违"夺血者无汗"的原则，正因气虚血少，周身得不到阳气的温煦，筋脉得不到阴血的濡养，阳不能外固，阴不能内守，所以寒栗而振，正如成无己说："亡血发汗，则阴阳俱虚，故寒栗而振摇。"

【原文】

病人胸满，唇痿^①，舌青，口燥，但欲嗽水^②，不欲咽，无寒热，脉微大来迟，腹不满，其人言我满，为有瘀血。

【词解】

①唇痿：痿同萎，指口唇色萎而不润泽。

②嗽水：《医统正脉》本作"漱水"，宜从。"嗽"为"漱"之误。

【提要】 本条论述瘀血的主要脉症。

【原文分析】

瘀血致病可出现以下一些脉症。

（1）胸满：瘀血在胸，气机阻滞，气滞为满，故病人自觉胸满。

（2）唇痿：瘀血内阻，血不上荣，故唇色不泽。

（3）舌青：心主血，舌为心之苗，瘀血阻滞，血行不畅，令舌色青紫或见青紫斑点，此为瘀血证的主要特征。

（4）口燥，但欲漱水，不欲咽：瘀血阻滞，津不上承，故令口干燥，但病在血瘀，而非津伤，故只欲漱水以滋润，而不欲吞咽以补津，这是瘀血口燥的特点。

（5）无寒热：表明病为内伤瘀血，而非外感受邪。

（6）脉微大来迟：瘀血之脉稍大于常脉，但往来迟缓，此因瘀血阻滞，气血不畅，脉行不利所致。

（7）腹不满，其人言我满：瘀血滞于腹部经隧，影响气机运行，故病人自觉腹部胀满，但腹部并非为宿食、水饮等有形之邪停聚，故察其外形并无胀满之征。

【原文】

病者如热状①，烦满，口干燥而渴，其脉反无热，此为阴伏②，是瘀血也，当下之。

【词解】

①如热状：好像发热的样子。

②阴伏：血为阴，阴伏指瘀血久郁化热，热伏于血分。

【提要】 本条论述瘀血郁热的证治。

【原文分析】

"病者如热状"，是指烦满、口干燥而渴等症。烦满者，胸满、心烦之谓也。血液瘀滞，气机不利，则胸满；神无以养而心烦；血瘀气阻，不能化津，口无以润，故燥而渴，以上诸症，均似有热之征，但诊其脉并无热象，因内无火热之邪，故不见浮、大、滑、数等脉，《金鉴》云："……今反见沉伏之阴脉，是为热伏于阴"，所以说"此为阴伏，是瘀血也"。瘀血内停，郁热不解，当用下瘀血的方法治疗。

"当下之"句，黄元御着重指出"血之吐衄溲便，必因先郁而后行、血已郁矣，而不亡于吐衄，则血瘀于上，不亡于溲便，则血瘀于下。瘀而不去，较之外亡者更重，不得不下也"。可见瘀久热郁，阻碍新血资生，故当用攻下之法以去其瘀血。

【原文】

火邪①者，桂枝去芍药加蜀漆牡蛎龙骨救逆汤主之。

［桂枝救逆汤］方

桂枝三两，去皮　甘草二两，炙　生姜三两　牡蛎五两，熬　龙骨四两　大枣十二枚　蜀漆三两，洗去腥

上为末，以水一斗二升，先煮蜀漆，减二升，内诸药，煮取三升，去滓，温服一升。

【词解】

①火邪：指误用烧针、艾条、火熏等法劫汗亡阳，引起惊狂起卧不安的变证。

【提要】　　本条论述火劫致惊的治疗。

【原文分析】

"火邪"本身并非病名，而是因为使用熏、熨、烧针等法所发生的病变，古人把引起这些病变的因素称为火邪，正如《伤寒论》123条说："太阳伤寒者，加温针，必惊也。"火邪引起的病变，在"黄疸病脉证并治"篇中即涉及过，其第八条之证即乃火邪所致，《伤寒论》中的记载也甚多。本条详于方而略于证，据《伤寒论·太阳病》篇115条云："伤寒脉浮，医者以火迫劫之，亡阳，必惊狂，卧起不安者……"又117条云："太阳病，以火熏之，不得汗，其人必躁，到经不解，必清血，名为火邪。"可见本条当有烦躁、惊狂等症。医者误用火劫，必致阳气散乱，故而发生惊狂、卧起不安，治用桂枝汤以除未尽之表邪；去芍药之酸，加蜀漆之辛，盖欲使火气与风邪一时并散，而无少有留滞。所谓从外来者，驱而出之于外也；加龙骨、牡蛎者，所以安心神而收敛浮越之阳气也。

本方具有通阳、镇惊、安神之效，即使不是因火邪所致惊，只要病机相同，亦可应用。

【治法】　　温通心阳，镇惊安神。

【方解】

方用桂枝汤去阴柔之芍药以助心阳，加龙骨、牡蛎固摄重镇安神；蜀漆涤痰驱邪止惊狂。诸药合用，有通阳、镇惊、安神之效。

【原文】

心下悸者，半夏麻黄丸主之。

[半夏麻黄丸]方

半夏　麻黄等分

上二味，末之，炼蜜和丸小豆大，饮服三丸，日三服。

【提要】　　本条论述水饮致悸的治法。

【原文分析】

心下即胃脘部位，水饮内停心下，上凌于心，心阳被遏，令病人自觉心中悸动不宁，治以宣通阳气，降逆消饮之半夏麻黄丸。

该方用麻黄宣发阳气，半夏蠲饮降逆，心阳得宣，饮邪得降，则悸动自宁，但郁遏之阳不能过发，凌心之水不易速去，故以丸剂小量，缓缓图之，而且，以蜜为丸补益正气，令邪去而正不伤。

【治法】　　宣通阳气，降逆除饮。

【方解】

方中半夏蠲饮降逆，麻黄宣发阳气；若阳气不能宣发，则停饮难以速消，故蜜丸与服，缓以图之。

【原文】

吐血不止者，柏叶汤主之。

[柏叶汤]方

柏叶　干姜各三两　艾三把

上三味，以水五升，取马通汁一升合煮，取一升，分温再服。

【提要】　　本条论述吐血属虚寒的治法。

【原文分析】

本条叙证简略，所主之证当从分析方药功效入手，侧柏叶苦、涩、微寒，其气清降，能折其上逆之势以收敛止血。干姜辛热，温中止血；艾叶苦辛温，温经止血，两药合用，能振奋阳气以摄血。马通汁即马粪用水化开滤过取其汁，其性微温，能引血下行以止血。可知，本方是温中止血之剂，故本条所主，当为虚寒性吐血证，导致虚寒性吐血的原因很多，如吐血不止，气随血耗，阳气渐虚；或中气虚寒，血不归经；或过饮寒凉，损伤阳气，温摄无力，都可导致虚寒性吐血，针对以上病机，故治疗选中了温中止血、引血归经的柏叶汤，不过临床应用此方时，多以童便代马通汁，艾叶用焦艾，干姜用炮姜，因两药炮制后，由辛温变为苦温，则温而不散，止而不凝，疗效更佳。

【治法】 温中止血。

【方解】

方中柏叶收敛止血，并清降上逆之势；干姜温中散寒，艾叶温经止血，两药相合可振奋阳气，温阳守中而止血；马通汁性微温，止血并能引血下行，四味合用，共奏温中止血之效。

【原文】

下血，先便后血，此远血①也，黄土汤主之。

[黄土汤] 方 亦主吐血、衄血

甘草　干地黄　白术　附子炮　阿胶　黄芩各三两　灶中黄土半斤

上七味，以水八升，煮取三升，分温二服。

【词解】

①远血：谓血的来源较远，即出血部位距肛门较远，在直肠以上。

【提要】 本条论述虚寒便血的证治。

【原文分析】

便血，大便在先，出血在后，说明血来自直肠以上的部位，故称为远血，其血色暗红或呈棕黑色，混杂于大便中，导致远血的原因，多为中焦脾气虚寒，统摄无权致血液下渗，并随大便而出。

【治法】 温脾摄血。

【方解】

方中灶中黄土，又名伏龙肝，有温中涩肠止血的作用；白术、甘草补中健脾；阿胶、干地黄滋阴养血止血；炮附子温阳散寒，配黄芩苦寒反佐，防止温燥太过，损伤阴血，并有抑肝扶脾之功。

【医案选录】

1. 大便下血案

此方证之大便下血乃阳气不足，脾气虚弱，统摄无权所致。临床辨证中常见面黄体瘦，口唇淡白，四肢厥冷，大便下血，缠绵不愈，舌淡多津，脉沉弱等症。

唐祖宣常以本方加减治疗消化道出血之便血、痔疮下血，若肠道出血者去黄芩，加大黄、干姜。现举临床治验。

陈某，男，45 岁，1980 年 7 月 10 日住院治疗。

现病史　幼年因患痢疾经久不愈，1957 年夏因工作劳累又致脱肛。3 年前由于神情呆滞，记忆减退，满面皱纹，化验血脂胆固醇高达 12. 41mmol/L。经常大便下血，严重脱肛，入院治疗。

症见　面色苍白，满面皱纹，神情呆滞，舌淡，苔白，舌质裂皱，四肢发凉，大便下血，腹部冷痛，脱肛，脉沉弱无力。

检查　血红细胞计数 $5.2×10^{12}/L$，白细胞计数 $6.2×10^9/L$，中性粒细胞 0.76，淋巴细胞 0.24，血小板计数 $96×10^9/L$，胆固醇 12mmol/L。

辨证　脾肾阳衰，血虚不固。

治则　温阳健脾，养血止血。

处方　生地24g，阿胶（烊化）15g，白术12g，甘草12g，黄芩12g，炮附片10g，灶心黄土（先煎澄清，用其水煎药）60g。

上方服5剂，大便下血好转，10剂后，便血完全消失，脱肛明显减轻。

经查：血红蛋白135g/L，红细胞计数 $5.4×10^{12}/L$，白细胞计数 $7.8×10^9/L$，中性粒细胞 0.74，淋巴细胞 0.26，血小板计数 $120×10^9/L$，胆固醇 3.88mmol/L，继服原方60剂，脱肛治愈，胆固醇保持在正常范围内。

2. 皮下瘀斑案

此方证所治之皮下瘀斑乃脾肾阳虚，摄纳无权，溢于肌肤所致。临床辨证中常见面黄体瘦，四肢欠温，皮下瘀斑，色呈紫暗，舌淡，苔白或质有瘀斑，脉沉弱无力。

唐祖宣以本方加减治疗过敏性紫癜、血小板减少性紫癜、红细胞增多症后期皮下瘀斑。血虚者加当归，增地黄、阿胶之量；气虚者加黄芪、潞参；兼瘀者加三七参以止血活血。现举临床治验。

屈某，男，58岁，1981年1月1日诊治。

现病史　1980年11月因高热不退住院治疗，经治好转，因年老体弱，病情反复，体温持续在37.5～38.5℃，身出瘀血斑点。

症见　面黄体瘦，舌质淡，苔白多津，头痛眩晕，恶寒身倦，周身疼痛，四肢欠温，少腹疼痛，大便溏薄，色呈暗紫，肩、臂、胸、腋下、腰、髋部有大片皮下瘀血紫斑，脉象缓，体温37.5℃，血压100/70mmHg

检查　血红蛋白100g/L，红细胞计数 $3.8×10^{12}/L$，白细胞计数 $11×10^9/L$，中性粒细胞 0.74，淋巴细胞 0.26，血小板计数 $72×10^9/L$。

辨证　阳气不足，脾失统摄。

治则　温阳健脾，益气养血。

处方　灶中黄土（先煎澄清，用其水煎药）15g，白术15g，生地15g，阿胶（烊化）15g，黄芪15g，黄芩10g，炮附片10g，炙甘草3g。

上方服5剂，体温转向正常，皮下瘀斑吸收，沉着发黄，诸症均减轻。

上方加减继服10剂后，大便正常，瘀斑完全消失，复查：血红蛋白130g/L，红细胞计数 $4.8×10^{12}/L$，白细胞计数 $9×10^9/L$，中性粒细胞 0.78，淋巴细胞 0.22，血小板计数 $138×10^9/L$，临床治愈。

3. 崩漏案

此方证所治之崩漏乃脾肾阳虚，冲任不固，统摄失司所致。临床辨证中常见面色苍白，气短乏力，四肢发凉，月经量多，腹部冷痛，舌质淡多津，脉沉弱无力等症。

唐祖宣常以本方加减治疗功能性子宫出血。阳虚甚者加干姜10～15g；四肢发凉者加桂枝；气虚者加黄芪。现举临床治验。

宋某，女，42岁，1979年5月12日诊治。

现病史　月经不调，流血过多，已逾3年，多时顺腿流，此次因劳累后，月经量更多，出血持续30余日，曾服中药多剂无效。

症见　形体消瘦，面色苍白，气短乏力，月经量多，流湿衣裤，四肢不温，腹痛喜按，舌淡，脉沉细无力。

辨证　脾阳虚衰，摄纳无权。

治则　温补脾阳，养血止血。

处方　灶中黄土（先煎澄清，用其水煎药）60g，黄芪30g，阿胶（烊化）15g，附片15g，生地15g，黄芪12g，炙甘草9g，黑姜9g。

服药3剂时，出血明显减少，继服原方6剂，四肢转温，出血止，临床治愈。

4. 吐血案

此方证所治之吐血乃肾虚失纳，脾不统摄所致。临床辨证中常见面色萎黄，四肢欠温，吐血暗紫，舌质淡，苔薄白，脉沉细迟等症。

唐祖宣常以本方加减治疗溃疡病出血、食管静脉破裂出血、慢性肥厚性胃炎吐血。气虚者加黄芪、潞参；色呈紫暗者加三七参、大黄，干姜每用6～12g，多能取效。现举临床治验。

张某，男，45岁，1979年4月2日诊治。

现病史　有胃溃疡病史已3年，经常吐血，今晨病人起床后即感恶心，胃痛不舒，旋即吐血约500ml，急用卡巴克络、苯巴比妥、维生素K肌内注射，内服三七参、云南白药，2小时又吐血100ml，急邀诊治。

症见　面色苍白，四肢不温，胃中嘈杂，体倦神疲，头晕目眩，吐血色呈咖啡样，舌质淡苔薄白，脉沉细无力。

辨证　脾肾阳虚，不能摄血。

治则　温肾健脾，养血止血。

处方　灶中黄土（先煎澄清，用其水煎药）30g，阿胶（烊化）15g，生地15g，白术12g，附子12g，黄芩9g，白芍9g，三七参（冲服）3g，甘草3g。嘱其少量频服。

当时服药后又吐血数口，嘱其继续服用，次日再诊，吐血减轻，又服3剂，吐血止，后以调理脾胃之剂以善后，追访至今未复发。

体会　黄土汤之证治，仲景论述简要，仅为治远血而设，实际功能不限于此，此方具有阴阳俱补之功，脾阳虚衰，阴血不足是本方的主要病机，凡吐血、衄血、便血、下血、皮下瘀血等症皆可以本方加减施治。

对本方的运用，既要分看，更应合看，分看有止血之功，合看有阴阳俱补之效，在临床中除治疗血症外，此方治疗老年坐骨神经痛，血虚寒盛之久痢，腹痛，老年气血虚寒所致的风湿性关节炎、类风湿等病多能取效。

掌握药物的煎服法，亦是提高疗效的关键。灶中黄土煎汤代水，附子先煎半小时以祛其毒，阿胶需烊化，以免沉着，黄芩以后下为宜，大剂浓煎，混均频服，才能达到预期的效果。

【原文】

下血，先血后便，此近血也，赤小豆当归散主之。方见狐惑中

【提要】　　本条论述湿热性便血的证治。

【原文分析】

便血，血在前，便在后，说明血来自直肠附近，其血色多鲜红。其证多因湿热蕴结大肠，迫血下行所致。若湿热腐肉成脓，则便中可夹有脓液。

治用赤小豆当归散清利湿热，活血止血，方中赤小豆清热利湿，排脓解毒；当归行血散瘀；浆水清凉解毒，调和脏腑，诸药合用为消瘀排脓、清热利湿之剂。

【原文】

心气不足①，吐血、衄血，泻心汤主之。

［泻心汤］方　亦治霍乱

大黄二两　黄连　黄芩各一两

上三味，以水三升，煮取一升，顿服②之。

【词解】

①心气不足：当从《备急千金要方》作"心气不定"，即心烦不安之意。

②顿服：谓将本方一次全部服完。

【提要】　本条论述热盛吐衄的证治。

【原文分析】

心主血脉，心藏神，火热亢盛，扰乱心神于内，症见心烦不安，迫血妄行于上，导致吐血、衄血，治以泻火力量很强的泻心汤。

方中大黄、黄连、黄芩苦寒清泄，直折其热，火降则血自止。

方名"泻心"，就是用大黄、黄连、黄芩之苦寒，泻心火之偏盛。尤其是重用大黄，以推陈致新，可使火降瘀去而新生，也就是说黄连、黄芩泻心之邪热，大黄泻火通腑，釜底抽薪，火降则血宁矣。

此条既然是热盛吐衄，其临床表现，尚应伴有面色微赤、呼吸气粗、烦躁、口干、便秘、舌红、脉弦数有力等脉症。

泻心汤与柏叶汤均治吐血，但一寒一温，性质有别。其区别如下（表16-1）。

表16-1　泻心汤与柏叶汤的比较

方名	泻心汤	柏叶汤
脉症	吐血鲜红或暗紫，心中烦热，面红尿赤，发热口渴，便秘，舌红苔黄，脉数有力	吐血不止，血色淡红或暗，面色苍白或萎黄，形倦神疲，舌淡苔白，脉虚数无力
病机	心火亢盛，迫血妄行	中气虚寒，不能摄血
治法	清热泻火，凉血止血	温中止血

【治法】　清热泄火，凉血止血。

【方解】

方中黄连专攻心火；黄芩善清上焦热；大黄则引火下行，止血而不留瘀，三味均为苦寒之品，能直折其热，泄火热而血自止。

第十七章　呕吐哕下利病脉证治

【原文】

夫呕家有痈脓，不可治呕，脓尽自愈。

【提要】　　本条论述内有痈脓而呕吐的治法。

【原文分析】

胃有痈脓引起呕吐，这是因胃中脓液秽浊妨碍了胃的和降功能所致，而这时的呕吐则又是正气逐邪的一种反应。当脓液吐出之后，可以减轻对胃的损害，所以条文提出"不可治呕"，而应积极治疗痈脓，当脓液排尽，呕吐自然停止。据此可以悟出，不仅胃有痈脓不可治呕，凡是因有害物质所致的呕吐，呕吐有利于有害物质排出的，均不可治呕，而应积极消除病因，当病因消除，呕吐就会停止。

【原文】

先呕却渴者，此为欲解；先渴却呕者，为水停心下，此属饮家；呕家本渴，今反不渴者，以心下有支饮故也，此属支饮。

【提要】　　本条从病人发生呕与渴的先后测知饮邪的去留，并说明胃有停饮会导致呕吐。

【原文分析】

患有水饮而呕吐的病人，若是先有呕吐，然后随之出现口渴欲饮水者，这是水饮已从呕去，脾能运化，胃阳将复的征象，呕吐病即将治愈，故原文说"此为欲解"。若是病人先有口渴欲饮，然后随之出现呕吐，这是由于胃有停饮，脾失健运，胃失和降，上逆作呕所致，即原文所说的"先渴却呕者，为水停心下，此属饮家"之意。

在一般情况下，患呕吐的病人由于呕吐会损伤津液，故呕吐后可有口渴，这是表示停饮已去，胃气将复，其病向愈之征，故说"呕家本渴"；今病人有呕吐而没有口渴，是表示仍有水饮内停，所以说"心下有支饮故也，此属支饮"。

【原文】

问曰：病人脉数，数为热，当消谷引食，而反吐者何也？师曰：以发其汗，令阳微膈气虚，脉乃数，数为客热①，不能消谷，胃中虚冷故也。

脉弦者虚也，胃气无余，朝食暮吐，变为胃反②；寒在于上，医反下之，今脉反弦，故名曰虚。

【词解】

①客热："客"与"主"相对。客热意指虚热或假热，是相对于实热、真热而言的。

②胃反：病名，指朝食暮吐，吐出不消化食物的一种胃病，俗称"反胃"或"翻胃"。

【提要】　　本条论述虚寒胃反的脉症和病机。

【原文分析】

本条可分作两段讨论。从开头至"胃中虚冷故也"为第一段，从"脉弦者虚也"至末尾为第二段。

第一段重点阐述胃反呕吐的脉症。在一般情况下，脉象的主病规律是阳盛则脉数，阴盛则脉迟。见数脉本应主热，病人应当消谷善饥，现反而呕吐，其原因是医生误用发汗法治疗，致使阴阳衰微，胃气受损，所以脉象变数。这种脉数是胃中虚冷所致，是一时性的假热，所以称为客热。其病之本是脾胃阳虚，不能消化水谷，致胃失和降而呕吐，故原文说"数为客热，不能消谷，胃中虚冷故也"。

第二段进一步阐述虚寒性胃反的病机。在一般情况下，弦脉多主寒、主痛。现不言弦，而称为虚，这是由于本病之初不应当用下法，而医生误以为数脉为胃肠实热证而用攻下法，使胃阳更伤，故脉象由"数"主客热，又变为弦脉而主虚。这种情况的弦脉既不主水饮，也不主阴寒，而是胃虚生寒之弦，胃虚且寒，宗气亦虚，脾胃无以消化水谷之能，所以食入于胃，停宿不化，朝食暮吐，变为胃反痼疾。

【原文】

寸口脉微而数，微则无气，无气则荣虚，荣虚则血不足，血不足则胸中冷。

【提要】　本条提示寸口脉微亦主胸中冷。

【原文分析】

这里寸口是指两手寸、关、尺三部。脉微而数即指脉象数而无力，因为是从寸口诊得，除了由前条之"胃中虚冷"所致外，胸中寒冷，宗气不足，卫气营血虚少，亦是主要原因之一。本条与前五条互参，旨在指出寸口脉数而无力既主中阳气不足之虚寒胃反，亦主宗气不足之胸中寒冷，这时应再诊查病人趺阳脉的变化以帮助诊断。

本条因叙论不甚明确，对本条的解释多有注家认为是虚寒胃反所致者。由胃气虚寒，不能消谷，气血化生不足，以致营气俱虚，影响胸中宗气，从而出现胸中寒冷。

【原文】

趺阳脉浮而涩，浮则为虚，涩则伤脾，脾伤则不磨，朝食暮吐，暮食朝吐，宿谷不化，名曰胃反。脉紧①而涩，其病难治。

【词解】

①脉紧：《备急千金要方》"脉紧"上有"趺阳"二字。

【提要】　本条再论胃反属于脾胃两虚的脉症和预后。

【原文分析】

以上三条都是论述胃反呕吐的脉因证治，都属于脾胃两虚，运化失职的呕吐病。在正常情况下，趺阳脉主候胃气，应当不浮不沉，大小适中，和缓自如，则脾胃健运不病。胃为阳土，以降则和，故趺阳脉不应当浮，浮则为胃阳虚浮而不降。所以说浮则为虚。脾为阴土，以升则健，故趺阳脉不应当涩，涩则伤脾，脾阳不足，气不化津，津气两伤，脾津不足，所以说涩则伤脾。由于病情深重，脾胃两虚，健运失职。宿谷不化，以致形成朝食暮吐，暮食朝吐的胃反病。由于脾胃两虚，阳气不足是胃反呕吐之本，其脉象不仅是浮而涩，而且可有"紧而涩"。趺阳脉紧为寒盛，涩为津亏，说明脾胃两虚，阳气不足，因虚而寒，因寒而燥。《难经》说："气主煦之，血主濡之"，由于脾土虚寒，气不化津，脾阳不足，则津亏脉涩，胃中阳气不足，宿谷不化，虚实兼并，则脉紧。在治疗时，助阳则伤阴，滋阴则伤阳；驱邪则伤胃，扶正则碍邪，形成上吐下秘，正虚邪实，脾胃将绝之证，所以说"其病难治"。

【原文】

病人欲吐者，不可下之。

【提要】　　本条论述病人欲吐未吐不可用下法的治疗原则。

【原文分析】

病人欲吐，在一般情况下，是由于邪气犯胃，胃失和降，但是正气有驱邪外出之势，故其基本治法应当因势利导，促使正气胜邪，邪去则正气能安，呕吐即止，亦即《素问·阴阳应象大论》"其高者，因而越之"的精神。若病人本有欲吐之势而误用下法，与病势相逆，则会导致正虚邪陷，使邪不能去，反而病势加剧，所以，在《金匮要略·黄疸病脉证并治》篇亦提出了"欲吐者，吐之愈"的治疗原则，故仲景在此指出"病人欲吐者，不可下之"。

【原文】

哕而腹满，视其前后①，知何部不利，利之即愈。

【词解】

①前后：前指小便；后指大便。

【提要】　　本条论述呃逆实证的治法。

【原文分析】

病人呃逆，同时又有腹部胀满见症的，应当查明腹满的原因。《素问·宣明五气》说："胃为气逆多哕"，但有虚实之分，仲景指出哕而腹满，利之愈，说明属于实证呃逆，病人呃逆而见腹满，多因大小便不通，气逆迫胃，故医生应当询问病情，分清是前部小便不利，或是后部大便不通，此两者都可导致气机上逆，形成呃逆，故尤在泾说："病在下而气溢于上也。"哕而腹满，大便不通畅，是因实邪内阻，腑气不通所致；哕而腹满，小便不利者，是因水湿阻滞，气化不利所致，应当分别论治，后世医家朱奉议《活人书》对本条提出了"前部不利者，猪苓汤；后部不利者，调胃承气汤"的治法，可供参考。

【原文】

呕而胸满者，茱萸汤主之。

[茱萸汤] 方

吴茱萸一升　人参三两　生姜六两　大枣十二枚

上四味，以水五升，煮取三升，温服七合，日三服。

【提要】　　本条论述胃虚寒凝呕吐的证治。

【原文分析】

呕吐之病，既可见于实热证，也可见于虚寒证。本条是属于胃虚寒凝，水饮内停，浊阴不降，阴乘阳位，胸阳不展，气机不利，气逆迫胃，胃失和降所致的呕吐，故呕而胸满。正如陈修园说："若呕而胸满者，是阳不治，阴乘之也"（《金匮要略浅注》），故用吴茱萸汤温中补虚、散寒降逆。

【治法】　　温胃散寒，降逆止呕。

【方解】

方中吴茱萸、生姜温胃散寒，降逆止呃；人参、大枣补益中气。

【医案选录】

1. 头痛案

罗某，男，35 岁，1963 年 8 月 13 日诊治。

现病史　初患外感，发热恶寒，无汗身痛，项背强直不舒，投以葛根汤加味，服后汗出热退，项强好转，但头痛不止，经三次会诊，辨为阳热之证，先后投大剂白虎汤和祛风清热药无效。邀周连三老中医诊治。

症见　面色青黑，精神困疲，头痛如劈，位在额巅，以布裹头，冲墙呼烦，舌无苔多津，鼻流清涕，四肢厥冷，呕吐涎沫，脉象弦滑。

　　辨证　阳虚寒盛，阴寒之气上犯清阳之府。

　　治则　温降寒湿。

　　处方　吴茱萸 30g，潞参 30g，生姜 30g，大枣（劈）12 枚。

　　上方服后，诸症减轻，头痛立止，继服 3 剂而愈。

　　体会　阴寒之邪上凌，清窍被浊阴之邪蒙蔽，故头痛如劈，其辨证关键在呕吐涎沫和四肢厥冷上。吴茱萸味辛苦而气大热，人参、姜、枣益气温中，协吴茱萸以降逆安中，使阳虚得补，寒逆得降，对阴寒上逆之邪所致的头痛用之多效。临床治头痛时吴茱萸的用量以 15～30g 为宜，量少则不能达到巅顶驱其阴寒之邪。

　　2. 呕吐案

　　呕吐病因颇多，治法亦异，吴茱萸汤证中论述了"食谷欲呕"、"干呕吐涎沫"等症。

　　胃以纳谷为顺，今虚则不能纳谷，寒则胃气上逆。少阴吐利，责在阳衰，厥阴受寒，肝木横逆、胃失和降，清痰冷沫随上逆之气而吐出。综观临床症状，皆以阴寒为患。

　　临床中常兼见面色㿠白，倦怠乏力，喜暖恶寒，吐而胸满，四肢不温，时感头痛，位在巅额，舌质淡白，脉象虚弱等症。

　　吴茱萸大苦大辛以温降逆气，大甘以培其中，能治阳明之虚寒，又治少阴之寒饮，亦疗厥阴之横逆，温降肝胃，补中泄浊。现举临床治验。

　　王某，女，35 岁，1968 年 4 月 30 日住院治疗。

　　现病史　由于情志不舒，饮食不节，诱发右胁下攻窜作痛，寒热往来，恶心呕吐，经上级医院诊断印象为"胆囊炎、胆结石"，服大剂排石汤无效呕吐甚，饮食不下，住院治疗。

　　症见　面色㿠白，神采困惫，舌质淡白，满口涎水，胸满胀闷，呕吐不食，吐多痰涎，右胁疼痛，四肢厥冷，但无表证，头痛隐隐，位在巅顶，脉沉细无力。

　　辨证　多服寒凉，阳气耗伤，浊阴填塞于上。

　　治则　温化寒湿，降逆止呕。

　　处方　炒吴茱萸 9g，红参 9g，生姜 30g，大枣（劈）10 枚，半夏 15g，川黄连 5g。

　　上方频服，当即呕吐减，第二天能进食，四肢转温，继加减调治而愈。

　　体会　胆胃以下降为顺，过服寒凉泻下，伤及胃阳，阴塞于上，不得下达，呕吐乃作，用吴茱萸汤温寒降逆，证有参差，药有取舍，稍加半夏、黄连，清降逆气，故能获效。

　　吴茱萸汤治呕吐，注意变通其量，才能达到预期的效果。吴茱萸其气燥烈，用量以 5～9g 为宜。生姜可用 15～45g，取其温胃降逆之功，其加减除尚需勤求仲景之训外，又要博采后世医家之阐发，如《丹溪心法》取吴茱萸一味，加黄连名左金丸，治呕吐吞酸，每取卓效；王孟英选此方治寒霍乱，灵活变通，各有千秋。诚应继承运用之。

　　3. 下利案

　　吴茱萸汤治疗下利仅在少阴病中提出"吐利"二字，故多认为呕吐是主症，下利是或然症，但细审此方剂的组成，每药功能原有数端，仲景著书何能悉举。实践是检验真理的唯一标准，周连三先生生前沿用此方治久利，积累了丰富的经验，他认为"少阴寒盛，阳虚而寒水上泛则侮伤脾土，肝寒则失其调达之职，横逆而克脾土，胃虚亦与不健运有着直接的关系；由于脾不升清，胃失降浊，吐利乃作，久则脾陷亦甚，转为久利"。

　　临床辨证中多见胃中寒冷，喜温欲按，呕吐吞酸，形寒肢冷，肠鸣腹泻，脐腹作痛，舌淡，脉沉等症。

　　方中吴茱萸有温肝胃，燥脾湿，温肾阳之功；人参益气健脾；姜、枣和胃安中，故既能治上，亦能治下。现举临床治验。

张某，男，32岁，搬运工人，1964年7月26日诊治。

现病史　脾胃久虚，误食生冷，吐泻频作，经治好转，每遇生冷即吐利不止，延病年余，转为慢性泻泄，逐渐消瘦，久治无效。

症见　面色黧黑，精神疲惫，呕吐酸水，脐腹作痛，大便日4～5行，腹冷喜按，四肢厥冷，舌淡，苔白，满口寒水，脉搏沉细。

辨证　阳衰土湿，肝脾下陷。

治则　温中降浊，健脾渗湿。

方用　吴茱萸15g，潞参15g，干姜15g，大枣12枚，茯苓30g。

上方服30剂后，吐酸止，泻利减，大便虽不成形，已能成堆，继以原方加五味子、肉蔻先后服30余剂而愈。

体会　此乃寒水上犯，肝木横逆，脾陷胃逆，吐而兼利，故用吴茱萸汤降逆止呕，温中止泻，故而获效，吐虽止而利仍作。其病在下焦，加五味子、肉蔻以温中行气，收敛固涩。王肯堂在《证治准绳》中将仲景吴茱萸汤加减化裁而组成四神丸，后世运用此方治脾虚肾寒之久泻多取卓效，亦佐证了吴茱萸汤不仅治上，亦能治下矣。

临床中此方治利多兼吐清水，若不吐清水亦有吞酸喜暖的见症，吴茱萸量可用15～30g，大剂以温上下之寒，易生姜为干姜其效更著，每酌加黄连亦可泻上又能渗下，但量小，每以3～5g为宜。

4. 烦躁、厥逆案

《伤寒论》中论述烦躁和厥逆之证者甚多，由于其阴阳有别，治法亦自各异。

吴茱萸汤证中的烦躁和厥逆于少阴篇中说"少阴病，吐利、手足厥冷，烦躁欲死者，吴茱萸汤主之"。其烦躁和厥逆乃由吐利所形成。尤以烦躁欲死之因，实为吐利太甚所致。盖少阴属心肾，肾水上升而济心火，烦自无因，心火下降而暖肾水，则躁无由生，今阳衰土湿，中虚肝逆，浊阴上犯，吐利乃作；阳郁于上则烦，阴盛于下则躁；阳郁不达四肢则厥逆乃生。临床辨证中必须和阴极阳绝之烦躁厥逆有所辨别，多见下利清谷、恶寒倦卧、四肢厥逆、脉微欲绝等症，治宜回阳救逆。

吴茱萸汤证的烦躁厥逆，多于吐泻之后，胃肠损伤，兼有脘胀不舒、倦怠乏力、喜暖恶寒、面色㿠白、舌淡苔白、脉沉迟等症。

方中吴茱萸辛温以散久寒，其味辛烈，直通厥阴之脏，参、枣以温燥中土，生姜辛温以行阳气，使厥冷之肢得温，肝木调达，胃逆得降，阴阳交媾，烦躁自止。

杨某，男，42岁，1974年10月21日住院治疗。

现病史　素有胃病，加之情志不舒，诱发呕吐不食，经治不愈，延病月余，经X线钡餐检查，钡剂下行郁滞，疑为器质性病变，情绪紧张，日趋加重，住院治疗。

症见　面㿠少华，精神不振，舌白多津，食入即吐，懊恼吞酸，烦躁不眠，四肢逆冷，大便干燥，4～5日一行，脉沉迟无力。

辨证　肝胃不和，浊阴上犯。

治则　温中降逆，行气和胃。

处方　红参9g，生姜30g，大枣（劈）12枚，吴茱萸15g，枳壳15g，厚朴15g。

上方嘱其频服，3剂后吐止，胃中觉热，大便通利，烦躁止，四肢转温，继调治而愈。

体会　脾胃久虚，情志不舒，肝失调达之职，胃失下降之令，腑气不通，食不能入，则便干不行，呕吐不止，正气亦伤；辨其舌白多津，四肢厥冷，脉沉无力，病机属中焦虚寒，肝气横逆，浊阴上犯。其烦躁的原因，一由呕吐太剧所致，再因大便不通而形成。故用吴茱萸汤大辛以开其格，大苦以降其逆，大甘以培其中，酌加行气之品，使腑气通利，呕吐自止，烦躁厥逆亦相继而愈。知何部不利，利之则愈矣。

"证"是方剂的运用依据，吴茱萸汤的治证，仲景论述颇详，后世医家更有发扬，我们要勤求仲景之训，博采各家之长，临床中不受中西医各种病名之限，只要辨证正确，投之能收异病同治之效。

吴茱萸辛苦燥烈，由于畏其燥烈而不敢用或用之其量过少，致使杯水车薪，药不胜病。吴茱萸性虽燥烈，但对浊阴不降，厥冷上逆，吞酸胀满之证服之多效，每用 30g，亦无不舒之感。清·黄宫绣著《本草求真》谓："吴萸醋调贴足心治口舌生疮，用之多效。"

要提高疗效，尚需掌握此方的煎服法。细审仲景于煎服法上亦有巧妙之处，胃肠症状是吴茱萸汤的主症，仲景在用吴茱萸时恐燥烈之性使胃虚不能接收，所以在阳明胃家虚寒所致的食谷欲呕，将此药洗后入药，去其燥烈之性。于厥阴治肝木横逆所致的"干呕吐涎沫"时吴茱萸洗七遍，恐燥烈之气伤肝胃。

如临床中对于服后导致格拒呕吐者，可采取冷服法，有些病人服后症状反剧，但少顷即可消失，临床屡大剂运用吴茱萸汤尚没有出现剧烈的中毒症状，所以既要辨证正确，又要注意方剂的煎服法，才能取得预期的效果。

【原文】

干呕，吐涎沫，头痛者，茱萸汤主之。方见上

【提要】　本条论述肝胃虚寒，浊阴上逆的呕吐证治。

【原文分析】

干呕是由于肝寒犯胃，胃气上逆所致；吐涎沫则是胃阳不布，寒饮内停之征。由于肝经上抵巅顶，肝经寒邪随经上逆，故头痛，多见巅顶痛。因病机与前条呕而胸满相似，故亦以茱萸汤温肝和胃，泄浊降逆。

本条与前条虽症状略有不同，然寒饮妄动犯上，中阳不足则是也。方中主药吴茱萸既可温散胃中寒邪，又能泄出厥阴逆气，故均用本方散寒饮，降上逆，补胃气，益胃阳。结合临床，本方证尚多有口淡，干呕，或吐清水，或吐清稀痰涎，胃脘自觉寒冷，或为冷痛，或心下痞满，头顶冷痛，肢冷，舌淡苔白，脉弦滑无力或脉沉缓等症伴随。可见于部分慢性胃炎、神经性头痛、梅尼埃病及妊娠呕吐等病。

本条亦见于《伤寒论·厥阴病》篇 378 条。

【原文】

呕而肠鸣，心下痞者，半夏泻心汤主之。

[半夏泻心汤] 方

半夏半升洗　黄芩　干姜　人参各三两　黄连一两　　大枣十二枚　甘草三两，炙

上七味，以水一斗，煮取六升，去滓，再煮取三升，温服一升，日三服。

【提要】　本条论述寒热错杂的呕吐证治。

【原文分析】

本条的主症是呕吐，肠鸣，心下痞。呕吐是由于胃气虚寒，浊邪犯胃，胃失和降。肠鸣是中焦虚寒，浊邪犯胃，脾气下陷，故肠鸣有声。心下痞，即胃脘部痞塞满闷；由于中焦阳虚，寒热互结，胃不降浊，脾失健运，故心下痞。总由寒热错杂，痞塞中焦，升降失常，故上为呕吐，中为痞塞，下为肠鸣，所以用半夏泻心汤主治。方中人参、大枣、甘草、干姜温中益气，半夏降逆止呕，黄芩、黄连苦降泄痞。本方充分体现了攻补兼施，寒温并用，辛开苦降的治法。

【治法】　辛开苦降，和胃降逆，开痞消结。

【原文】

干呕而利者，黄芩加半夏生姜汤主之。

［黄芩半夏生姜汤］方

黄芩三两　甘草二两，炙　芍药一两　半夏半升　生姜三两　大枣十二枚

上六味，以水一斗，煮取三升，去滓，温服一升，日再、夜一服。

【提要】　本条论述湿热干呕下利的证治。

【原文分析】

本条所论干呕而下利，其病机为湿热郁阻胃肠所致。湿热浊邪犯胃，胃气上逆则干呕；湿热郁迫于肠，脾失健运，不能分清别浊则下利。以方测症还应当有口苦，舌苔微黄而腻，腹痛肠鸣，脘腹作胀等见症。本病的重点在肠道，以治下利为要，干呕是伴发见症，故用黄芩加半夏生姜汤主治。

半夏泻心汤与黄芩半夏生姜汤的比较如下（表 17-1）。

表 17-1　半夏泻心汤与黄芩加半夏生姜汤的比较

方名	半夏泻心汤	黄芩加半夏生姜汤
证候	呕而心下痞为主，肠鸣次之，病位重在胃	下利腹痛为主，干呕次之，病位重在肠
病机	寒热互结中焦，脾胃升降失司	湿热互蕴，内扰于肠
治法	和胃降逆，开痞消结	清热止利，和胃降逆

【治法】

清热止利，和胃降逆。

【方解】

方中黄芩、芍药清泄里热；半夏、生姜和胃降逆，化湿止呕；大枣、甘草和中缓急，调和诸药而安胃气，诸药合用以辛开苦降，湿热清除，则呕利得愈。

【原文】

诸呕吐，谷不得下者，小半夏汤主之。方见痰饮中

【提要】　本条指出胃有停饮呕吐的证治。

【原文分析】

呕吐的见症比较繁杂，但其病机，总由胃失和降，胃气上逆所致。本条主要是指水饮停胃，胃失和降所致的呕吐。胃主纳谷以降为顺，水饮停于胃，胃气上逆，则不能纳谷。治用小半夏汤散寒化饮，和胃降逆以止呕吐。

【原文】

呕吐而病在膈上，后思水者解，急与之。思水者，猪苓散主之。

［猪苓散］方

猪苓　茯苓　白术各等分

上三味，杵为散，饮服方寸匕，日三服。

【提要】　本条论述水饮而致呕吐的证治。

【原文分析】

呕吐而病在膈上指饮停于胃，上逆膈间而引起呕吐，呕吐后思水，是饮去阳复，所以"思水者解"。停饮从呕吐而去，胃阳渐复，思水以润燥，故"急与之"，正如《伤寒论·太阳病》篇

71 条"少少与饮之，令胃气和则愈"之意。如思水时，恣情多饮，因胃弱不能消水，势必旧饮尚未尽除，而新饮必然复增，故用猪苓散健脾利水。

【治法】　健脾利水。

【方解】

方中白术益气健脾运湿，茯苓、猪苓淡渗利水，导湿下行，脾胃健运，则呕吐自愈。

【原文】

呕而脉弱，小便复利，身有微热，见厥者，难治。四逆汤主之。

[四逆汤] 方

附子一枚，生用　干姜一两半　甘草二两，炙

上三味，以水三升，煮取一升二合，去滓，分温再服。强人可大附子一枚，干姜三两。

【提要】　本条论述虚寒呕吐见厥的证治。

【原文分析】

呕吐而脉微弱无力，为胃气大伤，化源不及，气血虚衰。小便复利，指小便清长，为阳气衰微，不能固摄；身有微热而四肢厥冷，为阳衰欲脱，阴盛格阳之象；因阴阳有离决之势，故曰"难治"。治用四逆汤回阳救逆。

【治法】　回阳救逆。

【方解】

方中附子大热，其性味剽悍，能壮阳而回厥；干姜大辛，善温中阳，除里寒，并降逆和胃；炙甘草甘温补中益气，解毒而缓和内外。

【原文】

呕而发热者，小柴胡汤主之。

[小柴胡汤] 方

柴胡半斤　黄芩三两　人参三两　甘草三两　半夏半斤①　生姜三两　大枣十二枚

上七味，以水一斗二升，煮取六升，去滓，再煎取三升，温服一升，日三服。

【词解】

①半夏半斤：《伤寒论》、《医统》本均为"半夏半升"。

【提要】　本条论述少阳邪热迫胃致呕的证治。

【原文分析】

呕而发热，用小柴胡汤主治，可知其热是少阳之热，其呕是少阳邪热迫胃所致。故热当是往来寒热，呕是口苦咽干，心烦喜呕，并可伴有胸胁苦满等少阳之症。治用小柴胡汤。

【治法】　和解少阳。

【方解】

方中柴胡透达少阳半表之邪，疏解壅滞气机；黄芩清泄少阳半里之郁热，两药相配，解少阳半表半里之邪热；半夏、生姜和胃降逆止呕；人参、甘草、大枣益气补中，共达和解少阳、降逆止呕的目的。

【原文】

胃反呕吐者，大半夏汤主之。《千金》云：治胃反，不受食，食入即吐。《外台》云：治呕，心下痞硬者

[大半夏汤] 方

半夏二升，洗完用　人参三两　白蜜一升

上三味，以水一斗二升，和蜜扬之二百四十遍，煮药取二升半，温服一升，余分再服。

【提要】 本条论述虚寒胃反的治法。

【原文分析】

本条是根据前述第三、四、五条条文补充治法，如前所述，虚寒胃反的主症是朝食暮吐，暮食朝吐，宿谷不化；病机为脾胃虚寒，运化失司，不能腐熟，并且脾阳虚不能化气生津，肠道失于濡润，则可出现大便干燥如羊屎，胃肠燥结，失于和降，上逆而为呕吐，故用大半夏汤主治。

【治法】 降逆止呕，养阴和胃。

【方解】

方中人参益气养胃而生津，半夏开痞降逆止呕，白蜜入水扬之二百四十遍，使甘味散入水中，水与蜜合为一体，以润大肠而通腑气，腑气通则胃气降，胃气降则水谷得以转输，饮食正常，病可望愈。

【原文】

食已即吐者，大黄甘草汤主之。《外台》方又治吐水

[大黄甘草汤] 方

大黄四两　甘草一两

上二味，以水三升，煮取一升，分温再服。

【提要】 本条论述胃肠实热呕吐证治。

【原文分析】

"食已即吐"，是食入于胃，旋即尽吐而出。以方测证，病因乃实热壅阻胃肠，腑气不通，以致在下则肠失传导而便秘，在上则胃不能纳谷以降，且火性急迫上冲。故用大黄甘草汤主治。

【治法】 和胃治呕，清热通便。

【方解】

方中大黄苦寒降泄，通腑泻热去实；甘草和中缓急，且防大黄苦寒败胃，使攻下而不伤正。

【原文】

胃反，吐而渴，欲饮水者，茯苓泽泻汤主之。

[茯苓泽泻汤] 方《外台》治消渴脉绝，胃反吐食之者，有小麦一升

茯苓半斤　泽泻四两　甘草二两　桂枝二两　白术三两　生姜四两

上六味，以水一升，煮取三升，内泽泻，再煮取二升半，温服八合，日三服。

【提要】 本条论述饮阻气逆呕渴并见的证治。

【原文分析】

原文首冠"胃反"二字，乃反复呕吐之谓，与虚寒胃反呕吐名同实异。由于饮停于胃，胃气上逆则呕。饮停伤脾，脾失运化，津液不升，胃中虚燥，渴而引饮；饮水过多，脾胃再伤，水饮不化，水停愈多，呕吐愈甚，津愈不升，口渴愈甚，故呕吐与口渴并见，方用茯苓泽泻汤。

【治法】 利水通阳，化饮和胃。

【方解】

方中茯苓、泽泻淡渗利水，导饮下行；生姜温胃化饮，降逆止呕；桂枝辛温通阳，并降逆气，与茯苓相伍，以化气利水；白术健脾运湿以升清，与甘草相伍，培土制水。

【原文】

吐后渴欲得水而贪饮者，文蛤汤主之。兼主微风脉紧、头痛。

［文蛤汤］方

文蛤五两　麻黄　甘草　生姜各三两　石膏五两　杏仁五十枚　大枣十二枚

上七味，以水六升，煮取二升，温服一升，汗出即愈。

【提要】　本条论述吐后贪饮的证治。

【原文分析】

"吐后，渴欲得水"是因吐伤津，津液不足，故欲饮水以救燥，但不至"贪饮"，如"贪饮"，即渴而饮水不止，属病理变化，应为里热津伤之故。其病之初，为上焦水热互结，吐后水去热留，热则消水，故而贪饮；多饮必致水湿内积，加之余热未清，故治用文蛤汤发散祛邪，清热止渴；如兼微风、脉紧、头痛，本方亦适宜。

【治法】　清热生津，解表散邪。

【方解】

方中文蛤咸寒生津止渴，配石膏以清热于内，麻黄、杏仁、生姜宣肺散饮，兼透余邪；大枣、甘草安中顾正，诸药合用，使表邪透，里热清，津伤复。

对方中文蛤有两种看法：一种看法认为是指海蛤壳；一种认为是五倍子。任应秋（《金匮要略语释》，1959 年，169 页）指出文蛤即花蛤壳，又叫海蛤。《三因极一病证方论》谓文蛤即五倍子，按法治之名百药煎，能生津止渴（有报道用五倍子 500g，龙骨 62g，云苓 124g 制成玉锁丹，治糖尿病 5 例，有效率为 87%），临床上固可参考应用，但五倍子为汉人后药（首载于唐代《开宝本草》，异名文蛤），仲景所用之文蛤仍以花蛤为是。

【原文】

干呕吐逆，吐逆沫，半夏干姜散主之。

［半夏干姜散］方

半夏　干姜各等分

上二味，杵为散，取方寸匕，浆水一升半，煮取七合，顿服之。

【提要】　本条论述中阳不足，寒饮内盛的呕逆证治。

【原文分析】

干呕、吐逆、吐涎沫可以单独出现，也可同时发生。由于中阳不足，寒饮内停，胃气上逆，故使人呕吐。因饮邪有微甚，胃逆有轻重，故使呕吐或为干呕，或为吐痰涎稀沫，或为干呕、吐沫同时并见，方用半夏干姜散治疗。

【治法】　温中散寒，化饮降逆。

【方解】

方中干姜辛热，温中散寒，化饮降逆；半夏温燥，燥湿化饮，降逆止呕；浆水酸甘，调中和胃止呕。"顿服之"是使药力宏厚而收效捷速。

【原文】

病人胸中似喘不喘，似呕不呕，似哕不哕，彻心中愦愦然无奈①者，生姜半夏汤主之。

［生姜半夏汤］方

半夏半升　生姜汁一升

上二味，以水三升，煮半夏取二升，内生姜汁，煮取一升半，小冷分四服，日三、夜一服②，止，停后服。

【词解】

①彻心中愦愦然无奈：谓病人整个心胸烦闷懊忱，有难于忍受而无可奈何的感觉。彻，通御，

通联；愦，昏乱、糊涂。

②日三、夜一服：指白天服 3 次，夜里服 1 次。

【提要】　本条论述寒饮搏结，阻郁气机的证治。

【原文分析】

"胸中"与"心中"包括心肺和胃在内。胸为气海，是清气升降出入的道路。且内居心肺，下邻脾胃，若寒饮搏结于胸中，闭郁胸阳，阻碍气之升降出入，则可导致似喘不喘，似呕不呕，似哕不哕，心胸中极度烦闷不适的病证，故用生姜半夏汤主治。

吴茱萸汤、小半夏汤、半夏干姜散、生姜半夏汤皆有寒饮内停、上逆呕吐之症，然其病机、病位有异，其比较如下（表 17-2）。

表 17-2　吴茱萸汤、小半夏汤、半夏干姜汤、生姜半夏汤的比较

汤名	吴茱萸汤	小半夏汤	半夏干姜汤	生姜半夏汤
脉症	干呕，吐涎沫，胸满不舒，巅顶头痛，或胃脘自觉寒冷，或心下痞满，肢冷，舌淡，苔白，脉弦而无力或脉沉	呕吐清稀痰涎，谷不得下，口不渴，心下痞，舌质淡，脉缓滑	干呕或吐痰涎，脘冷纳呆，口淡不渴，倦怠畏寒，舌质胖淡	似喘不喘，似呕不呕，似哕不哕，彻心中愦愦然无奈
病机	胃虚寒饮，肝气上逆	寒饮停胃，胃失和降	中阳不足，寒饮上逆	寒饮搏结胸脘，气机闭郁
治法	温胃散寒，降逆止呕	温散寒饮，降逆和胃	温阳散寒，化饮降逆	散寒化饮，舒展气机

生姜半夏汤与小半夏汤药物相同，生姜半夏汤以生姜汁为重，以散饮通阳；小半夏汤中半夏量重以降逆止呕。两方不同之处在药量的差异。

【治法】　散寒化饮，舒展气机。

【方解】

方中重用生姜汁宣散水饮，行气散结；半夏化痰散结，降逆和胃。

【原文】

干呕，哕，若手足厥者，橘皮汤主之。

［橘皮汤］方

橘皮四两　生姜半斤

上二味，以水七升，煮取三升，温服一升，下咽即愈。

【提要】　本条论述寒邪客胃呃逆的证治。

【原文分析】

病人有干呕、呃逆，同时又有手足暂时厥冷者，这是由于寒邪客胃，胃气被郁，中阳受阻，胃气上逆，故致干呕、呃逆；阳气被遏，不能布达于四肢，则手足厥冷。这里的厥冷不同于阳衰阴盛的手足厥冷，仅为手足不温，更无阳气衰微证。

【治法】　散寒理气，和胃降逆。

【方解】

方中橘皮理气和胃，生姜温胃散寒，降逆止呕，合而用之，使阳通寒去，胃气和降，则干呕、哕与厥冷自愈。

【原文】

哕逆者，橘皮竹茹汤主之。

[橘皮竹茹汤] 方

橘皮二斤　竹茹二升　大枣三十枚　生姜半斤　甘草五两　人参一两

上六味，以水一斗，煮取三升，温服一升，日三服。

【提要】　本条论述胃虚有热呃逆的证治。

【原文分析】

原文叙证较简，以方测症除病人呃逆有声外，当有虚烦不安、手足心热、脉虚数、舌红少津、口干、气虚乏力等见症，是因胃中虚热，胃失和降，气逆上冲所致。故用橘皮竹茹汤治疗。

【治法】　补虚清热，和胃降逆。

【方解】

方中橘皮行气和胃止呃；竹茹清热除烦，安胃止呃；人参、大枣、甘草益气补虚；生姜和胃降逆，诸药合用，使气虚复，虚热除，胃气降，则哕逆自平。

【原文】

夫六腑气绝①于外者，手足寒，上气②脚缩③，五脏气绝于内者，利不禁④，下甚者，手足不仁。

【词解】

①六腑气绝：谓六腑之气虚衰之意。

②上气：指气逆于上，可见喘促、呕吐、哕逆。

③脚缩：指下肢挛缩或踡缩。脚，指下肢。

④利不禁：《备急千金要方·卷十五》作"下不自禁"，《脉经·卷八》"利"上有"下"字，即"下利不禁"。

【提要】　本条论述呕吐、哕、下利脏腑"虚绝"的病机及证候表现。

【原文分析】

六腑属阳，阳主卫外，其气行于表，以胃为本。诸腑皆受气于胃，故六腑之气虚衰的关键是胃阳虚衰。胃阳虚衰，失于和降，则呕吐、哕逆；上焦不能受气于中焦，宗气也随之虚弱，故上气喘促；不能通达于四末则为手足寒冷；筋脉失于温煦故见踡卧脚缩。五脏主阴，肾为先天之本，脾为后天之本，由于脾胃阳虚必及于肾。肾阳虚衰，不能固摄内守，脾肾皆虚，清气下陷，故久利不禁；下利严重而久不止，阴损及阳，气血津液不足，筋脉失养，故手足麻木不仁。

【原文】

下利①脉沉弦者，下重②；脉大者，为未止；脉微弱数者，为欲自止，虽发热不死。

【词解】

①下利：本条指痢疾。

②下重：指痢疾病的里急后重症状。

【提要】　本条从脉象来判断痢疾的病情和预后。

【原文分析】

脉沉主里，脉弦主痛。下利而脉见沉弦，是病邪在里，气机不畅，传导失常，故见痢下脓血，赤白相杂，痢下不爽，里急后重，腹中疼痛；下利而见脉大，大主邪气盛，乃正邪交争之象，故此处之大必大而有力，邪气既盛正气未安，痢疾未愈，故"脉大者，为未止"。微弱之脉本主虚，数脉本主热，但是，微弱之脉见于痢疾病人"脉流弦"或"脉大"之后，说明邪衰正气亦不足，其病将愈，况微弱脉中见数，数乃阳脉，此乃阴中生阳，是邪气渐衰，阳气渐复之证，所以说"脉微弱数者，为欲自止"。如果痢疾下利不止，或者是下痢虽止而发热不止者，是阳亡于外，阴亡于内，邪气亦未去之危重证。故《内经》有云"肠澼身热则死"。今脉微弱数，是体虚邪退，虽有发热，其病将愈，故说"虽发热不死"。

【原文】

下利，手足厥冷，无脉者，灸之不温，若脉不还，反微喘者死。少阴负趺阳①者，为顺也。

【词解】

①少阴负趺阳：少阴脉主候肾，趺阳主候脾，少阴负趺阳，即少阴脉小于趺阳脉。

【提要】　　本条论述下利死候与顺证的鉴别。

【原文分析】

脾主四肢，心主血脉。患痢疾的病人，因脾阳受损，不能温煦四肢，心阳亦衰，脉气不充，故下痢，四肢厥冷而无脉。无脉者，是脉伏弱而不起，此时脾肾皆虚，用灸法尚不能温中回阳，四肢仍不见温，若脉不复还，更出现微喘者，是阴气竭于下，阳气脱于上，胃气将绝，阴阳离决之危候，脉无胃气则死。若病人下痢甚，正气亦虚，但在未喘之际，诊得少阴脉小于趺阳脉，此为肾阳资生于脾胃，胃气尚存，脉得胃气则生，脾胃阳气来复，病有生机而可向愈，所以说"少阴负趺阳者，为顺也"。

【原文】

下利，有微热而渴，脉弱者，今自愈。

【提要】　　本条论述阴寒下利病将愈的脉症。

【原文分析】

本条所论下利，指泄泻病人如果脉实身大热，则说明正盛邪实，其病势未衰。若泄泻后，病人只有轻度发热，并且有口渴思饮，脉象虽弱，但平静不躁，则微热而渴是胃阳将复，脉弱为邪气衰而正气安，故其病将自愈。

【原文】

下利脉数，有微热汗出，今自愈；设脉紧，为未解。

【提要】　　本条论述下利病自愈与未解的脉症。

【原文分析】

本条下利微热汗出与上条下利微热而渴征兆示阳气回复，上条脉弱为邪衰，本条脉数仍为阳复（这里的数应是数而无力之脉），故病当自愈。如若虚寒下利而脉见紧象，则表示表邪未解，阳气未通，阴寒仍盛，故知病为未解。

【原文】

下利，脉数而渴者，今自愈；设不差，必圊脓血①，以有热故也。

【词解】

①圊脓血：圊（音清），其义为"厕也"，在此为大便之意，指便下脓血。

【提要】　　本条论述虚寒下利自愈和便脓血的病机。

【原文分析】

下利、口渴、脉数若见于脾胃虚寒证，见无里急后重感之清冷下利次数有减，脉由细弱迟缓转为至数正常甚或无力数脉，口由不渴转为渴而不欲多饮，或喜热饮等，此为邪随利去，阳气来复，其病向愈的表现，故说"今自愈"。若下利、脉数、口渴为大肠湿热所致，见利下臭秽不爽，里急后重，脉数有力，口渴喜饮，是湿热内蕴大肠，传导失司，通降不利，气血壅滞，肠络受损，必圊脓血，故说"设不差，必圊脓血，以有热故也"。

【原文】

下利，脉反弦，发热身汗者，自愈。

【提要】 本条再论阴寒下利向愈的脉症。

【原文分析】

阴寒下利属里证，其脉当沉而不当弦，今脉弦，故说脉反弦。但此脉之弦并不是沉弦，也不是弦大而实，而是浮脉之中兼有弦象。同时有发热汗出的见症，此热是微热，汗亦是微汗。这是下利以后，邪随利去，阳气来复，表和里解，营卫调和的表现。故说发热身汗者，其病可自愈。

【原文】

下利气①者，当利其小便。

【词解】

①下利气：指下利时伴随有频频的矢气。气，《脉经》作"热"，后世注家皆作"气"。矢气不当利小便。存疑。

【提要】 本条论述湿滞下利矢气的治法。

【原文分析】

下利与矢气同时并见，气随利失，频作不已，名曰"下利气"。由于脾虚湿困，故大便溏泄，由于湿阻气机，脾失健运，清浊不分，使清阳不升而中气下陷，故水湿与郁气并下。治当用利小便法，通过利小便以实大便，使水湿从小便而去，湿去则气行，气机通畅，则下利已而矢气得除。后世所谓"治湿不利小便，非其治也"，实受本条启发。

【原文】

下利，寸脉反浮数，尺中自涩者，必圊脓血。

【提要】 本条论述热利下脓血的脉症。

【原文分析】

下利多属里证，脉当沉而不浮；若属寒证，脉应沉迟。今下利脉不沉迟而反浮数，则知其非阴寒下利，而属阳热亢盛之证。寸脉属阳主气，尺脉属阴主血，故"寸脉反浮数，尺中自涩"为阳热气盛而阴血不足，必为热入血分，灼伤阴络所致，故必有便下脓血之症。热利而便下脓血者，此必痢疾无疑。

【原文】

下利清谷，不可攻其表，汗出必胀满。

【提要】 本条论述虚寒下利的治禁。

【原文分析】

下利清谷，是脾肾阳虚，阴寒内盛不能温化健运水谷而致。由于中阳虚衰不能卫外，亦可有类似外感样的恶风恶寒见症。此时即是有邪气束表，也应急温其里，而不可单纯用汗法解表。若误发其汗，则阳气更虚，阴寒更盛，以至于发生腹部胀满的变证。所以仲景明确指出"下利清谷，不可攻其表，汗出必胀满"。

【原文】

下利，脉沉而迟，其人面少赤，身有微热，下利清谷者，必郁冒①汗出而解，病人必微厥，所以然者，其面戴阳②，下虚③故也。

【词解】

①郁冒：即郁闷昏冒。不仅头昏目瞀，还有郁滞烦闷的感觉。

②戴阳：此指虚阳上浮致面赤如妆者。

③下虚：指下焦虚寒。

【提要】　本条论述虚寒下利而虚阳上浮的脉症和病机。

【原文分析】

下利脉象沉迟，病机与上条相同，亦是由脾肾阳虚所致。阴盛于下，阳浮于上，则出现面红如妆，阴盛于内，格阳于外则身体微有发热。阴寒内盛，脾胃阳虚，不能消食运化，则下利清谷。下利清谷的病人虽有虚阳上浮和格阳于外的表现，但下利亦是正气胜邪于外的表现。说明这种虚阳并不是即将脱越之阳，而是阴阳格拒，正邪相争的缘故。若病人在下利过程中或在下利之后出现面稍赤，并感觉面热而头目昏冒，又身上有微热汗出的，说明病人阳气虽虚，但尤能与阴邪相搏，正胜邪却，则汗出而病解。病解汗出之前，虽然是阳气将复，表里和，阴阳相顺接，但毕竟是虚阳初复未盛，气血未定，尚不足以温养四肢，则四肢欠温，因此说"下利清谷者，必郁冒汗出而解，病人必微厥"。最后三句是仲景对本证病机的概括，说明下焦阳虚、阴盛格阳，虚阳上浮，是导致下利和戴阳的病机所在。

【原文】

下利后脉绝，手足厥冷，晬时①脉还，手足温者生，脉不还②者死。

【词解】

①晬时：即一昼夜，又称一周时。晬（读 zuì），醉者。

②脉不还：《备急千金要方·卷十五》作"不温"。

【提要】　本条论述下利的预后判断。

下利后脉伏不见，手足厥冷，为阳气衰竭之候，说明病情危重。病者若在一昼夜之内脉搏恢复，四肢转温者，说明阳气来复，生机尚存，其病可治，故主生。若时至一昼夜，脉搏不出，四肢厥冷，则说明阴竭阳脱，阴阳离绝，生机息灭，故主死。

【原文】

下利，腹胀满，身体疼痛者，先温其里，乃攻其表。温里宜四逆汤，攻表宜桂枝汤。

［四逆汤］方方见上

［桂枝汤］方

桂枝三两，去皮　　芍药三两　甘草三两，炙　生姜三两　大枣十二枚

上五味，㕮咀，以水七升，微火煮取三升，去滓，适寒温服一升，服已，须臾啜稀粥一升，以助药力，温复令一时许，遍身漐漐微似有汗者益佳，不可令如水淋漓，若一服汗出病差，停后服。

【提要】　本条论述虚寒下利表里同病的治法。

【原文分析】

下利腹部胀满，是中阳虚寒，脾失健运，故下利当是利下清谷；身体疼痛是外有表邪，形成表里同病之证。在"脏腑经络先后病脉证"篇中已明确指出表里同病时，应分先后缓急的治疗原则。如先表后里，先里后表，表里同治。本证下利腹满兼表证，里虚寒为急，故应先治里。此时

若先行解表，则卫阳更伤而表亦不解且有里阳虚脱之危。若表里同治，则里阳难复故先用四逆汤温里以回阳，然后以桂枝汤解表以调和营卫。

【治法】　　解肌发表，调和营卫。

【方解】

方中桂枝辛温，发汗发表，助卫阳，通经络，祛在表之风寒；芍药酸收，益阴敛营；生姜辛温，温中止呕，散风祛寒；大枣甘温健脾；炙甘草调和诸药。

【原文】

下利三部脉皆平，按之心下坚者，急之下，宜大承气汤。

【提要】　　本条论述实热下利的证治。

【原文分析】

下利之病，其证有虚实寒热之不同，在脉象上亦有虚实之异，今三部脉皆平指寸、关、尺三部脉如正常人一样有力不虚，而不同于虚寒下利之微弱沉细，主病非寒证，为热结胃肠。所谓"心下"是指胃脘和腹部而言。按之心下和腹部痞坚而胀满，此为实邪内结。但正气不虚，并有正气驱邪外出之机，故出现下利。当因势利导，通因通用，速下其实邪。使实邪去，则痞坚散而泄利止。故宜大承气汤。

【原文】

下利脉迟而滑者，实也，利未欲止，急下之，宜大承气汤。

【提要】　　本条论述下利当用下法的脉症。

【原文分析】

下利的同时脉见迟而滑，迟为邪阻气滞，滑为食积内盛，其病机为气滞食积于中焦，脾失健运，腑气不和，故为下利。实滞于内，邪尚未衰，下利亦不会停止，故当舍证从脉，故宜大承气汤攻下实积，实邪一去，下利自愈。

【原文】

下利，脉反滑者，当有所去，下乃愈，宜大承气汤。

【提要】　　本条论述实热下利的证治。

下利多为虚寒之证，脉当虚弱沉迟，今下利而见脉滑，与虚寒之脉不符，故曰"反"。脉滑为内有宿食之故。正如《脉经》所说"脉滑者，为病食也"。既有宿食内停，当用下法，使宿食之实邪有所去除，则下利即愈，所以说"当有所去，下乃愈"。故宜大承气汤。

【原文】

下利已差，至其年月日时复发者，以病不尽故也，当下之，宜大承气汤。

[大承气汤] 方见痉病中

【提要】　　本条论述下利复发的证治。

【原文分析】

下利病是泄泻和痢疾的总称。若是泄泻，病则病愈之后不会复发，尤其不会有周期性的复发。今下利病已经痊愈，而到了过去发病的时期又复发，说明多是因为痢疾治疗不彻底所致，这种情况多因初发时病重药轻，或药不尽剂，或误用涩药等，使病邪未能根除，伏匿于肠间；每遇季节时令的变化，或饮食情志失调，或劳倦内伤等，而使下利复发如初。该证后世谓之"休息痢"，仍当从本论治，除邪务尽，宜大承气汤。

【原文】

下利谵语者，有燥屎也，小承气汤主之。

[小承气汤] 方

大黄四两　厚朴三两，炙　枳实大者三枚，炙

上三味，以水四升，煮取一升二合，去滓，分温二服，得利则止。

【提要】　本条论述实热下利的证治。

【原文分析】

胃肠实热内盛，燥屎内结，腑气不通，热结旁流，实热下利；实热蒙闭心窍，热扰神明，出现神志不清，胡言乱语，并兼有潮热面赤，心烦不安，脘腹满硬，按之疼痛，舌红，苔黄燥，脉滑数有力等症，因此用小承气汤通腑泻热。

【治法】　轻下热结，消滞除满。

【方解】

大黄苦寒泻热，攻下实邪；枳实破气消积，助大黄之用；厚朴行气除满。三味相合，共奏泻热攻下之效。

【原文】

下利便脓血者，桃花汤主之。

[桃花汤] 方

赤石脂一斤，一半剉，一半筛末　干姜一两　粳米一升

上三味，以水七升，煮米令熟，去滓，温七合，内赤石脂末方寸匕，日三服，若一服愈，余勿服。

【提要】　本条论述下利脓血属虚寒的证治。

【原文分析】

下利便脓血属痢疾无疑，以方测证可知本条下利当属虚寒。多见于久痢，由脾阳不足，气虚失固所致。特点为痢久反复不愈，时轻时重，下利清稀，有黏白冻，或紫暗血色，甚则滑泄不禁，四肢欠温，腹痛隐隐，喜温畏寒，神疲腰酸，面黄无华，舌质淡，苔薄白，脉细弱无力。

【治法】　温中祛寒，涩肠固脱。

【方解】

方中赤石脂甘涩而性温，涩肠固脱止利，兼止血；干姜辛热温中祛寒而补虚；粳米补脾胃而和中，三药合用温中健脾，涩肠止利。

方中赤石脂又称桃花石，其颜色红似桃花，且具春和之义，故名"桃花汤"。

【原文】

热利下重者，白头翁汤主之。

[白头翁汤] 方

白头翁三两　　黄连　黄蘗　秦皮各三两

上四味，以水七升，煮取二升，去滓，温服一升，不愈更服。

【提要】　本条论述湿热痢疾的证治。

【原文分析】

热利即指湿热下利；下重指里急后重，痢下不爽。湿热疫毒，蕴结肠道，血瘀肉腐，致成湿热下利，还应当有发热脉数，舌红苔黄，口苦口渴，腹痛腹胀等症，其病由湿热阻滞，肠腑传导失职，通降不利，气血壅滞，肠道受损而致，故用白头翁汤。

【治法】　清热解毒，凉血止利。

【方解】

方中白头翁苦寒，清热解毒，凉血止利；黄连、黄柏苦寒燥湿，清热解毒，坚阴厚肠；秦皮苦涩，清热燥湿，收涩止利，四药合用使湿热去，热毒解，气机调达，后重自除，热利可愈。

【原文】

下利后，更烦，按之心下濡者，为虚烦也，栀子豉汤主之。

［栀子豉汤］方

栀子十四枚　香豉四合，绵裹

上二味，以水四升，先煮栀子，得二升半，内豉煮取一升半，去滓，分二服，温进一服，得吐则止。

【提要】　本条论述下利后虚烦不安的证治。

【原文分析】

从条文"下利后，更烦"，当知下利之初或在下利过程中就有心烦见症。今下利后，心烦较下利初更甚，故曰"更烦"。心烦之证有虚实不同，若属实证心烦则有胸中痞满，按之坚而痛等见症，而本证则心下按之濡软不坚，乃无形邪热内扰，非有形实邪内结，故谓之"虚烦"，治以栀子豉汤。

【治法】　轻宣郁热，顺气除烦。

【方解】

方中栀子苦寒，清热除烦；豆豉辛苦寒，宣透解郁热，两药相配，共奏透邪解郁、泄热除烦之效。

【原文】

下利清谷，里寒外热，汗出而厥者，通脉四逆汤主之。

［通脉四逆汤］方

附子大者一枚，生用　干姜三两，强人可四两　甘草二两，炙

上三味，以水三升，煮取一升二合，去滓，分温再服。

【提要】　本条论述虚寒下利，阴盛格阳的证治。

【原文分析】

下利清谷指利下清冷，完谷不化属于里寒，由脾肾阳虚所致；若是阴盛格阳于外，则有身热、面赤、自汗出等外热之象，故此里寒外热，里寒是真，为病之本；外热是假，为病之标，即所谓"真寒假热"之证。"汗出而厥"乃"外热"与汗出而厥并见，正说明其热为阳欲外脱之故，病情危重，当急以通脉四逆汤回阳救逆。

【治法】　回阳救逆，温里通脉。

【方解】

方中附子大辛大热，破阴壮阳而复脉；干姜辛温，温中散寒而止利；炙甘草甘温健中益脾。

【原文】

下利肺痛①，紫参②汤主之。

［紫参汤］方

紫参半斤　甘草三两

上二味，以水五升，先煮紫参取二升，内甘草煮取一升半，分温三服。疑非仲景方

【词解】

①肺痛：肺与大肠相表里，因而大肠病引起肺气不利，故发生肺痛。

②紫参：历代本草失考，近代《中药大辞典》载，紫参系《本草图经》的晋洲紫参，为蓼属拳参组植物。但《本草推陈奋注》却云紫参与拳参为近缘植物，功效大致相近，但清热解毒之功以紫参为著。就其功用而言，紫参《现代实用中药》曰"内服治赤痢"，《广西中药志》曰"治肠胃湿热，赤痢；外用治口糜、痈肿、火伤"；拳参，《中华人民共和国药典》谓有清热解毒、收敛之功，主治肠炎、痢疾、肝炎，外治口腔糜烂、咽喉溃疡。

【提要】　本条论述下利腹痛的治法。

【原文分析】

《神农本草经》谓："紫参味苦辛寒，主心腹积聚，寒热邪气，通九窍，利大小便"；生甘草亦有清热解毒、和中安胃之功。方中味苦辛寒的紫参用半斤之多，应为主药，配甘草三两清热和中安胃是辅药。据此可知，本证当是胃肠积热所致的下利腹痛。下利则清浊不分，当有小便不利，而紫参既主积聚寒热邪气，又能利大小便，故用紫参汤主之。

【治法】　清热解毒，涩肠止利。

【方解】

方中紫参味苦凉微寒，清利湿热，以治热利；甘草和中缓急，解百毒，冀中土。

【原文】

气利①，诃梨勒散主之。

［诃梨勒散］方

诃梨勒十枚，煨

上一味，为散，粥饮和②，顿服。疑非仲景方

【词解】

①气利：指下利滑脱，大便随矢气排出之证。

②粥饮和：指用米汤调和服之。

【提要】　本条论述虚寒滑脱，大便失禁的证治。

【原文分析】

病下利泄泻，滑脱不禁，大便随矢气而出，其或大便顺肛门外流，不能制约，多为久泄、久利伤及脾胃，中气虚寒，气陷不举，气虚失固所致。故予诃梨勒散。

【治法】　涩肠止泻。

【方解】

方中诃梨勒即诃子，性温酸涩，有敛肺涩肠之功，治久咳失声、久泻久痢、脱肛便血、崩漏带下、遗精尿频诸病。煨用则温涩之力更强，碾粉为散，用米汤调服，意在益肠胃而健中气。

【原文】

附方：

《千金翼》［小承气汤］①　治大便不通，哕数②谵语。方见上

【词解】

①《千金翼》小承气汤：此方载于《千金翼方·卷十八·霍乱门》治大便不通，哕数，口谵语，无方名，药味与仲景小承气汤相同，仅分量有出入：厚朴（炙）二两，大黄四两，枳实（炙）五枚，方后服法有"当通不通，尽服之"，无"得利则止"。

②哕数：指呃逆频作，病较急。

【提要】 本条论述肠腑实热，便秘哕逆谵语的证治。

【原文分析】

"哕"即呃逆，有虚实寒热之不同，本证用小承气汤治疗，证属实热，故当有大便秘结，腹胀腹痛，腑气不通，实热浊气上冲，则呃逆频作。热扰神明则见谵语潮热，舌质红，脉数实等症，以小承气汤泄热导滞，攻下阳明，使实热浊邪随大便而下，则诸症自平。

【原文】

《外台》［黄芩汤］ 治干呕下利。

黄芩 人参 干姜各二两 桂枝一两 大枣十二枚 半夏半升

上六味，以水七升，煮取三升，温分三服。

【提要】 本条论述脾胃阳虚，干呕下利的证治。

【原文分析】

脾胃虚寒，运化无权则为利；胃失和降是为呕。其利与呕的特点是大便时溏时泻，反复发作，病程较长，腹胀肠鸣，或兼腹痛，纳谷不香，纳后脘痞不适，时有呕恶，呕吐物多清稀无异味，舌质淡，脉虚软等，治用黄芩汤益气温中，降逆止呕。

【治法】 温中止利，降逆止呕。

【方解】

方中人参、大枣、桂枝补脾健中；半夏、干姜温胃止呕，反佐黄芩，以折上逆之气。诸药合用，共成温中止利、降逆止呕之效。

第十八章　疮痈肠痈浸淫病脉证并治

【原文】

诸浮数脉，应当发热，而反洒淅^①恶寒，若有痛处，当发其^②痈^③。

【词解】

①洒淅：形容怕冷如水沾身之状。

②其：此处作语助词，无意义。

③痈：指痈肿。

【提要】　本条论述痈肿初起的脉症及病机。

【原文分析】

脉浮主表，脉数主热，浮数之脉并见者，多为表热证。今脉呈浮数，而反洒淅恶寒者，何也？"反"字含义有二：一说明"洒淅恶寒"之症与"浮数"之脉不符；二说明即令有发热之症，也不足挂齿，也与"浮数"之脉不符。

后文补叙"若有痛处，当发其痈"。即病人脉浮数，恶寒，又有身体某一部位疼痛者，则足证非外感，而是即将发生痈肿。因为感寒之痛，多在全身；中湿之痛，多在关节。本条"痛处"之"处"说明是局部的，而非全身的，且疼痛多固定不移，由于血液凝滞，卫气被阻，不能发越，不通则痛，其结果必"当发其痈"。

《灵枢·痈疽》篇曰："夫血脉营卫，周流不休……寒邪客于经络之中则血泣，血泣则不通，不通则卫气归之，不得复反，故痈肿。"这段经文再好不过地说明了痈肿产生的机理，简而言之，即热毒壅塞，营卫阻滞，此与前肺痈病"热之所过，血为之凝滞，蓄结痈脓"之理近似，故脉呈且浮数，而症见洒淅恶寒。

"若有痛处"乃本条辨证之关键。

【原文】

师曰：诸痈肿欲知有脓、无脓，以手掩^①肿上热者，为有脓；不热者，为无脓。

【词解】

①掩：轻微触按。

【提要】　本条论述用触诊法辨别痈肿有脓无脓。

【原文分析】

本条论述从触诊的角度诊断痈肿有脓无脓，用医生的手掩盖于病人痈肿之上，感觉到痈肿处明显发热的，为有脓；没有发热的，为无脓。从痈发生的始萌到成脓，是有其发展过程的，即先有局部性气血营卫的凝涩不通，尔后出现红肿热痛，恶寒发热，此时处于邪正交争之际，若正胜邪却，或治疗及时，则凝涩畅通而肿痛可消。若正不胜邪，或邪正抗争，则恶寒发热，局部红肿热痛不减，说明热毒壅结已盛，进而肉腐脓成，正如《灵枢·痈疽》篇说："大热不止，热盛则肉腐，肉腐则为脓。"故用手掩盖于痈肿之上，有明显发热者，说明热毒壅聚，为有脓；不热者，热毒未聚，故无脓。

【原文】

肠痈之为病，其身甲错^①，腹皮急^②，按之濡^③如肿状，腹无积聚，身无热，脉数，此为腹内^④有痈脓，薏苡附子败酱散主之。

[薏苡附子败酱散] 方

薏苡仁十分　附子二分　败酱五分

上三味，杵为末，取方寸匕，以水二升，煎减半，顿服，小便当下^⑤。

【词解】

①甲错：甲曰"皮"；理粗而不润泽曰"错"。形容皮肤干燥粗糙不润泽，摸之碍手。

②急：紧张。

③濡：柔软。《淮南子·说山》曰："历利剑者必以柔砥，击钟磬者必以濡术。"

④腹内：医统本作"肠内"。

⑤小便当下：赵本作小注；《医统正脉》本作正文。小，疑为"大"之误。

【提要】　本条论述肠痈脓已成的辨证和治疗。

【原文分析】

患了肠痈的病人，其皮肤干燥，失去荣润和光泽，似如鳞甲之状，摸之碍手，这是因为肠内生了痈脓之疾，气机为之郁滞，营血为痈脓所耗，营卫气血不能荣润肌肤所致。正如尤在泾所说"营滞于中，故血燥于外也"。肠内有痈脓，气血为之郁结，间接影响到腹部，故腹皮显得紧张有力，即所谓"有诸于内，必形诸于外"之理。由于腹内并无积聚，故按压腹壁是濡软的，但因肠中已有痈肿突起，故按之碍手如肿壮，痈肿之疾在肠内而不在腹皮，所以说"腹皮急，按之濡如肿状"。病人肠痈已久，郁热邪毒已经化腐成脓，正气已虚，病变局限，故全身没有发热；病人阳气不足，正不胜邪，或者是大热肉腐酿成痈脓阶段已过，故虽然有脉数而并不发热，所以说身无热而脉数。这里的数脉主瘀热。肠痈正气渐虚，阳气不足，而痈脓未除，病属阴证、虚证，并非热毒壅盛阶段，故用薏苡附子败酱散以振奋阳气，排脓解毒。方中重用薏苡仁配败酱排脓解毒，附子辛热，振奋阳气以散结。方后医嘱顿服，意在集中药力，速功其疾，使痈脓极早排除，以杜滋漫之害。服药后"小便当下"者，是因为服药之后，痈脓向愈，营卫气血畅通，膀胱气化复常，则小便复通，说明患肠痈过程中，对小便的通利有影响，肠痈告愈，则小便亦复正常。

【治法】　排脓消痈，通阳散结。

【方解】

方中重用薏苡仁排脓消痈，祛湿利肠；败酱解毒，破瘀，排脓；轻用附子振奋阳气，辛散行滞而散结。服后污脓败血从大便排出，为下焦气血通畅，肠痈可愈之兆象，方后注"小便当下"恐有错简。

【医案选录】

1. 临床资料

25 例病人中，男 13 例，女 12 例；年龄最小者 12 岁，最大者 72 岁；28 岁以下者 8 例，21 ~ 35 岁者 5 例，31 ~ 40 岁者 3 例，41 ~ 50 岁者 6 例，51 岁以上者 3 例。

发病时间：1 日以内者 3 例，2 ~ 3 日者 8 例，4 ~ 5 日者 19 例，5 ~ 7 日者 2 例，8 日以上者 3 例。

2. 诊断标准

根据临床病史、典型症状、体征、血象作为诊断依据。

(1) 急性阑尾炎（包括急性单纯性阑尾炎、急性化脓性阑尾炎）首次发作，有典型病史及不同程度的发热，右下腹中有中度或重度触痛、反跳痛及肌紧张，白细胞总数或中性粒细胞有明显升高，本组共 13 例。

（2）慢性阑尾炎发作，既往有过一次较典型的急性阑尾炎发作史，平时多无明显症状，却有间歇性发作，发作时症状体征类似急性单纯性或化脓性阑尾炎，本组占7例。

（3）阑尾脓肿：有阑尾炎典型病史，数日后右下腹出现压痛性包块，有不同程度的发热，白细胞总数或中性粒细胞升高，本组占5例。

3. 治疗方法

（1）内服药物

1）药物组成：薏苡仁100g，炮附子、败酱草各30g。

2）煎服方法：以水1000ml，先煎附子30分钟，后下薏苡仁、败酱草，文火煎，约20分钟，煎成约500ml，过滤，再加水500ml，煎成300ml，过滤，第三次再加水500ml，煎成200ml，过滤，三次药液混匀，每次服200ml，每间隔2小时服一次。

3）加减法：若脉数便干，加大黄（后下）15g；若外有热，体温在38～39℃时可加银花（后下）30g；若腹痛甚者加白芍30g。

（2）外用药物

1）桐油石膏外敷：桐油、生石膏各500g，将石膏研细，和桐油拌匀，敷于右少腹部，用纱布包扎，适用于剧烈疼痛，血象高者。

2）炒盐热敷：青盐1000g，放锅内炒热，以烫手为度，放置毛巾内，包裹三层，置放于右少腹部热敷，日数次，适用于阵发性疼痛及阑尾脓肿包块久不散者。

4. 疗效分析

（1）疗效标准

1）痊愈：自觉症状及腹部体征完全消失，体温、白细胞计数正常者。

2）显效：自觉症状消失，体温正常，白细胞计数正常，右下腹仍有轻度深触疼痛或留有块索。

3）无效：治疗2日以上，自觉症状和腹部体征不减轻，或甚至加重改为手术治疗者。

（2）疗效观察：25例治疗结果，痊愈21例（84%），有效2例（8%），无效或恶化2例（8%），有效率为92%。

（3）服药剂数：25例病人中，服药最少者3剂，最多者15剂，平均服8.2剂。

5. 病案举例

白某，女，56岁，1978年8月6日诊治。

现病史　由于饮食不节而诱发腹痛、发热、呕吐，继则腹痛转至右下腹。

症见　右少腹部持续疼痛，阵发性加剧，恶心呕吐，畏寒发热，体温38.5℃，右少腹明显压痛、反跳痛及肌紧张，面色青黑，神采困惫，痛时四肢厥冷，舌黄有津，白细胞计数$16.0×10^9$/L，中性粒细胞0.93，淋巴细胞0.07，脉滑数，脉搏88次/分。

诊断　肠痈（急性化脓性阑尾炎）。

辨证　寒湿郁结，郁而生热。

治则　温阳祛湿，清热解毒。

处方　炮附子（先煎）30g，银花（后下）30g，白芍30g，板蓝根30g，薏苡仁90g，败酱草30g。4剂，水煎服。

二诊　8月10日。上方服后约1小时腹痛减轻，继则呕吐止，3剂后体温正常，白细胞计数$11.0×10^9$/L，中性粒细胞0.75，淋巴细胞0.25，上方继服5剂，诸症消除，血象正常而愈。

体会　肠痈是内痈。痈者，气血为毒邪壅塞而不通也；若气血畅流，痈无由生，所以毒和邪是导致肠痈形成的根源。

由于肠道受损，运化失职，糟粕积滞，壅塞不通，邪无出路，毒邪郁蒸，化为痈脓。究其原因，毒和邪的宿主则由于湿盛，水湿内蕴，毒邪泛滥，诸症蓬生。湿和热是其主要病机，若湿化热清，邪有出路，其病自愈。

气血的运行，全凭着阳气的鼓动；气血之为性，喜温而恶寒，寒则泣不能流，温则消而去之。今湿盛邪郁，阳郁不达，气血不能畅流，痈脓自生。唐祖宣认为其病理因素主要是寒、湿、热；临床表现亦多见，舌多黄腻，有津不渴，疼痛阵发，其脚蜷屈，疼痛时呈肢厥舌青，时呈面色潮红、四肢烦热，小便短赤，脉象多滑数。初以发热、疼痛为主；后以脓肿多见，所以寒热兼见，温热并存。

此方薏苡仁健脾利湿；败酱草咸寒可清积热，使毒邪可清，水湿可利，邪有出路，毒邪自去；附子回阳补火，散寒除湿，能走肠中曲曲之处，湿淫腹痛用之多效，使气血畅流疼痛自止；附子、薏苡仁合用，温阳祛湿，使气血畅流，邪有出路；附子、败酱合用，既温又清，阳鼓而使气血周流，热清使毒邪消退，药虽三味，毒邪可清，湿邪可化，寒邪可去，故用之每获捷效。

【原文】

肠痈者，少腹肿痞①，按之即痛，如淋②，小便自调，时时发热，自汗出，复恶寒。其脉迟紧者，脓未成，可下之，当有血；脉洪数者，脓已成，不可下也，大黄牡丹汤主之③。

[大黄牡丹汤] 方

大黄四两　牡丹一两　桃仁五十个　瓜子半升　芒硝三合

上五味，以水六升，煮取一升，去滓，内芒硝，再煎沸，顿服之，有脓当下，如无脓，当下血。

【词解】

①肿痞：肠痈已成，形肿于外，痞满于内。

②按之即痛，如淋：按压阑尾部位，疼痛牵引至前阴，如害淋病那样刺痛。

③大黄牡丹汤主之：该句当接在"可下之"后，属倒装文法。

【提要】　本条论述肠痈急证脓未成的辨证和治疗。

【原文分析】

患肠痈的病人，其少腹阑门部位出现了突起的包块，有形之痈肿阻碍于肠中，病人有痞塞不通的感觉，故曰"少腹肿痞"。此为热毒内聚，营血瘀结肠中所致。肠痈已经形成，不按固然痛，按之则有如淋病那样刺痛，故曰"按之即痛，如淋"。虽然按压肠痈部时，可牵引至前阴痛如淋，但并不是真有淋病，故仲景在此补述"小便自调"一句，以便与淋病相鉴别。其病变在阳明肠腑，不在少阴肾和膀胱，故小便自调，肠内有痈肿，营血凝滞，卫气受阻，则时时发热。实热熏蒸，营卫失调，迫津外泄，故自汗出。患肠痈病之初，有类似于外感的恶寒见症，病至大热肉腐成脓之际，由于正胜邪实，邪正相争，此时又出现恶寒，甚或可有高热寒战出现，故曰"复恶寒"。此与肺痈酿脓期"时时振寒"的意义相同。肠痈未成脓之时，由于局部的营气为邪气所遏，热伏血瘀蕴结不通，其脉象多为迟紧，是邪与血结而脓尚未成。此时在治疗上，应当急用攻下法，以泄热解毒，破血消痈，务必使痈肿消散，而污血从大便泄出，所以说"其脉迟紧者，脓未成，可下之"，用大黄牡丹汤主治，当有血。肠痈到了酿脓期之后，脉象由迟紧变为洪数，此乃热毒瘀积，实热蕴结，血腐肉败，肠痈已成脓，此时治法应当以清热解毒，排脓生肌为主。可用薏苡仁、败酱草、银花、鱼腥草、当归、白及、桔梗之类为宜。对于破血攻逐之品应当慎用，否则有可能导致痈脓未尽而出血不止，至正气亏损的后果，所以说"脉洪数者，脓已成，不可下也"。

【治法】　解毒排脓，荡热消痈，逐瘀攻下。

【方解】

方中大黄、芒硝泄热攻积，宜通肠中壅滞；丹皮、桃仁凉血逐瘀；瓜子（栝楼子、冬瓜仁、甜瓜子均可）排脓消痈，五味相合，最宜未成脓的肠痈急证、实热证。

【原文】

问曰：寸口脉浮微而涩，法当亡血，若①汗出，设不汗者云何？答曰：若身有疮②，被刀斧所伤，亡血故也。

【词解】

①若：选择连词，或也。

②疮：故作创，即金疮的省文。

【提要】　本条论述金疮失血的脉症。

【原文分析】

本条论述创伤导致失血的脉症和诊断，这里的"寸口"应是指两手寸关尺三部脉而言，因创伤性失血过多，可使全身津血受到影响。寸口脉微为阳气虚脉，脉涩为津血亏耗，脉浮为阴血虚少，阳气不能内守而虚浮。其脉浮微而兼涩，按一般规律，应当是亡血伤津；或者汗出过多所致，所以说"寸口脉微而涩，法当亡血"；或"若汗出"，因为汗血同源，故《内经》说"夺血者无汗，夺汗者无血"。造成失血的原因很多，凡因吐衄下血、崩漏、汗出太过等都可导致津血亡失。设若病人没有这些常见的亡血汗出病史，但病人身上受了创伤，被刀斧等利器所伤，并有失血情况，这就是因为创伤亡血过多的缘故，所以脉虽浮而不能汗出。

【原文】

病金疮①，王不留行散主之。

[王不留行散]方

王不留行十分 八月八日采　蒴藋②细叶十分 七月七日采　桑东南根白皮十分 三月三日采　甘草十八分③（赵本无八字）　川椒三分，除目及闭口，去汗④　黄芩二分　干姜二分　芍药二分　厚朴二分

上九味，桑根皮以上三味烧灰存性⑤，勿令灰过，各别杵筛，合治之为散，服方寸匕，小疮即粉之⑥，大疮但服之，产后亦可服。如风寒，桑东根勿取之，前三物皆阴干百日。

【词解】

①金疮：桂林古本《伤寒杂病论·卷第十五·辨瘀血吐衄下血疮痈病脉证并治》，在"金疮"下有"无脓者"三字。

②蒴藋（音硕掉）：为忍冬科古物蒴藋的全草或根。黄元御《长沙药解》论蒴藋"味酸微凉，入足厥阴肝经，行血通经，消瘀化凝"。本药还有"接骨木"（《东医宝鉴》）、"马鞭三七"、"落得打"（《浙江民间草药》）、"秧心草"《四川中药志》等异名。

③甘草十八分：《今释》"甘草十分"。谓"甘草，诸本俱作十八分，似不当，多于主药，故从坊刻全书改"。

④除目及闭口，去汗：指川椒的炮制方法，去除椒目及未成熟者，微火炒至油质渗出。

⑤烧灰存性：药物的炮炙方法，又称"烧存性"。谓将植物药制成炭化剂，要烧到外部枯黑、里面焦黄为度，使药物一部分炭化，一部分仍能尝出原有的气味。

⑥小疮即粉之：谓疮面或创口较小者，可将药粉直接撒敷于患处。粉，用为动词，作"撒敷"解。

【提要】　本条论述金疮的治疗。

【原文分析】

金疮之为病，由于刀斧所伤，不但可以引起出血，也可使局部肌肉筋骨损伤，气血瘀滞，因

此治疗应调畅气血，止血定痛，方用王不留行散。

本方为治外伤的要方，其中以王不留行为主，行血止血，通经定痛；辅以蒴藋即接骨木，治折伤，续筋骨；桑东南根白皮生肌续皮，三药烧灰性，意在以炭止血。因桑东南根白皮寒凉，风寒之时，恐其过寒凝血，也可不用，伍芍药、黄芩清热防腐；干姜、川椒温阳以复气血；厚朴行气破滞，以利血行。总之，本方既可调畅气血，又可止血定痛；既可清热防腐，又能生肌续皮，所以在后世伤科中应用甚广。又因本方可以调气血、止血定痛，其性不寒不热，对于产后患有金疮，或产门损伤，也可应用。在用法上，损伤较小，可敷涂外用；损伤较大，应当内服，至于方后药物采集的时间，只是言其大略，并非定数。

【治法】　调行气血，通利经脉，续筋疗伤。

【方解】

方中王不留行主金疮，止血，通经络；蒴藋细叶活血化瘀；桑东南根主伤中脉绝，三味均阴干烧灰存性，取其色黑可以止血。芍药入血分行瘀血止痛；黄芩清热；川椒、干姜温通血脉，以利血行；厚朴行气燥湿，以防气滞而脓疮淫；倍甘草可以解毒生肌，调和诸药，并缓急止痛。诸药相合，共奏行气血、通经脉、续筋伤之效。小创可粉剂外敷，大创可内服，产后也可服用。

【原文】

［排脓散］方[①]

枳实十六枚　　芍药六分　　桔梗二分

上三味，杵为散，取鸡子黄一枚，以药散与鸡黄相等，揉和令相得，饮和服之，日一服。

【词解】

①本条按桂林古本《伤寒杂病论·卷第十五·辨瘀血吐衄下血疮痈疽病脉证并治》与前条并为一条。

【原文分析】

排脓散附于王不留行散之后，意在补充金疮的治法和方药。若金疮未成脓时，用王不留行散主治；若金疮已经感染成脓，则用排脓散主治。本方重用枳实配芍药，以破气行滞，止痛活血；再配伍桔梗，排脓解毒；鸡子黄扶正安中，诸药相协，共达消肿止痛、扶正安胃、排脓解毒之功，最适宜于疮疡痈肿排脓解毒之用。

【治法】　　排脓化毒。

【方解】

本方用枳实、桔梗，一升一降，开气行郁化滞，桔梗还能排脓；芍药养血活血；鸡子黄养血益脾；枳实伍芍药，亦为枳实芍药散，按妇人产后篇，方后云"兼主痈脓"，可知两药合用也有排脓作用。故全方理气活血，养血生肌，排脓，可以去腐肉生新肉。

【原文】

［排脓汤］方

甘草二两　　桔梗三两　　生姜一两　　大枣十枚

上四味，以水三升，煮取一升，温服五合，日再服。

【原文分析】

排脓汤即肺痿肺痈篇中的桔梗汤加生姜、大枣而成。桔梗为主药，用量为三两。方中甘草、桔梗，排脓解毒；生姜、大枣健中和营，本方辛甘健中和营而不燥热，是解毒排脓、安中和营的有效方剂。

【治法】 解毒排脓，调达营卫。

【方解】

排脓汤由桔梗汤加生姜、大枣而成。其中甘草清热泄火解毒；桔梗开宣肺气，祛痰排脓；生姜、大枣调和营卫，适用于疮痈脓成初期。

【原文】

浸淫①疮，从口流向四肢者，可治；从四肢流来入口者，不可治。

【词解】

①浸淫：《汉书五王传·师古注》"浸淫，犹渐染也"，即浸渍蔓延之谓。

【提要】 本条论述浸淫疮的预后。

【原文分析】

本条论述浸淫疮的预后，而未论及具体症状和病因病机，故后世医家对浸淫疮的认识有所不同。有认为是脱疽游丹、癞疬、棉花疮、杨梅疮、湿疹、神经性皮炎等。这些病与原文所述均不相符，而余无言认为是"脓疱疮"，或称"浸淫疮"，即黄水疮（《金匮要略译释》），以及曹家达认为其病因是"湿热兼毒"等认识较为确切，亦即现代皮肤病学所称的脓疱疮，是因化脓性球菌感染所致的皮肤病。巢元方谓"浸淫疮是心家有风热"（《诸病源候论》），说明浸淫疮是因湿热火毒所生，逐渐弥漫全身，尔后破溃成脓的皮肤病。从浸淫疮发病部位的先后和发病的趋势辨其预后，其理同"脏腑经络先后病脉证"篇第十二条，不赘述。

【原文】

浸淫病，黄连粉①主之。方未见

【词解】

①黄连粉：原文未见。桂林古本《伤寒杂病论·卷第十五·辨瘀血吐衄下血疮痈病脉证并治》云："黄连粉方：黄连十分　甘草十分　右二味，捣为末，饮服方寸匙，并粉其疮上。"

【原文分析】

浸淫疮是由于湿热火毒为患的一种皮肤病，其流布浸淫力极强，治以清热泻火，燥湿解毒，外治为主，黄连粉主治。黄连粉方虽未见，但本方以黄连为主药是无疑的。黄连味苦寒，有清热泻火、燥湿解毒之功，故用黄连粉主治，则浸淫疮可愈。

【治法】 清热解毒，燥湿收疮。

【方解】

浸淫疮多为湿热毒邪所患，黄连入心经，寒可以清热解毒，苦可以燥湿，湿热毒邪去，则浸淫疮可愈。

第十九章　跌蹶手指臂肿转筋阴狐疝
蛕虫病脉证治

【原文】

师曰：病跌蹶^①，其人但能前，不能却^②，刺腨^③入二寸，此太阳经伤也^④。

【词解】

①跌蹶：跌，同跗，脚背；蹶，《说文解字》作"僵"字解，僵直之意。跌蹶是指足背僵硬、运动障碍的疾病。

②却：后退。

③腨（shuan 或 chuai）：《说文解字》腓肠也，即小腿肚。

④此太阳经伤也：系倒装文法，应接在"不能却"之后。

【提要】　本条论述跌蹶的病因和证治。

【原文分析】

跌蹶病，是一种足背部痹厥或肿痛，功能障碍失常的病证。其典型证是病人只能向前行走，而不能向后退却，这是由于太阳经脉受伤，经脉之气不通所致。因为足太阳经脉行身之后，下贯腨内，出外踝后，在治疗这种疾病时，宜用针刺足太阳经的承山穴，进针深度以二寸为宜，以达舒筋通络之功，使经络舒利，气血畅通，则跌蹶能愈。

【原文】

病人常以^①手指臂肿动，此人身体𥉡𥉡^②者，藜芦甘草汤主之。

［藜芦甘草汤］方未见

【词解】

①常以：以，语助词。常以，即时常的意思。

②𥉡𥉡：𥉡，肉掣动。𥉡𥉡，即身体某些局部的筋肉发生振颤掣动。

【提要】　本条论述手指臂肿动的证治。

【原文分析】

本条论述风痰阻滞所致的手指臂肿的辨证和治疗。《素问·阴阳应象大论》说："风胜则动"，《三因极一病证方论》说："痰涎留在胸膈上下，变生诸病，手足项背牵引钓痛，走易不定"，与本证相类似。"常以手指臂肿动"，即手指关节和上肢臂部时常发生肿胀麻痹，并有振颤动摇，甚至全身某些局部的肌肉也有牵引或𥉡动的见症。这种病证是由于风湿痰涎阻滞经络所致。风痰阻滞经络关节，经络气血循行不畅，则手指关节和臂部麻痹肿胀，风痰阻滞肌腠，则身体局部发生振颤跳动。对本病的治疗，应当以涌吐风痰、除湿通络为主，故用藜芦甘草汤主治。

【治法】　涌吐导痰。

【方解】

藜芦苦、辛，寒，有毒，性升，能涌吐风痰；甘草和中缓急，解毒护胃，合用则涌吐风痰而不致伤正。

【原文】

转筋之为病，其人臂脚直①，脉上下行②，微弦，转筋入腹③者，鸡屎白散主之。

［鸡屎白散］方

鸡屎白

上一味，为散，取方寸匕，以水六合，和温服。

【词解】

①臂脚直：谓上下肢痉挛强直。脚，指小腿，此处泛指下肢。

②脉上下行：即寸、关、尺三部脉弦直有力，无柔和之象。

③转筋入腹：下肢抽筋发生疼痛时，牵引到少腹亦作痛，故名。

【提要】　本条论述转筋入腹的证治。

【原文分析】

转筋，估称抽筋，是以四肢发生突然痉挛剧痛为特点的病证，尤以下肢小腿的疼痛为多见，病情严重时，其疼痛可从下肢循经牵引小腹作痛，故又将这种情况称为转筋入腹。其主症是臂脚直，即上肢臂部或下肢小腿部发生痉挛强直，不能屈伸，其脉上下行而微弦，与痉病篇的"夫痉脉，直上下行"同理，都因经脉痉挛所致。脉微弦，是肝木乘其土虚，经脉失其柔和之候；脾主四肢，肝主筋，风主动，由于湿浊化热动风，伤及阴血，脾虚不能荣木，筋脉失养，则臂脚强直而转筋。《素问·至真要大论》说："诸暴强直，皆属于风。"如转筋上循入腹，此为邪热伤及筋脉较甚，故用鸡屎白散主治。

《别录》说鸡屎白治转筋，利小便；《素问》用鸡屎醴治臌胀，通利大小便；本证之转筋亦属于湿浊化热伤阴所致，故用本方以消积清热，去风安脾，而转筋即愈。

【治法】　清热下气。

【方解】

鸡屎白性寒，下气通利二便，以方测证可知本条的转筋是湿浊化热伤阴所致。

【原文】

阴狐疝气①者，偏有小大②，时时上下，蜘蛛散主之。

［蜘蛛散］方

蜘蛛十四枚，熬焦　桂枝半两

上二味，为散，取八分一匕，饮和服，日再服，蜜圆亦可。

【词解】

①阴狐疝气：为疝气病之一种，因本病发生时，病人睾丸时上时下，犹如狐狸那样出没无常，故名。

②偏有小大：指两侧阴囊大小不同。

【提要】　本条论述阴狐疝气的证治。

【原文分析】

所谓阴狐疝气，是以病人的睾丸时上时下，而阴囊亦时大时小、出入无定为特征的一种病证。当病人起立或行走时，睾丸由腹中下入阴囊，其阴囊感到胀大下坠，牵引作痛；当病人平卧之时，则睾丸又入于腹中，而阴囊亦随之变小，所以说"阴狐疝气者，偏有小大，时时上下"。《灵枢·经脉》篇说"肝所生病者……狐疝"，本病多因情志不舒，或寒湿凝结厥阴肝经所致，故用辛温通利之蜘蛛散主治。

【治法】　辛温通利。

【方解】

方中蜘蛛通利，泄下焦结气，配合桂枝辛温，入厥阴肝经以散寒邪，唯蜘蛛有毒，要慎用。

【原文】

问曰：病腹痛有虫，其脉何以别之？师曰：腹中痛，其脉当沉，若①弦反洪大，故有蚘②虫。

【词解】

①若：连词，相当于"或"。

②蚘：音、义同蛔。

【提要】　本条论述蛔虫与腹痛的脉症。

【原文分析】

本条论述寒气腹痛与蛔虫腹痛的鉴别。腹痛一证，在许多疾病中都可发生，但本条所说的"腹中痛"，是指寒性腹痛而言。因为沉脉主里、主寒，弦脉主痛，里寒腹痛则脉当沉而兼弦。若腹痛脉洪大者，是由于蛔虫妄动所致的腹痛，但在判别单纯腹痛与有否蛔虫痛时，单凭脉象是不够的，还应当询问病人平素有否经常腹痛、吐清涎、吐蛔虫等情况。对于小孩，尚应视其白睛有否蓝色斑点、下唇内表皮黏膜有没有半透明颗粒、面部有无浅色团状白斑、大便有无下蛔虫等，方能使诊断更确切。

【原文】

蚘虫之为病，令人吐涎，心痛①发作有时②，毒药③不止，甘草粉蜜汤主之。

[甘草粉蜜汤]　方

甘草二两　粉一两重　　蜜四两

上三味，以水三升，先煮甘草取二升，去滓，内粉蜜，搅令和，煎如薄粥，温服一升，差即止。

【词解】

①心痛：指上腹部的疼痛。由于蛔虫动乱上逆，导致胃脘临心部位的疼痛。

②发作有时：蛔动则腹痛，蛔静则痛止，并不是发作有定时。

③毒药：指杀虫药，如雷丸等。

【提要】　本条论述蛔虫病的证治。

【原文分析】

患有蛔虫病的病人，口吐清水，腹部或上腹部发生疼痛是基本特征。患蛔虫病的病人，无论寒热虚实，均可使蛔虫动乱不安；虫乱于肠则腹痛；上扰于胆则上腹剧痛；虫入于胃则吐蛔。脾胃虚寒，不能统摄津液，则脾津上泛而吐清涎。《灵枢·口问》篇说："虫动则胃缓，胃缓则廉泉开，故涎下"，亦即脾胃虚寒，脾津失于统摄所致。蛔动则腹痛，蛔静则痛止如常人，故说"发作有时"。蛔虫发作之时，如果已经用了杀虫药而不见效的，则应当安蛔和胃，故用甘草粉蜜汤主治，方中甘草、蜂蜜皆为安蛔和胃之品。蛔虫得甘则安，腹痛可止，待胃和虫安时，再行驱杀蛔虫之剂。

【治法】　安胃和中，杀蛔治虫。

【方解】

方中铅粉甘、辛，寒，有毒，能杀虫，治虫积腹痛，《神农本草经》说其"杀三虫"，用量宜1～1.5g；甘草缓解铅粉毒性；白蜜和胃。本方铅粉和甘草、白蜜同用，一方面，杀虫而不伤正气；另一方面，诱使虫食，甘味既尽，毒性旋发，而虫患可除。本方是毒药，中药即止，不宜多服，所以方后说"差即止"。

【原文】

蚘厥①者，当吐蚘，令②病者静而复时烦，此为脏寒③，蚘上入膈④，故烦；须臾复止，得食而呕，又烦者，蚘闻食臭⑤出，其人当自吐蚘。

蚘厥者，乌梅圆主之。

[乌梅圆] 方

乌梅三百个　细辛六两　干姜十两　黄连一斤　当归四两　附子六两，炮　川椒四两，去汗　桂枝六两　人参　黄蘗各六两

上十味，异捣筛，合治之，以苦酒渍乌梅一宿，去核，蒸之五升米下，饭熟捣成泥，和药令相得，内臼中，与蜜杵二千下，丸如梧子大，先食饮服十丸，日三服，稍加至二十丸。禁生、冷、滑、臭等食。

【词解】

①蚘厥：蚘，同蛔。蛔厥，因患蛔虫病腹痛剧烈而致四肢厥冷的病证。

②令：《玉函经》作"今"，是。

③脏寒：指内脏虚寒，此处指胃肠虚寒，并与脾有关。

④入膈：此处并不指胸膈，是指上腹部的胆道、十二指肠及胃中而言。

⑤食臭：指食物的气味。

【提要】　以上两条论述蛔厥的证治。

【原文分析】

因为病人患蛔虫病，腹痛剧烈时而致四肢厥冷，故称为蛔厥。患蛔厥病，不仅有腹痛、吐涎，有时还从口中吐出蛔虫的见症。今病人安静，时而又心烦，这是由于内脏寒冷所致。因为蛔虫寄生于肠内，喜温而恶寒，内因肠道虚寒，故蛔虫动乱不安，上窜入于膈，即蛔虫上逆入于胆道或胃中；由于蛔虫上扰，故病人心烦；当蛔虫入于胃中时，则蛔虫暂安而病人心烦复止。但当病人进饮食后，虫闻食臭而复动，则病人又发生呕吐、心烦，在这种情况下，病人往往自行吐出蛔虫，方用乌梅丸。

【治法】　安蛔止厥，温阳通降，滋阴泄热。

【方解】

乌梅圆酸苦甘温，安胃杀虫。乌梅味酸性温，和胃安蛔；附子、细辛、桂枝、干姜、川椒辛辣湿热之品，通阳散寒；黄连、黄柏苦寒泻热，除烦止呕；人参、当归补益气血，扶助正气，众药相伍，使蛔虫得酸则静，得辛则伏，得苦则下。

【医案选录】

1. 蛔厥案

本方证所治之蛔厥乃阴邪化寒之证。临床辨证中常见心中痛热，呕吐酸水，四肢厥冷，冷汗淋漓，疼痛发作有时，舌淡多津，脉沉细数。现举临床治验。

张某，女，37岁，1976年9月14日诊治。

现病史　右上腹疼痛10余日，恶心呕吐，发作有时，误以脾胃虚寒论治，投以温中散寒之品，其病不减，疼痛更甚，冷汗淋漓，四肢欠温，又吐蛔一条。

症见　形体消瘦，面色青黄，右上腹痛如刀绞，休作有时，呕吐酸苦水，心中疼热，舌苔黑有津，冷汗淋漓，四肢厥冷，脉沉细数。

辨证　厥阴阴邪化寒，蛔厥之证。

治则　温脏安蛔。

处方　乌梅24g，细辛4.5g，蜀椒4.5g，黄连9g，干姜9g，炮附子6g，桂枝6g，潞参6g，黄柏6g，当归6g，槟榔15g。2剂，水煎服。

上方频服，呕吐止，腹痛减，汗止，四肢转温，但大便不畅，继服上方去黄柏，加大黄 9g，服后大便畅通，3 剂而愈。

体会　蛔厥之证，由于脏寒不利蛔之生存，蛔性喜温，避下寒而就上热，蛔上入膈，胆胃受扰，痛呕并作，阳气衰微，故汗出逆冷；津血耗伤则脉沉而数、心中疼热，此寒热错杂之证，但总源于蛔上扰膈所致。用乌梅酸可制蛔，细辛、蜀椒辛可驱蛔，黄连、黄柏苦可下蛔，使蛔得酸则静，得辛则伏，得苦则下，共成温脏驱蛔、补虚扶正，上火得清，下寒得温，故能获效。临床应用时由于大便不畅，加大黄以通其腑实，使入膈之蛔泻之于下，故能取效。临床中若厥逆烦躁重者，重用附子、干姜、人参；呕吐重者重用黄连、干姜。

2. 久痢案

此方证所治之久痢乃泻痢日久，正气虚弱形成寒热错杂之证。临床辨证中常见面色萎黄，形瘦神疲，头目眩晕，心中烦热，大便稀薄，赤白黏冻，里急后重，腹痛喜按，饥而不欲食，四肢厥冷，舌淡，苔白多津，脉细数无力。现举临床治验。

马某，女，59 岁，1977 年 6 月 25 日诊治。

现病史　1974 年夏因患暴痢，便鲜紫脓血，高热昏迷，恶心呕吐，并发休克而住院求治，休克纠正后，但腹痛、下痢缠绵不愈，使用多种抗生素无效，又服中药 200 余剂无效果，延病 2 年余。

症见　形瘦神疲，面色萎黄，舌白多津，头目眩晕，心中烦热，大便稀薄，夹有赤白黏冻，里急后重，腹痛喜按，日 10 余次，饥不欲食，食则腹胀，四肢厥冷，小便清白，脉细数无力。

辨证　久病正虚，寒热错杂。

治则　益气养血，清上温下。

处方　乌梅 24g，干姜 9g，黄连 9g，别直参 9g，当归 6g，黄柏 6g，肉桂 6g，炮附子 6g，细辛 6g，花椒 6g，茯苓 30g。

服 5 剂后，腹痛减轻，黏冻减少，精神稍振，继服上方 15 剂，诸症已瘥，改汤为丸，每服 9g，日服 3 次，以善其后。追访 2 年未复发。

体会　痢属寒者尚少，唯泻痢太久，正气虚弱，转为虚寒。痢而后重，四肢厥冷，但脉呈数象，诚属寒热错杂之证。方用姜、附、椒、桂、细辛之辛以温其脏；连、柏之苦以清其热；人参、当归益气养血；妙在乌梅之酸涩以固脱，是谓随其利而行之，故能取效。乌梅丸治久痢，热重者增连柏；寒甚者重姜、附；痢色白者增干姜；赤者重用黄连。

3. 泄泻案

此方证所治之泄泻乃正虚热郁，脾湿肾寒所致。临床辨证中常见脐腹疼痛，肠鸣即泄，时带黏液，脓血，腹胀烦热，食少神疲，四肢厥冷。临床上寒湿者重用干姜、附子，酌加茯苓；热重者加重黄连、黄柏用量。现举临床治验。

冀某，男，49 岁，1973 年 10 月 25 日诊治。

现病史　3 年前因饮食不节而引起腹泻，日 10 余次，迁延不愈，继则泻下黏液脓血，多种抗生素治疗无效，赴上级医院检查确诊为"溃疡性结肠炎"。中药清热解毒和温阳固涩剂久治无效。

症见　面色萎黄虚浮，食少神疲，脐腹作痛，肠鸣即泻，时带黏液脓血，日 10 余次，腹胀烦热，小便少，舌质红，苔微黄多津，四肢厥冷，脉搏沉细。

辨证　正虚热郁，脾湿胃寒。

治则　益气回阳，清热祛湿。

处方　乌梅 24g，细辛 45g，蜀椒 45g，黄连 9g，干姜 9g，炮附子 9g，黄柏 6g，桂枝 6g，茯苓 30g。

服 5 剂后，肠鸣、腹痛减轻，次数减少，黏脓血止，大便虽未成形，但已成堆，继服原方 30 剂时，诸症皆愈，上方改汤为丸，每服 6g，日服 3 次。追访 5 年未复发。

体会 泄泻之证有虚实之分、寒热之辨。此病由于肠胃久虚，湿热郁蒸大肠，化为脓血，久泻伤阴耗阳，故呈四肢厥逆、脉搏沉细的阳虚见症；舌红苔黄、腹胀烦热，属郁热的表现。病机属寒热错杂，服用温燥不愈碍于湿热；清热药无效责在下寒；固涩药无效有腻邪不去之弊，寒热错杂，功能紊乱。思仲景 "乌梅丸又主久痢" 的教导，方用连、柏以清热除湿，姜、附、桂、辛、蜀椒以温中止痛，人参、茯苓益气健脾，妙在乌梅涩肠敛阴，又治久利滑泻，共组成补脾暖肾清上之法，使郁热可清，内寒可去，血止正固，故能获效。

4. 呕吐亡阳案

此方证所治之呕吐乃胃逆脾陷，肾阳衰微，寒热错杂所致。临床辨证中常见呕吐清水，下利黄水，四肢厥冷，汗出而烦，脐腹疼痛。若加半夏、茯苓、吴茱萸其效更佳。现举临床治验。

姬某，男，63 岁，1978 年 8 月 14 日诊治。

现病史 由于饮食不洁，盛暑贪凉，诱发腹痛、吐泻不止，大便呈黄水样，服中西药无效，吐利增剧，输液补钠、钾后吐利稍减，但血压下降，脉搏细数，烦躁不止。

症见 面色苍白，目眶凹，精神极惫，舌质红，苔黄，腹脐疼痛，呕吐清水，下利黄水，日 10 余次，躁烦不能眠，小便短小，汗出，四肢厥冷，脉细数如线。

辨证 肾阳衰微，胃逆脾陷，寒热错杂。

治则 清上温下，益气回阳。

处方 乌梅 24g，黄连 9g，黄柏 9g，炮姜 15g，炮附子 15g，制半夏 15g，人参 45g，细辛 6g，蜀椒 6g，桂枝 6g，茯苓 30g，吴萸 12g。

频频服之，日服 2 剂，呕吐止，冷汗愈，四肢转温，躁烦减，脉搏有力，但大便仍 10 余次，上方去黄连、黄柏，继服 4 剂而愈。

体会 吐利频作，阴阳俱伤，阳邪郁上则呕吐；寒湿下盛则利作，呈现面色苍白、汗出肢冷、脉细数之症，故急以姜、附、桂枝温阳散寒，连、柏清热止呕，细辛、蜀椒、吴萸暖胃通经，乌梅涩敛止利，人参合附子固正回阳，使邪去呕利止，阳回正气复，加半夏、茯苓以降逆止呕，淡渗化湿，故能取效。

自仲景论述乌梅丸后，历代治蛔方剂多从此方化裁而出，由于疗效卓著，故多认为此方是驱虫方剂，其实仅是乌梅丸的作用之一。程应旄说："本方名曰安蛔，实是安胃，故并主久利，可见阴阳不相顺接，厥而下利之证，皆可以此方括之也"，说出了乌梅丸的治疗范围。厥阴之病，证情交杂，矛盾多端，病情重笃，故仲景在乌梅丸的组方中选用人参、附子、干姜补脾虚而益肾阳；细辛、蜀椒、桂枝温经而祛脏寒，佐用黄连、黄柏苦寒泻火而清热。所以本方不但是驱虫之良方，亦是治疗肝脾肾虚寒杂病的圣剂，故除脏寒蛔厥证之外，凡属寒热错杂的见症，均可选用此方加减治疗。

本方的辨证要点在于寒热错杂。热则心中烦闷，疼热，呕吐，苔黄脉数；寒则四肢厥冷，冷汗出，躁烦，下利不止，脉多沉细欲绝。但四肢厥冷，心烦上热，脉沉细或细数是其辨证要点，余症不必悉具。若抓其机要，亦可达到异病同治之效。临床中尚要注意加减法，热重者重用黄连、黄柏；寒甚者重用姜、附。无论从虫疾吐泻、新病旧疾，乌梅性味酸温，功能涩肠生津，对于久利滑泻、虚热消渴、蛔虫诸病，用之均有卓效。故仲景以乌梅为君，对于寒热错杂之疾均可投之；黄连、干姜为臣，对于此两味药物的运用妙在寒热之辨。早年随周连三先生临诊中治一久痢不愈病人，腹痛后重，厥逆脉沉，投此方服之不愈，周先生辨其寒重热轻，去连、柏之苦寒，增干姜之量而愈，后取名减味乌梅丸，论治虚寒之利，屡获捷效。又治一患痢者，厥逆烦躁，利下灼热，周先生减干姜之量，重用黄连、黄柏而应手取效，热重者用连、柏，寒甚者加姜、附，是其臣之用也。当归、桂枝、细辛取当归四逆之半，以利阴阳之气，开厥阴之络，桂枝之辛以补肝，以达温经复营，四肢得温，姜附合奏，其效更著。蜀椒温中散寒，既能杀虫，又能止腹痛，在驱虫时，临床其量可用15～20g，其力更著。若加大黄，通其腑实，每多取效，对于急病用此方时，可随其寒热，辨证施治，大剂频服其效更速。对于病延日久，可改汤为丸，慢奏其功，以防复发。

第二十章　妇人妊娠病脉证并治

【原文】

师曰：妇人得平脉①，阴脉小弱②，其人渴③，不能食，无寒热，名妊娠④，桂枝汤主之。方见利中于法⑤六十日当有此证，设有医治逆⑥者，却一月⑦，加吐下者，则绝之⑧。

【词解】

①平脉：此指无病之脉，即脉平和，与《素问·腹中论》"何以知妊子且生也？曰：身有病而无邪脉也"同意。

②阴脉小弱：此指尺脉微小细弱，多见于妊娠之时。"阴脉"此谓尺脉。

③其人渴：渴为"呕"之误，早孕反应以呕吐者居多，呕吐是妊娠恶阻的主症。尤在泾说："渴作'呕'"。

④妊娠：即怀孕。《说文解字》曰："妊，身怀孕也"，"娠，女妊身动也"。受孕之初为妊，即早期妊娠；孕后有胎动为娠，即中晚期妊娠。

⑤于法：此指规律，亦谓之法度。

⑥治逆：这里有两种意思：一是指治疗已逆之症；另是治法违背常规，即误治，综观全文，应以后者为当。

⑦却一月：此指过一月。却，退也，如《国策·秦策》云"怒战栗而却"，引申为下的意思。

⑧绝之：此指断绝的意思。

【提要】　此论早期妊娠的诊断、妊娠恶阻的治法与误治后的处理。

【原文分析】

论治妊娠病，首先要明确是否是妊娠。一般妊娠中期（12~28周）、晚期（28~40周）诊断尚易，妊娠早期（12周以前）的诊断则比较困难，因此，仲景以早孕的诊断为首节，意在使人明辨于疑似之间，条文主要阐述了三个问题。

（1）早孕的诊断：妇人得平脉，阴脉小弱，其人渴，不能食，无寒热，名妊娠。

妊娠早期，由于经血初停又无他病，所以脉平如常人；血虽下聚于胞，而胎元未盛，故阴脉小弱，因为阴血下降，则气盛于上，气溢上干，胃气失和，则恶心呕吐，不能饮食。条文所说"其人渴"，结合临床及桂林古本《伤寒论》，应是"其人呕"。本证的发生是因阴血下聚，阳气上盛所致，并非外感，因而无寒热之证，此外，月经停止是早孕的一般见症，故仲景略而未言。

由上可知，一个正当生育年龄，具有生育条件的妇女，若月经停止2个月左右，而见有上述脉症者，则可诊断妊娠。

（2）妊娠呕吐的调治：桂枝汤主之。

妊娠呕吐又称恶阻，其原因很多，本证是因阴血下聚，阳气上盛，阴阳失调，机体一时不能适应所致，故用桂枝汤协调阴阳以治之。方中桂枝、甘草、生姜和胃降逆；芍药、甘草、大枣酸甘化阴，使气不上溢，待阴阳协调，则呕吐可止。但纵观桂枝汤方，总属甘温之剂，因此，对于妊娠初期，胃气虚而呕吐者，用之为宜，若因胃热而致者，则不可应用。

（3）治疗不当的证候及处理：设有医治逆者，却一月，加吐下者，则绝之。

妊娠呕吐，一般多从妊娠第6周开始，嗣后随着机体的调节适应，到第12周就渐渐停止。一般不须治疗，若证候明显，可用桂枝汤治之，若医生遇此类情况而不知是妊娠，或虽知是妊娠，却治疗不当，不仅呕不能食不见好转，反而出现呕吐泻泄的症状，如仍得平脉，可停止服药，待机体逐渐适应，就会好转。诚如魏念庭所说"绝之者，谓止医治也，尝治一二妇恶阻病吐，前医愈治愈吐，因思仲景绝之之旨，以炒糯米汤代茶，此药月余，自安，真大哉圣贤之言也"，楼全善也有同类记述可参。

【原文】

妇人宿有癥病①，经断未及三月，而得漏下不止，胎动在脐上者，为癥痼害。妊娠六月动者，前三月经水利时，胎也。下血者，后断三月衃②也。所以血不止者，其癥去故也，当下其癥，桂枝茯苓丸主之。

[桂枝茯苓丸]方

桂枝　茯苓　牡丹去心　桃仁去皮尖，熬　芍药各等分

上五味，末之，炼蜜和丸如兔屎大，每日食前服一丸，不知，加至三丸。

【词解】

①宿有癥病：癥病为腹内瘀血停留，结而成块的病证。宿有癥病即素有癥积之病。

②衃（pei，音胚）：指瘀血内结，为癥痼之互词。衃，《说文解字》曰"凝血也"。

【提要】　本条论述癥病与妊娠的鉴别，以及癥病下血的治法。

【原文分析】

条文先是叙述了宿癥而致胎动漏下的证候，然后提出了治疗方药。

（1）宿癥导致胎动漏下的证候：经断未及三月，而得漏下不止，胎动在脐上。

（2）宿癥导致胎动漏下的原因：癥痼害……前三月经水利时，胎也。下血者，后断三月衃也。

在正常情况下，妊娠3个月，胞宫的底部在耻骨联合以上三横指，6个月左右方与脐平；4个月底，5个月初始觉胎动，所以条文说"妊娠六月动者"，现"胎动在脐上"，则说明妊娠已经6个月以上了，为什么经闭不到3个月就胎动，而且出现在6个月以上的位置？这是因为"妇人宿有癥病"，而且经行受孕，胎成3个月后经水始断，即条文所说"前三月经水利时，胎也"。所以经停虽然不及3个月实已6个月了，故可见胎动。因癥与胎同寓胞中，使胞胀大甚于正常，于是使胎动在脐上，又因癥痼阻碍，经断之血，不得入胞养胎，及成败血瘀凝，则滴滴漏下，即条文所说"下血者，后断三月衃也"。从上述分析可以看出，本证形成的根本原因是"癥痼害"。

（3）癥痼所致胎动漏下的治疗：当下其癥，桂枝茯苓丸主之。

癥痼阻碍，胎动漏，不下其癥，血不可止，胎不能安，故去癥乃为安胎止血之要，所以条文说"所以血不止者，其癥祛故也，当下其癥"，方用桂枝茯苓丸。

一般来说，妊娠期间，分析行血之品，本当慎用，但因本证的发生，在于癥痼为害，其癥不去，漏下难止，因而用之，亦即《内经》"有故无殒"之意，但分利攻破之品，总有伤胎之弊，故以小量丸服，使下癥而不伤胎，两全其美。

本方祛瘀渗湿，且药力和缓，临床可用于多种病证。如经闭、月经量少、胎死不下、难产、胞衣不下、恶露停留、癥瘕等，属气血瘀滞者，均可应用。《方伎杂志》用治2~7岁女孩行经，一例10余日而愈，一例不日而痊，可见本方应用范围甚广。

癥病下血与胎漏、盛胎有相似的临床表现，容易混淆，应当加以区别，现列表鉴别于下（表20-1）。

表 20-1　癥病下血、胎漏与盛胎之比较

名称 相异 ╲ 相同	癥病下血	胎漏	盛胎
相同	均有月经停止，又复下血		
停经前临床表现	月经失调，时有下血	正常	正常
停经后临床表现	勿漏下不止，血色紫而晦暗有块，小腹按之硬痛，停经未到三月似有胎动在脐上	有妊娠反应，非月经周期性的下血，时上时下而无腰酸、腹痛	有妊娠反应，初期月经仍应期而至，量少而无腰酸、腹痛，三月后可不药自止，乃属妊娠期生理性的下血现象

【治法】　消癥化瘀。

【方解】

方中桂枝化气消其本寒，温通血脉；茯苓健脾化湿，引湿下行，与桂枝同用，可以通阳化气，利水除湿；丹皮、赤芍清郁热，合桃仁，活血化瘀，以攻癥痼，芍药与桂枝相伍，又可调和气血；五味相协，破癥行瘀，调和营卫，瘀去则漏下恶血自除矣，用丸剂以渐磨其癥而不伤胎。

【原文】

妇人怀娠六七月，脉弦发热，其胎愈胀①，腹痛恶寒者，少腹如扇②，所以然者，子脏开③故也，当以附子汤温其脏。方未见

【词解】

①其胎愈胀：妊娠后期常觉腹胀，称"胎胀"，这里指妊娠中期就感到胎胀明显加剧，甚至有胀坠感。

②少腹如扇：指少腹冷，像风吹一样。

③子脏开：此指子宫寒冷。子脏，即子宫。

【提要】　本条论述妊娠阳虚寒盛的腹痛证治。

【原文分析】

条文首先陈述下焦虚寒妊娠腹痛的证候表现，继则说明其病机和治法方药。

（1）证候：妊娠六七月，脉弦发热，其胎愈胀，腹痛恶寒者，少腹如扇。

（2）病理：所以然者，子脏开故也。

妇人怀孕以后，赖阳气以煦之，若平素下焦阳虚，胎成以后，阳气更感不足；阳气不足，胞宫失煦，不得卫外，即所谓"子脏开"也，于是风冷乘袭，使阴寒更盛，形成本证。由于阴寒偏盛，脉络拘引则脉弦；阴盛于内，格阳于外则发热；寒凝湿盛则其胎愈胀、腹痛恶寒；胞宫失煦，风冷乘袭则少腹如扇。

（3）治疗：当以附子汤温其脏。

因为病属阳虚寒盛，故急当温脏回阳以救治，方用附子汤。林亿等认为方未见，实是《伤寒论·少阴病》篇之附子汤，即附子二枚（炮，去皮，破八片），茯苓三两，人参二两，白术四两，芍药三两，以水八升，煮取三升，去滓，温服一升，日三服，方中附子温脏祛寒；人参、茯苓、白术补中渗湿；芍药入阴行滞以止痛，子宫得温，寒散湿行，则病证可痊，但附子总有堕胎之弊，所以若非确属"子脏开"之证，不可轻试。

另外，妊娠晚期，若见胎胀转甚，腹痛，恶寒，少腹习习如扇者，多是胎儿将死之兆，治疗中，应高度注意。

【治法】　温阳散寒，暖宫安胎。
【方解】

方中用附子温肾去寒，燥湿止痛；配人参大补元气，可增强附子通阳之力；配白术、茯苓健脾安胎，以助附子除湿之力；配芍药和营止痛，并制附子辛燥之性，五味合之，以达温肾助阳、祛寒化湿、暖宫安胎之功；附子有破坚堕胎之弊，仲景用之，是本《内经》"有故无殒"之意，但临床必须用之准确，方能无殒。

【原文】

师曰：妇人有漏下①者；有半产②后因续下血都不绝者；有妊娠下血者，假令妊娠腹中痛，为胞阻③，胶艾汤主之。

[芎归胶艾汤]　方一方加干姜一两。胡洽治妇人胞动无干姜

芎䓖　阿胶　甘草各二两　艾叶　当归各三两　芍药四两　干地黄

上七味，以水五升，清酒三升，合煮取三升，去滓，内胶令消尽，温服一升，日三服，不差更作。

【词解】

①漏下：指非经期阴道流血，量少淋漓不止。

②半产：即小产，指妊娠第12～28周内，胎自然殒堕者，如《医宗金鉴·妇科心法要诀》曰："五、七月已成形者，名为小产"，即今之所谓的"晚期流产"、"早产"等。

③胞阻：一指妊娠腹痛，即妊娠时孕妇小腹作痛。如《医宗金鉴·妇科心法要诀》曰："孕妇腹痛，名为胞阻。"另指妊娠腹痛伴下血，此条原文即是，当今医者多从前者。

【提要】　本条论述妇人常见的三种下血证治。

【原文分析】

妇人下血，常见下列三种情况：一是经血非时而下，淋漓不断的漏下；二是小产后继续下血不净；三是妊娠下血并伴腹痛，此为胞阻，亦称胞漏或漏胞。这三种妇人下血，病情虽有不同，但其病机皆冲任脉虚，阴血不能内守所致，均当调补冲任，固经养血，可用胶艾汤一方通治，分析原文旨义，本条尤其注重胞阻的辨证施治。

胞阻的辨证施治：所谓"胞阻"，系指不因癥积而妊娠下血、腹痛的病证。腹痛是其辨证的关键，故原文"假令妊娠腹中痛，为胞阻"，"假令"二字是承上文"有妊娠下血者"而言，即是说假如妊娠下血又腹中痛，就称为胞阻。此条重点论述妊娠胞阻下血，胞阻既是病名，又是病位病机的概括，"胞"言其病位，"阻"言其病机，即胞脉阻滞，如尤在泾所说"胞阻者，胞脉阻滞，血少而气不行也"（《金匮要略心典》）。意谓此下血而又腹痛，乃虚中夹实之证，故治用胶艾汤，可不必顾虑方中归、芎辛散行血之弊。

【治法】　调补冲任，固经养血。

【方解】

方中阿胶甘平养血止血，《神农本草经》曰其主"女子下血，安胎"；艾叶苦、辛，温，温经止血安胎，两味皆为调经安胎、治崩止漏要药；以四物汤养血和血，化瘀生新，以防止血留瘀；血不自生，生于阳明水谷之海，甘草补中，即所以养血，且能调和诸药，甘草配阿胶善于养血，酌芍药则酸甘化阴，缓急止痛；加入清酒同煎，引药入于血脉，并使血止而不留瘀，为妇科常用良方。

【原文】

妇人怀娠腹中疠痛①，当归芍药散主之。

［当归芍药散］方

当归三两　芍药一斤　茯苓四两　白术四两　泽泻半斤　芎䓖半斤 一作三两

上六味，杵为散，取方寸匕，酒和，日三服。

【词解】

①疞（音绞）痛：指腹中急痛。疞（音朽），指绵绵而痛。

【提要】　本条指出妊娠肝脾不和的腹痛证治。

【原文分析】

妇人怀孕以后，血聚养胎，阴血相对偏虚，肝为刚脏，非柔润不和，肝血虚则失于条达；如再因情志刺激，肝气横逆，乘犯脾土，以致肝郁脾虚，肝虚气郁则血滞，故腹中拘急，绵绵而痛，称为疞痛。此痛既区别于寒疝的绞痛，又不同于瘀血之刺痛，乃属虚中夹滞之疼痛；脾虚则运化无权，水湿内停，并结合方药测证，应当有小便不利、足跗肿等症。

此证属肝郁脾虚，故治以当归芍药散，养血调肝，健脾利湿。

【治法】　养血疏肝，健脾利湿，止痛安胎。

【方解】

方中重用芍药以调肝缓急止痛，配伍当归、川芎以养血柔肝，并可疏利气机；白术、云苓健脾益气，合泽泻以淡渗利湿，如此配合，则肝脾两调，气血水同治，腹痛诸症自解。

【原文】

妊娠呕吐不止，干姜人参半夏丸主之。

［干姜人参半夏丸］方

干姜　人参各一两　半夏二两

上三味，末之，以生姜汁糊为丸如梧子大，饮服十丸，日三服。

【提要】　本条论述胃虚寒饮的恶阻证治。

【原文分析】

恶阻本是妇人妊娠常有的反应，多由胃虚胎气上逆所致。但妊娠反应多持续时间不长，一般可不药而愈。本证呕吐不止，为妊娠反应较重，而且持续时间长，一般药物又不易治愈，故宗"有故无殒"之意，用干姜人参半夏丸治疗，以药测知，本证病机，非胃虚有热，而是胃虚有寒饮，浊气上逆使然，故方用干姜温中散寒，人参扶正补虚，半夏、姜汁涤饮降逆。凡呕吐不止，并伴有口干不渴，或渴喜热饮，头眩心悸，舌淡苔白滑，脉弦或细滑等兼症者，用之最为适宜；若系胃热而阴伤者，则应禁用。

【治法】　温补脾胃，蠲饮降逆。

【方解】

方中干姜温中散寒，人参扶正益气，重用半夏、生姜汁蠲饮和胃，降逆止呕，综合功效，使中阳得振，寒饮蠲化，胃气顺降，则呕吐可止。方中干姜、半夏均为妊娠禁忌药，但胃虚寒饮的恶阻，非此不除，故方中人参一味，既可补益中气，又可监制半夏、干姜，正如陈修园所说"半夏得人参，不惟不碍胎，且能固胎"。

【原文】

妊娠小便难，饮食如故，当归贝母苦参丸主之。

［当归贝母苦参丸］方男子加滑石半两

当归　贝母　苦参各四两

上三味，末之，炼蜜丸如小豆大，饮服三丸，加至十丸。

【提要】　　本条论述妊娠血虚热郁的小便难证治。

【原文分析】

妊娠妇女，但见小便难而饮食一如常人者，可知其病在下焦，而不在中焦。由于怀孕之后，血虚有热，气郁化燥，膀胱津液不足，所以导致小便难而不爽，故治以当归贝母苦参丸，用当归活血润燥；贝母利气解郁，兼治热淋；苦参利湿热，除热结，与贝母合用，又能清肺而散膀胱郁热，合而用之，可使血得濡养，郁热解除，膀胱通调，则小便自能畅利。

【治法】　　养血润燥，清利下焦。

【方解】

方中当归养阴血润燥，贝母宣肺利气解郁，以清宣水之上源；苦参入下焦，利湿热除热结，与贝母合用，清肺热而散膀胱郁热；炼蜜为丸，增加其润燥之力，用之可使血虚得养，津燥得润，湿热得清，则小便自利，男子或妇人非妊娠期小便不利时，可加滑石，以增强利尿通淋效果，盖滑石药性滑利，故妇女妊娠期当慎用。

【原文】

妊娠有水气，身重①，小便不利，洒淅恶寒，起即头眩，葵子茯苓散主之。

［葵子茯苓散］方

葵子一斤　茯苓三两

上二味，杵为散，饮服方寸匕，日三服，小便利则愈。

【词解】

①身重：在此条有两种含义，一是指水湿泛溢肌肤而身肿；二是因水湿潴留肌体而感觉身体沉重。

【提要】　　本条论述妊娠水肿的证治。

【原文分析】

妊娠水气即后世所称"子肿"，此证一般多因于胎气影响，膀胱气化被阻，水湿停聚所致，水盛身肿，故身重；水停而卫气不行，故洒淅恶寒；水阻致清阳不升，故起即头眩。本病的关键在于气化不行，小便不利，故以葵子茯苓散治之。方以葵子滑利通窍，茯苓淡渗利水，使小便通利，水有去路，则气化阳通，诸症可愈。此亦叶天士"通阳不在温，而在利小便"之意也。另外，葵子能滑胎，故用量不宜过大，应研末为散分服。

【治法】　　利水通窍，渗湿通阳。

【方解】

方中冬葵子滑利通窍，茯苓淡渗利湿，全方合用，可使小便通行，水有去路，阳气得以布展，则诸症可愈，此即后世所谓"通阳不在温，而在利小便"的方法。

【原文】

妇人妊娠，宜常服当归散主之。

［当归散］方

当归　黄芩　芍药　芎劳各一斤　白术半斤

上五味，杵为散，酒饮服方寸匕，日再服。妊娠常服，即易产，胎无苦疾，产后百病悉主之。

【提要】　　本条论述血虚兼湿热胎动不安的治法。

【原文分析】

古人虽有多种养胎之法，但一般都是借防治疾病的手段，以收安胎的效果。若孕妇素体健康，则无需服药养胎。唯对于禀体薄弱，屡为半产漏下之人，或难产，或已见胎动不安而漏红者，需要积极治疗，此即所谓养胎或安胎。女人妊娠最需重视肝脾二脏，肝主藏血，血以养胎；脾主健运，乃气血生化之源。本条即属肝血不足，脾失健运之证。肝血虚而生内热，脾不运而生湿，湿热内阻，影响胎儿则胎动不安，故用当归散养血健脾，清化湿热。

原文"常服"二字须活看，主要指妊娠而肝脾虚弱者宜常服之，并非妊娠无病而常服之药，方后"妊娠常服，即易产，胎无苦疾，产后百病悉主之"等说，应当是从肝虚脾弱着眼，并不是产后百病，都可以用当归散治疗的。

【治法】　养血健脾，清化湿热。

【方解】

方中当归、白芍补肝养血；川芎调肝理血，解郁行滞，使肝气调达；黄芩清热坚阴，灭壮火而反于少火，则可生气；白术健脾祛湿，益胃气以养胎，养胎全在于脾肾，如梁悬钟，胎系于肾，肾恶燥，白术燥湿生津，滋养于肾，使胎儿安稳得养；酒以温和之，使气血足，流行于周身，诸药相伍，而后注于胞中养胎中之气血，丹溪称白术、黄芩为安胎圣药，但此两味仅用于脾虚不化有湿热者。

【原文】

妊娠养胎，白术散主之。

[白术散]　方见《外台》①

白术　芎劳　蜀椒三分，去汗　牡蛎

上四味，杵为散，酒服一钱匕，日三服，夜一服。但苦痛加芍药；心下毒痛倍加芎劳；心烦吐痛不能食饮，加细辛一两，半夏大者二十枚，服之后，更以醋浆水服之；若呕，以醋浆水服之，复不解者，小麦汁服之；已后渴者，大麦粥服之。病虽愈，服之勿置。

【词解】

①见《外台》：白术散方《医统正脉》本及赵本用量皆不全，考《外台秘要》第三十三卷"胎数伤及不长方"内"白术散"为"白术、芎劳各四分，蜀椒三分，牡蛎二分"；小注曰"张仲景方第十一卷中"。

【提要】　本条论述脾虚寒湿胎动不安的治法。

【原文分析】

由于妇人体质上有差异，故在妊娠以后，也会出现相应的寒化或热化的变化，前条是为湿热不化出其方治，本条则属脾虚寒湿逗留，并出其治法，脾虚而寒湿中阻，每见脘腹时痛，呕吐清涎，不思饮食，下白带，甚至胎动不安等症，故治以白术散健脾温中，除寒湿以安胎，方中以白术健脾燥湿，川芎和肝舒气，蜀椒温中散寒，牡蛎除湿利水，且白术伍川芎，功能健脾温血养胎，蜀椒配牡蛎则有镇逆固胎的作用。

"妊娠养胎"是一句泛指词，但白术散只适用于脾虚而寒湿中阻之证，通过治病达到保胎安胎的作用，无病则无需服用。

【治法】　健脾温中，散寒除湿，安胎。

【方解】

方中白术健脾温中除湿，主安胎，为君；川芎活血止痛，主养胎，为臣；蜀椒温中散寒止痛，主温胎，为佐；牡蛎除湿利水，主固胎，为使，四味相协，以奏健脾温中，除湿养胎之功。《金匮要略直解》曰："芍药能缓中，故苦痛加之，川芎能温中，故毒痛者倍之（川芎能行气血，下入血海运动胎血，破旧生新，阴血不利，直冲心而痛，川芎加倍，温中通阳止痛），痰饮在心膈，故令心烦吐痛不能食饮，加细辛破痰下水，半夏消痰去水（并有和胃降逆止呕，治心下急痛之功），更服浆水以调胃；若呕者，复用浆水服药以止呕，呕不止，再易小麦汁和胃（养肝气和胃），呕止胃无津液作渴者，服大麦粥以生津液，以大麦粥能调中补脾，故可常服，非指上药可常服也。"

【原文】

妇人伤胎怀身，腹满不得小便，从腰以下重，如有水气状，怀身七月，太阴当养①不养，此心气实②，当刺泻劳宫③及关元④，小便微利则愈。见《玉函》

【词解】

①太阴当养：《脉经》、《诸病源候论》、《备急千金要方》，均有"妊娠七月，手太阴脉养之"的记载。

②心气实：谓心火气盛。

③劳宫：穴名，在手掌心，为手厥阴心包经的荥穴。

④关元：穴名，在肚脐下三寸处，属任脉，也是小肠经的募穴。

【提要】　本条论述妊娠心火盛而伤胎的证治。

【原文分析】

妇人伤胎，是指受胎所累，其病多发生在妊娠七月左右，症见胞宫膨大，腹满，不得小便，腰以下沉重，如有水气状，究其病机，乃因妊娠七月，正当手太阴肺经养胎之时，但由于心气实而心火旺，肺金为心火所乘，以致太阴当养不养，由此胎失所养，则胎气不顺，肺失通调，则水道不利，所以发生上述诸症。治疗用针刺劳宫以泻心气，刺关元以顺胎气，气行则水行，小便通利，则诸症自愈。

第二十一章　妇人产后病脉证治

【原文】

问曰：新产妇人有三病，一者病痉①，二者病郁冒②，三者大便难，何谓也？师曰：新产血虚，多汗出，喜中风③，故令病痉；亡血复汗，寒多，故令郁冒；亡津液胃燥，故大便难。

【词解】

①病痉：谓患痉病。痉，《金匮要略》原本皆作"痉"，与所论病证不符，注本皆改为"痉"，宜从（详见本书第二章）。

②郁冒：郁，郁闷不舒；冒，昏冒而且不明，如有物冒蔽，即头昏、眼花之意。

③喜中风：喜，徐忠可云："喜者易也"，可从。中风，指外感风邪。喜中风，即容易感受风邪之意。

【提要】　　本条论述产后痉病、郁冒、大便难三大证的形成机理。

【原文分析】

由于产后失血过多，以致营卫俱虚，腠理不固，故容易感受风邪。本因亡血伤津，不能正常濡养筋脉，再加风为阳邪，复化燥伤筋，以致发生筋脉痉挛抽搐之痉病。由于产后"亡血复汗"，以致血耗津伤，不仅易受外邪侵袭而"寒多"，更因血亏阴虚，阳气偏盛而上厥，故为头眩、目瞀、郁闷不舒的"郁冒"病。由于产后失血汗多，津液重伤，大肠失于濡润，以致出现大便难之证。以上三证，都是新产妇人常见的病证，虽然病情各异，但病机均为亡血伤津，故在总的治疗原则上，都必须照顾津液。

【原文】

产妇郁冒，其脉微弱，呕不能食，大便反坚，但头汗出，所以然者，血虚而厥，厥而必冒①，冒家欲解，必大汗出，以血虚下厥②，孤阳上出③，故头汗出。所以产妇喜汗出者，亡阴血虚，阳气独盛，故当汗出，阴阳乃复。大便坚，呕不能食，小柴胡汤主之。方见呕吐中

【词解】

①血虚而厥，厥而必冒：此两句中的"厥"字作"上逆"解。

②以血虚下厥：此句中的"厥"字作"寒"解，如徐忠可说："血虚则阴不能维阳而下厥；厥者尽也，寒也。"

③孤阳上出：在本条应作阳气偏盛上逆或虚热上扰解，较当，而非阴阳离诀之孤阳上出。

【提要】　　本条承上条之意，进一步阐释产后郁冒的病因病理，并补充其脉症和治法。

【原文分析】

产妇郁冒病，除头眩目瞀、郁闷不舒的主症外，还表现有脉微弱、呕不能食、大便坚、但头汗出等症。究其原因，从上条原文"亡血复汗，寒多"六字，可知郁冒虽受外感因素影响，但主要与产妇亡血阴虚有关。本条进一步阐明由于血虚则阴虚，阴虚则阳气偏盛，偏盛之阳上厥，故而郁冒。因此，欲使郁冒病解，必得周身汗出，以衰减其偏盛之阳，所谓"损阳就阴"，使产妇阴阳能恢复相对的平衡，而郁冒得解，所以原文"故当汗出，阴阳乃复"与"产妇喜汗出"的机理相同，都在于阐明产妇必须保持阴阳相和的重要精神。如"但头汗出"，则是亡血阴虚，阳气

独盛，孤阳上出，挟阴津外泄所致，这既是郁冒病解之象，也为郁冒病机之所在。由于阳气偏盛而上行，胃亦失其和降，津液下亏，肠道失润，故有呕不能食，大便坚的症状。治用小柴胡汤扶正透邪，和利枢机，使阴阳相和，则郁冒诸证自解，此正如《心典》所说"以邪气不可不散，而正虚不可不厥，惟此法能解散客邪而和利阴阳耳"。

【原文】

病解能食，七八日更①发热者，此为胃实②，大承气汤主之。见痉病中

【词解】

①更：即"再"或"又"之意。

②胃实：即胃肠邪气结实，所谓阳明腑实证。

【提要】　　本条承上条继论郁冒解除后转属阳明腑实的证治。

【原文分析】

郁冒本呕而不能食。服小柴胡汤后，郁冒病解，胃气已和，则能饮食，但如七八日后，又复发热者，则为未尽的余邪与食滞相结，转为胃实之证。因此本证除上述症象外，并有腹满痛、大便秘结、脉沉实、苔黄厚等里实症状，故治当用大承气汤攻下，逐邪去实。

【原文】

产后腹中疗痛，当归生姜羊肉汤主之。并治腹中寒疝，虚劳不足。

［当归生姜羊肉汤］方见寒疝中

【提要】　　本条论述产后血虚里寒的腹痛证治。

【原文分析】

产后血虚，冲任空虚，寒邪乘虚入里，以致腹中拘急作痛，因其证属虚寒，故以腹痛绵绵，且喜温喜按为特征，治用当归生姜羊肉汤补虚养血，散寒止痛，本方不仅可治产后血虚里寒的腹痛，也可主治血虚而寒的寒疝和虚劳腹痛。

当归生姜羊肉汤与当归芍药散的比较如下（表21-1）。

表21-1　当归生姜羊肉汤与当归芍药散的比较

方名	当归生姜羊肉汤	当归芍药散
证候	产后腹中拘急不舒，绵绵疼痛，虚劳不足，伴面色无华、形寒体羸	妊娠腹中拘急不舒，经常绵绵作痛，伴小便不利、浮肿、带下、纳差体倦
病机	血虚里寒，失于温养	肝脾不和，血滞湿胜
治法	温补气血，散寒止痛	养血疏肝，健脾利湿
方药	羊肉、生姜、当归	当归、芍药、茯苓、白术、泽泻

【治法】　　补虚养血，散寒止痛。

【方解】

方中当归养血行血，滋润柔肝；重用生姜温中散寒，行气滞；羊肉为血肉有情之品，味厚气温，补气生血，使气血得温，则血自散而痛自止。诸药相合，以奏"形不足者，温之以气，精不足者，补之以味"之形精兼顾治则，此用羊肉而不用参之理也。

【原文】

产后腹痛，烦满不得卧，枳实芍药散主之。

［枳实芍药散］方

枳实烧令黑，勿太过　芍药等分

上二味，杵为散，服方寸匕，日三服，并主痈脓，以麦粥下之。

【提要】　本条论述产后气郁血滞的腹痛证治。

【原文分析】

产后腹痛亦有虚实之分，如腹痛不烦不满，病属里虚；今腹痛烦满不得卧，是属里实，但与阳明里实不同，而是由产后气血郁滞成实，气机痹阻不通所致。故治用枳实芍药散破气散结，和血止痛。

【治法】　破气散结，和血止痛。

【方解】

方中枳实，破气散结，炒黑可入血分，行血分之气，气为血帅，气行血行；芍药和营柔肝，缓中止痛，防止枳实攻伐太过，而又引气分药达血分；大麦粥和胃安中，鼓舞气血运行，三味合用，共奏破气散结、和血止痛之功。

【原文】

师曰：产妇腹痛，法当以枳实芍药散，假令不愈者，此为腹中有干血①着脐下，宜下瘀血汤主之。亦主经水不利。

［下瘀血汤］方

大黄二两　桃仁二十枚　䗪虫二十枚，熬，去足

上三味，末之，炼蜜和为四丸，以酒一升，煎一丸，取八合，顿服之，新血下如豚肝②。

【词解】

①干血：指停积较久，难以祛除的瘀血。

②新血下如豚肝：指排出猪肝状紫黑色的瘀血块。新，为"瘀"之误。

【提要】　本条论述产后瘀热内结胞宫的腹痛证治。

【原文分析】

产后腹痛，如属气血郁滞，法当用枳实芍药散行气和血。今服枳实芍药散而腹痛仍不愈，这是因为干血着于脐下，病重药轻，前方自不胜任，当用下瘀血汤破血逐瘀。如因瘀血内结而致经水不利，亦可用本方治疗。服药后如见新血下如豚肝，即为瘀血下行之验。

【治法】　破血散积，逐瘀通经。

【方解】

方中桃仁活血化瘀，润燥破结；大黄入血分，荡逐瘀血，不伤新血；䗪虫善攻干血，破结逐瘀。三药合用，逐瘀破血之力峻猛，为防伤正，炼蜜为丸，使其缓缓发挥药力，蜜还可补润；酒煎丸剂是酒可引诸药入血分，增强丸剂通经和血之功。

【原文】

产后七八日，无太阳证，少腹坚痛，此恶露不尽①，不大便，烦躁发热，切脉微实②，再倍发热，日晡时烦躁者，不食，食则谵语，至夜即愈，宜大承气汤主之。热在里，结在膀胱③也。见痉病中

【词解】

①恶露不尽：谓产后败血瘀浊未完全排出而瘀结于体内，含有恶露不下的意思。恶露，指产后由阴道排出的瘀浊败血，一般在两周左右干净。

②切脉微实：谓诊脉时轻取较微，重按实而有力。

③膀胱：这里代表下焦部位，实际指胞宫。

【提要】 本条论述产后瘀血内阻兼阳明里实的证治。

【原文分析】

产后七八日，发生少腹坚硬疼痛而又不大便，发热烦躁，不食，食则谵语，脉微实等症，为瘀血内阻与阳明里热相兼的证候。因其少腹坚硬疼痛，又无太阳表证，则必有瘀血内阻，故原文指出"此恶露不尽"。不大便、烦躁发热、切脉微实等症，显然是实热结于胃肠之象。因阳明旺于申酉，故其证于日晡时烦躁发热更为严重；又因阳明胃实，故病不能食；食入更助胃中邪热，胃络通心，胃热盛则上扰神明而作谵语；入夜阴气来复，阳明气衰，邪热减轻，所以谵语得止。本证病情急重而又复杂，故仲景特在文末用"热在里，结在膀胱"一句，总结说明本证的病机不但是血结于下，而且热聚于中，即由瘀血内阻胞宫而实热结于胃肠所致。治疗之所以用大承气汤，是因本证虽是瘀阻与里热相兼，但以里热证为急、为重，若但治其血结则瘀血未必能去，而阳明实热不能急除，使病情加剧，然用大承气不仅可泄热通便，治阳明实热，亦可使瘀血随热去、便通而下，从而收一攻两得之效。如果瘀血不去，少腹坚痛仍在者，可再用破血通瘀之剂如下瘀血汤，以去其瘀血。

【原文】

产后风①，续之数十日不解，头微痛恶寒，时时有热，心下闷，干呕汗出，虽久，阳旦证续在耳，可与阳旦汤。即桂枝汤。方见下利中

【词解】

①产后风：即产后中风，指产后感受风邪而致的病证，与《伤寒论》太阳中风证的含义一致。

【提要】 本条论述产后患太阳中风证持久不愈的证治。

【原文分析】

产后营卫气虚，风邪外袭，其病在表，若持续数十日不愈，仍见头微痛、恶寒、时发热、胸脘闷、干呕、汗出等症，说明病虽迁延日久，但太阳中风表证仍在。有斯证则用斯药，仍当用桂枝汤解表祛邪，调和营卫。

后世注家对阳旦汤有不同的说法：有认为阳旦汤即桂枝汤；有认为阳旦汤即桂枝汤加黄芩；亦有认为阳旦汤是桂枝汤加附子。根据本条所述头痛、恶寒、发热、干呕、自汗等症状表现来看，阳旦汤应是桂枝汤，该证虽然有心下闷，表明邪有入里之势，但与其他表证相比，仅居次要地位，故仍主以桂枝汤。

【原文】

产后中风，发热，面正赤，喘而头痛，竹叶汤主之。

[竹叶汤] 方

竹叶一把 葛根三两 防风一两 桔梗 桂枝 人参 甘草各一两 附子一枚，炮 大枣十五枚 生姜五两

上十味，以水一斗，煮取二升半，分温三服，温复使汗出。颈项强，用大附子一枚，破之如豆大，前药扬去沫，呕者，加半夏半升洗。

【提要】 本条论述产后外感风邪兼阳虚的证治。

【原文分析】

本证中风是风从外受，病邪在表，故有发热头痛；但面正赤，气喘，则为虚阳上越之象。病因产后正气大虚，风邪乘虚侵袭，以致形成正虚邪实之候，此证若但解表祛邪，则虚阳易脱；若

因正虚而扶正，则表邪不解，故用竹叶汤扶正祛邪，标本兼顾。方中以竹叶、葛根、桂枝、防风、桔梗解外邪；用人参、附子以扶正固脱；甘草、生姜调和营卫，本方佐使得法，邪正兼顾，为后世扶正祛邪法之祖。

【治法】　扶正祛邪，表里兼治。

【方解】

方中竹叶、葛根、桂枝、防风、桔梗解外邪，其中竹叶清热降火，因外受之风邪为阳邪，易化热灼筋成痉病，于温散药中用竹叶直折热势，并能清胆热，胆居中道，清其交接之缘，则标本俱安；人参、附子扶正固脱；甘草、姜枣调和营卫。若汗出过多，阳伤而防止寒邪乘虚侵入成痉病，则改用大附子一枚；加半夏降逆止呕。

【医案选录】

1. 肺痿案

此方所治之证为肺痿日久，正气虚衰，卫外机能低下所致。临床辨证中常见身体羸弱，低热绵绵，经久不愈，常自汗出，气喘声嘶，舌质淡，苔薄白，脉沉细无力。

唐祖宣用此方治肺痿常加川贝母9~12g；汗出者酌加黄芪，人参、附子重用。现举临床治验。

刘某，男，58岁，1987年11月14日诊治。

现病史　患肺结核10余年，以抗结核药物对症治疗，病情时好时坏，服中药小柴胡汤、百合固金汤等亦无明显效果，近日发热加重。

症见　身体羸弱，面容虚浮，苍白无华，身困乏力，潮热盗汗，严重时衣被俱湿，发热恶寒，入夜尤甚，大便溏薄，小便清长，晨起微咳，舌质淡，苔薄黄，脉浮大无力。查体温38.2℃。

检查　胸透示：双肺结核。

辨证　久病正虚，卫表不固，风寒内侵。

治则　温阳益气，解表散寒。

处方　竹叶10g，炮附子10g，生姜10g，川贝母10g，葛根15g，柴胡15g，潞参15g，桂枝12g，桔梗12g，防风12g，甘草6g，黄芪30g，大枣7枚。

服药3剂，汗出大减，体温降至37.4℃，继服上方15剂，临床症状基本消失，体温降至正常范围。

2. 痛痹案

此方证所治之痛痹乃风寒闭阻，气血运行不畅所致。临床辨证中多见肢体关节疼痛，局部发凉，得温则舒，遇寒加重，舌质淡，苔薄白，脉沉细。

唐祖宣认为，竹叶汤中桂枝、防风祛风散寒，附子温阳止痛，风寒祛则血脉通畅，其痛可除，临床中，附子以大量运用，每用15~30g，酌加麻黄、细辛等品，其效更佳。现举临床治验。

王某，男，27岁，1981年12月23日诊治。

现病史　身体素弱，3年前因偶受风寒，医用发表之品而致汗出，经常感冒。1个月前因气候骤变感寒，遂感身痛项强，肢体关节疼痛尤甚，双手屈伸不利，得热痛减，遇寒加重，在本地卫生院诊为风湿性关节炎，服消炎止痛及激素药物无效，用解表散寒中药效亦不显。

症见　形体消瘦，身体羸弱，面色姜黄，表情痛苦，常自汗出，身痛项强，肢体关节疼痛尤甚，得热痛减，遇寒加重，查体温37.3℃，舌质淡，苔薄白，脉沉细数。

检查　白细胞计数$6.7×10^9$/L，中性粒细胞0.70，淋巴细胞0.30，红细胞计数$4.50×10^{12}$/L，红细胞沉降率37mm/h，血小板计数$210×10^9$/L。

辨证　风寒内侵，血脉凝滞。

治则　祛风解表，温经散寒。

处方 炮附片15g，防风15g，桂枝15g，潞参15g，细辛6g，竹叶6g，葛根45g，甘草12g，生姜10g，麻黄10g，大枣7枚，黄芪30g。

服药1剂，疼痛大减，身体内有蚁行感，此为风寒欲去，血脉流畅之象，继用上方，共服10剂，疼痛消失，余症均减，复查全血、红细胞沉降率、血小板均在正常范围，临床治愈。

3. 发热案

此方证所治之发热乃正气虚衰，复感风寒，卫表不固所致。临床辨证中常见发热恶寒，头项强痛，大汗淋漓，面赤气喘，口淡不渴，脉象虚浮，舌淡，苔薄白或微黄。

唐祖宣常用此方治疗产后发热、习惯性感冒发热，收效颇佳。临床中面赤者重用竹叶；口渴者重用桔梗；项强者重用葛根；大汗淋漓者加黄芪，重用附子、人参。现举临床治验。

张某，女，27岁，1974年12月18日诊治。

现病史 产后5日，不慎感寒发热，头项强痛，大汗淋漓，医用荆防之品治之无效，急邀唐祖宣诊治。

症见 发热面赤，气喘声促，大汗淋漓，头项强痛，食欲不振，舌体肥大、质淡，苔薄黄，脉虚浮，体温39.2℃。

辨证 产后正虚，复感外邪，形成正虚邪实之证。

治则 温阳益气，解表散寒。

处方 竹叶9g，甘草9g，葛根24g，防风15g，桔梗15g，桂枝12g，潞党参12g，炮附子12g，生姜18g，大枣12枚。

此病属正虚邪实之疾，纯用攻表，则虚阳易脱；单用扶正之品，易助邪为患，攻补兼施，才能切合病机。竹叶、附子一寒一热相互为用，可收表里兼治之效，病人共服药2剂，病情告愈。

体会 竹叶汤的证治，仲景在论中云："产后中风，发热，面正赤，喘而头痛"，用此方主之，仅为产后发热而设。唐祖宣认为，此方的实际功能远不限于此。临床中凡阳气虚弱，寒邪内侵之证，皆可以本方加减施治。

掌握药物的煎服法，是提高疗效的关键。方中附子辛热有毒，先煎15分钟，再内诸药，竹叶以后下为宜，三煎兑于一起，混匀，分4次服。内有蕴热，复感风寒等实热之证，则在本方禁忌之列。

【原文】

妇人乳中虚①，烦乱，呕逆②，安中益气，竹皮大丸主之。

[竹皮大丸] 方

生竹茹二分 石膏二分 桂枝一分 甘草七分 白薇一分

上五味，末之，枣肉和丸弹子大，以饮服一丸，日三、夜二服。有热者，倍白薇；烦喘者，加柏实一分。

【词解】

①乳中虚：乳，在《脉经》中作"产"字，丹波元简亦云："在草蓐之谓"（《辑义》），即指产后1个月内；徐彬《金匮要略论注》曰："乳者，乳子之妇也"；唐容川亦说："妇人乳"作一读，谓乳子也，"中虚"作一句……乳汁去多，则中焦虚乏（《补正》）。集诸家之说，所谓乳中虚，系指新产后哺乳期间，阴血耗伤，中焦虚乏。

②烦乱，呕逆：心烦、呕吐严重之意，如徐彬云："烦而乱则烦之甚也，呕而逆则呕之甚也"（《金匮要略论注》）。

【提要】 本条论述产后虚热、烦呕的证治。

【原文分析】

妇人产后，本阴血不足，加之育儿哺乳，乳汁去多，气血更虚，因虚而生内热，热扰于中则胃气失和；上干神明，则心神失主，故症见烦乱呕逆。治以竹皮大丸，清热降逆，安中益气。方中竹茹、石膏清热、降逆、止呕；白薇清虚热；桂枝、甘草辛甘化气；重用甘草，意在安中益气；枣肉补益中气，为丸缓调。如虚热重者，倍加白薇；如烦喘者，加枳实以宁心润肺。

【治法】 安中益气，清热止呕。

【方解】

方中竹茹、石膏甘寒清胃，除心中烦乱；桂枝降冲逆之气，利荣气，通血脉，桂枝配竹茹达心通脉络以助心血，止烦乱；甘草、枣仁以填补中宫，补益中焦，化生汁液，以资血源；白薇性寒退虚热，也可入阳明治狂惑之邪气，配石膏可清胃降逆，则气得安养，呕逆除。诸药相辅而行，不可分论，必合致其用，乃能调阴和阳，成为大补中虚之妙剂也。烦喘者，为心中虚火动肺，柏子仁主恍惚虚烦，安五脏，益气，宁心润肺；热重者倍用白薇。本方亦常用于更年期综合征。

【原文】

产后下利虚极①，白头翁加甘草阿胶汤主之。

［白头翁加甘草阿胶汤］方

白头翁 甘草 阿胶各二两 秦皮 黄连 蘗皮各三两

上六味，以水七升，煮取二升半，内胶令消尽，分温三服。

【词解】

①虚极：极虚之意，谓产后阴血大虚，复下利重伤阴液，如《金匮要略释义》云："产后阴血大虚，益以下利伤其脾胃津液，故曰虚极。"

【提要】 本条论述产后热利伤阴的治法。

【原文分析】

这里"下利"，是指痢疾，产后气血已虚，更兼下利伤阴，故云"虚极"。白头翁为治热利下重的主药，故以药测症，本证当有发热腹满、里急下重、大便脓血等症状，所以方用白头翁清热止利；阿胶、甘草养血缓中。本方除治产后热利下重外，对于阴虚血弱而病热利下重者也可酌情使用。

【治法】 补血益气，清热止利。

【方解】

白头翁汤清热止利；甘草、阿胶滋阴养血，缓中止利。热利下重而阴血虚弱者，皆可用之。此处若用参、术壅而燥，非所宜；若苓、泽淡渗利湿，恐伤津液也。

【原文】

附方：

《千金》［三物黄芩汤］治妇人在草蓐①自发露得风②。四肢苦烦热，头痛者，与小柴胡汤；头不痛但烦者，此汤主之。

黄芩一两 苦参二两 干地黄四两

上三味，以水六升，煮取二升，温服一升，多吐下虫。

【词解】

①妇人在草蓐：草蓐，即草垫，古代妇女多在草垫上分娩。

②发露得风：指产妇分娩时，蹲不慎感受病邪。

【提要】 本条论述妇人分娩时感受病邪的治法。

【原文分析】

妇人在分娩时，感受病邪，若症见手足发热而烦，并兼头痛以两侧为甚者，是邪在半表半里之间，属外感发热，治当和解清热，宜用小柴胡汤；若仅见手足发热而烦，无头痛者，为病邪已由表入里，血分有热之证，其治则当清热凉血、养血，故用三物黄芩汤主治。

【治法】　　清热燥湿，滋阴养血。

【方解】

方中黄芩、苦参清热除烦，且苦参又能燥湿杀虫；干地黄滋阴养血凉血，三味共奏清热燥湿、滋阴养血之用。

【原文】

《千金》[内补当归建中汤] 治妇人产后虚羸不足，腹中刺痛不止，吸吸少气①，或苦少腹中急，摩痛②引腰背，不能食饮。产后一月，日得服四五剂为善，令人强壮宜。

当归四两　桂枝三两　芍药六两　生姜三两　甘草二两　大枣十二枚

上六味，以水一斗，煮取三升，分温三服，一日令尽。若大虚，加饴糖六两，汤成内之，于火上暖令饴消，若去血过多，崩伤内衄③不止，加地黄六两，阿胶二两，合八味，汤成内阿胶，若无当归，以芎䓖代之，若无生姜，以干姜代之。

【词解】

①吸吸少气：吸吸，即吸气之声。吸吸少气，指忍痛吸气时而发生气短不足之象。

②少腹中急，摩痛：即少腹拘急挛痛。

③内衄：指内出血。

【提要】　　本条论述产后虚寒腹痛的证治。

【原文分析】

妇女产后气血俱损，血海必然空虚，如果中州建运，则气血易复；假如中焦虚寒，运化无权，化源不足，则气血愈虚。气血虚，在内不足以荣濡脏腑、充养经脉，故腹中拘急、绵绵而痛，或小腹拘急挛痛并牵引腰背作痛；在外不足以润泽肌肤、充养形体，故虚羸不足。脾虚胃弱，故短气食少。治以内补当归建中汤，以建中州，益气血，缓急止痛。

此方即小建中汤加当归，功能补血和血，散寒止痛，不仅可用于治疗产妇之虚寒腹痛，凡血虚有寒引起的诸般疼痛，也可应用。另外，还可作为产妇的调补之剂。方中当归和血养血；小建中汤辛甘化阳，酸甘敛阴，合而用之，可调阴阳，建中气，并养血补虚，和营止痛。

【治法】　　建中和血，散寒止痛。

【方解】

方中当归养血和血；小建中汤调理阴阳，建立中气，缓解疼痛。若中气大虚者加饴糖建脾养胃，以缓急迫；若出血过多者，加地黄、阿胶养血止血。本方仍不失为产后良方。

第二十二章　妇人杂病脉证并治

【原文】

妇人中风七八日，续来寒热，发作有时，经水适断，此为热入血室[①]。其血必结，故使如疟状，发作有时，小柴胡汤主之。方见呕吐中

【词解】

①血室：历来注家说法分歧，迄今尚纷无定论。一般认为，狭义的是指子宫；从广义而言，血室则包括肝、冲任二脉、子宫。

【提要】　本条论述热入血室的证治。

【原文分析】

妇人患太阳中风证，历时已七八日，应无寒热，而今仍继续寒热，发作有时，询知其续来寒热之前适值经期，经水行而刚断，可知是邪热乘虚侵入血室，热与血结所致。因血室内属于肝，肝与胆相表里，故见寒热如疟之少阳证。治以小柴胡汤和解少阳，兼散其血室之结。后世医家多主张在本方中加赤芍、丹皮、桃仁等，清热与活血并用，可以取法。

【原文】

妇人伤寒发热，经水适来，昼日明了，暮则谵[①]语，如见鬼状者，此为热入血室。治之无犯胃气及上二焦，必自愈。

【词解】

①谵：与谵同，《集韵》"谵，疾而寐语也"。

【提要】　本条继论热入血室的辨证和治禁。

【原文分析】

妇人患伤寒发热时，正逢经水适来，虽经水正行而畅利，但邪气乘虚入于血室，热扰血分，血属阴，夜暮亦属阴，故白日神志清楚，夜暮则胡言乱语，精神错乱，此证不同于阳明腑实证，而是热入血室，血分热盛所致，故治之"无犯胃气及上二焦"。所谓"必自愈"，亦并非不用药物而待自愈，而是因邪陷不深，尚未与血相结，月经正行，邪热可随月经外泄而愈。有些注家认为可用小柴胡汤加化瘀、清血热之品治疗，可以参考。

【原文】

妇人中风，发热恶寒，经水适来，得七八日，热除，脉迟，身凉和，胸胁满，如结胸[①]状，谵语者，此为热入血室也，当刺期门[②]，随其实而取之。

【词解】

①结胸：病名，因有形之邪结聚于胸膈，而以胸膈心下硬满疼痛为主症。

②期门：穴名，位于乳中线乳头下二肋，当第六肋间隙，是足厥阴肝经的募穴。

【提要】　本条再论热入血室，表证已罢的证治。

【原文分析】

妇人患中风，发热恶寒，正逢经期，经水适来，历时七八日后，热虽已除，脉迟，身凉和，

但其胸胁满如结胸状，并有谵语现象，此为表热已罢，瘀热结于血室之证，血室属肝，肝之脉络于胁，瘀热而致肝之经脉不利，故胸胁满如结胸状；其谵语非阳明腑实，乃血热上扰神明使然，治取肝之募穴期门，刺之，以泻其实而清瘀热。

【原文】

阳明病，下血谵语者，此为热入血室，但头汗出，当刺期门，随其实而泻之。濈然汗出者愈。

【提要】　本条论述阳明病热入血室的证治。

【原文分析】

妇人患阳明病，虽不逢经期，但阳明里热太盛，亦可热入血室，迫血下行，使前阴下血。阳明热盛，心神不宁，故烦躁谵语；肝与冲任之脉皆上行，由于里热熏蒸，故但头汗出。既属热入血室，故治疗仍刺肝之募穴期门，以泻其实热，邪热去，阴阳和，则周身汗出而愈。

【原文】

妇人咽中如有炙脔①，半夏厚朴汤主之。

[半夏厚朴汤] 方《千金》作胸满心下坚，咽中帖帖如有炙肉，吐之不出，吞之不下。

半夏一升　厚朴三两　茯苓四两　生姜五两　干苏叶二两

上五味，以水七升，煮取四升，分温四服，日三、夜一服。

【词解】

①炙脔：即烤熟的肉块。炙，烤肉；脔（luán，音孪），切成小块的肉。

【提要】　本条论述气滞痰凝，咽中不适的证治。

【原文分析】

本病多由七情郁结，气机不畅，气滞痰凝，上逆于咽喉之间，以致病人自觉咽中梗阻，若有异物之感，咯之不出，吞之不下，但于饮食无碍，后世俗称"梅核气"。治用半夏厚朴汤开结化痰，顺气降逆。方中半夏、厚朴、生姜辛以散结，苦以降逆；佐以茯苓利饮化痰；苏叶芳香宣气解郁，合而用之使气顺痰消，则咽中炙脔之感可除。

【治法】　开结化痰，顺气降逆。

【方解】

方中半夏辛温开结，与淡渗之茯苓同伍，则功淡渗利痰；厚朴之苦温，苦以降逆理气，温以散结化饮；生姜散饮宣阳，用半夏之辛以开，妙在苏叶一味，其气辛香而轻浮，借以宣肺开郁，促使肝气调达，肺气宣通，郁结得解，痰自散，而凝结焉有不化者哉。

【医案选录】

1. 噎膈（食管炎）案

本方证所治之噎膈乃因于肝气郁结，失于条达，胃失和降，生湿生痰所致。临床辨证中常见胃脘疼痛，进食尤甚，甚则只能进流质食物，脘痛牵引两胁，胸闷嗳气，嘈杂吐酸，胃中觉热，纳食不香，舌质淡，苔白腻或薄黄，脉弦数或弦滑。

唐祖宣常以本方加减治疗食管炎、胃炎属肝郁气滞，痰湿内郁，胃失和降之证多能取效。若加郁金、木香、枳壳、川贝母、黄连、竹茹、炒山楂、炒麦芽，其效更佳。现举临床治验。

马某，女，49岁，1979年9月10日诊治。

主诉　饮食不适，食管疼痛1个月。

现病史　原有胃溃疡病史，常感胃脘疼痛，饿则痛甚，经治疗病情时轻时重，1个月前感饮食时食管不舒，硬质食物则难以下咽，咽则食管疼痛，现仅能吃流质饮食，胸脘痞闷，多方治疗无效，因疑其为食管癌而求治。

症见　形体消瘦，面色青黄，心中烦闷，胸脘痞满，食管隐隐作痛，舌质淡，苔白腻，脉弦滑，经钡餐透视确诊为食管炎。

辨证　肝气郁结，胃失和降，痰湿郁阻。

治则　疏肝理气，化痰散结。

处方　半夏15g，厚朴15g，郁金15g，竹茹15g，茯苓30g，川贝母10g，紫苏叶6g。

上方服3剂，食管疼痛减轻，能吃半流质食物，仍感腹满不欲食，上方加炒麦芽15g，服15剂后，诸症消失而愈，钡餐透视检查示：食管炎症状已痊愈，继以他药调理胃溃疡。

2. 梅核气（慢性咽炎）案

此方证所治之慢性咽炎乃痰湿郁结，肝气不舒所致。临床辨证中常见喉中如有物梗塞，咳之不出，咽之不下，胸脘满闷，舌质红，苔薄黄或白腻，脉弦滑。

唐祖宣常以本方加川黄连、郁金、木香、川楝子、川贝母，其效更佳。现举临床治验。

刘某，女，36岁，1982年9月1日诊治。

主诉　喉中如物梗阻，吐之不出，咽之不下1周。

现病史　平素性情急躁，1周前突觉咽中如有物梗塞，吐之不出，咽之不下，疑有咽部息肉，检查后未见异常。

症见　形体稍胖，表情痛苦，咽中如有物梗塞，吐之不出，咽之不下，胸脘痞闷，善太息，心烦易怒，干呕不欲食，舌质淡，苔白腻，脉弦滑，作X线透视及化验均未见异常，观其脉症，此证当属"咽中如有炙脔"。

辨证　肝郁气滞，痰湿郁结。

治则　疏肝理气，化痰散结。

处方　半夏15g，茯苓15g，厚朴12g，郁金12g，川楝子12g，紫苏叶6g，川贝母6g，木香6g，川黄连10g。

上方服4剂，能爽快吐出喉中之痰，胸闷太息症状减轻，继服上方12剂，诸症消失，临床治愈。

3. 咳喘案

本方证所治之咳喘乃气滞痰凝，肝气上逆所致。临床辨证中常见咳喘气急，胸脘痞闷，湿痰壅盛，纳呆，舌质淡，苔白腻，脉弦细或弦滑。

唐祖宣常以本方治疗属肝气上逆所致的咳喘，每收良效。加杏仁、川贝母、陈皮、郁金、甘草等，其效更佳。现举临床治验。

吕某，男，65岁，1981年12月10日诊治。

主诉　久有咳喘病，加重6日。

现病史　病人久有咳喘病史，遇寒即病情加重，本地诊为支气管炎，服麻杏石甘汤、小青龙汤等中药，症状时轻时重，1周前因情绪激动，加之偶遇风寒，致使咳喘加剧，服原处方效不显。

症见　咳嗽，阵发性加剧，咳吐稀白之痰，心悸气急，胸脘痞闷，食欲不振，舌质淡，苔白腻，脉弦滑。

检查　经胸透示：肺气肿、支气管炎。

辨证　痰湿郁结，肝逆乘肺。

治则　行气降逆，化痰止咳。

处方　半夏12g，厚朴12g，郁金12g，茯苓30g，杏仁10g，川贝母10g，陈皮10g，紫苏叶60g，甘草60g。

服药2剂咳嗽气急大减，胸脘痞闷减轻，继服上方15剂，咳嗽气急、胸脘痞闷基本消失，其余症状均减轻，但仍遗心悸，上方去郁金，加潞参15g，干姜10g继服10剂以善其后。

体会 半夏厚朴汤是治疗梅核气的主方，临床运用，实际功能远不限于此，凡痰湿郁结，气机痹阻，胃失和降所致之咳喘、胃脘痛、胸脘痞闷、呕吐、慢性咽炎、肝炎、支气管炎、食管炎等具有上述症状者均可以本方加减施治。

【原文】

妇人脏躁，喜悲伤，欲哭，象如神灵一本作，如非己所作，数欠伸，甘麦大枣汤主之。

［甘草小麦大枣汤］方

甘草三两 小麦一升 大枣十枚

上三味，以水六升，煮取三升，温分三服，亦补脾气。

【提要】 本条论述脏躁的证治。

【原文分析】

本病多由情志不舒或思虑过多，肝郁化火，伤阴耗液，心脾两虚所致。一般表现有精神失常，无故悲伤欲哭，频作欠伸，神疲力乏等症。治用甘麦大枣汤补益心脾，安神宁心，方中小麦养心安神；甘草、大枣甘润补中缓急。《补正》云："三药平和，养胃生津化血，津水下达子脏，则藏不躁而悲伤太息诸症自去矣。"

本条脏躁病虽多见于女子，但男子亦有之，此病为情志方面的疾病，现已无疑义，但对于病机认识并不一致。本病在临床上除原文所述症状外，还伴有心烦、易怒、失眠、便秘等症。可用本方合酸枣仁汤治疗，或加山药、地黄、当归、白芍、茯神、青龙齿、北五味等，则效果较佳。

脏躁与百合病均属情志病的范畴；在病因、病机、症状表现方面极相似，故列表比较于下（表22-1）。

表 22-1 百合病证与脏躁证的比较

病名	百合病	脏躁
证候	意欲食复不能食，欲卧不卧，欲行不行，常默默，如寒无寒，如热无热，口苦，小便赤，脉微数，尿时头痛	喜悲伤欲哭，频作欠伸，口干，心烦，失眠，便秘或身如蚁走样，舌红，少苔，脉细数
病机	伤寒热病之后，余热未尽，或情志不遂，郁结化火伤阴，心肺阴虚内热，百脉受病	情志不舒或思虑过度，肝郁化火伤阴，五脏阴液不足，虚火躁动
治法	润养心肺，凉血清热	补脾养心，缓急止躁
方药	百合地黄汤	甘麦大枣汤

【治法】 养心安神，润燥缓急。

【方解】

方中小麦味甘微寒入心经，调心阴，养心气而安神，又能养肝安神，为主药；甘草甘平性缓，补脾益气而养心气，为臣药；大枣性温而甘，质润而性缓，补中益气，和缓柔肝，既补心脾又能养肝，为使药，诸药配伍，温凉并备，清补兼施，有甘润滋补、养心安神之功。有时合用百合地黄汤，有时合用酸枣仁汤，其疗效更佳。

【原文】

妇人吐涎沫，医反下之，心下即痞，当先治其吐涎沫，小青龙汤主之。涎沫止，乃治痞，泻心汤主之。

［小青龙汤］方见肺痈中

［泻心汤］方见惊悸中

【提要】　本条指出上焦寒饮误治成痞的先后治法。

【原文分析】

吐涎沫，是上焦有寒饮的征象，"水气病脉证并治"篇第二条指出"上焦有寒，其口流涎"。本条"妇人吐涎沫"亦是上焦有寒饮之征，其实不独见于妇人，男子亦有之，治当温化寒饮，不宜攻下。若医者误治用攻下之法，必伤其中阳。寒饮内结遂成心下痞，此与伤寒误下成痞同理，治当先去其寒饮，用小青龙汤温散寒饮，俟涎沫吐止，再用泻心汤治痞。

【原文】

妇人之病，因虚，积冷，结气，为诸经水断绝，至有历年，血寒积结，胞门寒伤，经络凝坚。

在上呕吐涎唾，久成肺痈，形体损分①；在中盘结，绕脐寒疝，或两胁疼痛，与脏相连，或结热中，痛在关元，脉数无疮，肌若鱼鳞，时著男子，非止女身；在下未多，经候不匀，令阴掣痛②，少腹恶寒，或引腰脊，下根气街③，气冲急痛，膝胫疼烦，奄忽眩冒④，状如厥癫⑤，或有忧惨，悲伤多嗔⑥，此皆带下⑦，非有鬼神。

久则羸瘦，脉虚多寒，三十六病⑧，千变万端，审脉阴阳，虚实紧弦，行其针药，治危得安，其虽同病，脉各异源，子当辩记，勿谓不然。

【词解】

①形体损分：指久病之后，形体消瘦，与未病以前明显有别。

②令阴掣痛：指阴中寒冷，抽掣疼痛。

③气街：穴名，又称气冲，位于耻骨联合上缘正中旁开二寸处。

④奄忽眩冒：奄（yan，音演）忽，迅速，倏忽。奄忽眩冒，即突然出现头目昏眩。

⑤状如厥癫：指病人突然出现昏眩仆地，不知人事，与厥证、癫痫病状相似。

⑥多嗔：嗔（chen，音琛），怒、生气。多嗔，即时常发怒或生气。

⑦带下：有广义、狭义之分。其一指妇女赤、白带下，此为狭义。广义带下，是指带脉以下的病变，泛指一切妇科疾病。

⑧三十六病：即本书"脏腑经络先后病脉证"第十三条"妇人三十六病"；《诸病源候论》《备急千金要方》均作十二癥、九痛、七害、五伤、三痼，泛指妇科疾病。

【提要】　本条总论妇人杂病的成因、证候及诊治。

【原文分析】

原文三段，其内容概括如下。

（1）从"妇人之病"至"胞门寒伤，经络凝坚"为第一段，总论妇人杂病的成因。妇人杂病总不外乎"虚，积冷，结气"。"虚"是指气血虚少；"积冷"为寒冷久积，包括阳虚而生的内寒及经期或产褥期客于胞宫的外寒；"结气"乃气机郁结。三者之中，任何一种为患，都可以导致气血失调，脏腑功能失常，冲任二脉损伤，而发生一系列月经失调，甚至闭经等病。经闭的形成，多因虚损而致月经失调，经血不能如期畅行，继因寒冷积于胞宫，寒凝气滞血瘀，胞脉阻滞而为闭经。气滞血凝日久，血瘀痰结还可形成癥瘕。故原文谓"血寒积结，胞门寒伤，经络凝坚"。

（2）原文"在上呕吐涎唾"至"此皆带下，非有鬼神"为第二段，阐述虚、冷、结气所导致上、中、下三焦的病变情况。

若虚、冷、结气"在上"，则影响于肺，如其人上焦阳虚，肺中虚冷，阳虚不能化气，气虚无力敷布水津而为饮，寒饮上逆则咳唾涎沫，即为虚寒肺痿；日久寒邪化热，或上焦素有郁热者，虚、冷、结气致病则易从热化，邪热壅肺，肺气不利，气不布津，痰涎内结，热伤肺络，则咳唾涎沫；或吐稠痰如米粥，胸痛而成肺痈。上述两种病证，均易损伤津液，久不愈则形体虚损而消瘦，故谓"形体损分"。

若虚、冷、结气"在中"，可影响肝脾功能。因素体不同，病或从寒化，或从热化。素体阳虚者，则病从寒化，可以出现寒疝和胁腹痛两种轻重不同的病证：重者寒气盘结于中焦，阴寒内聚而致绕脐疼痛之寒疝。中焦之部与肝脏相邻，寒结中焦，脾首当受病，可累及肝。故轻者可见寒滞肝脾二经之胁腹痛。若素体阳旺者，则病从热化，亦可见脐下疼痛和劳热两种轻重不同的病证：其轻者，仅热结中焦，气机阻滞，热灼血干，瘀血停留而致脐下关元部疼痛；其重者，虽脉数而身无疮疡之变，但因热伤营血，营阴耗损，不足以濡润肌肤，而致肌肤粗糙如鱼鳞状，即为劳热证。上述中、上二焦的病变，男子也可能发生，并非为妇女专有之病，故云"时著男子，非止女身"。

若虚、冷、结气"在下"，则可引起多种妇科疾病。如肝肾亏虚，精血不足，血海空虚，可见月经后期或经量减少；或因肝郁、肾虚、血海蓄溢失常，又可见月经先后不定期，故谓"在下未多，经候不匀"。"未多"，指月经量少，"经候不匀"，即月经先后不定期，经量或多或少；如虚寒相搏，结于下焦，则冲任受损，故前阴掣痛，小腹寒冷，严重者尚可牵引腰脊疼痛；疼痛之根，起源于气街，即冲脉循行之气冲穴。因冲脉起于胞中，分三支循行，其一支行经气街，沿腹上行；一支与任、督二脉同会于会阴穴，向后上行于脊柱内；另一分支向下沿大腿内侧经膝胫下行，故冲脉有病，冲气攻冲急痛，以致腰脊痛、膝胫疼烦等症。此外，还可因情志不遂，气机失调，而发生突然昏厥的厥癫之类疾患；或为忧愁悲伤，时时发怒的症状表现。总之，虚、冷、结气在下焦所导致的种种病证，都属妇人杂病范畴，并非鬼神作祟。

（3）末段论妇人杂病的诊治原则，当凭脉辨证，已病早治，内外治结合。原文"久则羸瘦，脉虚多寒"。"久"字，紧承上文，寓有早期治疗之意，即上述诸病应当及时治疗；若延久失治，则气血更虚，形体亦更加消瘦，以致形成正虚邪实之候，故谓"脉虚多寒"。"多寒"乃邪气盛，邪气盛则实，不仅如此，还可导致更为复杂的病证，如妇人"三十六病"。

妇人杂病，变化多端，错综复杂，所以，应当掌握凭脉辨证的原则，详审脉象的阴阳、虚实、紧弦，以辨证之寒热、虚实。据证立法，或用针灸，或用药物，或针药并投，切中病机，方可转危为安。对于同病异脉之证，尤当详加审察，辨明疾病根源，以免误治。

【原文】

问曰：妇人年五十，所病下利①数十日不止，暮即发热，少腹里急，腹满，手掌烦热，唇口干燥，何也？师曰：此病属带下。何以故？曾经半产，瘀血在少腹不去。何以知之？其证唇口干燥，故知之。当以温经汤主之。

［温经汤］方

吴茱萸三两　当归　芎䓖　芍药各二两　人参　桂枝　阿胶　牡丹皮去心　生姜　甘草各二两　半夏半升　麦门冬一升，去心

上十二味，以水一斗，煮取三升，分温三服。亦主妇人少腹寒，久不受胎，兼取崩中去血，或月水来过多，及至期不来。

【词解】

①下利：为"下血"之误。《医宗金鉴》曰："'利'字，当是'血'字，文义相属，必是传写之讹。"

【提要】　本条论述冲任虚寒兼瘀血内阻的崩漏证治。

【原文分析】

妇人已年过七七，正值精气虚，肾气衰，天癸竭，月经应当停止之年，而今下血数十日不止，乃属崩漏之候；病由"曾经半产，瘀血在少腹不去"，又结合方药测知，多因壮年之时曾经半产，

冲任气血受损，时值老年，冲任更虚，寒邪乘虚客于胞中，寒凝血瘀，血不归经而下血淋漓不止，属冲任虚寒，瘀血内阻之漏下证，故有腹满里急，甚至刺痛、拒按等症。少腹急满，乃"胞中有寒，瘀不行也"（《医宗金鉴》）；唇口干燥，在此证中，并非因津亏，乃为瘀血不去则津液输布受阻，失于上濡所致。与本书第十六章"唇痿舌青"，"口燥，但欲漱水不欲咽"同理，皆为瘀血之征，故原文云："瘀血在少腹不去。何以知之？其证唇口干燥，故知之"。

"暮即发热"、"手掌烦热"的病机，有两种解释：一种认为是阴虚生内热；一种认为是瘀血郁遏化热。后世多从第一种解释，但以病情和方药分析，本证下血数十日不止，势必耗损阴血，确有阴虚不能敛阳而生虚热的可能，但原文自释其病理，为"瘀血在少腹不去"，并以唇口干燥为瘀血内停之征象，且不作阴虚生热解；又观温经汤药物及功效，重在温养血脉以消瘀血，说明寒凝血瘀是主要病理转归，由此，"暮即发热"、"手掌烦热"的病机，应以上述两种因素并存，而以瘀血郁遏化热为主要，似更加符合原文精神。

本病以冲任虚寒为本，瘀血为标，故治疗不宜单纯用峻药活血消瘀，而应当重在温养血脉，生新去瘀，宜投以温经汤主治。

【治法】　温经散寒，养血化瘀。

【方解】

方中吴茱萸、桂枝、生姜温经散寒，以暖胞宫；当归、川芎、芍药、阿胶、麦冬、丹皮滋阴养血，行血祛瘀；人参、甘草益气健脾，以资阴血生化之源；半夏温燥除湿，以防寒凝血瘀湿浊停滞，诸药同用，既能补冲任之虚，暖胞宫之寒，又可祛少腹之瘀，治本为主，兼顾及标，故亦可主治由于冲任虚寒夹瘀导致的少腹寒冷，久不受孕者或月经至期不来者，而对"崩中去血，或月水来过多"者，欲使用温经汤，必须辨证准确，确非气虚不摄或冲任伏火者，方可使用。

【原文】

带下①经水不利②，少腹满痛，经一月再见③者，土瓜根散主之。

[土瓜根散] 方阴癫肿④亦主之

土瓜根　芍药　桂枝　䗪虫各三分

上四味，杵为散，酒服方寸匕，日三服。

【词解】

①带下：泛指妇科病，非指狭义赤白带下。

②经水不利：有两种解释，一指月经不能按期而至；一指经行而不畅利。

③经一月再见：见（音现），出现，此指一月出现两次月经。

④阴癫肿：指阴部有卵状的包块。癫（音颓），阴肿。

【提要】　本条论述因血瘀而致月经不调的证治。

【原文分析】

"带下"，在此为广义的带下病，即泛指妇科疾病，妇人月经后期，或经行不畅，并兼有小腹满痛之症，结合方药测知，当有小腹满痛拒按，或按之有硬块，月经量少淋漓，色紫黑有块，舌质紫黯或有瘀斑，脉弦或涩等脉症，或可见月经一月两潮。但无论月经过期不至，或一月两潮，都是因为瘀血停滞，冲任失调所致，故方投土瓜根散活血通瘀，使瘀血去而痛止，经行通畅，则月经自调。

【治法】　活血通脉。

【方解】

方中土瓜根（即王瓜根）性味苦寒，无毒，活血消瘀，清热导湿；桂枝辛温，通阳化气，两药配伍，则本方略具温性，使之既有活血消瘀、通阳行滞之效，又不过于温燥；䗪虫破瘀攻坚，与导湿之土瓜根同伍，体现了水血同治；芍药调营止痛，四味合用之，共成化气行滞、活血通瘀之效。

【原文】

寸口脉弦而大，弦则为减，大则为芤，减则为寒，芤则为虚，寒虚相搏，此名曰革。妇人则半产漏下，旋覆花汤主之。

［旋覆花汤］方

旋覆花三两　葱十四茎　新绛少许

上三味，以水三升，煮取一升，顿服之。

【提要】　本条论述半产漏下的脉象和治法。

【原文分析】

此条内容既见于"血痹虚劳病脉证并治"篇，又见于"惊悸吐衄下血胸满瘀血病脉证治"篇。在虚劳病篇首无"寸口"二字，文末为"男子则亡血失精"，无"旋覆花汤主之"六字；在血病篇中仅少"失精，旋覆花汤主之"八字，三条原文基本相似，但所论各有侧重。虚劳中着意阐明精血亏损的虚劳脉象；血病中主论虚寒亡血；本条则专以阐述妇人杂病的脉象和治法，乃属同中有异，应当仔细辨别。

妇人半产漏下，脉见弦减大芤，是虚寒相搏之象，治用旋覆花汤疏肝散结，理血通络，似方证不相符合，但对虚不可补，寒不可温，虚中夹滞的久漏之证，先以调肝理血为治，确有其临床实践意义。久漏往往多瘀，不宜专事补涩，当"先散结聚，而后温补"之（《金匮要略心典》）。

【原文】

妇人陷经①漏下，黑不解，胶姜汤主之。臣亿等校诸本无胶姜汤方，想是妊娠中胶艾汤

【词解】

①陷经：此指妇女经血下陷，下血日久不止之证，如《医宗金鉴》"谓经血下陷，即今之漏下崩中病也"。

【提要】　本条论述妇人陷经的证治。

【原文分析】

妇人经血下陷，前阴下血不止者，谓之陷经；若下血量多势急，如山之崩，称为崩中；下血量少淋漓不断，如屋之漏，称为漏下。此证妇人前阴下血色黯，淋漓不断，故谓"漏下色黑不解"，乃由冲任虚寒，气不摄血所致，宜用胶姜汤主治。

关于胶姜汤，原书有方名而未载药。若结合本证冲任虚寒，气不摄血，经气下陷的病理来看，根据《内经》"陷而举之"的原则，若以炮姜易干姜，再加人参、黄芪，其温中摄血之效尤佳。以方测证，尚具有下血色黯不泽、质清稀而无秽臭，小腹不痛，或隐痛、喜按喜温，精神委靡，体倦乏力，脉象微弱等症。若属血虚寒滞，下血量少淋漓，色黯有块，小腹冷痛者，又可用胶艾汤和血止血，暖宫散寒。

【治法】　调补冲任，温阳散寒，固经止血。

【方解】

方中以生姜散寒升气，温举下陷之经气，摄血归经；阿胶养血平肝止血，去瘀生新，两味合用，温补冲任，固经止血。

【原文】

妇人少腹满，如敦状①，小便微难而不渴，生后②者，此为水与血，俱结在血室也，大黄甘遂

汤主之。

［大黄甘遂汤］方

大黄四两 甘遂二两 阿胶二两

上三味，以水三升，煮一升，顿服之，其血当下。

【词解】

①少腹满，如敦状：敦（音对），是古代盛黍稷的器具，其盖和器身都作半圆形，合成球形。少腹满，如敦状，是形容少腹胀满并隆起如球形。

②生后：有三种解释，一指生育之后，一指生病之后，一指产后。

【提要】 本条论述妇人水与血并结胞室的证治。

【原文分析】

妇人小腹胀满较甚，形如敦状，是有形之邪凝结下焦之征，通常有蓄水和蓄血两种情况，如因膀胱气化失常而蓄水，当有小便不利、口渴；若因于蓄血，当小便自利。今病人既非小便不利，又非自利，仅排便略有障碍，且口不渴，意即膀胱气化功能略有障碍，其蓄水轻微，但与"小腹胀满，如敦状"不相符合，以此判断不独属蓄水，乃由生病之后，邪气干扰胞室，水血并结所致，故原文自释"此水与血，俱结在血室也"，治以大黄甘遂汤，攻血逐水兼施。

【治法】 破血利水，逐瘀散结。

【方解】

方中大黄攻瘀；甘遂逐水；配伍阿胶养血扶正，使攻邪而不伤正。

【原文】

妇人经水不利下，抵当汤主之。亦治男子膀胱满急有瘀血者

［抵当汤］方

水蛭三十个，熬 虻虫三十枚，熬，去翅足 桃仁二十个，去皮尖 大黄三两，酒浸

上四味，为末，以水五升，煮取三升，去滓，温服一升。

【提要】 本条论述血瘀经闭的证治。

【原文分析】

第十条谓"经水不利"，系指月经过期不至，或经行不畅；本条言"经水不利下"，即指病由经水不利，继而发展为月经停闭，如尤在泾所云"经水不利下者，经脉闭塞而不下，此前条下而不利者有别矣"（《心典》）。故彼为病之初，此为病之渐；彼属月经不调，此属闭经。妇人闭经的原因虽多，但总不离虚、实两端，虚者为精血不足，血海空虚，无血可下；实者乃邪气阻隔，脉道不通，经血不得下行。本条妇人闭经，结合方药测知，应当属瘀血内结之实证，故除"经水不利下"以外，尚具有小腹硬满疼痛，或腹不满，而病人自诉腹满，唇口干燥，小便自利，舌青或舌有瘀斑，脉象沉涩有力；若病程日久，还可见肌肤甲错等症状表现，治用抵当汤，破血逐瘀。

【治法】 破血祛瘀。

【方解】

方中虻虫、水蛭皆为吮血虫类，专攻瘀血；大黄、桃仁逐瘀破血，四味药同用，遂成破血逐瘀之峻剂。非瘀血实热证，切勿轻投。本方亦可治男子下焦蓄血，而见少腹急满之症。

【医案选录】

1. 如狂、发狂案

"发狂"为乱说乱动，弃衣而走，登高而歌，逾墙越壁等狂妄表现；"如狂"则是指还没有达到"发狂"的程度，两者轻重不同而已。抵当汤证的如狂和发狂与阴阳离决之躁扰不安有着本质

的区别，本汤证的发狂乃瘀血所引起。临床常兼见面色晦暗或红赤，舌苔黄而少津，舌质紫绛或有瘀斑，大便干或不畅，脉多沉涩等症。现举临床治验。

程某，男，53 岁，教师，1973 年 8 月 12 日诊治。

现病史　病人有头痛眩晕病已 10 余年。血压经常持续在 100～175/70～90mmHg，头痛发热，得凉稍减，久服清热祛风、潜阳养阴之剂，病情时轻时重，因炎夏感受暑热，加之情志不舒而晕倒，昏不知人，住院服中西药治疗无效，邀唐祖宣诊治。

症见　形体肥胖，面色晦暗，昏不知人，骂詈不休，舌黄少津，质有瘀斑，少腹硬满，疼痛拒按，大便不通，脉象滑弦，血压 165/80mmHg。

辨证　此素有血行不畅，又值暑热内侵，加之情志不舒，遂入血分，热与血结，瘀血攻心，致使神识昏迷。

治则　通瘀破结，泻热通便。

处方　酒大黄（后下）15g，桃仁 15g，白芍 15g，水蛭 12g，虻虫 4.5g。

上方服后，泻下硬而黑晦如煤之便，腹痛减轻，神志清醒，续服 2 剂，又泻下 4 次，血压降至 145/70mmHg，诸症好转，继服他药调治而愈。

2. 喜忘案

喜忘，亦称健忘、善忘、多忘、好忘，指前事易忘，喜忘之病因颇多。大多因思虑过度，脑神经衰弱所致。随着年龄的增长，精神渐衰，记忆减退亦常多见，林羲桐说："人之神，宅于心，心之精，依于肾，而脑为元神之府，精髓之海，实记性所凭也。"仲景于蓄血证论述的喜忘一症，病机为宿瘀与邪热相合，心气失常而致喜忘，所以瘀血是病源，喜忘是病症。周连三先生生前论述此方证时说："治喜忘用滋养心肾者较多，对于瘀血之证易被忽略，人身清阳之气和气血之精微皆上荣头；今脉络瘀滞，浊邪填于清阳之位而致喜忘。抵当汤证之喜忘临床常兼见面色晦暗或紫黑，毛发干枯而少光泽，眼眶青紫，口唇紫绀，舌紫或有瘀斑，漱水不欲咽，脉多弦大，大便不爽者居多。只要有以上见症，对于便色漆黑有泽，少腹硬满之症不必悉具。"周先生生前还讲到本方能治喜忘阳事易举之症，服之多效。近年来用以治疗脑动脉硬化所致的善忘失眠之症，也取得了较好的疗效，现举周先生生前治验。

30 年前治一已婚青年，由于相火偏旺，阳事易举，房室过度，善忘失眠，服滋阴补肾药多剂无效，失眠日甚，喜忘加重，诊其面色晦暗，眼眶青紫，肌肤觉热，舌有瘀斑，脉象弦数，诊为瘀血之证，投抵当汤，服后泻下黏如胶漆之便，遂夜能成眠，后改汤为丸，服月余而愈。

3. 脉象的辨识案

《伤寒论》中运用"脉沉细"、"脉微而沉"等脉象来辨别病邪的深浅和决定治疗的先后。盖脉为血府，脉中水谷之精气流布经络，灌溉脏腑，游行四肢，贯注百骸；若气血脏腑发生病变，其脉必受影响。脉沉说明其病邪部位在里；脉细者，气血流动缓慢，示涩滞之状，沉结相兼，瘀血在里。脉微而沉者，沉滞不起之状，系气血壅阻所致。当沉而有力与沉而无力，本于精虚者有别，以本方加减辨治血栓闭塞性脉管炎、静脉血栓形成、无脉症和冠心病等属瘀热在里而见脉沉、微、结、数或脉消失之病人，多获效。兹举临床治验。

杨某，男，56 岁，教师，1979 年 9 月 26 日住院治疗。

现病史　病人因左上肢动脉搏动消失而合并头昏、头痛、眼花、心跳、胸闷而赴北京某医院检查，确诊为大动脉炎，后因休克频发曾两次住院，计 2 年余，服补益气血中药及用西药治疗均无效，既往有结核病史，1967 年患过结膜炎。

症见　形体消瘦，面色青黑，唇口紫暗，精神委靡，少气懒言，舌质紫暗，夹有瘀斑，苔黄厚腻，常觉低热，少腹部硬满，扪之疼痛，大便干燥，小便正常，左上肢腋、肱、尺、桡动脉消失，血压测不到，肌肉萎缩、麻木、酸胀，皮肤厥冷；右上肢及双下肢动脉搏动正常，右寸口脉沉数。

辨证 瘀热阻于血脉。

治则 通瘀泻热。

处方 水蛭15g，大黄15g，红花15g，桂枝15g，虻虫6g，桃仁10g，云苓30g。

上方服后，泻下黏黑如胶之便（扪之不碎），少腹硬满减轻，应病人要求继用此方，先后共服80剂，苔黄腻转薄黄，舌质瘀斑去，左上肢腋、肱动脉搏动恢复，尺、桡动脉已能触及，但仍沉细，血压已能测到，右寸口脉沉细，继以活血养阴药物调治，诸症减轻。

4. 少腹硬满案

少腹硬满系指脐以下部位坚硬胀满的症状。盖冲任奇经属少腹，大肠、小肠、膀胱及妇女胞宫都藏于此。若冲任不调，月经错杂，肠道失运，膀胱郁热，以及外邪内传，热与血结蓄于下焦，均可导致少腹硬满之症。潮热谵语、腹满绕脐痛而不能食者为阳明腑实；小便不利为蓄水。本方证的少腹满除有喜忘、发狂、小便自利的兼症外，临床还需掌握面垢不泽，或两目唇口暗黑，苔黄或燥，舌紫或有瘀斑，口干而不喜饮，但欲漱，大便干或不畅，脉沉涩或弦数等症。

以本方治疗慢性阑尾脓肿所致的右少腹硬满，与薏苡附子败酱散合用，每取卓效。治结肠炎所致的少腹硬满加川黄连、乌梅；治膀胱炎之少腹硬满或急结之状加金钱草。至于妇女经行腹痛、月经错杂等病所致的少腹硬满之症，只要辨证其确系热与血结之病机，投之能收异病同治之效。现举临床验案。

郭某，女，37岁，1963年8月14日诊治。

现病史 有痛经病史10余年，经前腹痛，连及腰背，经色紫暗，夹有瘀血，淋漓不畅。

症见 少腹硬满，脉象弦数。辨证属气血瘀滞。治以调气活血，行瘀止痛。方用血府逐瘀汤。但未能见效，处方几经变化，病情仍无转机。

请周连三老师指教，辨其面垢唇黑，苔黄少津，质有瘀斑，小腹部硬满拒按。

辨证 认为此瘀血重证草木之属难以胜任。仲景谓"妇人经水不利下，抵当汤主之"。

处方 水蛭15g，大黄15g，桃仁15g，虻虫4.5g。

上方服后，下瘀紫之血，少腹硬满疼痛减轻，继服4剂，诸症好转，此后经行，疼痛治愈。

5. 发黄案

发黄者，皮肤黄染之症也，脾胃湿热蕴蒸能引起黄疸；血液停滞，郁积生热，致伤其阴。荣气不能敷布亦能导致发黄；湿热发黄多有小便不利，尿黄而浊，色黄鲜明如橘子色，脉滑而数或濡数。本汤证之发黄则多兼见两目暗黑，形瘦面黄，黄色如熏，肌肤烦热，腹满食少，大便干燥或不畅，小便自利，尿色不变，脉象沉涩或沉结等症。

唐祖宣每于临床以抵当汤治疗劳伤疾患见面黄如熏，证似正虚，而内夹瘀血之疾者，用之多效。对于肝脏疾病见体表发黄，辨其属瘀热之证者，亦能收到较好的效果。兹举临床治验。

丁某，男，49岁，1977年6月13日诊治。

现病史 病人半年前患传染性黄疸型肝炎。黄疸消退后，形瘦面黄，身黄如熏，查黄疸指数在正常范围，服补益气血药多剂无效。

症见 两目暗黑，肌肤微热，五心烦热，失眠多怒，腹满食少，大便不畅，小便自利，时黄时清，脉沉涩，舌瘦有瘀斑。

辨证 瘀热于内。

治则 化瘀泻热。

处方 水蛭90g，桃仁90g，大黄90g，虻虫30g。共为细末，蜂蜜为丸，每服3g，日3次。

上方初服泻下黑便，饮食增加，心烦止。继服夜能入眠，身黄渐去，药尽病愈。

体会 抵当汤之证治，仲景论述颇详，后世医家更有发扬，其症脉繁多，临床应用时既要合看，又要分辨，只要详细辨证，紧扣病机，可不受中西医各病种所限，投之能收异病同治之效。若一症实出时，应辨其病位之深浅，病情之轻重，用药亦应灵活变通，以奏其效；若病重势急，则用大剂抵当之；若病轻热缓，可改汤为丸，以图缓攻；若瘀血在上，加桂枝、大黄（酒制），促其上行；在下，重用水蛭以破下焦污积之血，同时酌增桃仁以滑利污淖，加川牛膝以引药下行；热重瘀甚，增大黄之量；兼湿热者加黄柏；脉沉结兼有寒热错杂之证者加附子以通阳破结，又有泻下止痛之功，总之，须观其脉症，辨其瘀积，随症治之。

周连三先生生前在论述本方剂的运用时说："抵当汤药物性味峻猛，医家用时多望而生畏，而仲景方中处水蛭30枚，其大者过钱，小者亦有数分，其用量在 1 至 2 两之间，并嘱大剂频服，在用量和煎服法上，给我们树立了楷模。"基于此说，他在数十年的临床中，水蛭用量常为 10 ~ 30g，运用之多，不可胜数。唐祖宣继承教师的经验，也经常用至30g，如1973 年，诊治由于脑血栓形成而致的肢体瘫痪，久治无效的段姓病人，在益气化瘀的方剂中重用水蛭24g，收到了较好的疗效。近治一王姓病人，系深静脉血栓形成，属瘀血重证，用水蛭 30g 后收到了满意的效果，未见有不良反应和中毒之弊，方中虻虫属虫类走窜之品，常用 3 ~ 6g，即使用至 15g，一般亦无不良反应，从临床中观察到：水蛭、虻虫若是研细冲服，虽量减三分之二，但有同样的效果，方中大黄后下，其泻下之力更著。

常用本方堕胎，多效，所以孕妇禁服，对于气血虚甚之证亦当慎用。

【原文】
妇人经水闭不利，脏坚癖不止[1]，中有干血，下白物[2]，矾石丸主之。
［矾石丸］方
矾石三分，烧[3]　　杏仁一分
上二味，末之，炼蜜和丸枣核大，内脏中[4]，剧者再内之。

【词解】
①脏坚癖不止：脏，指子脏，即子宫；坚癖，指坚硬的积块；止，此作"除"、"去"解，如《吕氏春秋·制药》"天几何，疾乃止"，高绣注"止除也"。脏坚癖不止，谓子宫内的坚硬积块不去。
②下白物：即下白带。
③烧：烧煅的方法。
④内脏中：指放入阴道中。

【提要】　此论瘀积兼湿热带下的证治。

【原文分析】
本条带下证，乃由经闭或经行不畅，干血内着，郁为湿热，久而腐化所致。可见白带病的始因是瘀血，但关键还在于湿热，故用矾石丸作为坐药，纳入阴中，取其除湿热以止白带。这是白带的外治法，亦为治标之剂，一般还须同时内服消瘀通经之剂，以治其本。如果病人伴有阴中糜烂，则本方不宜使用。

【治法】　局部清湿热，止白带。

【方解】
矾石性寒燥湿，清热去腐，解毒杀虫，酸涩收敛，以除湿热止带，为防止燥涩，取其蜜纳于阴道，得湿则溶化，使矾石与杏仁缓缓溶化；杏仁润导，炼蜜合丸，取其滋润，使栓剂无干涩不适，纳入阴道中，作为局部用药。如阴中有糜烂，则不宜使用本方。但本方不能去干血，尚需配合去瘀通经的内服药物，才能根治。

【原文】

妇人六十二种风①，及腹中血气刺痛，红蓝花酒主之。

[红蓝花酒] 方疑非仲景方②

红蓝花一两

上一味，以酒一大升，煎减半，顿服一半，未止再服。

【词解】

①六十二种风：这里泛指风邪等外界的各种致病因素。

②疑非仲景方：此为林亿等所加，因红蓝花即红花，据考证始载于宋代《开宝本草》。

【提要】 本条论述妇人血瘀气滞腹痛的证治。

【原方分析】

妇人六十二种风，泛指一切风邪病毒为患。妇人经产之后，风邪最易乘虚侵入腹中，与血相搏，以致血滞不行，故腹中刺痛。治用红蓝花酒活血行瘀，利气止痛。方中红蓝花辛温活血止痛，酒能行血，血行风自灭，故方中未再用祛风药物。

红蓝花酒适宜风寒与血气相搏所致的腹中刺痛，若阴虚有热者则不能用。

【治法】 活血止痛。

【方解】

方中红蓝花味辛，活血祛瘀，并有活脉外之血，又能散皮肤间瘀血的作用，能补妇人之不足；酒味辛热，温通气血，以助红蓝花之力，使气血得以畅通，以奏活血通经，血行风灭，化瘀止痛之功。

【原文】

妇人腹中诸疾痛，当归芍药散主之。

[当归芍药散] 方见前妊娠中

【提要】 本条论述妇人肝脾不和腹痛的治法。

【原文分析】

妇人腹痛的原因甚多。凡寒、热、虚、实、气、食诸因，皆可致腹痛。所谓"妇人腹中诸疾痛"，诸者众也，许多也，结合所用方药来看，旨在说明妇人腹痛，多由情志所伤，以致肝脾失调，脾虚湿阻，气血郁滞而致，故治用当归芍药散，以调肝脾，理气血，利水湿。

本证与"妇人妊娠病脉证并治"篇中"妇人怀妊，腹中疞痛"的病机，同为肝郁脾湿，气血郁滞，其症俱可见腹中疞痛、脘腹胀满、小便不利，甚则下肢浮肿等，所以，治疗皆投以当归芍药散。

【原文】

妇人腹中痛，小建中汤方之。

[小建中汤] 方见前虚劳中

【提要】 本条论述妇人脾胃虚寒里急腹痛的证治。

【原文分析】

妇人腹痛绵绵，喜温喜按，并伴有心悸虚烦、面色无华、神疲纳少、大便溏薄、舌质淡红、脉细涩等症，此为脾胃虚寒之腹痛。因脾胃虚寒，生化无权，气血不足，一则脏腑经脉失养，二则血虚气少，气血运行不畅，以致发生腹痛诸症，故用小建中汤温中培土，以复生化之源，脾胃健运，气血充盈、流畅，则腹痛自愈。

【原文】

问曰：妇人病，饮食如故，烦热不得卧，而反倚息者，何也？师曰：此名转胞①，不得溺②也。以胞系了戾③，故致此病，但利小便则愈，宜肾气丸主之。

[肾气丸] 方

干地黄八两　薯蓣四两　山茱萸四两　泽泻三两　伏苓三两　牡丹皮三两　桂枝　附子炮，各一两

上八味，末之，炼蜜和丸梧子大，酒下十五丸，加至二十五丸，日再服。

【词解】

①转胞：胞，此通脬（pao，音抛），指膀胱。转胞，病证名，以小便不通、小腹急胀而痛为主症，因与膀胱扭转不顺有关，故名转胞。

②不得溺：即不得小便，小便不通。溺，音义同"尿"。

③胞系了戾：胞系，指连系膀胱的脉络等组织；了戾，即缭戾，意谓回旋曲折。胞系了戾，指膀胱及其相连的脉络等组织回旋曲折，以致排尿功能失常。

【提要】　本条论述妇人肾阳虚的转胞证治。

【原文分析】

此为妇人病转胞，何谓"转胞"？系指因胞系了戾，水道闭塞，以致小便不通，脐下急痛为主症的一种病证。如原文云："此名转胞，不得溺也，以胞系了戾，故致此病。"胞系了戾，即膀胱之系缭绕不顺，是转胞的主要病理，导致这一病理的原因甚多，本条则为肾阳虚的转胞证。当以"饮食如故"、"不得溺"为辨证的重点。饮食如故，说明中焦无病；不得溺，意即病在下焦膀胱，并以方投肾气丸测如，乃因肾阳虚，膀胱失于温煦，气化失常，水道不利所致。因为肾阳虚，膀胱气化失常则小便不通，尿液停留于膀胱，肚脐下胀满急痛；水道不通，浊阴上逆，影响上焦肺气的宣降，故烦热不得卧而倚息，治宜投肾气丸温阳化气，使肾阳充，气化行，则小便通利，而诸症自已。

【原文】

[蛇床子散] 方①　温阴中坐药②。

蛇床子仁

上一味，末之，以白粉少许，和合相得，如枣大，绵裹内之，自然温。

【词解】

①蛇床子散方：本条叙证与仲景常规体例不符。考《脉经》作"妇人阴寒，温阴中坐药，蛇床子散主之"，宜从。

②坐药：药物外用剂型之一，相当于阴道栓剂，把药物制成丸剂或锭剂，塞入阴道内。因古人席地而坐，坐时两膝着地，臀部压在脚上，故称坐药。

【提要】　本条论述妇人阴冷寒湿带下的外治法。

【原文分析】

妇人阴寒，即前阴寒冷，为肾阳虚，寒湿凝着下焦所致。常伴有带下量多、质清稀，腰酸重，阴部瘙痒等症状，治疗当"温阴中"，故以蛇床子散作坐药，直达病所，以温其受邪之处。

【治法】　暖宫除湿，杀虫止痒。

【方解】

蛇床子散纳入阴中，直达病所，温阳散寒，燥湿止带。蛇床子辛苦性温，具有温肾助阳、暖宫散寒、燥湿杀虫止痒之效；少许则杀虫燥湿止痒。

【原文】

少阴脉①滑而数者，阴中即生疮，阴中蚀疮烂者，狼牙汤洗之。

[狼牙汤] 方

狼牙三两

上一味，以水四升，煮取半升，以绵缠筋如茧②，浸汤沥阴中，日四遍。

【词解】

①少阴脉：有两说，一指尺部脉；一指足少阴肾经太溪穴处动脉。

②以绵缠筋如茧：即用棉花缠在筷子上如蚕茧大小，犹如今之棉签。筋（音助），筷子。

【提要】　本条论述下焦湿热而阴中生疮的证治。

【原文分析】

少阴属肾，肾主二阴；少阴脉滑而数，说明下焦蕴有湿热；若湿热之邪聚于前阴，日久必致阴中痒痛糜烂，并伴有带浊淋漓，治用狼牙汤煎水洗涤阴中，旨在清热燥湿，杀虫止痒。狼牙草味苦性寒，清热杀虫。

【治法】　清热燥湿，杀虫止痒。

【方解】

狼牙味苦性寒，清热杀虫，洗涤阴中，取其直接治疗局部。今失考，药肆缺货。

【原文】

胃气下泄，阴吹①而正喧②，此谷气之实③也，膏发煎导之。

[膏发煎] 方见黄疸中

【词解】

①阴吹：病证名，以前阴出气有声，如后阴矢气状为主症。

②正喧：形容前阴出气之声明显可闻，而且连续不断。

③谷气之实：即大便不通。

【提要】　本条论述血虚津亏，胃肠燥结的阴吹证治。

【原文分析】

病人前阴排气有声，如后阴矢气状，甚至因排气频繁，而声响连续不断，故病名阴吹。阴吹的形成，原因甚多。原文"谷气实"、"胃气下泄"，则着重阐明因胃肠燥结，胃气下泄而致阴吹的病理。结合方药测知，此因血虚津亏，胃肠燥结而大便不通，胃中下行之气，不得遵循常道从后阴排出，而迫走前阴，下行之气通过狭窄的阴道，而发生声响，即为阴吹病，治用膏发煎养血润燥，通导大便，大便一通，气归常道，阴吹亦止。

【原文】

[小儿疳虫蚀齿] 方 疑非仲景方

雄黄　葶苈

上二味，末之，取腊月猪脂，熔，以槐枝绵裹头四、五枚，点药烙之。

【提要】　本条论述小儿疳虫蚀齿的外治法。

【原文分析】

小儿因喂养不当，饮食积滞，以致出现能食易饥，大便干结，睡眠不安，多汗，龀齿，面黄肌瘦等脾胃虚损，营养不良的证候，此为疳积。小儿患疳积病，由于胃中饮食积滞，易化生湿热，湿热熏蒸则可见牙龈糜烂，或湿热郁遏而生虫，牙齿为虫所蛀蚀等口齿疾患，可用小儿疳虫蚀齿方外治。

【治法】　行气活血，消肿杀虫。

【方解】

方中雄黄、葶苈、猪脂、槐枝有通气行血、消肿杀虫的功能，另油脂初溶，乘热烙其局部，以杀蚀虫。

第二十三章 杂 疗 方

【原文】

退五脏虚热，［四时加减柴胡饮子］方

冬三月加：柴胡八分　白术八分　大腹槟榔四枚，并皮子用　陈皮五分　生姜五分　桔梗七分

春三月加：枳实 减：白术　共六味

夏三月加：生姜三分　枳实五分　甘草三分　共八味。

秋三月加：陈皮三分　共六味。

上各㕮咀，分为三贴，一贴以水三升，煮取二升，分温三服，如人行四五里[1]进一服。如四体壅[2]，添甘草少许，每贴分作三小贴，每小贴以水一升，煮取七合，温服，再合滓为一服，重煮都成四服。疑非仲景方

【词解】

[1]如人行四五里：时间约数，指人行四五里所需的时间。

[2]四体壅：有两说。《金匮要略校注》"四体即四肢，壅有壅滞之意"。《广雅·释诂》"壅，障也"，四体壅当四肢沉滞不舒解。《高等中医研究参考丛书·金匮要略》"四体壅即体肢浮肿"。《素问·评热病论》"有病肾风者，面胕疣然壅"。王冰注"疣然，肿起貌壅，谓目下壅，如卧蚕形也"，故壅与臃通，肿也。

【提要】　本条出示五脏寒热当随季节加减调治之方。

【原文分析】

五脏各有所属受邪致病寒热，用柴胡饮子方，当随四季时令的不同，加减药味。方中柴胡为和解表里阴阳之主药；白术扶养脾土；桔梗、陈皮通利上中二焦之气；槟榔畅达腹中之气；生姜佐柴胡向外宣透，佐槟榔从内消导。冬三月稍加柴胡以助生阳之气；春三月增枳实转动其发陈之机，又恐白术燥脾阻遏肝气的条达，减而不用；夏令热盛则气伤，湿盛则气滞，故加甘草佐白术助气胜湿，又加生姜、枳实宣通气滞；时至秋令，气候容平，只稍加陈皮温中理脾。以上是随季节加减调治之法，方后所云"如四体壅，添甘草少许"者，脾虚也。

【原文】

［长服诃黎勒丸］方 疑非仲景方

诃黎勒　陈皮　厚朴各三两

上三味，末之，炼蜜丸如梧子大，酒饮服二十丸，加至三十丸。

【提要】　本条出示饮食不节之长服方。

【原文分析】

黄竹斋云："人之疾病由饮食不节，致肠胃积滞而成者，常十之八九，故古人养生方，长服多消导之药，所以使腠理无壅滞，九窍不闭塞，而气血自调畅也，后人每喜用滋腻之品以为补养之方，致气壅邪滞，盖由未达此理也，本方三味皆利气行滞之物，蜜丸酒服，使血分之气，亦无滞也"（《金匮要略方论集注》）。且本方主药诃黎勒酸涩而温，功在敛肺涩肠下气，能治久咳失声、久泻、久痢、脱肛、便血、崩漏带下、遗精、尿频，其药煨用则能暖胃固肠（《本草通玄》），

"煨熟固脾止泻"（《本经逢源》），故诃黎勒丸实为固脾利气，正邪兼顾之剂，小量长服可也。

【原文】

[三物备急丸] 方见《千金》司空裴秀为散用亦可。先和成汁，乃倾口中，令从齿间得入，至良验。

大黄一两 干姜一两 巴豆一两，去皮心，熬，外研如脂

上药各须精新，先捣大黄、干姜为末，研巴豆内中，合治一千杵，用为散，蜜和丸亦佳，蜜器中贮之，莫令歇①。主心腹诸卒暴百病。若中恶②客忤③，心腹胀满，卒痛如锥刺，气急口噤，停尸④卒死⑤者，以暖水若酒服大豆许三四丸，或不下，捧头起，灌令下咽，须臾当差，如未差，更与三丸，当腹中鸣，即吐下便差。若口噤，亦须折齿灌之。

【词解】

①歇：《备急千金要方·卷十二》作"歇气"。歇，通泄，从《广雅·释诂》"歇，泄也"。

②中恶：病名，出自《肘后备急方·卷一》，古人所谓"中邪恶鬼祟致病者"。《诸病源候论·中恶候》谓："中恶者，是人精神衰弱，为鬼神之气卒中之也（指冒犯下正之气，非若世俗所谓鬼神之妖怪）。夫人阴阳顺理，营卫调平，神守则强，邪不干正，若将摄失宜，精神衰弱，便中鬼毒之气，其状卒然心腹刺痛，闷乱欲死，凡卒中恶，腹大而满者，诊其脉紧大而浮者死，紧细而微者生，又中恶吐血数升，脉沉数细者死，浮焱如疾者生，余势停滞，发作则变成注。"

③客忤：亦名卒忤。《诸病源候论·卒忤候》曰："卒忤者，亦名客忤。谓邪客之气，卒犯忤人精神也，此是鬼厉之毒气，中恶之类，人有魂魄衰弱者，则为鬼气所犯忤，喜于道间门外得之。其状心腹绞痛胀满，气冲心胸，或即闷绝，不复识人，肉色变异，府脏虚竭者，不即治，乃至于死。"

④停尸：故《高等中医研究参考丛书·金匮要略》谓"停尸"即"遁尸"；《诸病源候论·遁尸候》曰："遁尸者，言其停遁在人肌肉血脉之间，若卒有犯触，即发动，亦令人心腹胀满刺痛，气息喘急，傍攻两胁，上冲心胸，瘥后复发，停遁不消，故谓之遁尸也。"

⑤卒死：属中恶病诸候之一。《诸病源候论·卒死候》曰："卒死者，由三虚而遇贼风所为也。三虚，谓乘年之衰一之，逢月之空二也，失时之和三也。人有此三虚，而为贼风所伤，使阴气偏竭于内，阳气阻隔于外，二气壅闭，故暴绝如死，若府脏气未竭者，良久乃苏，然亦有挟鬼神之气而卒死者，皆有顷邪退乃活也。凡中恶及卒忤，卒然气绝，其后得苏，若复邪气不尽者，停滞心腹，或心腹痛，或身体沉重，不能饮食，而成宿疹，皆变成注。"

【提要】 本条出示诸卒暴病的治疗方剂。

【原文分析】

心腹暴卒诸病，如中恶、客忤、停尸、卒死者，乃因客邪积滞，气机痞塞，证颇危急，故用巴豆辛热峻下，开通闭塞；干姜温中，助巴豆以祛寒；大黄荡涤肠胃，推陈致新，监制巴豆之毒，三药配合，共奏攻逐寒积之效。本方治卒起暴急寒实之病，非速投本方，不能获效，方名"备急"，则宜常备以应急需之意，服后或吐或泻，务使邪去正安，所以方后云："当腹中鸣，即吐下便差"。

【治法】 攻逐寒积。

【方解】

巴豆辛热峻下，开通闭塞；干姜温中，助巴豆以祛寒；大黄荡涤肠胃，推陈致新，监制巴豆之毒，三药配合，共奏攻逐寒积之效。

【原文】

治伤寒令愈不复①，[紫石寒石散②] 方见《千金翼》

紫石英　白石英　赤石脂　钟乳碓③炼　栝楼根　防风　桔梗　文蛤　鬼白各十分　太一余粮
十分，烧　干姜　附子炮去皮　桂枝去皮，各四分

上十三味，杵为散，酒服方寸匕。

【词解】

①不复：有谓"气体不恢复"有谓不致食复劳复、有谓伤寒病不复发、有谓不复中外寒者。
其说各异，其旨则一，盖指伤寒病虚寒之体不再因外寒或因饮食失节，劳伤过度而诱发。

②寒石：此处指服药后须冷食，或冷水浴，减衣薄覆卧，以助药力。

③碓（dui，音兑）：《说文解字·石部》"碓，舂也"，即石臼。此处可理解为将钟乳置于石
臼中杵碎。

【提要】　　本条提示伤寒病愈，防其复发并调治之方。

【原文分析】

伤寒之后，由于肝肾阳虚，卫阳表疏，易因外寒而诱发，故当温肝肾而固卫阳，佐以生津止渴
之品，防其复发而调治之，正如高学山所云"用温润之紫石英，补肝脏之气血，辛咸而寒之寒水石，
补肾脏之精汁，辛甘大温而粘涩之赤石脂，填肠胃之空，辛甘而温，及去水住气之钟乳，暖命门之
火；甘咸微寒，及利水留气之太乙余粮，温膀胱之化，五石之性，慓悍迅速，将辛温补气之姜附，
带入脏腑，而以聚根藏气，独茎透发之鬼白，封固而直行之，然后佐桔梗以开提经脉，佐桂枝以通
行卫阳，而总交防风以固密之，则脏腑内温，卫气外实，亦何寒邪复中之患乎？又伤寒愈后，有烦
渴之余症，而致病水饮者不少，况本方为补卫行阳之散乎，此生津之栝楼根，止渴之文蛤，又与利
水之太乙余粮相为照应耳"（《高注金匮要略》）。其阐释紫石寒石散之方义，甚为周详，可参。

【原文】

[救卒死方]

薤捣汁灌鼻中。

【提要】　　本条出示卒死救治法。

【原文分析】

卒死乃阴阳之气乖离，上下不通而偏竭所致。若阴邪闭塞关窍者，可以薤捣汁灌鼻中，盖薤
味辛而属阳，有辟阴邪、通阳气之功。肺主气，鼻为肺窍，外邪自鼻而进者，仍令从鼻而出，亦
通窍取嚏之意也。《备急千金要方·卷二十五》云："治卒大魇死方：捣韭汁灌鼻中，剧者灌两耳
（张仲景云灌口中）。"其用韭汁，则辛开之力逊于薤。

【方解】

薤，味辛、苦，性温，无毒，可散血通气，调中补气，强筋骨，除寒热，温暖中焦，散结气。

【原文】

又方：

雄鸡冠割取血，管吹内鼻中。

【提要】　　此乃用阳物以胜阴祟之"厌胜法"。

【原文分析】

雄鸡冠乃阳气精华聚集之处，其血乃顶中之阳，味甘，性温，无毒，今以管吹内鼻中，是将
鸡冠血或合热酒含在健康人口中，以苇管或笔管插入病人鼻孔中，使气连药吹之，其药自能下咽，
气通则噤自开，能收杀邪救卒死之效。

【方解】

鸡冠血，味咸，性平，无毒，祛风，通络，活血，解毒。

【原文】

猪脂如鸡子大，苦酒一升煮沸灌喉中。

【原文分析】

猪脂滑窍而助胃气，能通腹中之阳，苦酒（醋）煮沸则香气扑鼻，灌之可敛正祛邪，而收醒脑之效。

【方解】

猪脂，味甘，性寒，无毒，具有破冷结、散瘀血、养血脉、通调小便、利于调养胃肠之功效；苦酒，即醋，味酸、苦，性温，无毒，有消痈肿、散水气、杀邪毒、调诸药之功。两药合用行气通阳，祛邪醒脑。

【原文】

鸡肝及血涂面上，以灰围四旁，立起。

【原文分析】

风气通于肝，面为诸阳之会，以鸡肝及血涂之，则气血风火，有两相感召之妙，且以灰转四旁，令火土之余温，以暖卫气，则卫气外实，反注有力，阳气通行，必站立而起也。

【原文】

大豆二七粒，以鸡子白并酒和，尽以吞之。

【原文分析】

大豆既解百毒，又能生胃阳；鸡子白破留血，又能通肾阳，两味借酒性之辛热以通行阳气，故能救中恶卒死。

【原文】

[救卒死而壮热者方]

矾石半斤，以水一斗半煮消，以渍脚令没踝。

【原文分析】

血之与气，并走于上，则为大厥，厥则暴死，厥阳独行，故卒死而壮热，"中风历节病脉证并治"篇矾石汤能治脚气冲心，今用收涩之矾，温暖之汤以浸脚，令没踝，亦收敛逆气，引热下行之义。

【原文】

[救卒死而目闭者方]

骑牛临面①，捣薤汁灌耳中，吹皂荚鼻中，立效。

【词解】

①骑牛临面：临，及也，《汉书·魏相传》"临秋收敛"。此处指病人骑牛前俯，使其面及于牛背，以便向耳鼻中灌吹药物。

【原文分析】

阳气下陷，邪气内着，则卒死而目闭，宜抱病人俯骑牛背，侧面枕临之，使人挽牛缓行，以牛之呼吸引动病人之呼吸，实人工呼吸之变法。盖凡兽皆有臊气，唯牛臊久闻不觉其臭，牛与人呼吸相接，得其温暖，有引动阳气之意；捣薤汁灌耳中以勾通心肾之气；皂荚末吹鼻中，取嚏开窍，使气上接于胸。本条所述，目前在农村民间仍作急救之一法，古人又有用牛腹热血保暖复苏急救箭伤卒死法者。

【原文】

[救卒死而张口反折者方]

灸手足两爪后十四壮了,饮以五毒诸膏散①。有巴豆者

【词解】

①五毒诸膏散:《肘后备急方·卷一》载裴公膏救卒死尤良。该书卷八"治百病备急丸散膏诸要方"所载"裴氏五毒神膏疗中恶暴百病方"云:"雄黄、朱砂、当归、椒目各二两,乌头一升,以苦酒渍一宿,猪脂五斤,东面陈芦煎五上五下绞去汁,内雄黄朱砂末,搅令相得毕,诸卒百病温酒服如枣核一枚,不差更服,得下即除,四肢有病可摩,痈肿诸病疮皆摩传之,夜行及病冒雾露皆以涂人身中佳。"而《备急千金要方·卷七》有"裴公八毒膏",即《肘后备急方》裴氏五毒膏加巴豆、奔草、薤白。所谓"五毒"者,据《金匮玉函要略辑义》引《周礼》郑注,指石胆、丹砂、雄黄、矾石、磁石。而高学山则谓乌头、附子、蜀椒、巴豆、大黄,均可供参考。

【原文分析】

太阳经脉行身之背,阳明经脉行身之前,环唇挟口,邪中于经,卒然而死,则有张口反折之状,爪甲为三阴三阳十二经之终始,灸之以接引阳气,则阳回气通而苏,颜面挛急得以缓和,并饮以五毒诸膏散之有巴豆者,即《备急千金要方》裴公八毒膏之类,其膏主卒中风毒,腹中绞刺痛,尸厥奄忽不知人,亦有温通阳气之功。

【原文】

[救卒死而四肢不收失便者方]

马屎一升,水三斗,煮取二升以洗之;又取牛洞稀粪也一升,温酒灌口中,灸心下一寸、脐上三寸、脐下四寸各一百壮,差。

【原文分析】

卒死而四肢不收,是阳气不达四末而有外脱之象;大小便失禁,乃正气衰微不能统摄,阳欲下脱之征,总属阴阳隔绝不通之象。物之臭者皆能解毒杀邪,马屎性温,煮水洗之,收涩阳气;牛粪入脾,缓其肠胃下注之势,温酒灌之,以挽其阳气之下脱。灸上、中、下三焦穴位(即巨阙、建里、中极),能复三焦之阳,回其垂绝之气,此方乃偏僻山区,就地取材以急救之法。

【原文】

[救小儿卒死而吐利不知是何病方]

狗屎一丸,绞取汁以灌之。无湿者,水煮干者取汁。

【原文分析】

李时珍谓狗屎性热,有小毒,能治霍乱食积,解一切毒,小儿无知,手攫得物,辄以入口,故卒死吐利,不知何病者,即有中毒之嫌。近有用狗粪以治噎膈。用狗屎研末以治腹痛,可悟其理。故中寒食积之吐利,用性热发阳气,温中化滞之狗屎治之,可供研究参考。

【原文】

尸蹶①脉动而无气,气闭不通,故静而死也,治方脉证见上卷

菖蒲屑,内鼻两孔中吹之,令人以桂屑着舌下。

【词解】

①尸蹶:蹶,通厥,多指突然昏倒不省人事,状如昏死,或兼见手足逆冷,精神恍惚不宁;或言语错乱,呼吸低微,脉微弱如绝。

【原文分析】

尸厥是昏不知人而脉搏尚未停止跳动，说明营气未绝，因其气息闭塞如尸体之静而不动，故名之。此则以菖蒲末纳鼻中，以通其肺气，同时发挥开窍豁痰、芳香通神、和中辟浊的作用；又用肉桂末纳于舌下，开其心窍，通其血脉，以取速效，心肺开通，则气血流畅，上焦阳气自能宣发，尸厥可愈。

【原文】

又方：

剔取左角发方寸烧末，酒和，灌令入喉，立起。

【原文分析】

此治尸厥方实出自《素问·缪刺论》，剔左角之发者，以左角为阳气之所在，五络（手足少阴太阴、足阳明之络）之所绕，五络皆竭，令人身脉皆动，而形无知，致成尸厥，故剔其五络之血余补其脱竭，和以酒灌者，助药力而行气血，发阳气也，亦有认为有解除脑栓塞的作用。

【原文】

[救卒死客忤死还魂汤主之方]

《千金方》云：主卒忤鬼击飞尸，诸奄忽①气绝，无复觉，或已无脉，口噤拗不开，去齿下汤。汤下口不下者，分病人发左右，捉搥②肩引③之。药下复增取一升，须臾立苏。

麻黄三两，去节 一方四两　杏仁去皮尖，七十个　甘草一两，炙　《千金》用桂心二两

上三味，以水八升，煮取三升，去滓，分令咽之。通治诸感忤。

【词解】

①奄忽：死亡也。《后汉书·赵岐传》曰："有重疾，卧蓐七年，自虑奄忽。"

②搥（音拉）：与拉同，《说文解字·手部》"拉，摧也"。

③引：犹进也，《礼记·檀弓上》"引而进之"。

【原文分析】

凡卒死和客忤死，多因正不胜邪，阳气骤闭而死。肺朝百脉，为一身之宗，故用还魂汤通表散邪以复正，其中麻黄升阳透邪出表，杏仁利邪，合炙甘草调中扶正，全方旨在通动阳气，魂则可还。

【原文】

又方：

韭根一把　乌梅二十七个　吴茱萸半升，炒

上三味，以水一斗煮之，以病人栉内中，三沸，栉浮①者生，沉者死。煮取三升，去滓，分饮之。

【词解】

①栉（zhi，音至）：《说文解字·木部》"梳子之总名也"。《本草纲目》谓其"主小便淋沥，乳汁不通，霍乱转筋，噎塞"。

【原文分析】

此治肝寒逆心，闷绝卒死之方。韭根有辛温通阳之功；而乌梅酸敛入肝，又有开关之力；吴茱萸苦温，降浊阴，温肝脏，阴降阳通关开，其魂自还。

【原文】

救自缢死，旦至暮虽已冷，必可治；暮至旦，小难也，恐此当言忿气盛故也。然夏时夜短于

昼，又热犹应可治。又云：心下若微温者，一日以上，犹可治之方。

徐徐抱解，不得截绳，上下安被卧之。一人以脚踏其两肩，手少挽其发，常弦弦①勿纵之；一人以手按据胸上，数动之；一人摩捋②臂胫屈伸之，若已僵，但渐渐强屈之，并按其腹。如此一炊顷，气从口出，呼吸眼开，而犹引按莫置，亦勿若劳之，须臾，可少桂汤及粥清含与之，令濡喉，渐渐能咽，及稍止。若向令两人以管吹其两耳，罙好③。此法最善，无不活也。

【词解】

①弦弦：犹言紧紧。

②捋（lu，音旅）：用手指顺着抹过去，即抚摩意。

③罙好：《金匮要略极注》谓罙"（mi，弥）"，《外台秘要·卷二十八》作"弥"，愈也、益也。马端临床《文献通考·舆地考序》曰："晋时分州为十九，自晋以后，所分多，所统狭。"

【原文分析】

此为自缢的急救法，实乃人工呼吸的急救技术。如果吊死是从早到晚，说明阳气有余，阳主生，虽然尸体冷了必可治；从夜到早的，说明阴气有余，阴主死，故救治稍难，恐与阴气盛或言语岔争，气盛不散有关。从暮至旦固属难治，然遇夏时夜短于昼，气候炎热，皆阳气有余，犹应可治。又谓"心下若微温者"，虽一日以上，可治，说明阴阳经络虽突然壅闭，而脏腑真气尚存，心阳尚未脱绝，犹可救疗。其法如下：解救时不可骤然截绳之上下，因自缢者气已壅闭，若绳忍暴断，其气虽通而奔走运闷，故其气反不能还，即不得复生。当慢慢抱住解下绳结，使仰卧被上，令一人用脚蹬住死者两肩，以后揪住头发，把头向上拉紧，使脖颈平直通顺；一人以手按摩揉压胸部，恢复胸式呼吸，另一人按摩并屈伸臂、腿；若自缢者已经僵硬，但渐渐强使它弯曲，并揉按腹部，使恢复腹式呼吸，这样经过一顿饭时间，就会使缢者气从口出，呼吸恢复而两眼睁开，此时应继续按摩，勿置之不理，但不能拨弄运动太过，隔一会儿，可以少许桂枝汤（或官桂汤）及粥给他吃，一则宣通阳气，一则濡养胃气，使含润喉咙，渐渐能吞咽，稍停，更令二人以笔管吹其两耳，以达通气之功，则效更佳，此法最好，无不活者。

【原文】

疗中暍方①：[凡中暍死，不可使得冷，得冷便死，疗之方]

屈草带②，绕暍人脐，使三两人溺其中，令温。亦可用热泥和屈草，亦可扣瓦椀底按及车缸③以着暍人，取令溺，须得流去，此谓道路穷，卒无汤④，当今溺其中，欲使多人溺，取令温若汤，便可与之，不可泥及车缸，恐此物冷，暍既在夏日，得热泥土、暖车缸，亦可用也。

【词解】

①疗中暍方：原无，据《金匮要略校注》补。

②屈草带：将草绳、草鞭之类，屈作圆圈，环绕在中暑者脐部，以受溺而使之流去。

③车缸：又名车辖，《本草纲目》云"即车轴铁辖头"。夏日推车，车缸亦摩擦而更热。

④此谓道路穷，卒无汤：这是指夏日走路中暑，仓促在路上没有热水饮用。

【原文分析】

夏月中暑昏仆，名曰"中暍死"。多因劳役过度，为暑热所侵，客邪郁闭，关窍窒塞所致，治以屈草带（取草绳、草鞭，屈作圆圈）绕暍者脐中，使人溺之令温，或热泥车缸着脐，此为在穷乡僻壤，仓促间药物难以取办时的应急措施。皆为温熨法，因气海、关元等穴均在脐下，得热则阳通窍开而愈。忌用冷水冷物作冷敷冷浴，否则暑热郁遏于内，不得宣发，寒热相激，其病更剧。

【原文】

[救溺死方]

取灶中灰两石余，以埋人，从头至足，水出七孔，即活。

上疗自缢溺暍之法，并出自张仲景为之，其意殊绝，殆非常情所及，本草所能关，实救人之大术矣。伤寒家数有暍病，非此遇热之暍。见《外台》、《肘后》目

【原文分析】

人为水所淹溺，水从孔窍内入，灌注脏腑，气机壅闭，死于窒息，故取温暖干燥之灶中灰（新烧之草木灰）埋人，外温阳气，内渗水湿，气血流通，水出孔窍而愈，此急救法有一定疗效。

【原文】

[治马坠及一切筋骨损方] 见《肘后》方

大黄一两，切浸，汤成下　　绯帛如手大，烧灰　　乱发如鸡子大，烧灰用　　久用炊单布①一尺，烧灰

败蒲一握三寸　　桃仁四十九个，去皮尖熬　　甘草如中指节，炙剉

上七味，以童子小便量多少煎汤成，内酒一大盏，次下大黄，去滓，分温三服。先剉败蒲席半领，煎汤浴，衣被盖复，斯须通利数行，痛楚立差。利及浴水赤，勿怪，即瘀血也。

【词解】

①炊单布：烧火蒸饭时，铺在甑（音赠，古代蒸饭的一种瓦器，现代称蒸饭用的木制桶状物为甑）上面以防蒸气外泄的布单。据《本草纲目》载，该物有消肿解毒之效。

【原文分析】

病人因从马背高处坠下，伤损筋骨内外，血瘀气结，治当活血行瘀镇痛，方中以桃仁、大黄逐瘀为主；绯帛能疗金疮出血，消肿止痛，活血去瘀；乱发为血之余，有消瘀止血之功；童便引瘀下行；炊布散滞消肿；甘草缓急，调和诸药；酒助药力，疗内脏瘀血滞气；再加败蒲席灰破血行气，以煎汤沐浴，暖以衣被，使全身经络气血运行，收内消外散之效，则痛楚立除。方后云"浴水赤"，当是败蒲席之色，决非瘀血。后世治急性疮伤，多取法于此。

第二十四章　禽兽鱼虫禁忌并治

【原文】

凡饮食滋味，以养于生，食之有妨，反能为害，自非^①服药炼液^②，焉能不饮食乎？切见时人，不闲^③调摄，疾疢竞起，若^④不因食而生，苟全其生，须知切忌者矣。所食之味，有与病相宜，有与身为害，若得宜则益体，害则成疾，以此致危，例皆难疗。凡煮药饮汁，以解毒者，虽云救急，不可热饮，诸毒病^⑤得热更甚，宜冷饮之。

【词解】

①自非：假如不是。

②服药炼液：指修道炼丹。

③闲：通"娴"，《广雅·释诂》"习也"，熟习，娴熟。

④若：医统本作"莫"，据文义，可从。

⑤诸毒病：凡毒物（能损害人体健康的物质）经气道、食管、血道或皮毛吸收进入机体引起的疾病，包括食物、药物、虫兽伤和秽浊之气中毒的临床表现，统称诸毒药。

【原文分析】

凡饮食精华可以养生，倘不知禁忌，食之无益，反能为害。除了服药炼丹而辟谷的所谓道家不饮食（指不食五谷和肉类，但可服食黄精、百合、何首乌等）而外，任何人都要依赖饮食来维持生存，常常看见当时的人，不知调养摄生的方法，以致疾病丛生。没有一个人不是靠饮食而生的，但要想使自己的身体能够安全无恙，健康长寿，对饮食的服用与禁忌，应该有所知晓。所吃的食物，有的是适宜治病的，有的则为害于身体，倘若食之得宜，则有益于身体；食之不宜，则能为害而引起疾病，并且由于饮食不当，而致疾病转危，皆难于治疗，又凡煮药饮汁以解毒病，虽在于救急使用，切不可乘热而饮。凡邪毒必热，热饮则诸毒病得热更甚，故解毒药宜冷后饮服，多偏甘寒而不宜辛热。

【原文】

肝病禁辛，心病禁咸，脾病禁酸，肺病禁苦，肾病禁甘；春不食肝，夏不食心，秋不食肺，冬不食肾，四季不食脾。辩曰：春不食肝者，为肝气王，脾气败，若食肝，则又补肝，脾气败尤甚，不可救。又肝王之时，不可以死气入肝，恐伤魂也。若非王时即虚，以肝补之佳，余脏准此。

【提要】　本条论述五脏之病有五味之禁，以及四时的食物之忌和机理。

【原文分析】

肝属木，肝病若食辛味，辛能助肺伤肝，故肝病禁辛；心属火，心病若食咸味，咸能助肾伤心，故心病禁咸；脾属土，脾病若食酸味，酸能助肝伤脾，故脾病禁酸；肺属金，肺病若食苦味，苦能助心伤肺，故肺病禁苦；肾属水，肾病若食甘味，甘能助脾伤肾，故肾病禁甘。

四时又有不宜食者，如春季肝旺脾弱，若食肝则肝得补，肝旺脾受克而更弱，故曰不可救，此春不食肝之机理。肝旺时食肝不但伤脾，且肝木所藏之魂，因死气入肝而伤；如果非肝旺即肝虚时，食肝以补其肝虚则佳，余脏亦依此类推。

【原文】

凡肝脏自不可轻嗷①，自死者弥②甚。

【词解】

①嗷：同啖，食也。

②弥：《集韵》"弥，益也"。

【原文分析】

古人认为诸畜兽临杀之时必有所惊，肝有所忿，绝气归肝，食之不利。肝脏乃解毒器官，必藏有毒质，故不轻食，如兽自死者，必肝脏中毒或患疫疠，更不可食。

【原文】

凡心皆为神识所舍，勿食之，使人来生复其报对①矣。

【词解】

①报对：《集韵》"报，酬也"，《诗·卫风水瓜》"投我以木瓜，报之以琼瑶"；《广韵·第十八》"对，答也"。报对即酬答之意。

【原文分析】

佛教自西汉末年初传以后，汉地人士细于原有的魂魄之说，结合三世因果，以为佛教主张人死精神不灭而再生，这种解释本与佛教教义不符。（参《中国佛教史语》第11页）而且佛教徒是不分肉食或素食的，也并不以心为神识（灵魂）所舍。

【原文】

凡肉及肝，落地不着尘土者，不可食之。猪①肉落水浮者，不可食。

【词解】

①猪：丹波元坚谓"据前后条，猪字当作诸字"（《金匮玉函要略述义》）。

【原文分析】

肉类及肝，传染中毒，腐败水肿，故落地不沾尘土，不可食。诸肉类（不限于猪肉）日久腐败产气，故置水中浮鼓于外，亦不可食。

【原文】

诸肉及鱼，若狗不食，鸟不啄者，不可食。

【原文分析】

飞鸟禽兽的视、味、听、嗅觉较人类灵敏，故狗、鸟等不食之肉或鱼，必腐败有毒，绝不可食。

【原文】

诸肉不干，火炙①不动，见水自动者，不可食之。

【词解】

①炙：俞桥本作"炙"。"炙"，烧也。《说文解字·焱部》曰："炙，炮肉也，从肉在火上。"

【原文分析】

肉类久放必自干，若久放而不干，说明已腐败水肿，故不可食；肉被火烤炙可收缩而动，若腐败水肿，则火炙不动；肉腐而产气，入水气出自动。总之，此乃物理异常现象，与毒有关，故均不可食。

【原文】

肉中有如朱点者，不可食之。

【原文分析】

肉中有朱点，乃恶血所聚而成的瘀斑出血点，必为疫疠之畜肉，或为感染包囊虫之肉，均有毒，不可食。

原文"朱"，亦可作"米"。据《经史证类大观本草·卷十八》引陈藏器"肉中有星如米杀人"。

【原文】

六畜肉[1]热血不断者，不可食之。父母及身本命肉[2]，食之令人神魂不安。

【词解】

①六畜肉：《诸病源候论·卷二十八》"食六畜肉中毒候"曰："六畜者，谓牛、马、猪、羊、鸡、狗也。"

②身本命肉：《备急千金要方·卷二十七》曰："勿食父母本命所属肉，令人命不长。勿食自己本命所属肉，令人魂魄飞扬。"身本命肉，谓同自身属肖（生辰时肖所属）相同之肉。如生于子时（23～1时），子属鼠；生于丑时（1～3时），丑属牛；生于寅时（3～5时），寅属虎；生于卯时（5～7时），卯属兔；生于辰时（7～9时），辰属龙；生于巳时（9～11时），巳属蛇；生于午时（11～13时），午属马；生于未时（13～15时），未属羊；生于申时（15～17时），申属猴；生于酉时（17～19时），酉属鸡；生于戌时（19～21时），戌属狗；生于亥时（21～23时），亥属猪。

【原文分析】

宰杀牲畜，血热之气还没有消散，便不忍心吃。父母及自己的生辰时肖所属之肉（如生于丑时，丑属牛），即使无毒如牛肉，也不可食。因有一定心理因素，故食之神魂不安。古人认为此乃仁人孝子之心，安则不必拘泥此说。

【原文】

食肥肉及热羹，不得饮冷水。

【原文分析】

吃肥肉和热油汤、肉汁，因系浓腻的脂肪，故不要在同一时间饮冷水，则凝固不化，容易导致消化系统疾病。

【原文】

诸五脏及鱼，投地尘土不污者，不可食之。

【原文分析】

本条与第五条精神相同，不再赘析。

【原文】

秽饭、餧鱼[1]、臭肉，食之皆伤人。

【词解】

①餧鱼：鱼烂自内出外之意。《尔雅·释器》曰："肉谓之败，鱼谓之餧。"

【原文分析】

凡是污秽之饭、餧烂之鱼及臭肉，均有细菌毒素，皆不利于脏腑而患病，故曰"食之皆伤人"。

【原文】

自死肉，口闭者，不可食之。

【原文分析】

凡自死之动物，非中毒即染疫其肉，都不可食（不论口闭与否）。口闭可能是毒不外泄的缘故，更不应食。

【原文】

六畜自死，皆疫死，则有毒，不可食之。

【原文分析】

疫毒能使六畜（即马、牛、羊、鸡、犬、猪）致死，其肉必有毒，故不可食。

【原文】

兽自死，北首①及伏地者，食之杀人。

【词解】

①北首：头朝北方。

【原文分析】

古人认为，凡兽头朝北向自死，死不僵直，斜倒而伏地者，一则感北方阴寒毒厉之气而暴死；二则死兽有灵知，故食之有害。此条有待研究。

【原文】

食生肉，饱饮乳，变成白虫①一作：血蛊②。

【词解】

①白虫：又名寸白虫，今名绦虫。

②血蛊：《说文解字·蛊部》曰："蛊，腹中虫也。"蓄血及寄生虫引起之膨胀，名曰血蛊，亦称血膨。

【原文分析】

吃生肉，或饱饮乳酪，则成温热（生肉或乳内有虫卵或幼虫未经煮沸消毒），变生寸白虫。

【原文】

疫死牛肉，食之令病洞下，亦致坚积，宜利药下之。

【原文分析】

疫死牛肉，有毒，食之则病洞泄，为祛毒自下的反应。若肉毒壅阻、气血瘀滞，或可致坚痞积聚，则皆宜利药攻下之，借以消积导滞，排疫毒于体外。

【原文】

脯①藏米瓮②中，有毒，及经夏食之，发肾病。

【词解】

①脯（音府）：干肉。

②米瓮（音蕹）：即米缸。

【原文分析】

干肉储藏在米缸里，湿热郁蒸，或者在夏季发霉腐坏，都有毒。腐气入肾，则发肾病；入脾胃则生胃肠病。

【原文】

［治自死六畜肉中毒方］

黄蘗屑，捣服方寸匕。

【原文分析】

六畜自死必因毒疫，导致畜肉变质，食之则中毒。因苦寒之黄柏为清热解毒药，利下而泻膀胱，能导热毒外出，故用之。

【原文】

［治食郁肉①漏脯②中毒方］郁肉，密器盖之隔宿者是也。漏脯，茅屋漏下沾着者是也。

烧犬屎，酒服方寸匕，每服人乳汁亦良。饮生韭汁三升，亦得。

【词解】

①郁肉：其症状如《诸病源候论·卷二十七·食郁肉中毒候》所云"郁肉毒者，谓诸生肉及熟肉，肉器中密闭久，其气壅积不泄，则为郁肉有毒，不幸而食之，乃杀人，其轻者，亦吐利烦乱不安，有脯炙之动，得水而动，食之亦杀人"。

②漏脯：其症状如《诸病源候论·卷二十七·食漏脯中毒候》所云"凡诸肉脯，若为久故茅草屋漏所湿，则有大毒，食之三日乃成暴，不可治，亦有即钉人者……"

【原文分析】

密器盖过夜的肉受病菌污染，或茅屋漏下污染了的脯肉，均可导致食物中毒。烧犬屎、人乳汁、生韭汁均有解毒作用。

【原文】

［治黍米中藏干脯食之中毒方］

大豆，浓煮汁饮数升即解。亦治狸肉漏脯等毒。

【原文分析】

本条精神与第十八、二十条基本相同，大豆汁亦能解毒。

【原文】

［治食生肉中毒方］

掘地深三尺，取其下土三升，以水五升煮数沸，澄清汁，饮一升，即愈。

【原文分析】

此乃地浆解毒法，甘寒清热解毒和中。

【原文】

［治六畜鸟兽肝中毒方］

水浸豆豉，绞取汁，服数升愈。

【原文分析】

食六畜鸟兽之肝，中毒在胃。豆豉为黑大豆所造，能解诸毒，并有一定的涌吐作用。

【原文】

马脚无夜眼①者，不可食之。

【词解】

①夜眼：马足膝上所生之无毛黑点，大如棋碁，谓之夜眼。

【原文分析】

马脚无夜眼，不能夜行，以其形异肝毒闭结周身，故戒食。其理有待研讨。

【原文】

食酸马肉，不饮酒，则杀人。

【原文分析】

"酸"，《外台秘要·卷三十一》作"骏"。马肉辛、苦、冷而酸，有毒，食后心闷，难于消化，故饮酒以运脾解毒。

【原文】

马肉不可热食，伤人心。

【原文分析】

马属火，善走心，心为火脏，故不可热食，吃了对人体心脏有损害，当冷食之。亦有谓应该热食，并不伤人心者，存疑待考。

【原文】

马鞍下肉，食之杀人。

【原文分析】

马鞍下肉，久经汗渍臭烂有毒，吃了对人体有损害。如去其腐肉，则可食。

【原文】

白马黑头者，不可食之。

【原文分析】

凡马遍身白色而头黑者，有毒。若食其脑，令人癫。其理待考。

【原文】

白马青蹄者，不可食之。

【原文分析】

凡马周身白，独四蹄青黑，有毒，不要吃。其理待考。

【原文】

马肉、㹠肉①共食，饱醉卧，大忌。

【词解】

①㹠肉：㹠，与"豚"通；肉即猪肉。

【原文分析】

马肉和猪肉一块儿吃，不一定生病，但若在饱大醉而眠睡，易损伤脾气，可致急性肠胃炎，故应禁忌。

【原文】

驴、马肉合猪肉食之，成霍乱。

【原文分析】

驴肉性发，而马肉性悍，猪肉性阴，诸肉其性相逆，故杂食之撩乱脏腑，可致呕吐、腹泻等胃肠病（中医所谓"霍乱"，不一定是霍乱弧菌感染，而多指急性肠胃炎）。

【原文】

马肝及毛，不可妄食，中毒害人。

【原文分析】

马肝脏有毒，以及食物不洁，发现有马毛的，吃了谨防中毒，对人体有损害。

【原文】

［治马肝毒中人未死方］

雄鼠屎二七粒，末之，水和服，日再服。屎尖者是

【原文分析】

雄鼠屎气味甘，微寒无毒，入足厥阴肝经，其所治皆厥阴血分之病。以马食鼠屎则腹胀，故用鼠屎治马肝中毒，取物性相制之意，可参。临床应用，雄鼠屎有活血化瘀、解毒消积的作用。

【原文】

又方：

人垢①，取方寸匕，服之佳。

【词解】

①人垢：《备急千金要方》《外台秘要》俱作"头垢"，包括头巾灰垢，有引吐解毒之效。

【原文分析】

头垢，气味咸，苦温有毒，系人汗液所结，服后要吐，此治马肝中毒者，亦以毒解毒之意。

【原文】

［治食马肉中毒欲死方］

香豉二两　杏仁三两

上二味，蒸一食顷熟，杵之服，日再服。

【原文分析】

食马肉中毒欲死兼腹胀者，香豉解毒，杏仁利气，则毒胀自消。

【方解】

香豉解毒，杏仁利气，则毒胀自消。

【原文】

又方：

煮芦根汁饮之良。

【方解】

芦根味甘性寒，能解诸肉毒，尤能解病马之毒，有利尿解毒之功。

【原文】

疫死牛，或目赤，或黄，食之大忌。

【原文分析】

牛染疫而死，两目或赤或黄，说明毒气内传肝胆脾胃，尤当忌食。

【原文】

牛肉共猪肉食之，必作寸白虫。

【原文分析】

本条当与第十六条对参，牛肉性滞，猪肉动风，入胃不消，酿成湿热则生虫。如果没有煮熟，与生食无异，则可能感染寸白虫。

【原文】

青牛肠，不可合犬肉食之。

【原文分析】

水牛之肠性温难化，犬肉性热，不可合食。其理尚待进一步研究。

【原文】

牛肺从三月至五月，其中有虫如马尾，割去勿食，食则损人。

【原文分析】

三月至五月，乃春夏相交湿热郁蒸之季，昆虫繁衍附于水草，牛食入胃，虫即入肺（有肺吸虫或蛔虫幼虫），使肺腐败发，粘扯系如马尾，此时当割去肺脏，否则食即伤人。但亦有牛肺三月至五月无虫者，则可食。

【原文】

牛、羊、猪肉，皆不得以楮木、桑木蒸炙，食之令人腹内生虫。

【原文分析】

牛、羊、猪肉，都不要用楮实子树料或桑树柴来蒸和烧烤，食之可使腹内生虫。其理难解，不可尽信。

【原文】

噉蛇牛肉杀人①。何以知之？噉蛇者，毛发向后顺者是也。

【词解】

①蛇牛肉杀人：《诸病源候论·卷二十六·食牛肉中毒候》云："凡食牛肉有毒者，由毒蛇在草，牛食因误噉蛇而死。亦有蛇吐毒著草，牛食其草亦死。此牛肉则有大毒……食此牛肉则令人心闷，身体痹，甚者乃吐逆下利，腹痛不可堪，因而致死者，非一也。"

【原文分析】

误吃被蛇毒死的牛（或牛食毒蛇盘卧之草），人吃了这种牛肉也会中毒。怎么知道牛吃了蛇毒死的呢？看死牛全身的毛总是向后顺倒的（即牛毛前指），皮毛发紧，毛骨悚然者即是。

【原文】

[治噉蛇牛肉食之欲死方]

饮人乳汁一升，立愈。

【原文分析】

蛇牛肉有毒，食之欲死，故饮人乳汁甘寒解毒而愈。

【原文】

又方：

以泔^①洗头，饮一升愈。

牛肚^②细切，以水一斗，煮取一升，暖饮之，大汗出者愈。

【词解】

①泔：《说文能训定声·谦部第四》曰："泔，洗米水也。"

②牛肚：即牛胃。

【原文分析】

米泔泔凉，以之洗去垢，而饮以头垢泔汁者，既取头垢引吐，米泔且能解毒。牛肚甘温，既补中益气养脾胃，又能解毒，暖饮致大汗出者，亦排毒之意。

【原文】

[治食牛肉中毒方]

甘草煮汁饮之，即解。

【原文】

羊肉其有宿热者，不可食之。

【原文分析】

羊肉性大热，若素有伏热之病，或属热性体质，则不宜吃羊肉，食之必发热。

【原文】

羊肉不可共生鱼、酪食之，害人。

【原文分析】

羊肉和生鲊鱼（一种用盐和红曲腌的鱼）、乳酪（用动物的乳汁做成的半凝固食品）混合在一起吃，易得寄生虫病，对人体有妨害。

【原文】

羊蹄甲中有珠子白者，名羊悬筋，食之令人癫。

【原文分析】

羊蹄甲里如生有白色斑点的，名叫羊悬筋证。吃了这种羊肉，可能使人害癫病，其理不明。

【原文】

白羊黑头，食其脑，作肠痈。

【原文分析】

李时珍谓羊脑"气味有毒"，并引孟诜曰"发风病。和酒服，迷人心，成风疾，男子食之，损精气，少子。白羊黑头，食其脑，作肠痈"，其理有待进一步研讨。

【原文】

羊肝共生椒食之，破人五脏。

【原文分析】

羊肝与生椒均属辛温之品，混食则风火闭结之暴毒深入五脏，有损健康。此条恐言过其实。

【原文】

猪肉共羊肝和食之，令人心闷。

【原文分析】

猪肉滞闭血脉，羊肝腻，共食则气滞而胸膈痞闷。但两者同食，一般未发现问题。

【原文】

猪肉以生胡荽同食，烂人脐。

【原文分析】

生胡荽辛热气重，得腻结之猪肉固恋之，则辛热中聚，又气重之性外透，故热重之人吃多了，会偶然发生肚脐溃烂。

单味生胡荽恐有细菌和寄生虫卵污染，亦不可食，不一定烂人脐。

【原文】

猪食不可合梅子食之。

【原文分析】

猪肉滑利而腻膈，梅子酸涩收敛，两性相反，若同食之，则敛涩腻膈之性留恋不去，使胃脘气浊不适，故忌之。

【原文】

猪肉和葵①食之，少气。

【词解】

①葵：即冬葵，又名葵菜。

【原文分析】

猪肉腻而滞气，葵菜滑而腻气。腻滑同食，令肠胃疏松、下注，使人有乏气的感觉。

【原文】

鹿人不可和蒲白①作羹，食之发恶疮。

【词解】

①蒲白：即香蒲之根茎，一名蒲笋（笋）。

【原文分析】

鹿肉性温，单吃烹调后的鹿肉，可有心烦、失眠、口干舌燥的现象；蒲白性辛，两物做羹食之，辛热行肉腠，可能发恶疮。此条当活看。

【原文】

麋脂①及梅李子，若妊妇食之，令子青盲，男子伤精。

【词解】

①麋脂：为鹿科动物麋鹿的脂肪，又称官（宫）脂（《神农本草经》）、麋膏（《周礼》郑玄注）。麋鹿又名麋（《庄子》《说文解字》）。因其头似马，身似驴，蹄似牛，角似鹿，故又称"四不像"（《黑龙江外记》）。

【原文分析】

麋脂辛寒滑利，梅李子清凉酸涩，若孕妇过食之，于肝气有亏，可能损伤胎儿眼睛，患盲病，胎教慎之。若男子过食之，于肾精有耗，可能损伤精气，致阳痿。

【原文】

麇肉不可合蝦及生菜、梅、李果食之，皆病人。

【原文分析】

麇肉食之动气；蝦（虾）能动风热；生菜、梅李动痰，合食之，令人患风痰热气病。

【原文】

痼疾人不可食熊肉，令终身不愈。

【原文分析】

积久不愈、顽固病病人，当审因论治，不宜吃熊肉，因熊肉甘而滋腻，虽有补虚赢之功，但有恋邪之弊，吃了难于拔除病根。本条所论，亦当活看。

【原文】

白犬自死，不出舌者，食之害人。

【原文分析】

狗死必吐舌。白狗无故自死。死后舌头没有吐露在外面，多是中毒的现象，吃这种狗肉，是对人体妨害的。

【原文】

食狗鼠余①，令人发瘘疮②。

【词解】

①狗鼠余：狗鼠之剩食也，有涎毒在其中。《诸病源候论·卷三十·兼病诸候》引《养生方》云："十二月勿食狗鼠残肉，生疮及瘘，出颈项及口黑，或生咽内。"又云："正月勿食鼠残食，作鼠瘘，发于颈项，或毒入腹下，血不止，或口生疮如有虫食。"

②瘘疮："即淋巴腺肿疡之久溃不愈者，亦即血痹虚劳篇之马刀侠缨，今人所谓历串也"（《金匮今释》）。

【原文分析】

吃了狗或老鼠咬剩残余的食物，因其有涎毒，人若食之则散于筋络，往往会使人发生瘰疬病，甚而溃疡（但并非肯定发瘘疮。）

【原文】

[治食犬肉不消成病方①，心下坚，或腹胀，口干大渴，心急发热，妄语如狂，或洞下方]

杏仁一升，合皮熟研用

以沸汤三升，和取汁，分三服，利下肉片，大验。

【词解】

①成病方：原无，据目录补。

【原文分析】

狗肉有健脾胃、壮肾阳之功，但性甚燥热，若过食不消，热阻食滞则心下坚满或腹胀，火热伤阴扰心，则口干大渴，忽发热或妄语如狂，热毒下注则洞泄不止。《本草纲目》谓：狗肉畏杏仁。盖杏仁性滑利气，服之利下狗肉之积则愈。

【原文】

妇人妊娠，不可食兔肉、山羊肉，及鳖、鸡、鸭，令子无声音。

【原文分析】

本条涉及妊娠饮食宜忌和胎教的内容。不常用的异味妊妇不食，如合食相反之物，皆无益而反有害。至于"令子无声音"之说，有谓同类相感所致者，亦未可全信。

【原文】

兔肉不可合白鸡肉食之，令人面发黄。

【原文分析】

兔肉不要和白鸡肉吃，吃了动湿热，易致面色发黄。此条宜活看。

【原文】

兔肉着干姜食之，成霍乱。

【原文分析】

兔肉酸寒属阴，干姜辛热属阳，两物性味相反，故合食之则胃气不和，易致霍乱吐泻。若烹饪得法，当不致成霍乱。

【原文】

凡鸟自死，口不闭，翅不合者，不可食之。

【原文分析】

鸟自死必敛翅闭口，今见口大张，翅不收，其死也异，此乃传染中毒致死之象，故不可食。

【原文】

诸禽肉，肝青者，食之杀人。

【原文分析】

凡是各种禽兽肉类的肝脏，出现青黑色而有光亮的，皆传染中毒所致，人吃了也会中毒。

【原文】

鸡有六翮①四距②者，不可食之。

【词解】

①翮（he，音核）：本指羽毛中间的硬管，此处代指翅膀。

②距：鸡脚爪。

【原文分析】

鸡生六个翅膀、四只脚的，古人认为属怪异之禽，恐其有毒，故不可食。

【原文】

乌鸡白首者，不可食之。

【原文分析】

乌鸡应为乌首，而头反为白色，因其色彩怪异，恐有毒，最好也不要吃。可与第四十六条白马黑头意互参，不可拘泥。

【原文】

鸡不可共葫蒜①食之，滞气一云：鸡子。

【词解】

①葫蒜：即大蒜。因出胡地，故名。

【原文分析】

鸡肉不要和着大蒜吃，鸡能动风，蒜能生痰，吃了会发动风痰，气机壅滞，出现短气等症状。此条亦当活看。

【原文】

山鸡①不可合鸟兽肉食之。

【词解】

①山鸡：为雉科动物原鸡，形似家鸡而较小，其尾长，性食虫蚁。

【原文分析】

山鸡常食虫蚁，甚至乌头、半夏，故多有毒，与鸟兽肉相反，不要和鸟兽肉一起吃。

【原文】

雉①肉久食之，令人瘦。

【词解】

①雉（zhi，音质）：即野鸡，其正若矢，一往而堕，故从矢。

【原文分析】

雉肉酸而微寒，有小毒，善食虫蚁，能发痔及疮疥，故不可常食，久食令人瘦。此条当活看。

【原文】

鸭卵不可合鳖肉食之。

【原文分析】

鸭蛋性寒，发冷气，鳖鱼肉性冷，亦发冷气，故不可合食。

【原文】

妇人妊娠，食雀肉，令子淫乱无耻。

【原文分析】

雀肉性淫，酒能乱性，妊娠戒食，属"胎养"内容，可供研究。

【原文】

雀肉不可合李子食之。

【原文分析】

雀肉性温热而味甘，虽有壮阳益气之功，但李子之酸涩，则热性不行而滞气，故不可共食。本条尚待进一步研究。

【原文】

燕肉勿食，入水为蛟龙所啖。

【原文分析】

李时珍认为燕肉酸平有毒，食之损人神气，故不可食。至于谓蛟龙嗜燕，人食燕者不可入水之说，恐为虚妄，则不可信。

【原文】

治食鸟兽中箭肉毒方[1]　[鸟兽有中毒箭死者，其肉有毒，解之方]

大豆，煮汁及盐汁[2]服之解。

【词解】

[1]治食鸟兽中箭肉毒方：原无，据目录补。

[2]盐：《肘后备急方·卷七》《备急千金要方·卷二十六》《外台秘要·卷三十一》《医心方》并作"蓝"。《辑义》谓"盐是蓝之讹，字形相似也"。《神农本草经》名"蓝实"，"主解诸毒"。

【原文分析】

箭药多是射罔毒，"射罔"，为草乌头汁制成的膏剂，苦热有大毒，故鸟兽中毒箭死者，可以大豆汁解乌头毒。蓝汁，即蓝实（蓼蓝的果实）汁，其叶或全草（大青）及叶的加工制成品（青黛、蓝靛）、其根（板蓝根）均有解毒之功。《品汇精要》载蓝实"解毒药、毒箭、金石药毒、狼毒、射罔毒"。而盐汁只能解蜇毒，不能解乌头毒。

【原文】

鱼头正白如连珠至脊上，食之杀人。

【原文分析】

鱼头上有白色斑点，像珠子般一连串到背脊上，这种怪鱼恐有毒，吃了对人有妨害。本条尚待进一步研究。

【原文】

鱼头中无腮者，不可食之，杀人。

【原文分析】

古人认为鱼头上没有腮的，不能散毒，亦属怪鱼，不能吃，吃了对人有妨害。此条尚待进一步研究。

【原文】

鱼无肠胆者，不可食之，三年阴不起，女子绝生。

【原文分析】

没有肠管和胆的怪鱼（如河豚之类）不要吃，食后可致阳痿或无生育，有研究价值。

【原文】

鱼头似有角者，不可食之。

鱼目合者，不可食之。

【原文分析】

头上好像长有角似的怪鱼，不睁眼睛的怪鱼，必有毒，都不要吃。

【原文】

六甲[1]日，勿食鳞甲之物。

【词解】

[1]六甲：《外台秘要》卷三十一引《肘后备急方》作"甲子"。六甲，即甲子、甲寅、甲辰、甲午、甲申、甲戌也，古代用于纪日。《汉运·律历志》曰："故日有六甲。"

【原文分析】

古人认为六甲日，有六甲之神以值日。十日一甲，时逢甲日，勿食鳞甲之物，指鱼鳖等水生动物。

【原文】

鱼不可合鸡肉食之。

【原文分析】

鱼不要和鸡肉一块儿吃多了，免动风热。此条宜活看。

【原文】

鱼不得和鸬鹚肉食之。

【原文分析】

鸬鹚乃嗜鱼之野禽，因其相制而相犯，故两物不宜合食。此条亦当活看。

【原文】

鲤鱼鲊①，不可合小豆藿②食之；其子不可合猪肝食之，害人。

【词解】

①鲤鱼鲊：鲊（音眨），《释名·释饮食》曰："鲊，菹也。以盐米酿鱼以为菹，熟而食之也。"如醃鱼、糟鱼之类。

②小豆藿：小豆即赤豆，其叶曰小豆藿。

【原文分析】

鲤鱼鲊与小豆叶（藿），其味皆咸，咸能胜血，若合食之则成消渴。鲤鱼子也不要合着猪肝吃，若合食之，则伤人神。此条宜活看。

【原文】

鲤鱼不可合犬肉食之。

【原文分析】

鲤鱼性热，不要和生的狗肉一块儿吃，免生热毒之患。此条宜活看。

【原文】

鲫鱼不可合猴雉肉食之。一云不可合猪肝食。

【原文分析】

鲫鱼不要同猴肉、野鸡肉一起儿吃。吃了发疮、肠结或吐泻。又有一说，不能同猪肝一起吃，免生痈疽。此条仍宜活看。

【原文】

鳀鱼①合鹿肉生食，令人筋甲缩。

【词解】

①鳀（音题）鱼：即鲇鱼。《广雅释鱼》"题，鲇也"，又称鳀鱼（《别录》）。

【原文分析】

鳀鱼本有治风冷冷痹之动，但若与鹿肉一块儿生吃，反易引动风病，伤及筋脉，致筋脉爪甲挛缩。

【原文】

青鱼鲊①，不可合生胡荽及生葵并麦中食之。

【词解】

①青鱼鲊：以盐糁酝酿而成，俗所谓糟鱼、醉鲝是也。

【原文分析】

青鱼鲊不可和生芫荽、生葵菜、麦酱等（《外台》"麦中"作"麦酱"，可从）合食，免得动风热、发瘤疾、作消渴、生虫积。

【原文】

䰶①鳝不可合白犬血食之。

【词解】

①䰶：《说文通训定声孕部第六》作"鳅"，即泥鳅也。

【原文分析】

䰶，即泥鳅，有暖胃壮阳之功；鳝鱼甘热，"多食动风，发疥"（见《随息居饮食谱》）；白犬血性热动火。故三者不宜合食，否则易动风热。

【原文】

龟肉不可合酒果子食之。

【原文分析】

龟性潜，酒性散，果子多酸敛，其性有异，食之令人生寒热，故不可合吃。

【原文】

鳖目凹陷者，及厌①下有王字形者，不可食之。

【词解】

①厌：《备急千金要方·卷二十六》作"腹"；《集韵·入声钵第三十三》"或作厌"。厌下，即指鳖腹下之甲也。

【原文分析】

鳖鱼两眼凹陷，和腹下屑（鳖甲）上的纹呈王字形的，属怪异之形，有毒，食之有害。本条尚待进一步研究。

【原文】

其肉不得合鸡、鸭子食之。

【原文分析】

"其"，《肘后备急方》作"鳖"，可从。鳖肉多食，滞脾恋湿，鸡蛋过食生热动风，蛋肉多食，滞脾恋湿，鸡蛋过食热动风，鸭蛋多食滞气滑肠，故三者不宜合食，此条宜活看。

【原文】

龟、鳖肉不可合苋菜食之。

【原文分析】

龟肉和鳖肉，其性涩敛；苋菜，其性滑利，因其性相反，故不要和在一起吃。古人经验，可供研究，但不可尽信。

【原文】

蝦无须，及腹下通黑，煮之反白者，不可食之。

【原文分析】

虾子没有须，失虾之形，腹下面通是乌黑的，必虾之毒，经过煮后，又变成白色，反虾之色，物既反常，绝不是一般的菜虾，必有毒气内聚，不要随便吃。本条尚待进一步研究。

【原文】

食脍①，饮乳酪，令人腹中生虫为瘕。

【词解】

①脍：细切之肉，《释名·释饮食》曰："脍，会也。细切肉，令散分其赤白，细切之，已乃会合和之也。"

【原文分析】

吃生脍之腥，与乳酪之酸寒黏滞（若消毒不好），最容易使人感染寄生虫，严重的还可能变成瘕聚证（胃肠痉挛似瘕块）。后引华佗诊陈登案可证。

【原文】

[鲙①食之，在心胸间不化，吐复不出，速下除之，久成癥病，治之方]

橘皮一两　大黄二两　朴硝二两

上三味，以水一大升，煮至小升，顿服即消。

【词解】

①鲙：细切鱼肉也，李时珍云："剞切而成，故谓之鲙，凡诸鱼之鲜活者，薄切，洗净血，沃以蒜姜醋五味，食之，是也"（《本草纲目》）。

【原文分析】

食鲙过多，生冷鱼毒停聚胃脘，食积气滞，久成癥瘕，故主以行气解毒，消食导滞，攻下瘕块之药，用橘皮行气并解鱼毒，朴硝（或芝硝）、大黄攻下癥块而消食积，使不消化之鲙食从大便而去。

【原文】

治食鲙不化成癥病方①：[食鲙多不消，结为癥病，治之方]

马鞭草

上一味，捣汁饮之。或以姜叶汁饮之一升，亦消。又可服吐药吐之。

【词解】

①治食鲙不化成癥病方：原无，据目录补。

【原文分析】

食鲙过多，鱼毒结聚不消而成癥瘕，以马鞭草之苦寒破血消癥、解毒杀虫，或以姜汁解鱼毒而理气消积，或用瓜蒂散之类引吐食鲙之物。

【原文】

[食鱼后食毒，两种烦乱，治之方]

橘皮

浓煎汁服之，即解。

【原文分析】

食毒、鱼毒两种烦乱逆气，以橘皮治之，有消食解毒、除烦降逆之功。

【原文】

食鯸鮧鱼中毒方

芦根

煮汁服之，即解。

【原文分析】

鯸鮧即河豚，有毒，而河豚畏芦根，故芦根汁可解其毒，此法极验，流传很广，《续名医类案·卷二十二》载有吐法（灌麻油）亦解河豚毒，可供参考。

【原文】

蟹目相向，足斑目赤者，不可食之。

【原文分析】

螃蟹的两双眼相互对看；足上有斑纹，眼睛又是红的，这都不是一般的蟹，提防中毒，不要吃。

【原文】

［食蟹中毒治之方］

紫苏

煮汁饮之三升。紫苏子捣汁饮之，亦良。

【原文分析】

李时珍《本草纲目》载紫苏"解鱼蟹毒"。并引甄权云："以叶生食作羹，杀一切鱼肉毒"，称苏子"利膈宽肠，解鱼蟹毒"。《酉阳杂俎》"蟹腹下有毛，杀人"，可作蟹中毒的参考，其中毒症状见《诸病源候论》。

【原文】

又方：

冬瓜汁饮二升，食冬瓜亦可。

【原文分析】

冬瓜汁可解鱼蟹毒及酒毒，体现了利水排毒的治法。

【原文】

凡蟹未遇霜，多毒，其熟者乃可食之。

【原文分析】

凡是螃蟹没有经（被）霜的，因食水莨菪，多有毒气，霜后食稻则毒小，不要生吃，如果煮熟了，则无毒，亦可以吃。

【原文】

蜘蛛落食中，有毒，勿食之。

【原文分析】

蜘蛛是毒虫，如果掉在食物中，谨防食物粘上了毒气，不要吃。

【原文】

凡蜂、蝇、虫、蚁等多集食上，食之致瘘。

【原文分析】

蜂蝇虫蚁，均有毒，又是传染各种疾病的媒介，喜集于食物上。人误吃后，湿热之毒流传于肌肉经络，易生瘘疮，更可能发生流行霍乱疫疠之病。

第二十五章　果实菜谷禁忌并治

【原文】

果子生食生疮。

【原文分析】

果子生吃，未注意清洁消毒，则感染细菌病毒的机会较多，易发生疮疖或湿热疾病。

【原文】

果子落地经宿，虫蚁食之者，人大忌食之。

【原文分析】

果子落于地上，经过一个晚上就可能腐坏变质，虫蚁咬过则果子有毒，人若食之，恐患淋巴腺肿大等疾患，故大忌。

【原文】

生米停留多日有损处，食之伤人。

【原文分析】

生米存放时间长，如发现有虫鼠叮咬过的痕迹或霉变现象，这种米必有毒，吃了会对人体有害。

【原文】

桃子多食，令人热，仍不得入水浴，令人病淋沥[①]寒热病。

【词解】

①淋沥：丹波元简曰："案：淋沥，寒热连绵有已之调。又《外台》云：劳极之病，吴楚谓之淋沥是也。程及《金鉴》发为癃，误。《千金》黄帝云：饱食桃、入水浴，成淋病，此是别义也。"故按本条词义语法解，淋沥即连绵不断；若据《备急千金要方》引文，淋沥即淋病。

【原文分析】

酸甘性热的桃子吃多了，消化不良，心里纵然烦热，仍不要去洗冷水澡，以免再患感冒，卫气与水寒相争，会使人长期缠绵不已地恶寒发热，或兼湿热内郁膀胱而患淋病。

【原文】

杏酪[①]不熟伤人。

【词解】

①杏酪：谓以杏仁研成之糜酪也。《汉书·食贷志》"作杏酪之属也"。

【原文分析】

杏酪又名杏酥，是以杏仁为原料加工制成的，能润五脏，清肺燥，去痰喘，但若杏酥没有酿造成熟（杏仁浸泡透，其味苦涩），以苦杏仁有毒，过量食用后会出现果仁中毒症状（如恶心、头昏眼花、呼吸困难、口唇发绀、突然昏倒等），损害健康，甚至中毒而死者。临床可用杏树根皮

295

60~90g，煎水口服。

【原文】

梅多食坏人齿。

【原文分析】

梅子味酸，能损坏齿面珐琅质，因此多食最易蚀坏牙齿。

【原文】

李不可多食，令人胪胀①。

【词解】

①胪胀：胪，《说文解字》"皮也"，《广韵》"腹前曰胪"。胪胀，《通雅》"腹膨胀也"。

【原文分析】

李子甘酸苦涩而走肝，若食入过多，则肝气郁滞脾气失运而满中，会使肚腹膨胀。

【原文】

林檎①不可多食，令人百脉弱。

【词解】

①林檎：果名。首载于宋《开宝本草》，夏末成熟，味甘而带酸，二月开粉红花，即今花红、沙果之类。

【原文】

橘柚多食，令人口爽①，不知五味。

【词解】

①口爽：即味觉差失，更改之意。

【原文分析】

橘子或柚子肉皆性寒味酸，能恋膈生痰聚饮，饮聚膈上则令人口淡，味觉差失，不能辨别其他滋味。

【原文】

梨不可多食，令人寒中，金疮、产妇，亦不宜食。

【原文分析】

梨子甘酸而性凉，有缓泻作用，脾胃虚寒者不应多吃，多吃了会令人患中焦寒饮病证，由于梨寒而凝滞血脉，故有创伤的人、产妇因其气血不足者，也不宜吃。但肺胃燥热者除外。

【原文】

樱桃、杏，多食伤筋骨。

【原文分析】

樱桃和杏子都是酸寒的水果，过酸则伤筋，过寒则伤骨，故过食之则伤筋骨。

【原文】

安石榴①不可多食，损人肺。

【词解】

①安石榴：《本草纲目》曰："汉张骞出使西域，得涂林安石国榴种以归，故名安石榴。"

【原文分析】

安石榴味酸涩，酸涩滞气生痰，肺气宜利不宜滞，滞则损伤肺气，又能损齿令黑，故不宜多食。

【原文】

胡桃不可多食，令人动痰饮。

【原文分析】

胡桃本能润肺消痰，但以其性热而味腻滞，多食则动火煎熬津液而为痰饮，出现恶心、吐水诸症。

【原文】

生枣①多食，令人热渴气胀，寒热羸瘦者，弥不可食，伤人。

【词解】

①生枣：《备急千金要方》卷二十六此下有"味甘辛"三字。生枣，即未经晒干之枣。

【原文分析】

生枣即新枣之生者，味甘辛而气热，过食之，辛热则令人渴，甘则令人气胀。至于时作寒热而又肌肉消瘦者，往往多脾胃阴虚，虚热更甚，更不可食，吃了可增热渴诸证，损害健康。

【原文】

［食诸果中毒治之方］

猪骨烧过

上一味，末之，水服方寸匕。亦治马肝、漏脯等毒。

【原文分析】

《医宗金鉴》谓："以猪骨治果子毒，物性相制使然，治马肝毒者，以猪畜属水，马畜属火，此水克火之义也。治漏脯毒者，亦骨肉相感之义耳。"此多以五行生克说作解，仅供研究参考。

【原文】

木耳赤色及仰生者，勿食。菌仰卷及赤色者，不可食。

【原文分析】

木耳及诸菌皆覆卷而生，若仰卷则变异，呈红色者则有毒，均不宜吃。

【原文】

［食诸菌中毒，闷乱欲死，治之方］

人粪汁饮一升，土浆①饮一二升，大豆浓煮汁饮之，服诸吐利药，并解。

【词解】

①土浆：即地浆。《备急千金要方·卷二十四》掘地作坑，以水沃中，搅之令浊，澄清饮之，名地浆。

【原文分析】

诸菌中毒，闷乱欲死，则热毒在胃可知，以人粪汁解热毒，并可催吐；以地浆水清暑解毒；以大豆汁消肿毒；或服其他吐利方药，使毒气上下分消。上述诸法，均能解诸菌中毒。

【原文】

食枫柱菌而哭不止，治之以前方。

【原文分析】

吃枫树上所生菌而笑不止者，因心主笑，毒气入心故也。治用前条所用方，如地浆之类可解其毒。

【原文】

误食野芋，烦毒欲死，治之以前方。其野芋根，山东人名魁芋。人种芋三年不收，亦成野芋，并杀人。

【原文分析】

野芋辛冷有毒，人若食之，中其毒，则毒气入肺而烦乱欲死。土浆、豆汁、粪汁俱可解其毒。

【原文】

[蜀椒闭口者有毒，误食之，戟人咽喉，气病欲绝，或吐下白沫，身体痹冷，急治之方]
肉桂煎汁饮之，多饮冷水一二升，或食蒜，或饮地浆，或浓煮鼓汁饮之，并解。

【原文分析】

蜀椒的干燥果皮腹面开裂或背面亦稍开裂，呈两瓣状，形如切开之皮球，其味辛辣，性热有毒，而闭之蜀椒，其毒更胜。凡用蜀椒，须去闭口者，因辛则戟人咽喉，甚则脾肺肠胃气机闭阻，麻辣则令人吐下白沫，气闭营卫阻隔，则身体痹冷，故以冷水、地浆之寒凉以解热毒，饮浓鼓，吐以去毒。而肉桂与蒜，皆大辛大热之物，乃因其通血脉，以热治热，是从治之法，故合用之以解椒毒。

【原文】

正月勿食生葱，令人面生游风①。

【词解】

①游风：有两说，一指鼻疮、面皮干、粉刺（参《辑义》）；二指赤游风病，也即赤游丹，多为脾肺燥热，或表气不固，风邪袭于腠理，风热壅滞，营卫失调所致。滞于血分则发赤色，名赤游风；滞于气分则成白色，名白游风。常突然发作，游走不定，皮肤红晕，光亮，浮肿，形如云片，触之坚实、瘙痒、灼热、麻木。多发于口唇、眼睑、耳垂或胸腹、背部等处。一般无全身症状，但亦可伴有腹痛、腹泻、呕吐等症，即血管神经性水肿，治宜散风清热利湿。

【原文分析】

正月间，风气发动，不要多吃生姜，因葱味辛散，通阳气而走头面，食生葱过于发散，反引动风邪，而病头面生游风。

【原文】

二月勿食蓼①，伤人肾。

【词解】

①蓼：《说文解字》云："辛菜，蔷虞也。"叶味辛香，古人用以调料。蓼有水蓼、马蓼、毛蓼多种，一般多吃其蓼茎。二月间是肝木正旺之时，而蓼味辛散，辛能走肾，肾主闭藏，故食蓼过多，反伤肾精并影响肝木的滋生繁荣。

【原文】

三月勿食小蒜，伤人志性。

【原文分析】

小蒜辛热臭浊有毒，夺气伤神，三月阳气盛，志根于肾，性统于心，食之则伤人肾志心性。

【原文】

四月、八月勿食胡荽①，伤人神。

【词解】

①胡荽：有两说，一指元荽；二指大蒜。

【原文分析】

四月阳气盛而心火正旺，八月阴气敛而肺气主旺，胡荽辛温，芳香走窍，若此时食之，必伤人神，损胆气，令人喘悸、胁肋气急、口味多爽，以心藏神而肺藏魄故也。

【原文】

五月勿食韭，令人乏气力。

【原文分析】

韭菜春食则香，五月臭味很重，夏食则臭，最好不要吃，古人认为脾恶臭而主四肢，以其辛温升发太过，故令人乏气力。但韭乃常食之菜，此谓不宜过食之意。

【原文】

五月五日勿食一切生菜，发百病。

【原文分析】

五月五日端午节，是阳盛之时，人当养阳以顺时令，若食生菜，则苦寒伤中，百病易生。此条当活看。

【原文】

六月、七月勿食茱萸，伤神气。

【原文分析】

六月阳气盛张，七月阴微将敛，若食辛热走气之"食茱萸"（功同吴茱萸而力弱），则损伤神气，"咽喉不通彻"（《备急千金要方》）。

【原文】

八月、九月勿食姜，伤人神。

【原文分析】

八月、九月当秋，主收敛清肃，而姜辛热而辣，多食则辛散泻肺而伤人神，使"心中洞洞然"（《高注金匮要略》）。

【原文】

十月勿食椒，损人心，伤心脉。

【原文分析】

十月正是心阳主持卫气之时，而蜀椒热而辛辣，走气伤心，过食之则损伤心阳和卫气，耗及心脉。

【原文】

十一月、十二月勿食薤，令人多涕唾。

【原文分析】

生薤气味冷滑，辛散走泄肺胃气，故过食之则令人多鼻涕口唾，十一月、十二月正当寒冷季节，更不相宜。

【原文】

四季勿食生葵，令人饮食不化，发百病，非但食中，药中皆不可用，深宜慎之。

【原文分析】

脾旺寄于四时之季月，此时勿食生葵，因其滑利伤脾，若食之则消化不良，还会发生其他疾病，不仅在饮食里不宜吃，就是作为药用，也应审慎。

【原文】

时病差未健，食生菜，手足必肿。

【原文分析】

患时行热病刚愈，但体内尚未健壮，便吃了许多生菜，生冷损伤脾阳，脾阳不运，水湿留滞肌肤，势必手足浮肿。示人病后，应知将息。

【原文】

夜食生菜，不利人。

【原文分析】

晚上多吃了苦寒的生菜，脾阳难运，不利消化。

【原文】

十月勿食被霜生菜，令人面无光，目涩心痛，腰疼，或发心疟①，疟发时，手足十指爪皆青，困委②。

【词解】

①心疟："病者心烦，欲饮清水，反寒多，不甚热，乍来乍去，以喜伤心，心气耗散所致，名曰心疟"（《三因极一病证方论》）。可知，心疟为寒多热少的疾疟，类似牝疟。

②困委：指病甚极度委顿。

【原文分析】

十月初冬之季，也是心阳主持卫气之时，不宜吃被寒霜打过的生菜，因生菜性冷，经霜更寒，寒冷之物，能伤心阳，故致颜面血色不荣而无光彩，两目干涩，心胸和腰部疼痛，客寒与心阳相争，甚至可以发生心疟病证，发作时，手足十指（趾）头和爪甲呈郁血性的青紫色，精神亦困倦委顿。

【原文】

葱、韭初生芽者，食之伤人心气。

【原文分析】

辛热之葱和韭菜本为心之所恶，而初生之芽还没有长成熟，其抑郁之气未伸，食之能使人神明昏浊涣散，故损伤人的心气。

【原文】

饮白酒食生韭，令人病增。

【原文分析】

白酒生湿，韭菜动热，白酒和生韭同吃，湿热相合，容易使人增加湿热病情，可致喘咳、眩晕、冲气之类。

【原文】

生葱不可共蜜食之，杀人。独颗蒜，弥忌。

【原文分析】

生葱不要和蜂蜜一块儿吃，吃了令人利下，对身体有影响，而辛臭之独颗蒜更应忌与蜂蜜一块儿吃，此条生葱与蜜共"杀人"之说，不可尽信，临床实践中有用蜂蜜半斤，鲜葱适量切碎，调匀，每次口服二两，有补虚和胃、温通理气、诱蛔下行的作用，可治疗蛔虫性不完全肠梗阻。

【原文】

枣合生葱食之，令人病。

【原文分析】

生枣辛热而甘，多食助湿热，若与辛温之生葱合食之，则令人五脏不和。

【原文】

生葱和雄鸡、雉、白犬肉食之，令人七窍经年流血。

【原文分析】

生葱和雄鸡、雉鸟、白狗等肉，皆具辛浮温热之性，乃生风发火之物，合食则血气不和，易动风热，可能使人心窍经常出血，凡阴虚阳旺之人尤当忌之。

【原文】

食糖①、蜜后四日内食生葱、韭，令人心痛。

【词解】

①糖：饴也、饧也。《说文食部》"饴，米糵煎也"。段玉裁注："以芽米熬之为饴，今俗用大麦。"

【原文分析】

糖（饴、饧）、蜜和生葱蒜均相反，所以吃了糖或蜂蜜后的4日内，如果吃了生葱和大蒜，可能使人心腹疼痛，说明古人食忌之慎。

【原文】

夜食诸姜、蒜、葱等，伤人心。

【原文分析】

人之气昼行于阳而夜行于阴，晚上多吃了生姜、大蒜、大葱等辛热性的食物，最容易损伤阴血，扰动心阳，起刺激兴奋作用，使人不寐。

【原文】

芜菁根，多食令人气胀。

【原文分析】

芜菁，又名蔓菁、诸葛菜，其根叶苦温辛甘，和羊肉食之甚美，本可常食，但多食则动气壅中，而令人气胀。

【原文】

薤不可共牛肉作羹，食之成瘕病，韭亦然。

【原文分析】

薤白、韭菜、牛肉不宜一块儿做成肉羹食，否则难于消化，易引起瘕积病证。

【原文】

蓴①多病，动痔疾。

【词解】

①蓴：即莼（chun），纯也，又名水蔡、凫葵，多生南方湖泽中，嫩者柔滑可羹。

【原文分析】

莼菜性甘寒而极滑腻，多使人气壅，甚至败动胃气，腹冷痛，导致广肠血脉瘀滞而发痔疾。

【原文】

野苣①不可同蜜食之，作内痔。

【词解】

①野苣：《神农本草经》名苦菜，又名荼草、苦苣、苦荬、天香菜。《本草纲目》卷二十七引《桐君药录》曰："苦菜三月生，扶疏，六月花从叶出，茎直花黄，八月实黑，实落根复生，冬不枯。"

【原文分析】

野苣苦寒无毒能疗内痔，而蜂蜜熟则性温，多食之则易生诸风湿热，若野苣与蜜同食，则物性相忌，逼迫阳热下达广肠，易生内痔。

【原文】

白苣①不可共酪同食，作蟹②虫。

【词解】

①白苣：又名石苣、生菜。《本草纲目》卷二十七谓白苣"处处有之，似莴苣而叶色白，折之有白汁，正二月下种，四月开黄花如苦荬，结子亦同"。

②蟹：《集韵·入声识第二十四》"匿，虫名"，此指虫食病。

【原文分析】

白苣，似莴苣而叶色白（莴苣茎用名莴笋），性味苦寒；乳酪味甘性热，若合食之，一寒一热而成湿，湿成则成蚀蟹，故不可共食。

【原文】

黄瓜食之，发热病。

【原文分析】

黄瓜，又名胡瓜，甘寒有小毒，生熟均可食，但不可多食，多食则动寒热，损阴血，积瘀热，令人虚热上逆少气，今人以黄瓜为普遍食用瓜菜，切不宜过量。

【原文】

葵心不可食，伤人；叶尤冷，黄背赤茎者，勿食之。

【原文分析】

葵心，即葵菜心，冬葵叶的嫩心、黄背之叶及赤茎均有毒，因其苦冷，谓食后损伤脾胃与心之阳气，故不宜食。

【原文】

胡荽久食之，令人多忘。

【原文分析】

胡荽辛温熏臭，散气开窍，久食之则伤耗心血，使人记忆力减退，故令人多忘。

【原文】

病人不可食胡荽及黄花菜①。

【词解】

①黄花菜：元本、明本俱作"黄花菜"。据《本草纲目·卷二十七》载："黄瓜菜，又铝黄花菜……二月生苗，田野遍有，小和如芥，三、四、五开黄花，花与茎叶并同地丁，但差小耳……野人茹之；亦采以饲鹅儿。气味甘，微苦。微寒，无毒。主治通结气，利肠胃（汪颖）。"又何任曰：黄花菜，又名金针菜，由萱草花晒干而成（《金匮要略校注》）。

【原文分析】

病人气血虚弱，故不宜吃破气耗气耗血的胡荽与黄花菜，否则会加重病情。

【原文】

芋不可多食，动病。

【原文分析】

芋难消化，若多食之，则滞气困脾生胀满，容易患肠胃病。

【原文】

妊妇食姜，令子余指①。

【词解】

①余指：余，犹多也。余指，手多一指也（多生的第六指）。姜形象指，物类相感而然。

【原文分析】

本条实属妊娠"胎教"、"胎养"的内容，孕妇的所视、所思及其他心理状态会作用于胎儿，影响其先天发育，故古人非常强调孕妇的精神心理因素，当孕妇食姜时，心感此物有如枝指，会联想到其指（趾）有如姜形，此虽非必然造成胎儿发育畸形，但不可不注意妊娠期间的饮食营养，故后世医家多把生姜列为妊娠禁忌药，有一定研究价值。

【原文】

蓼多食，发心痛。

【原文分析】

原文"多食"，《备急千金要方》卷二十六引黄帝作"食过多有毒"。蓼实辛温，吃多了，伤及心气心血，使人发心气痛。

【原文】

蓼和生鱼食之，令人夺气，阴咳①疼痛。

【词解】

①阴咳：据《备急千金要方》卷二十六引黄帝作"阴核"。阴咳，谓肺气夺失（据《备急千

金要方》卷二十六引黄帝"夺"作"脱","夺"通"脱")之咳，若气壅逆则为"阳咳"。"阴核"，即睾丸也。

【原文分析】

蓼子和生鱼一块儿多吃，因蓼子降气，生鱼寒冷，使人肺气脱失，气脱失则为阴咳疼痛。

【原文】

芥菜不可共兔肉食之，成恶邪①病。

【词解】

①邪：《广韵·麻·第九》"邪，鬼病"。《诸病源候论·卷二·鬼邪候》曰："凡邪气鬼物所为病也，其状不同，或言语错谬，或哭惊走，或癫狂昏乱，或喜怒悲笑，或惧如人来逐，或歌谣咏啸，或不肯语。"

【原文分析】

芥菜气味辛热，香烈发散，过食之则耗人真气元神；兔肉酸冷甘寒，因其物性相反，故不可合食，否则发生恶邪病。

【原文】

小蒜多食，伤人心力。

【原文分析】

小蒜辛温散气，多吃会损害人的心力。

【原文】

[食躁式躁方]

豉

浓煮汁饮之。

【原文分析】

"食躁"谓因食菜中毒及腥臊之物而见烦躁、嘈杂闷乱之状，乃因食入于胃，胃中虚火上浮于膈脘所致。所谓"或躁"者，可不必因食而自作烦躁得平。

【原文】

误食钩吻杀人解之方①

[钩吻②与芹菜相似，误食之杀人，解之方]《肘后》云：与茱萸食芹相似

荠苨八两

上一味，水六升，煮取二升，分温二服。钩吻生地傍无他草，其茎有毛，以此别之。

【词解】

①误食钩吻杀人解之方：原无，据目录补。

②钩吻：今之毛茛也。《广雅·释草》曰："莨，钩吻也。"《本草经集注》卷五陶弘景曰："或云钩易是毛茛。"《本草纲目》卷十七李时珍曰：毛茛"俗名毛堇，似水堇而有毛也"。

【原文分析】

钩吻辛温，有大毒。钩吻者，言其入口即钩入喉吻也。别名毛茛、水莽草、野葛、胡蔓草、断肠草。蔓生植物，多产在岭南。其毒据《备急千金要方》云有困欲死、面青口噤、逆冷身痹等症状。荠苨为山野多年生草，俗名甜桔梗，本草称其疗疮毒、疗肿、蛇蛊咬伤，解蛊毒、箭毒、钩吻毒、百药毒、五石毒，可见荠苨是解毒药，甘寒生津，清热解毒。

【原文】

误食水莨菪中毒方[1]

[菜中有水莨菪[2]，叶圆而光，有毒，误食之，令人狂乱，状如中风[3]，或吐血，治之方]

甘草

煮汁服之，即解。

【词解】

①误食水莨菪中毒方：原无，据目录补。

②水莨菪：生在水边的莨菪，《神农本草经》载"莨荡子，多仞令人狂走……走及奔马"，《本草图经》称天仙子，含莨菪、阿托品。《金匮玉函要略辑义》载"水莨菪，即是石龙芮"，恐非。

③中风：此云中风，即狂乱之谓。《后汉书朱浮传》曰："中风狂走"。

【原文分析】

误食菜中的莨菪苗叶，热毒大发，昏人神明而散心气，故令人狂乱，如中风魔发狂之状，血随气涌而吐血。甘草能解毒清热，故以之解莨菪毒。

【原文】

误食芹菜中龙精方[1]

[春秋二时，龙带精入芹菜中，人偶食之为病。发时手青腹满，痛不可忍，各蛟龙病治之方]

硬糖[2]二三升

上一味，日两度服之，吐出如蜥蜴三五枚，差。

【词解】

①误食芹菜中龙精方：原无，据目录补。

②硬糖：当是饴糖之稠硬者是也。

【原文分析】

自古传说蛟龙，不过是想象中的神话。据本条原文，服硬糖后，吐出如蜥蜴三五枚，亦可证并非所谓蛟龙，若谓为蛟龙，实际不过如蜥蜴类的一种寄生虫，大抵是蜥蜴虺蛇之类，遗精于芹菜中，寄生虫病发时则见手青腹满，痛不可忍之状，故用甘缓解毒之硬糖治之而差。

【原文】

[食苦瓠中毒治之方]

黍穰[1]

煮汁，数服之，解。

【词解】

①黍穰：有两说，李时珍谓稷之黏者为黍；高学山谓高粱（蜀黍）茎中之软白者，均可参。

【原文分析】

苦瓠，即苦壶芦，其瓠及子，苦寒有毒。过食之，令吐利不止。黍穰茎并根，辛热有小毒，以其物性相畏，故煮黍穰汁饮之，能解苦瓠毒。

【原文】

扁豆，寒热者不可食之。

【原文分析】

扁豆性滞而补，故患有发热恶寒表证者不要吃，以免留恋外邪。

【原文】

久食小豆①，令人枯燥。

【词解】

①小豆：《本草纲目·卷二十四》谓即赤小豆。

【原文分析】

久食赤小豆，过分利水，津血渗泄，则人肌瘦，皮肤枯燥，或身重。

【原文】

食大豆屑，忌噉猪肉。

【原文分析】

吃了大豆（即黄豆）壅气，故切忌同时再吃腻膈的猪肉，否则难于消化，小儿尤忌。

【原文】

大麦久食，令人作癣①。

【词解】

①癣：疥之俗字也。

【原文分析】

"癣"，俗"疥"字。麦入心，久食则心气盛而内热，诸疮疡皆属心火，故作癣。

【原文】

白黍米不可同饴蜜食，亦不可合葵食之。

【原文分析】

白黍米气味甘温，久食令人多热烦，饴糖、蜂蜜味甘，令人中满，更不可同食，否则引动宿热；有痼疾的人，亦不要把物性相反的白黍米和冷滑的葵一块儿吃，否则痼疾更难治疗。

【原文】

荍麦①面多食之，令人发落。

【词解】

①荍麦：荞麦也，李时珍曰："荞麦之茎弱而翘然，易长，易收，磨面如麦，故曰荞麦，而与麦同名也"（《本草纲目·卷二十二》）。

【原文分析】

荍（音乔）麦，即荞麦，酸而微寒，食之难消，久食动风，令人头眩，若与猪羊肉合食，可致须眉脱落。又李时珍曰："荞麦最降气宽肠，故能炼肠胃滓滞，而治浊带泄痢、腹痛上气之疾，气盛有湿热者宜之。若脾胃虚寒人食之，则大脱元气而落须眉，非所宜矣。"可参。

【原文】

盐多食，伤人肺。

【原文分析】

盐味咸而走血，多食则聚饮生湿入肾，肾与肺相通，肺恶饮与湿，故亦伤肺，善咳而发哮喘，令人失色肤黑，损筋骨，水肿消渴者亦当忌之。

【原文】

食冷物，冰人齿。食热物，勿饮冷水。

【原文分析】

吃了过冷的食物，齿面骤冷而收缩，最易损坏人的牙齿；才吃了热烫的食物，不要立即又喝冷水，寒热相搏，脾胃乃伤，可致吐泻或痰湿证。

【原文】

饮酒，食生苍耳，令人心痛。

【原文分析】

苍耳，即枲耳，又名胡菜、卷耳、喝起草。酒性纯阳，苍耳苦温有毒，苦先入心，故喝了酒又食生苍耳，酒能托引苍耳毒性危害心脏，使人发心痛。

【原文】

夏月大醉汗流，不得冷水洗着身，及使扇，即成病。

【原文分析】

夏季天热醉酒大汗，不要洗冷水澡，否则易患黄汗病，因"黄汗之为病……以汗出入水中浴，水从汗孔入得之"或者任性地扇风取凉，即成漏风病，正如《素问·风论》所云"饮酒中风，则为漏风。漏风之状，或多汗，常不可单衣，食则汗出，甚则身汗喘息，恶风，衣常濡，口干善渴，不能劳事"，可参。

【原文】

饮酒大忌灸腹背，令人肠结①。

【词解】

①肠结：《说文解字·肉部》"肠，大小肠也"。肠结，两肠燥结之谓。

【原文分析】

腹部多募穴，乃经气结骤之处，背部多腧穴，是经气转输之处，酒性热而畅血行，灸用苦辛气温之艾，能通十二经，利气血，故饮酒后血热妄行，此时再灸腹背经穴，火力虽微，内攻有力，两阳相熏灼，热燥留结肠胃，则令人肠结，甚者可致阴虚阳亢，精神错乱。

【原文】

醉后勿饱食，发寒热。

【原文分析】

醉后已经大伤肝气，再不要吃得太饱了，以免肝胆之气肆行，木来侮土，损伤脾胃，导致发热恶寒等病证发作。

【原文】

饮酒食猪肉，卧秫稻穰①中，则发黄。

【词解】

①秫稻穰："秫"，俞桥本作"禾"，《外台秘要》卷三十一无此字。《新修本草》卷十九苏恭曰："今大都呼粟糯为秫稻，秫为糯矣。"《本草纲目》卷二十三李时珍曰："俗呼糯是矣，北人呼为黄糯，亦曰黄米。"秫稻穰，即秫稻之茎穰也。

【原文分析】

饮酒时吃猪肉，饱醉之后睡卧在高粱和稻草中，腠理开而湿热内入脾胃，浸淫血分，瘀热以行，导致周身发黄疸。

【原文】

食饴，多饮酒大忌。

【原文分析】

吃大甘之饴糖，又饮酒过多，湿热易留恋中焦，或生呕闷满冒诸症，当大忌，所谓"酒家忌甘"是也。此与《伤寒论·太阳病》篇 17 条所云"若酒客病，不可与桂枝汤，得之则呕，是酒客不喜甘故也"理相似。

【原文】

凡水及酒，照见人影动者，不可饮之。

【原文分析】

无论是水或酒，如照见人影，人没有动而影自摇动的，是这人已经有病，毒气流溢而发生错觉，其理与杯弓蛇影相似，不必再给他饮酒了。

【原文】

醋合酪食之，令人血瘕①。

【词解】

①血瘕：瘕属积聚的气分病，肿块时聚时散，疼痛转移不定。血瘕则又波及血分，据本条则与大酸伤肝而血溢有关。

【原文分析】

醋主酸敛，乳酪黏滞，两者合食必然伤肝，血注不畅而作血瘕，《备急千金要方》云："食甜酪竟，变作血瘕及尿血。"可知血瘕与大酸伤肝而血溢有关。

【原文】

食白米粥，勿食生苍耳，成走疰①。

【词解】

①走疰：走者，邪淫皮肤，去来击痛，游走无有常所；疰者，住也。言其病连滞停住，死又注易膀人也。详见《诸病源候论·走注候》。

【原文分析】

白米粥甘温，气薄味淡，既能淡渗利小便；生苍耳茎叶则苦辛微寒，有搜风之功。经络虚损招引邪气，反致走注疼痛。

【原文】

食甜粥已，食盐即吐。

【原文分析】

甜稀粥令人中满而恋膈，若又食以过量的盐，咸则涌泄，可能立即发生呕吐。

【原文】

犀角筯①搅饮食，沫出，及浇地坟②起者，食之杀人。

【词解】

①箸（音柱）：即箸，筷子。

②地坟：《国语》曰："寘鸩于酒，置堇于肉，公祭之地，地坟，与犬，犬毙。"韦昭注云："坟，起也。"又范宁注谷梁云："地贲，贲，沸起也。"陆渊雷按"地坟"云："是毒质与土化合生气之故。"

【原文分析】

如果用犀角筷子捣饮食，便产生白色泡沫，是箸欲化毒之象。或者将饮食倒在地上，好像煮沸似地喷起很高，说明这饮食里有毒质，吃了会伤害人体。此系古代鉴别饮食中毒的一种方法，可供参考。

【原文】

［饮食中毒，烦满①，治之方］

苦参三两　苦酒一升半

上二味，煮三沸，三上、三下服之，吐食出即差。或以水煮亦得。

【词解】

①满：《备急千金要方》作"懑"，与闷字同义。

【原文分析】

饮食中毒，热则烦，毒则胀闷而满，酸苦涌泄，故用苦参之苦，苦酒之酸以治之。醋能"杀鱼肉菜及诸虫毒气"，本为"措置食毒"之佳品，故苦参、苦酒合用以涌泄烦满、解热消胀，可除饮食中毒。

【方解】

关于本方配及"三上三下"的煎煮法，高学山有较中肯的分析，谓："毒性多热，故烦，毒气多胀，故满，苦参寒能清热，苦酒酸能敛胀，故煮服之。然妙在三上火而令沸扬，三下火而令滚落之煮法。盖三上则浮冒之性已成，三下则留恋之情自在。服之是使先留恋于胃，而后浮冒以涌出之，故吐食而差也"（《高注金匮要略》）。可参。

【原文】

又方：

犀角汤亦佳。

【原文分析】

犀角为犀之精华所聚，为足阳明清胃解毒之要药。胃为水谷之海，饮食药物必先入胃，故犀角能解胃中及一切诸毒。

【原文】

［贪食，食多不消，心腹坚满痛，治之方］

盐一升　水三升

上二味，煮令盐消，分三服，当吐出食，便差。

【原文分析】

食盐咸寒微辛，李时珍谓："吐药用之者，咸引水聚也，能收豆腐与此同义。"以食盐涌泄之功，吐出宿食，故食多不消而心腹坚满痛者，一吐便差。

【原文】

矾石生入腹，破人心肝，亦禁水①。

【词解】

①禁水：高学山云："禁水言亦且禁服矾水也"（《高注金匮要略》）。

【原文分析】

生明矾酸涩寒，若干吞入腹，其刺激性很强，大大损伤心肝脏气，同时，亦禁服矾水，伤耗人体津液，于健康不利。

【原文】

商陆以水服，杀人。

【原文分析】

《本草纲目·商陆》引恭曰："此有赤白二种，白者入药用，赤者见鬼神，甚有毒。"李时珍亦曰："商陆，昔人亦种之为蔬，取白根及紫色者擘破，作畦栽之，亦可种子。根苗茎并可洗蒸食，或用灰汁煮过亦良，服丹砂，乳石人食之尤利，其赤与黄色者有毒，不可食"（《本草纲目·草部第十七卷》）。商陆苦寒，沉降下行，专于行水，功同大戟、甘遂，故脾虚水肿者忌用，煎水吃多了，可引起中毒，甚至死亡。

【原文】

葶苈子傅①头疮，药成②入脑，杀人。

【词解】

①傅：涂也，谓涂药于头疮。

②成：《说文解字·戊部》"就也"，又徐彬云"恐是气字"，程林迳改作"气"，可从。

【原文分析】

葶苈子固然可以外用敷疮，但是性能下走，如头上生疮敷葶苈子，等药气到达时，疮毒有进入脑内，妨害生命的可能，宜慎用。

【原文】

水银入人耳，及六畜等，皆死，以金银着耳边，水银则吐①。

【词解】

①吐：疑出也，《后汉书·翟伟传》"吐珠于泽"，徐彬云"吐"疑是"出"。

【原文分析】

水银进入耳里，或者六畜吃了，因其中毒，都可导致死亡，但若及时把金银首饰放在耳边，犹磁石之引针，可以把水银吸引出来。

【原文】

苦练无子者，杀人。

【原文分析】

苦练，即苦楝，其实名金铃子，古人认为，苦楝子结子实的，其毒性大，更易中毒，如苏恭曰："此物有两种，有雄有雌，雄者要赤，无子，有毒，服之多使人吐不能止，时有至死者，雌者根白，有子，微毒，用当取雌者。"意即当用结实的苦楝树白色根皮作药用，毒性较小。

【原文】

凡诸毒，多是假毒以投①，不知②时宜煮甘草荠苨汁饮之。通除诸毒药。

【词解】

①假毒以投：言人假（借）以毒药投食里而杀人。

②不知：赵开美本作"元知"，程林作"无知"，徐彬改"投无"为"损元"，今据《外台秘要》卷三十一引《肘后备急方》改。

【原文分析】

一般饮食物，都不会中毒，如果中毒，都是人为的多，即乘食者不知，投毒药于食物中所致，如发现中毒，但又不知所受何毒时，便把甘草和荠苨煮水来吃，因两物为通治诸毒之药，可消除一切禽兽鱼虫、果实菜谷中的中毒反应。